总主审　王鸿利　沈　霞　洪秀华　熊立凡　吴文俊
总主编　胡翊群　王学锋

临床检验
一万个为什么
生物化学检验分册

主　审　吴文俊
主　编　倪培华　唐振华　徐晓萍
副主编　孙顺昌　李怀远　汪　萍

U0235324

人民卫生出版社

图书在版编目（CIP）数据

临床检验一万个为什么. 生物化学检验分册/倪培华,唐振华,徐晓萍主编.—北京:人民卫生出版社,2017

ISBN 978-7-117-25531-8

Ⅰ.①临⋯ Ⅱ.①倪⋯②唐⋯③徐⋯ Ⅲ.①临床医学-医学检验②生物化学-医学检验 Ⅳ.①R446.1

中国版本图书馆 CIP 数据核字（2017）第 284443 号

| 人卫智网 | www.ipmph.com | 医学教育、学术、考试、健康,购书智慧智能综合服务平台 |
| 人卫官网 | www.pmph.com | 人卫官方资讯发布平台 |

临床检验一万个为什么
生物化学检验分册

总　主　编：胡翊群　王学锋
主　　　编：倪培华　唐振华　徐晓萍
出版发行：人民卫生出版社（中继线 010-59780011）
地　　　址：北京市朝阳区潘家园南里 19 号
邮　　　编：100021
E - mail：pmph @ pmph.com
购书热线：010-59787592　010-59787584　010-65264830
印　　　刷：三河市宏达印刷有限公司（胜利）
经　　　销：新华书店
开　　　本：787×1092　1/16　印张：24
字　　　数：584 千字
版　　　次：2018 年 4 月第 1 版　2020 年 3 月第 1 版第 2 次印刷
标准书号：ISBN 978-7-117-25531-8/R·25532
定　　　价：98.00 元

打击盗版举报电话：010-59787491　E-mail：WQ @ pmph.com
（凡属印装质量问题请与本社市场营销中心联系退换）

编 者（以姓氏笔画为序）

丁　慧　上海交通大学医学院附属同仁医院
王　倩　上海交通大学附属胸科医院
乔理华　上海交通大学附属胸科医院
庄　兴　上海交通大学医学院附属第九人民医院
许　静　上海交通大学附属第六人民医院
孙顺昌　上海交通大学医学院附属瑞金医院北院
杜　坤　上海交通大学医学院附属新华医院
杜玉珍　上海交通大学附属第六人民医院
李　丽　上海交通大学医学院附属瑞金医院北院
李甲勇　上海交通大学附属第一人民医院
李怀远　上海交通大学医学院附属上海儿童医学中心
李振华　上海交通大学医学院附属精神卫生中心
邱晨彧　上海交通大学附属儿童医院
汪　萍　上海交通大学医学院附属新华医院
张广慧　上海交通大学医学院附属新华医院
陆怡德　上海交通大学医学院附属瑞金医院
陆秋涯　上海交通大学医学院附属瑞金医院
陈　宁　上海交通大学医学院医学检验系
陈姝子　上海交通大学医学院附属精神卫生中心
林炜炜　上海交通大学医学院附属仁济医院
倪培华　上海交通大学医学院医学检验系
徐晓萍　上海交通大学医学院附属仁济医院
唐振华　上海交通大学医学院附属国际和平妇幼保健院
葛青玮　上海交通大学附属儿童医院
蒋筠斐　上海交通大学医学院附属第九人民医院
蒋黎敏　上海交通大学医学院附属上海儿童医学中心
路　伟　上海交通大学医学院附属精神卫生中心
魏　冰　上海交通大学医学院附属国际和平妇幼保健院

秘　书　陈　宁（兼）

内容简介

　　本书介绍了临床生物化学检验有关知识，旨在帮助读者了解常见的临床生物化学检测项目对疾病诊断的重要临床价值及应用评价。

　　本书共分十三章，第一章和第二章介绍自动生化分析仪技术和酶学生物化学检验基础理论与临床应用；第三章至第十三章按临床生物化学检验物质和疾病为主线分为基本知识、生化检验和临床应用三节内容作介绍。

　　全书均以"问"与"答"的形式编写，共有 1037 问。读者可根据个人所需，查阅目录相关章节与问题，在书中找到答案。但因临床生物化学检验的学科特点，往往单一问题与答案不能完全解决读者的疑问，需要参考其他相关知识。

　　本书是丛书《临床检验一万个为什么》的分册之一，某些内容如临床生物化学检测方法的选择与评价、临床生物化学检验项目临床应用性能评价、内分泌疾病的生物化学检验、神经及精神疾病的生物化学检验、治疗药物监测和临床毒物检验等相关的知识分别在《检验质量管理分册》《免疫学检验分册》与《特殊检验分册》中介绍，本书对以上内容不再进行重复，读者需在丛书其他相关分册中找到答案。

序言

"科技创新、科学普及是实现创新发展的两翼，要把科学普及放在与科技创新同等重要的位置"。科学普及要求广大科技工作者以提高全民科学素质为己任，把普及科学知识、弘扬科学精神、传播科学思想、倡导科学方法作为义不容辞的责任。在医学发展的当下，普及医学知识，更好地服务人民大众，显得尤为重要。在上海交通大学医学院（原上海第二医科大学）建校 65 周年之际，在我国著名检验医学教育家，也是我的亦师亦友的王鸿利、沈霞、洪秀华、熊立凡和吴文俊教授等指导下，我的同事和挚友胡翊群和王学锋教授领衔组织我院所属 12 所附属医院的三代"检验学人"精诚合作、和衷共济，共同编写了《临床检验一万个为什么》，并将由人民卫生出版社出版。对此，我由衷地感到高兴，并乐意为此写上几句，以表敬意和祝贺。

《临床检验一万个为什么》是一套系列的临床检验科普实用型丛书，由基础检验、血液学检验、输血检验、病原检验、免疫学检验、生物化学检验、分子生物学检验、遗传检验、检验质量管理及特殊检验等 10 个分册组成，是检验医学专业专著的新尝试。全书特点鲜明，既体现了科普理念和服务模式的创新，又增强了医学科普教育的知识性趣味性。我以为，该丛书至少有如下三个特点：其一，内容丰富、全面。丛书以临床检验为主线，串联着体外诊断器材（仪器设备、试剂）、实验室检测（技术和方法，质量管理）和临床应用（诊治、预防）三大板块，贯穿着检验医学的各个方面和各个系统。其二，格式新颖、别致。全书均以"问""答"格式阐述，以提出问题为"锁"，以回答问题为"钥匙"，一问一答专一性和针对性极强，配合十分默契，宛如"一把钥匙开一把锁"。其三，临床解惑、实用。全书 80% 以上的内容为科普实用型，10%～20% 为基础进展型。因此，"普及"和"实用"是本书的重要特点，适用于广大民众和中、初级检验人员对检验医学知识的渴望和需求。

随着科技的发展，人类已跨入"大健康"和"精准医疗"时代，检验医学也随之进入"大检验"和"精准检验"阶段。我期待《临床检验一万个为什么》系列丛书作为医学知识普及和专业知识更新的读物，能有力地推动我国检验事业的发展和提高，更为普遍提高全民检验医学科学素质做出贡献。

陈国强

中国科学院院士

上海交通大学医学院院长

上海交通大学副校长

2017 年 4 月 15 日

前言

今年是上海交通大学医学院建校 65 周年。为庆祝母校华诞，我们组织了本校从事临床检验诊断的教师、专业技术人员及部分校友，共同编写《临床检验一万个为什么》丛书，作为检验医学专业同仁向母校校庆献礼；也借此机会，为我国的检验医学事业做出一些贡献。

光阴似箭，逝者如斯。丛书编写团队中不论是古稀之年的老教授，还是正当年华、经验丰富的检验工作者，他们都见证了祖国检验医学事业飞速发展并趋于国际先进水平的历程；也见证了我国医学检验教育事业从无到有、从小到大、由弱至强的各个发展阶段。当前，检验医学在疾病诊断、治疗、预防和康复各个方面都发挥着无可替代的作用；尤其随着基因组学、蛋白组学和代谢组学的腾飞，精准检验与个体化治疗得以实施，检验医学各个亚专科正在蓬勃发展。

丛书名为《临床检验一万个为什么》，意指编者以"问""答"显而易见的编写格式向大众、读者介绍临床检验领域内的丰富、普及与实用的医学知识。丛书共有 10 个分册，力求涵盖检验医学的亚专科，分别为《基础检验分册》《血液学检验分册》《免疫学检验分册》《分子生物学检验分册》《病原检验分册》《输血检验分册》《生物化学检验分册》《遗传检验分册》《特殊检验分册》与《检验质量管理分册》。每本分册既独立成书，又与其他分册紧密联系。

期待本书的出版能够为广大中初级医师、临床检验专业人员、患者及家属答疑解惑，成为读者的良师益友。我们将不定期对丛书的内容进行更新，使之与医学事业的发展同步。由于编者人数众多，水平有限，整个丛书难免出现瑕疵，敬请专家和读者不吝指正，在此谨致以衷心的谢忱。

胡翊群　王学锋
2017 年 9 月 1 日于上海

目录

第二章　酶学生化检验 …………………………………………………………… 23

第一节　基本知识 …………………………………………………………… 23

第二节　生化检验 …………………………………………………………… 26

第三章　蛋白质与含氮化合物代谢紊乱生物化学检验

第一节　基本知识

第三节　临床应用···176

第十一章　妊娠期及其相关疾病生物化学检验 ················ 255

第一章 生化检验自动生化分析仪技术

第一节 基 本 知 识

1. 为什么自动生化分析仪使临床实验室发生了巨大变化

答：随着 1957 年第一台自动生化分析仪问世，生化检验步入了自动化、智能化的进程。自动生化分析仪是将人工加样、加试剂、去干扰、混匀、保温、比色测定、冲洗、结果传输等过程实现自动化的仪器。

自动化分析系统的广泛应用使临床实验室发生了巨大变化，具体表现在：①提高临床实验室技术和管理水平可以充分发挥条形码技术及实验室信息系统（laboratory information system，LIS）优势，减少人工操作环节，降低差错率；调整工作流程，极大地提高工作效率，减轻了劳动强度，降低人力成本，又实现了检验过程无纸化、标准化，提高了检验结果准确性；优化管理模式，实现对仪器设备、试剂耗材成本、数据资料等的全面监督和控制。②降低实验室生物安全风险，检验过程自动化减少了检验技术人员与样品和试剂直接接触的频率，有效减少了操作者感染的机会，降低职业暴露风险；样品和试剂在仪器内部吸取和操作也减少了环境污染。③提升实验室服务水平，可实施样本分杯来减少患者取血量，降低了传统多管检测的成本；检验速度大幅度提高，缩短了患者候诊时间；同等的检验费用患者得到了高质量的医疗服务。

2. 为什么分立式自动生化仪能够减少携带污染

答：分立式自动生化分析仪的加样针和试剂针均设有液面感应器，既能防止探针碰撞损伤又能减少携带污染，而且搅拌棒多为扁平棒状或扁平螺旋状，外表面涂有疏水材料（如特氟隆）能减少反应液残留。加样针、试剂针和搅拌棒每次使用后，仪器冲洗站会采用激流式自动冲洗，清除污染。比色杯的清洗，一般会有吸液针吸出反应液、冲洗针注入清洁剂、吸干、注入去离子水，吸干擦干等步骤。去离子水的水温一般与恒温反应槽的水温相近，一方面保证反应系统的恒温，另一方面增强离子水的去污能力。

若是常规冲洗仍无法消除交叉污染的测试则需要特殊设置或设定比色杯特定清洗，以减少交叉或携带污染。例如，胆固醇测定试剂中的胆酸盐对总胆汁酸测定有干扰，为消除此干扰，可设置总胆汁酸不在胆固醇测试比色杯中进行测定。

3. 为什么分立式自动生化分析仪的加样系统可以做到较准确取样

答：分立式自动生化分析仪的加样系统由样品探针（或试剂探针）、取样注射器和步进马达（或转动泵）组成，可定量吸取样品（或试剂）并加入到反应杯中。不同分析仪的取样范围有所不同，一般为 $2\sim35\mu l$，步进 $0.1\mu l$。最低取样量是评价分析仪性能的重要指标。此外，样品探针和试剂探针还具有液面感应功能和随量跟踪功能，初始装机时可根据样品管和试剂盒规格设置探针位置。加样时，探针下探至样品或试剂盒内，接触到液面后缓慢下降并取样，若样品量或试剂不足分析仪会报警提示。探针设有防撞报警功能，遇到故障时自动停止运行并报警，避免机器损坏和操作者受伤。探针还具有阻塞报警功能，当样品探针因血凝块等物质阻塞时，仪器会报警并自动冲洗样品探针，跳过当前样品进行下一样品测试。加样系统可采取空气隔绝、清洗剂清洗、化学惰性液和去离子水冲洗等措施避免携带或交叉污染，以去离子水冲洗最为常见。由此保证了自动生化仪的加样系统准确取样。

4. 为什么自动生化分析仪需要特殊的温控系统来保持恒温

答：自动生化分析仪的比色系统需保持恒温以完成相应的生化反应，一般按照人体体温设置为 $37℃$，温度波动不大于 $\pm0.1℃$，某些分析仪也能设置为 $30℃$ 或 $25℃$ 以满足特殊的测定要求。保持仪器恒温的方式有三种：①水浴，即比色杯浸于恒温水浴槽中，加热器控制水温。该法温度均匀稳定，但升温较慢，开机预热时间长，结果易受水质影响，需添加防腐剂抑制细菌生长以保持水的洁净，并需定期更换循环水和清洗水槽；②空气浴，即应用加热器加热比色杯周围空气，该法升温迅速，养护简单，但温度稳定性和均匀性不佳；③恒温液循环间接加热法，恒温液采用不易蒸发的惰性液体，比色杯与恒温液之间有极小的空气狭缝，恒温液将缝隙的空气加热，该法温度稳定、均匀，不需要特殊养护，但恒温液成本较高。

5. 为什么自动生化分析仪的光学原理为透射法

答：自动生化分析仪测定的原理为利用光电比色法分析样本中的各种生化指标。有些无色化合物可以与显色剂反应生成有色物质，化合物浓度改变，生成的有色物质颜色也随之改变。因此，可以通过比较溶液颜色深浅的方式来确定溶液浓度，对溶液中所含物质进行定量分析。透射是入射光经过折射穿过物体后的出射现象，被透射的物体为透明体或半透明体。自动生化分析仪的一束平行单色光通过有色溶液，由于溶液吸收了一部分光，光的强度减弱。溶液浓度越大、吸收层越厚，则光吸收的越多。若入射光强度不变，则光的吸收仅与溶液浓度和吸收层厚度相关。它们间的关系可以用下列公式表示：

$$A = K \times C \times L$$

式中，A 为吸光度；K 为吸光系数；C 为溶液浓度；L 为吸收层厚度。此式就是光吸收定律的数学表达式，为朗伯-比尔（Lambert-Beer）定律，此定律是比色分析和吸收光谱分析的理论基础。自动生化分析仪测定的光学原理即为透射法。

6. 为什么自动生化分析仪需要定期检查光源强度

答：自动生化分析仪理想的光源应在所需要的全波长范围内具有均匀的发光强度，噪声低，长期稳定。其光谱应该涵盖可用波长范围内所有波长的光，光的强度应足够大，并且不随波长的变动而明显变化。目前，自动生化分析仪的光源大多采用卤素灯和氙灯。

①卤素灯是在灯中加入卤化物而制成的，其灯壁多采用石英式高硅氧玻璃，工作时高温灯丝产生的钨蒸汽在靠近灯壁的低温区与卤素结合，生成挥发性的卤化钨气体，当卤化钨气体对流遇到高温灯丝时，又被分解成卤素和钨蒸汽，由此卤钨循环，释放光源。卤素灯作为光源，工作波长为 325~850nm，在部分紫外区和整个可见光范围内产生较强的连续光谱，噪声低，漂移小，但使用寿命较短，一般只有 1000~1500 小时；②氙灯不用灯丝，内部充有惰性气体氙气，由电路板提供 120~1500V 的高压触发脉冲使正、负极短弧放电，使灯发出可见光波段能量均匀的光。氙灯的工作波长为 285~750nm，因其为冷光源，寿命长，24 小时开机可工作数年。光源是自动生化分析仪光学系统中的重要部件，为了保证检测的准确性，需要定期检查光源强度，保证其输出相对恒定。

7. 为什么自动生化分析仪的光栅分光方式多采用后分光

答：分光元件（多采用光栅）将复合光分解为单色光，自动生化分析仪按生化检测项目的光谱分析要求，不同厂家的分析仪在 340~850nm 范围内选择 10~16 种固定单色光。光栅分光方式有前分光和后分光两种，前分光光路系统为：光源→分光元件→单色光→反应液→信号检测器。后分光光路系统为：光源→反应液→分光元件→单色光→信号检测器，分光后取该分析仪所有的固定单色光同时通过各自的信号传送通路（如光导纤维）传输到对应的信号检测器。目前仪器多采用后分光，其优点是可同时选用双波长或多波长测定样品，这样可降低杂散光的干扰，有效减少样本混浊、溶血、黄疸等对检测的影响，提高检测精度；同时光路中无可移动部件，降低故障率，也便于维护。

8. 为什么自动生化分析仪较多采用双波长分光光度法

答：双波长分光光度法是基于传统分光光度法发展起来的，其理论基础是差吸光度和等吸收波长。它与传统分光光度法的不同之处在于它采用了两种不同的波长，即测量波长（又称主波长）和参比波长（又称次波长）同时测定一个样品溶液，以一定的时间间隔交替照射比色杯，经待测溶液吸收后照射到光电管上，产生两个不同的吸光度，两者相减得到差吸光度（ΔA）。ΔA 与待测物质的浓度成正比。双波长分光光度法可克服样品混浊的影响，消除共存组分吸收谱线叠加、比色杯光学不均一等的干扰。ΔA 在 2.5 以内，线性范围良好，因此被自动生化仪生产厂商广泛采用。

9. 为什么光电二极管作为光电检测器被广泛运用于自动生化分析仪

答：光电检测器是将光能转换成电能的元件，常用的光电检测器有光电池、光电管、光电倍增管和光电二极管等。某些半导体材料经光照时，受光面和背光面之间会产生电位差，若在两个面之间连接电流计，会测到电流通过，这种元件称为光电池，如硒光电池。光电池便宜、结实，不需外接电源就可直接将光电流在微安表上显示，但对光的响应速度慢，不能检测脉冲光束，不便将信号放大。一些物质经适当波长的光照射时，其内部电子会因动能增加而逸出物体表面，生成发射电子，此现象称外光电效应。光电管和光电倍增管都是利用外光电效应制成的光电转换元件。其优点是性能优良，可以测量脉冲光束，放大信号。缺点是结构复杂，价格昂贵。光电二极管是将光信号变成电信号的半导体元件，其核心部分是一个 PN 结。当有光照时，携带能量的光子进入 PN 结后，把能量传递给共价键上的束缚电子，使部分电子挣脱共价键，产生电子-空穴对，即光生载流子。它们在反向电压作用下生成反向电流，这种特性称为"光电导"。光电二极管的优点是动态检测范围宽，比光电倍增管耐用。目前光电二极管被广泛应用于全自动生化分析仪。

10. 为什么存在"湿化学"和"干化学"两类自动生化分析仪

答："湿化学"是指传统的溶液化学，发展多年相对成熟，生产部门有丰富的产品线。所谓的"干化学"是相对"湿化学"而言的。干化学是以被测样品中的液体为反应媒介，待测物直接与固化在载体上的干粉试剂反应的一种检测方式。其与传统湿化学的最大区别在于参与化学反应的媒介不同。19世纪初，英国化学家 William Prout 最早应用试纸测定尿液的 pH。19世纪30年代已有了检测尿糖的试纸法，称为 Clinitest，推动了此类固化于载体上的干片试剂的发展。随着酶工程学和化学计量学等多学科技术的发展和应用，干式生化分析仪也从单项目半自动分析仪发展到了多项目多功能的全自动分析仪。因此，以上两类分析仪各具优势，互补共存。

11. 为什么干化学分析多采用基于反射光度法的多层膜技术

答：干化学分析中最具代表性的技术是以 Kubelka-Munk 理论（库贝尔卡-蒙克理论）为主要理论基础的基于反射光度法的多层膜技术。光线进入介质后出现下列效应：在照射表面产生反射（折射），内部吸收，在内部或照射表面产生散射。这些效应的总和决定了光离开介质时的比率和方向，即 Kubelka-Munk（库贝尔卡-蒙克理论）。该理论说明了固相的散射作用与显色反应后物质的浓度和吸光度之间的关系，在散射介质为不透明物以及半透明物时最为有效。作为定量方法，多层膜技术已达到常规湿化学测定的水平，对某些项目的测定，如胆固醇测定，可与其参考方法相提并论。除此之外还有其他类型的多层膜，例如基于差示电位法的离子选择电极多层膜，或基于荧光技术和竞争免疫技术的荧光反射光度法多层膜。

12. 为什么干化学自动生化分析仪抗干扰能力较强

答：干化学自动生化分析仪使用的干片试剂为多层膜结构：下层为支持层，起承载和支持功能；上层为扩散层，能使标本均匀分布，并过滤大分子，将溶血、脂血及黄疸的干扰降到最低，还有一些干片试剂增加了额外的过滤步骤，例如消除维生素 C 等对化学反应的干扰；中间各层根据检测原理不同分别固定多种试剂或荧光标记的抗体/抗原，或离子选择性电极及电极液等。同时，一次性取样的使用有效避免湿化学中使用同一取样针带来的样品间携带污染，试剂固定在干片上也避免了因加样带来的试剂间的交叉污染，使检测结果更加准确可靠。综上特点，使干化学自动生化分析仪具备了较强的抗干扰能力。

13. 为什么基于反射光度法的多层膜不符合朗伯-比尔定律

答：光在平滑分界面上的反射为镜面反射，或称单向反射。否则为漫反射，既有镜反射，又有漫反射，称混合反射。基于反射光度法的多层膜采用的固相化学技术所涉及的反射主要为漫反射。因此，显色反应发生在固相，对透射光和反射光均有明显的散射作用，不服从朗伯-比尔定律，但符合库贝尔卡-蒙克（Kubelka-Munk）理论。若固相反应膜的上下界面之间存在多重内反射，则需要应用 Williams-Clapper 方程对 Kubelka-Munk 理论予以修正。

14. 为什么基于差示电位法的离子选择电极多层膜优于常规离子选择电极法

答：此类基于差示电位法的离子选择电极多层膜的测定对象主要是无机离子（K^+、Na^+、Cl^-）和 CO_2，此法是基于离子选择性电极（ion selective electrode，ISE）原理。这类多层膜包含两个完全相同的 ISE，均由离子选择敏感膜、参比层、氯化银层和银层组成，并以盐桥相连。其一为样品电极，其二为参比液电极。测定时，样品和参比液分别加入两个电极的加样槽，通过电位计可测定两电极间差示电位的相应值，然后计算待测离子的浓度。测定 CO_2 使用的是敏化电极，即 CO_2 气敏电极。由于多层膜的使用是一次性的，故其有 ISE 的优点而无一般条件下电极老化和"蛋白质中毒"等缺点，因而优于常规 ISE 法。

15. 为什么荧光反射光度法多层膜测定时荧光强度与样品中待测物呈负相关

答：荧光反射光度法多层膜基本结构包含 4 层：扩散层、光屏层、信号层和基片层。此类多层膜基于荧光技术和竞争免疫实验原理，多用于半抗原测定。扩散层内含有缓冲剂、表面活性剂等，只允许小分子物质如半抗原通过；光屏层内含有氧化铁，可阻止游离的荧光标记半抗原被激发；信号层内有固化抗体与荧光标记半抗原结合的复合物；基片层起支持作用。测定时，样品中的半抗原通过扩散层和光屏层，进入信号层，竞争性的结合固相抗体上的结合位点，使一部分荧光标记半抗原被置换下来成为游离荧光标记半抗原，从信号层扩散到渗透层。在激发光的激发下，由于光屏层的阻遏作用，仅信号层的荧光标记半抗原可被激发产生荧光，该荧光强度与样品中待测半抗原浓度呈负相关，得以定量测定待测半抗原浓度。

16. 为什么干化学自动生化分析仪多用于急诊检验

答：干化学自动生化分析仪相比分立式自动生化仪有许多独特的性能。首先，干化学自动生化分析仪因使用厂家配备好的干片试剂，以样品中的液体作为反应介质，无需外接纯水装置和预置排污管道。而且，一次性取样针的使用有效避免湿化学中使用同一取样针带来的样品间携带污染，而且无需冲洗。设计上也省略了试剂针和比色杯，无反应废液和冲洗废液排出，无需外接废液处理系统，对使用场地要求低，环保节能。其次，硬件设施上省去了试剂盘、比色杯、搅拌器、冲洗站等装置，管路系统更加精简，提高了分析速度。再者，干化学自动生化分析仪由于结构简单，故障率较低，其维护保养工作也相对轻松。所以，干化学自动生化分析仪较适用于样本不多但对检测周期有严格要求的急诊实验室。

17. 为什么需要考虑干化学试剂的有效期和稳定期

答：对于干式生化试剂而言，有效期和稳定期是不同的概念。有效期是指试剂未开启之前在规定条件下保存性质稳定的时限。稳定期是指试剂开启之后性质稳定时限。稳定期随检测系统、测定项目的不同而改变。干式生化试剂载体从冰箱内取出后，需在室温下放置一定时间使试剂载体温度至室温后在使用，否则试剂载体会因温度偏低致使空气中的水分吸附在其表面上，影响使用寿命和质量。在适宜的温度及湿度环境下，干式生化试剂载体的使用寿命一般为一周至一个月，若超过它的使用周期，则需考虑更换试剂。

18. 为什么要建立临床全实验室自动化

答：自动化分析仪产生后，生化检验逐步向分析前样品准备、受检者信息录入到分析后数据处理等领域发展，实验室信息系统（LIS）应运而生。完整的生化自动化分析系统不仅包括各种自动化仪器，还包括实验室网络通讯和数据库技术。随着某些大型医院检验能力的提高，开展检验项目种类扩增，样本量庞大，单一仪器已远远不能满足临床对检验分析速度和服务质量的要求。20 世纪 90 年代中期，仪器制造商推出模块式生化分析系统，将两台或两台以上的分析模块组合在一起，这些分析模块囊括了分光光度法、离子选择电极法的生化分析模块和免疫比浊法、免疫化学发光法的免疫分析模块。各分析模块可独立控制也可共用控制，样品通过传送带在各模块之间进行传递并完成所有项目的测定。目前，生化检验正向自动化程度更高的全实验室自动化（total laboratory automation，TLA）方向发展。TLA 将样本前处理系统、样本运送系统、样本分析系统（血细胞系统、凝血系统、生化系统、免疫系统等）串联起来，组成流水线，再加上 LIS 和计算机硬件，形成大规模的全检验过程自动化。建设 TLA 系统所需费用非常昂贵，对场地要求高，后期使用中的维护成本也较高，因此对于中小型实验室，TLA 并不是首选的解决方案。

19. 为什么要发展临床实验室自动化系统

答：实验室自动化系统（laboratory automation system，LAS）是指为了实现临床实验室内某一个或几个检测系统如临床化学、血液学、免疫学等的系统化整合，而将不同厂家、不同功能分析仪器与样本分析前后的实验室分析系统通过自动化设备和信息网络进行连接的过程。LAS 的基本组成包括：①标本传送系统，例如自动传送带或负责标本转运的移动机器人；②标本处理系统，如样本自动识别、离心、去盖、分装、分配等；③自动分析仪；④包含分析测试软件和结果处理的实验室信息系统（LIS）。LAS 的目的是将传统由人工完成的检验检测分析工作实现自动化，包括标本处理、标本转运、标本卸载、结果评估等。

20. 为什么实验室自动化系统的发展需要多种策略

答：实验室自动化发展的主要策略有："合并"：在一台或相互关联的一组仪器上结合不同的分析技术；"整合"：将各种仪器与样本分析前处理设备及分析后处理设备相连接，即将不同的分析平台用前分析和后分析设备相连，构成一套完整的检测系统。基于以上概念，目前市场上存在的自动化系统可以分为以下几类：①单机/单模块版本的自动化分析平台：像合并比色法和电解质法于一体的生化检验检测平台或模块；②具有单纯样本处理功能的前处理模块：可以完成样本分类、分杯、贴条码等功能，但无法与分析平台直接相连；③完整的实验室自动化流水线系统：具备第三代实验室自动化系统的基本组成元素，同时可以完成样本分析前、分析中和分析后处理，形成较完善的流程分析过程。已实现的系统有生化免疫自动化流水线系统、血液自动化流水线系统以及尿液自动化流水线系统。不同规模的实验室可以根据自身发展需要选择最优的策略。

21. 为什么必须不断完善自动化实验室信息系统

答：实验室信息系统（LIS）的不断完善是实验室自动化系统构建中最难也是最重要的环节之一。信息化就是利用计算机将操作者和分析平台间建立起联系，操作者可以通过计算机录入患者信息、样本信息，并接收检测检验结果信息，从而确保操作者能够有效地完成信息管理工作。然而，自动化的信息交换并非轻而易举的事情，需要具备完善的系统支持，包括：①完善的 LIS 和及时持续的升级；②完善条码系统：选择符合自动化分析仪器的国际标准 CODE128 条码标准，规范检验医嘱条码的唯一性，实现预制条码和实时打印条码相结合，统一实验室各种检测仪器双向控制对样本条码的识别，减少读码设备的失误率；③LIS 与医院信息系统（hospital information system，HIS）完美衔接，成功的双向信息传输；④LIS 系统和自动化仪器分析系统软件完美衔接，成功的双向信息传输。因此要求负责 LIS 系统的实验室、HIS 系统的医院以及相关设备信息系统的厂家全面沟通和密切配合，为 LAS 构建打下坚实的信息基础。

22. 为什么必须优化全自动化实验室的场地布局

答：合理的场地布局是发展实验室自动化系统的重要保障。这包括：①空间的合理化分配，空间分配的总原则是让工作人员在安全舒适的环境下工作，又不浪费空间，综合考虑工作人员数量、分析方法和仪器大小等因素。而且，应从发展的眼光确定实验室空间大小，以便在较长时间内能容纳新添置的仪器和设备，保证高效安全完成临床工作；②布局设计要注意人流、物流和污物流分开，避免交叉污染，杜绝对环境的影响和潜在的危害。布局应将有效的空间划分为清洁区（办公室、休息室、学习室），缓冲区（物资储存区、供给区），污染区（工作区、洗涤区、样本储存区）。工作区应包括工作人员所占面积和来回走动的空间，储存区包括工作台上、工作台下、高架上、冷藏区和冷冻区。此外，还应设置一些预备区，如接收样本，准许实验室人员和参观者进入的通道；③分配实验室区域应考虑工作人员、患者流动和样本的运转流程，也应对实验室每一具体区域的门、工作台、仪器、家具作周密布局。人流、供给流向应充分考虑，检测检验样本是通过工作人员、自动传输或其他自动化系统运输，都要有所考虑；④实验室设计中还应考虑内部通信联络系统、警报器（如灾害、火警、样本抵达）、实验室内部寻求帮助、呼救、逃生通道等。

23. 为什么必须完善自动化实验室的环境配套设施

答：完善的环境配套设施是开展全实验室自动化的先决条件。这包括：①安全合格的超纯水：配送检测仪器用水纯度必须达到电阻率大 10MΩ，配水系统采用初级离子交换、次级双反渗交换、最后电渗交换模式超纯水制备，产水量满足要求，保障实验项目检测质量，纯净水通过配套输送管道与仪器相连；②安全合格的电力配置：应用良好接地恒压的仪器设备电源，根据仪器要求配置 30~60kV，延时 3 小时，保证 LAS 的 24 小时正常稳压供电运作；③安全合格的干燥压缩空气：配置最好使用 LAS 配套干燥压缩空气设施，也可利用中央恒压供应的干燥压缩空气，针对 LAS 压缩空气需求，在设备气源接入端增设空气干燥装置，保证输入压缩空气无水分；④有效的实验室仪器工作环境控制：根据自动化系统应用环境要求，工作间采用上送风、下排风恒温恒湿的环流方式，形成空间浮粒下沉随排风口排出，减少空间浮粒对传送设备关键部件的覆盖；⑤符合实验室标准的污水排放系统；⑥有效满足实验室要求的电话、网线接口；⑦有效满足实验室要求的空调制冷量；⑧有效满足实验室要求的消防设施。

24. 为什么要逐步建立标本前处理系统

答：样本检验检测分为分析前、分析中和分析后三个阶段。传统意义上的实验室自动化是指样本分析自动化，而 LAS 更关注样本分析的全过程监控。有研究表明，检验全程中的时间分配，分析前占 65%，样本运送占 2%，分析中占 15%，分析后占 18%，足见分析前阶段占比之重。分析前阶段包括：患者准备、样本采集、样本标识、样本接收、项目确认、样本处理（如：离心、分杯、再标识）等过程。花费大量的时间和人力资源，而且错误发生率居高不下。提高实验室从样本接收到仪器检测过程的效率，重视并解决分析前阶段的样本处理问题，降低人为干预的失误率是 LAS 建设的重要组成部分和意义。采用全自动样本前处理系统，不仅能保证检验结果质量，加快检验速度，节省检验时间，降低检验成本，而且能保障操作人员的安全。

25. 为什么自动离心单元会成为实验室自动化系统的瓶颈

答：自动离心单元（automatic centrifuge unit，ACU）在全实验室自动化体系中一般作为独立可选单元，在实现样本处理自动化过程中起着非常重要的作用。不同厂家的离心机单次离心容量为 40~80 个标本，转速范围为 500~4500rpm/min，离心时间范围为 60~999 秒，可根据实际需要设定最佳（时间和转速）程序，当标本量不足一批时，可采用优先程序，系统自动按实际标本量自动平衡后进行离心。在线离心机的实际处理能力往往会成为整套实验室自动化系统的瓶颈，可能在一段时间内的样本处理速度和效率改善不明显，虽然可以通过增加离心机单元数来提高样本的处理速度，但也增加了采购的成本。因此，对于工作量不大的实验室，建立全方位实验室自动化系统，选择在线自动离心单元或仍然使用人工离心，均可达到快速、成本可控的效果。

26. 为什么样本条形码存在预制条形码和后制条形码两种

答：样本条形码的产生有两种方式：①预制条形码，其条形码由样本容器生产厂家预先制备粘贴在容器上，故其条形码与患者的病历号＋日期＋医嘱记录号＋校验码＋一般项目＋检验项目建立联系；②另一种为后制条形码，由医师工作站管理系统根据医嘱生成包含患者病历号＋日期＋医嘱记录号＋校验码的条形码，同时将相应检测项目、医嘱记录代码上传 HIS 的条形码打印系统。根据样本采集时检验目的，形成对应特定设备的条形码，指令 LIS 系统中条形码贴管设备打印条形码，并贴在标本容器上。

分析设备可以识别两种条形码，从 LIS 获得检验样本信息，完成实时状态监控、样本核实、分送、检测检验、分析仪双向通讯、信息传输、结果查询、报告打印、样本保存，完成各个节点的实验室常规操作，以达到检验全过程中检验信息的自动化管理。相比较而言，预制条形码是由生产厂商预先制备粘贴在标本容器上，故而标准、清晰、粘贴规范，分析仪识别率近乎 100%，而且预先制备好的条码容器，可以大幅提高采血速度，节省时间。各实验室可根据临床应用的需要和习惯，选择使用预制条形码或后制条形码。

27. 为什么在自动化仪器和实验室信息系统间要引入中间件软件

答：在信息化管理的时代，现代化实验室除了具有实验室信息系统（LIS）外，一些个性化的信息管理需求可以通过实验室中间件软件（middleware）来实现，从而逐步走向实验室管理的信息智能化。中间件软件是一种介于 LIS 和仪器之间的中间体信息软件。该类软件往往由分析仪厂家开发，目的是为了弥补和加强 LIS 的功能。由于使用国际标准的 ASTM 或 HL7 协议接口，因此可以与各类 LIS 快速进行数据交换，实现与 LIS 及各种仪器的无缝连接。中间件软件具备的功能一般包括：①连接自动分析仪或前处理系统，指导处理每个不同要求的样本；②样本管理功能：样本接收、离心、去盖、分杯、分类、仪器分配、样本储存、样本查找等；③工作流程管理功能：血清指数检测、样本复测、监控样本周转时间等；④数据管理功能：结果传输、自动审核（auto validation）、质控管理、数据统计等。

（陆秋涯　陆怡德）

第二节　操 作 要 素

28. 为什么检测系统需要定期校准

答：测定一个检验项目除了涉及自动生化分析仪，还涉及仪器所使用的试剂、校准品、质控品和检测程序等，如有手工操作步骤，还应包括操作人员。这些要素组成的分析测定系统称为检测系统。为了得到准确可靠的测定结果，并使测定结果在不同实验室之间具有可比性，必需建立标准的检测系统。很多仪器厂家为自己的生化分析仪提供配套的试剂、校准品和质控品，而且建立了完善的测定程序，但因为成本相对较高，目前国内大部分实验室使用的是自建的检测系统，必然会影响测定结果的准确性，导致了不同医院之间检验结果的差异。实验室在自建检测系统后及在检测系统使用过程中，需定期对系统进行校准，并对性能做出评价，在确保检验结果准确性、精密度、灵敏度等符合要求后，才能用于临床样本的检测。

29. 为什么检测项目有不同的校准频率

答：校准（calibration）也称定标，是指在规定条件下，为确定测量仪器或测量系统所指示的值、实物量具或参考物质所代表的值与相对应的由标准所复现的量值之间关系的一组操作。按美国临床实验室改进修正案（Clinical Laboratory Improvement Amendment 88，CLIA′88）可以简化校准的定义为：测试和调整分析仪器的输出，建立样本测量值（如吸光度）与样本实际浓度的相关关系的过程。不同的检测项目要根据其特性确定各自的校准频率（校准周期）。影响校准 K 值的因素有试剂及校准品的稳定性、瓶间差、批间差、仪器的稳定性等。所以应根据不同情况分别采取每天校准、更换试剂时校准和定期校准等不同的校准方法。部分项目不同瓶间的 K 值有较大差异，可在更换试剂时进行校准。对于 K 值比较稳定的项目，可不必频繁校准，频繁校准反而会增加因校准的随机误差而造成人为误差的风险，对这类项目可采用定期校准及试剂批号更改时校准的方法。一般认为如果延长校准周期，则可能会增加系统误差的风险。

9

30. 为什么质控品和校准品存在基质效应

答：化学分析中，基质指的是样品中被分析物以外的组分。基质常常对分析物的分析过程有显著的干扰，并影响分析结果的准确性。例如，溶液的离子强度会对分析物活度系数有影响，这些影响和干扰被称为基质效应（matrix effect）。美国临床实验室标准化委员会（NCCLS）则从两方面定义基质效应：①样品中除分析物以外的其他成分对分析物测定值的影响；②基质对分析方法准确测定分析物的能力的干扰。而在生化分析中，当测定质控品或校准品时，由于质控品和校准品是经过加工处理过的，例如冷冻干燥、加稳定剂、添加某些分析物等，因此其反应特性不同于临床新鲜样本的反应特性；甚至其黏度和表面张力也不同于临床样本，这使测定结果出现偏差。因此，质控品和校准品最好为人血清基质，以减少基质效应带来的误差。

31. 为什么要使用配套校准品

答：校准品（calibration materials）是含有已知量的待测物，用以校准检测系统的测定值。它与分析方法及试剂、仪器相关联。校准品的作用是为了给检测结果赋值，并减少或消除仪器、试剂等造成的系统误差。在实际工作中需要注意，不能用定值质控血清代替校准品用于仪器项目的校准，因为质控血清的定值远达不到校准品赋值的要求。校准品具有专用性，它只能专用于指定的检测系统，如果用于其他检测系统，将会严重影响检验质量，使患者样本的检测结果不可靠，或不具有溯源性。

32. 为什么酶活性测定的校准可采用校准 K 值

答：以往临床上血清酶的测定广泛使用连续监测法、通过理论 K 值或实测 K 值计算酶活性。此方法具有快速、低成本等优点，但各实验室采用的检测系统不同，致使酶活性测定的室间变异明显大于其他检测项目。为解决此问题，国际临床化学联合会（IFCC）先后提出了两种解决方案：①推荐统一的测定方法，即标准检测系统；②用校准品对各检测系统进行统一校准。酶的测定尚未建立标准检测系统，所以 IFCC 提出使用公认的酶校准品来校准实验室的检测系统，采用校准 K 值计算样本中的酶活性，使血清酶测定结果具有可比性。目前采用的人血清基质的二级校准品（有证参考物质，certificate reference material，CRM）产量低，价格昂贵，只适合作为基准和研究应用，一些厂家已研发出可溯源到 CRM 的临床校准品。在酶的检测中更要强调校准品的专一性，不同检测系统的酶校准品不能混用。

33. 为什么要对检测系统进行性能指标评价

答：临床实验室检验操作经历了手工操作、半自动分析和自动分析过程。目前，自动生化仪以高新技术为基础，以高准确性、精密度、灵活性和高效率为特点，在现代临床实验室中承担大部分常规工作。自动分析仪的生产厂家很多，规格和型号各异，所以合理选用仪器及对检测系统进行性能评价就显得格外重要。一般来说，评价检测系统的性能是指评价自动生化分析仪的性能，常用评价指标有精密度和准确度、线性范围、正常参考区间、自动化程度、分析效率、实用性等。

34. 为什么说检测系统的精密度是准确度的前提

答：准确度是指在一定实验条件下测定值与真值相符合的程度。精密度是指在一定条件下分析方法对样品多次重复测定所获结果的一致性。对于分析仪，准确度是最重要的性能指标。影响检测结果准确度的因素有很多，除了环境和人为因素，生化分析仪的硬件性能也与准确度密切相关。因此，分析仪的结果重现性（精密度）是准确度的前提，如抽样系统的计量是否精准、反应温度控制是否稳定、光源的强度和稳定性是否得到保证等。样品针、试剂针、搅拌棒和反应杯的交叉污染影响准确度和精密度，清洗装置的冲洗效果也决定了分析仪精密度和准确度好坏。另外，仪器参数的正确设置、方案的合理校准也是保证精密度和准确度的必要条件。

35. 为什么检测系统的分析效率由加样周期和测试循环周期决定

答：分析效率是指单位时间内完成的样本测试数，用测试数（所有已测定样本的项目数之和）/小时（tests/h）来表示。分析效率与加样周期、测试循环周期和反应杯的大小有关。加样周期是指从样品针采集前一个样本开始到采集下一个样本开始所需的时间。加试剂周期与加样周期相似。加样周期决定了分析仪的工作速度，加样周期越短，仪器分析速度越快。例如，单针加样分析仪的加样周期为 10 秒，理论上每 60 分钟可取样 360 次，其工作速度为 360tests/h；若加样周期为 4.5 秒，则理论工作速度为 800tests/h。采用双针加样、双圈反应盘的分析仪，因其有两套阵列式光电检测器，能进行内、外圈反应盘同时加样。目前单个分析单元的常规项目理论测试速度已达到 2000tests/h；测试循环周期是指反应杯从前一次使用开始到下一次使用开始所需的时间，与待测物和试剂的总反应时间有关，总反应时间越短，分析效率越高。检测系统的分析效率主要由加样周期和测试循环周期决定。

36. 为什么选择检测系统需要考虑实用性

答：检测系统的实用性包括：①通道数：是指能同时测定的项目数量，主要取决于试剂仓能容纳的试剂瓶数量；②试剂盒剂型和组分：是否可以使用两个试剂或多个试剂组分来完成一个项目，是否间接使用干粉试剂或浓缩试剂；③波长的个数和双波长设置要求；④反应时间：为保证分析效率相对恒定，分析仪规定加入样品时间、加入第一试剂时间、第二试剂时间、总反应时间等；⑤开放程度：开放通道指用户可自由修改测定分析程序，在实验或者选择使用试剂时比较方便；⑥样品最小量：试剂用量固定时，样品最小量是样品/试剂比的决定因素；⑦最小反应液体积的要求：分析仪的光源照射到反应杯的位置和反应杯的容量决定了最小反应液量；⑧测试原理：决定了分析仪开展检测项目的类型和数量；⑨其他：实用性还包括消耗品、用水量、保养要求、样品管要求、急诊检验、复查功能等。为了能更好地贴近临床并服务临床，这些参数都是用户应该综合考虑的内容。

37. 为什么要建立自动生化分析仪的标准操作程序

答：自动生化分析仪在完成安装、参数设置、调试和评价后，方能用于临床检测。其日常操作按照实验室制定的仪器标准操作规程（standard operate protocol，SOP）进行规范。生化分析仪的标准操作规程包括：仪器准备、质控品检测、样本检验、结果分析和报告审核、维护保养等。操作人员必须熟悉仪器性能，严格按照SOP文件规范操作，并按实验室拟定的校准规则和性能验证程序定期进行校准和性能验证，才能得到尽可能准确的检验结果，有效保证仪器长时间的良好性能并延长仪器的使用寿命。

38. 为什么自动生化分析仪在开机前要做好仪器准备

答：为了使自动生化分析仪运行性能达到最佳，对工作环境、实验用水和操作人员素质都有相应要求，所以仪器运行前的准备工作至关重要。保证仪器电压稳定，外接不间断电源；保证仪器所处环境温度18~25℃；一般情况下，保证实验用水达到Ⅱ级纯水标准，酶活性测定和电解质分析等应选用Ⅰ级纯水。自动生化分析仪开机前，操作人员首先需检查实验用水、清洁液、稀释液等是否足量，废液容器是否清空，一切准备就绪后打开仪器电源。开机后仪器进行自检，通过仪器自带的多个传感器检测加样针、试剂针、比色杯、搅拌棒、冲洗站的位置和运动是否正常，加样针、试剂针是否需要特别清洁处理。随后检查每种试剂的测试数是否满足当天测试数（这需要充分了解每个检验项目的日平均检测量），并补充缺少的试剂，但不宜装载过多的试剂，以免试剂上机时间过长，导致试剂成分不稳定而影响检测结果的准确度。

39. 为什么临床实验室必须开展室内质量控制

答：影响检验质量的因素多种多样，操作人员、仪器、试剂、实验方法、环境等因素时刻变化，导致检验结果具有变异性，这种变异超出了一定的幅度范围（通常按照质量控制规则判定）就不可接受。质量控制是保证检验结果可靠性的重要手段，室内质量控制（internal quality control，IQC）是各临床实验室为了监测和评价本实验室检测质量，以决定常规检验报告能否发出发布所采取的一系列检查、控制手段。其主要目的是检测和控制实验室常规工作的精密度，以提高实验室常规工作中批间和日间样本检测结果的一致性。因此，实验室应该在每个分析批中加上质控品同时检测，根据质控规则判断是否在控，确定每个检测项目质控在控后才能发布发出该批次的样本检验报告。

40. 为什么说不定值质控品和定值质控品的使用效果是一样的

答：质控品分为定值和不定值两种。定值质控品会在说明书中标明被定值的各类分析物（检验项目）在不同检测系统下的均值和预期范围，用户可从中选择和分析仪相同的检测系统的定值范围，作为工作的参考。但产品提供的定值仅仅作为用户的参考，每个实验室都应该建立自己的均值和控制限。因定值质控品含有预期的浓度范围，看似更直观更方便，但质控品不同于定值校准品（可溯源至标准物质）或准确度验证物质，用户的质控均值与质控产品的定值接近与否，与检测项目的准确度无关。不定值质控品虽未经参考实验室定量检测赋值，但其操作使用及检测效果与定值质控品并无区别。从实用角度上考虑，不定值质控品价格更为低廉。因此，无论定值还是不定值质控品，用户在使用时，都必须用所在实验室的检测系统确定均值和标准差，建立控制限，用于日常工作质量控制。

41. 为什么室内质控失控后要启动失控处理程序

答：质量控制方法犹如报警器，它对分析过程中可能存在的分析误差进行监视。操作失误，试剂、校准品、质控品失效，仪器性能不良，以及采用太小的质控限范围和不恰当的质控规则等，都可能导致某批次质控品失控。操作人员应记录失控结果和违反的质控规则，然后启动失控处理程序，分析和查找失控原因，并采取纠正措施。分析失控原因及其处理的一般步骤为：①重新测定同一质控品，查出是否为人为误差和偶然误差所致。若认真、规范操作后结果在控，说明因这类误差导致失控；②使用新的质控品重复测试失控项目，如果结果在控，说明原来的质控品可能过期，或保存不当变质或被污染；③进行仪器维护或更换试剂，重复测试失控项目，如果结果在控，说明是仪器不洁净或试剂质量问题。注意有时仅是试剂位置错误导致；④用新的校准品重新校准该失控项目，再复测，以排除校准的原因；⑤若完成以上步骤后结果仍失控，故可能是更复杂的原因所致，需要联系仪器厂家获得必要的技术支持。

42. 为什么自动生化分析仪设置了"急诊优先"功能

答：临床诊治过程中，经常会有危重患者需要优先快速得到检验结果，以便及时明确诊断和调整治疗方案。为了满足临床需求，几乎所有生化分析仪都具备"急诊优先"的功能，设有急诊样本的专用样本架、专用编号、专用分析通道。在急诊样本位置上放置样本，并输入急诊检验项目后，分析仪就会中断对常规样本的测定，优先对急诊样本进行测定。实验室工作人员对申请单或样品管上标记"紧急"或"急"字样的样本应在核收、登记、检验和报告的各个环节进行优先处理，尽可能缩短样本周转时间（turnaround time，TAT），尽快发出检验报告，并及时通知临床医护人员知悉检验结果。

43. 为什么检验测试完成后还需要进行审核

答：检验报告审核是被授权人员对一个检验报告的全部内容（患者信息、医嘱信息、样本情况、检验结果等）进行核对、分析和确认的过程。检验报告完成后，还需要通过审核来最终确认结果的有效性。审核的内容包括：①内容的完整性：被检者和申请者信息资料是否完整，有无漏项和错检；②数据的有效性：生化分析仪均以数据报告检验结果，但不是所有的数据都是合理有效的，例如出现蛋白或某些酶的检验结果为负值的情况，要查看异常样本记录，因为高度溶血、重度脂浊和高胆红素血会干扰这些指标的测定，有时候会出现异常降低的情况；还有一些数据是人体内无论生理还是病理情况下均不可能出现的，需分析其原因，比如可能是在输液同侧采集静脉血造成的；③结果的符合性：审查检验结果与申请目的和临床诊断是否相符，与被检者以往的检验结果是否吻合，有协同性的指标之间（如总胆红素和直接胆红素）、同类指标之间（如低密度脂蛋白胆固醇与载脂蛋白B100）结果是否一致；④结果的正确性：系统一般设置有高于（↑）或低于（↓）参考区间的标识，对明显异常的结果，要查找本项目的历史记录或与本项目相关的其他检验项目的检测结果，判断是否相符；如仍有疑问，可打电话向临床医生咨询；批量项目结果如果有可疑系统偏差的趋势，应立即查看该项目的室内质控记录，确认是否存在系统偏差，并在纠正偏差后重新测定。总之，在检验测试完成后，需要有一定经验和资质的被授权人员对检验结果进行审核后，方可发出报告。

44. 为什么要重视生化检验项目的危急值

答：危急值（critical values）是指某项或某类检验结果异常升高或降低，一旦出现这样的检验结果，表明患者可能正处于生命危险的边缘状态，需要立刻向临床医生报告，以便立即采取相应的治疗措施，否则会因为错过最佳治疗时机而使患者的生命安全受到威胁。对检验危急值，按照卫生部临床检验中心《危急值报告制度建立和实施的相关建议》，要求医院和临床实验室必须特别重视，采取核对、复查等措施进行确认，并经特殊的程序快速报告给临床，及时对患者施救。目前，危急值项目及其临界值还没有统一规定，由于每个医院收治的患者人群存在差异，除纳入了中国医院协会颁布的《患者安全目标》（2017版）中明确规定的生化检验项目如血钙、血钾、血糖、血气（pH、PO_2、PCO_2）外，各医院应根据临床科室需要，由实验室、临床科室、医务部一起研究决定，一般还包括尿素、胆红素、淀粉酶等项目。

45. 为什么需要对自动生化分析仪进行定期维护保养

答：生化分析仪的维护保养对确保检验结果准确性、延长仪器使用寿命和保证日常工作顺利进行至关重要。自动生化分析仪一般在操作过程中可进行主要部件的自动清洗，为保证仪器的正常运行，还需严格按操作手册做一些定期维护。主要内容包括①日保养：用消毒水擦拭仪器表面，以防止灰尘对仪器的干扰；擦拭样品针、试剂针、搅拌器（用干净纱布蘸取70%的酒精擦拭，再蘸取蒸馏水擦拭）；每日实验结束后用清洗剂对加样针做冲洗保养，对管路执行自动清洗程序，保持各液路系统管道通畅；②周保养：执行比色杯清洗程序对比色杯进行清洗；对比色杯进行空白吸光度检测，了解比色杯经一段时间使用后透光性的变化情况；清洗与更新恒温水池等；③月保养：对清洗装置本身、纯水桶、供水过滤器、散热器、过滤网等的清洗；④其他不定期保养：对一些易磨损的消耗部件及时进行检查与更换：例如，检查进样注射器是否漏水、各冲洗管路是否畅通、各机械运转部分是否工作正常；检查比色杯是否破损，需要更换；检查光源强度和稳定性，是否需要更换；更换样品针或试剂针、搅拌棒；更换电极、蠕动泵管等。

（陆秋涯　陆怡德）

第三节　分析技术

46. 为什么自动生化分析仪可采用多种检测方法

答：自动生化仪检测主要基于分光光度法，分光光度法按检测类型可以分为终点法（end-point assay）和连续监测法两种，固定时间法可以看成终点法和连续监测法的特殊形式。样品中待测物与试剂发生特定的化学反应，生成可分析的产物，当反应达到平衡时产物不再增加，吸光度不再改变，根据平衡点吸光度的大小即能算出被测物浓度，这种方法称为终点法。终点法还可分为一点终点法和两点终点法，正向终点法和负向终点法。连续监测法又称为速率法，是指反应速度与待测物浓度成正比，在反应期内选择4个以上测光点，测定一段时间内吸光度的变化速率（ΔA/min）来计算待测物的浓度。根据被检测物的特性，可以选择最合适的方法来检测，比如酶的活性测定多采用连续监测法。

47. 为什么碱性苦味酸法测定肌酐时采用固定时间法可以有效消除干扰

答：终点法中有一种特殊情况称为固定时间法，指在时间-吸光度曲线上选择两个计算点，此两点既非反应初始吸光度亦非终点吸光度，这两点的吸光度差值用于结果计算，称为固定时间法（fixed-time assay）。以前也称为两点法，但易与两点终点法混淆，故称为固定时间法。在样品中含有明显干扰待测物反应的物质时，固定时间法能有效去除这些干扰物，提高特异性。如碱性苦味酸法测定肌酐，反应的最初 30 秒内，血清中快反应干扰物（丙酮酸、乙酰乙酸等）能与碱性苦味酸反应；在之后的 50 秒内碱性苦味酸主要与肌酐反应，且此段时间-吸光度曲线的线形较好；在 80~120 秒及以后，碱性苦味酸可与蛋白质以及其他慢反应干扰物反应。故碱性苦味酸法测定肌酐选择反应的第 30~80 秒为测定时间为宜。

48. 为什么连续监测法中存在理论 K 值、实测 K 值和校准 K 值

答：理论 K 值：若某酶活性测定没有可用的校准品，则计算酶活性的公式，由酶活性的国际单位定义推算得出，即：

$$K = \frac{10^6 \times V_T}{\varepsilon \times V_S \times b}$$

式中 ε 为指示物质的摩尔吸光系数，V_T、V_S 和 b 分别为反应液总体积、样品体积和比色杯光径。试剂说明书中均会提供，依此可计算出理论 K 值，作为分析参数输入到分析仪中。因为酶校准品的制备和保存困难，故早期几乎所有酶活性测定项目均没有校准品，因而多采用理论 K 值。

实测 K 值：ε 因波长和温度的不同有所不同，故由试剂说明书提供的 ε 可能与实际所用分析仪所测不符，因而有必要获得用户所用分析仪的实际 ε，再计算 K 值，此为实测 K 值。实测 K 值的测定较麻烦，而且需要适时测定。

校准 K 值：酶活性测定过程中的分析条件如温度、样品、试剂以及吸光度检测等可发生波动或偏差，如同时进行校准品测定，根据校准品计算校准 K 值：

校准 K 值 =（酶活性 U/L)/(ΔA/min)

校准 K 值通常优于理论 K 值和实测 K 值，但其依赖于具有可溯源性、并与检测系统相配套的酶校准品，现在已有越来越多公认的酶校准品用于实验室，如丙氨酸氨基转移酶、天冬氨酸氨基转移酶、肌酸激酶、乳酸脱氢酶、γ-谷氨酰转移酶、碱性磷酸酶和淀粉酶等。

49. 为什么双波长测定时要设定主波长和次波长

答：双波长差吸光度法要设定主波长（又称测量波长）和次波长（又称参比波长）。在整个反应全过程中，主次波长同时检测，全程每点主波长吸光度值都同时减去同点次波长的吸光度值。这样可以克服溶液混浊的影响、消除共存组分吸收谱线叠加的干扰，以及减少比色杯光学不均一的影响等。在设置上，主波长应选择反应体系中待测组分吸收峰对应的波长，尽量避免或减少来自试剂空白和样品空白对测定组分的干扰，提高测定的特异性和灵敏度。一般具体选择时需考虑以下几点：①吸收峰作为主波长，吸收光谱曲线中的"波谷"作为次波长，这样是为了确保主波长和次波长间的吸收差值最大，尽可能提高检测灵敏度；②根据待测物与干扰物的吸收光谱选择次波长，使干扰物在主波长和次波长处的吸光度尽可能相近，而待测物在主、次波长处的吸光度有较大差异；③选择试剂空白的吸收峰为次波长，在反应液中待测物浓度越大，剩余的显色剂量越小，主、次波长的吸光度差距越大，使"表观"吸光度增大，提高检测灵敏度。

50. 为什么应用双波长设置有助于消除本底干扰

答：对于吸收曲线有重叠的单组分（显色剂与反应物的吸收光谱有重叠）或多组分（反应物中两种性质相近的组分的吸收光谱重叠）样本、混浊样本（脂血）和背景吸收较大的样本（溶血、黄疸），由于存在较强的散射和特征性吸收，对待测组分的检测造成很大干扰。利用双波长吸光度法，可以从测定波长（主波长）的吸光度信号中去除来自次波长的吸光度信号，消除上述各种干扰，计算得到待测组分的含量。该法不仅简化了分析过程，还能提高分析方法的灵敏度、选择性及测量的精密度。

51. 为什么不可随意修改样本体积分数

答：各种分析仪的最小反应液总体积 $80 \sim 500\mu l$ 不等，样品量和试剂量的设置由样品体积分数（sample volume fraction，SVF）来决定。SVF 是样品体积（V_s）与反应总体积（V_t）的比值，即 $SVF = V_s/V_t$。V_t 包括反应体系中所用的样品体积、样品稀释液体积、试剂体积和试剂稀释液体积之和。SVF 越大，灵敏度越高，但线性范围越窄。由此，生化分析仪会对超出线形范围标本通过增量或减量来改变 SVF，再除以或乘以浓缩/稀释倍数得到换算结果。表面上看，使用标准或校准物的方法因校准品、质控品及样本测定的 SVF 是相同的，对测定结果影响不大。但很多证据表明，随意改动 SVF 是不可靠的，特别是在酶活性测定时，将待测样本稀释，SVF 变小，酶的活性抑制、失活、激活、聚合或解离均可能发生，因此酶的活性并不与 SVF 成正比，因此要将 SVF 设定在一个合适的值，不宜随意修改，否则会影响检测灵敏度和检测上限。

52. 为什么连续监测法需要设定延迟时间和监测时间

答：延迟时间（delay time）指在连续监测法（又称速率法）中试剂与样本由混匀开始到监测期第一个测光点之间的时间段。设定延迟时间是为了使反应杯中的混合溶液达到酶促反应所需的温度，使试剂中所含的工具酶充分激活，并使内源性干扰物被消耗。延迟时间由被测物质浓度（或酶活性）、反应速度、酶促反应的级数和样本中干扰物质消除所需的时间决定。延迟期后酶促反应在过量底物存在的情况下以恒定的速度进行，此阶段为线性反应期，分析仪的监测时间（monitoring time）即选在此期，至少监测不少于 4 个测光点（3 个 ΔA）。一般情况下，试剂厂家会提供延迟时间和监测时间供用户在自动生化分析仪中设定。

53. 为什么自动生化分析仪上需设置试剂空白吸光度

答：试剂空白吸光度是检查试剂质量的指标之一。每种试剂本身均有一定吸光度（A_B），需在分析仪上设定 A_B 的范围，若超出范围时仪器会报警，提示试剂变质。例如，有些试剂久置后变混浊，使 A_B 升高；Trinder 反应中酚类物质会逐渐氧化为醌类产物而变红，使 A_B 升高；碱性磷酸酶、淀粉酶和 γ-谷氨酰转移酶试剂会随时间延长基质分解出硝基酚或硝基苯胺而变黄；试剂中还原型烟酰胺腺嘌呤二核苷酸（reduced nicotinamide adenine dinucleotide，NADH）可逐渐氧化为烟酰胺腺嘌呤二核苷酸（nicotinamide adenine dinucleotide，NAD+），其 A_B 随时间延长而下降。一般试剂空白吸光度在一个很窄的范围内波动，建议在生化分析仪上设置试剂空白吸光度参数。

54. 为什么自动生化分析仪上需设置试剂空白速率

答：试剂空白速率（rate of reagent blank）是指在反应温度下，某些试剂于检测过程的短时间内可能发生较为明显的自身分解等变化，使测定结果偏高或偏低，设置此参数便能在待测物反应的吸光度变化速率中减去试剂空白速率，从而消除或减少这类误差。例如，色素原底物在37℃分解生成黄色产物，使测定结果出现正向误差。又例如，胆红素对碱性苦味酸速率法测定肌酐有负向干扰，原因是胆红素在检测波长505nm有较高吸光度，但在碱性环境中胆红素被氧化其吸光度降低，因而在反应过程所测的光吸收呈下降趋势。若在加入第一试剂后一段时间内检测试剂空白速率，即为胆红素分解速率，加入第二试剂后的反应速率为肌酐和胆红素共同反应速率，两者相减，便可消除胆红素的负干扰。

55. 为什么自动生化分析仪有"血清指数"提示

答：样本的溶血（hemolysis）、黄疸（icterus）、脂浊（lipemia）等会对测定结果产生干扰，因此自动生化仪在测定样本时需进行血清指数校正。根据各自的光谱吸收特性，用双波长测定样本在600nm/570nm、700nm/660nm和505nm/480nm的吸光度比值来分别判断样本溶血、脂浊和黄疸程度，并可在检验报告单中显示这些信息。血清指数在临床上的应用主要是两方面：①帮助临床医生判断结果的可靠性。例如，溶血对乳酸脱氢酶、K^+ 的影响；脂血对生化测定的正向干扰；黄疸对肌酐苦味酸法测定的负向干扰等。②由分析仪根据补偿系数对不同测定项目的结果进行校准。补偿系数主要取决于方法学性能，对不同项目影响不一，一般有配套试剂时才使用。

56. 为什么连续监测法要关注线性检查功能

答：线性检查是指将连续监测到的读数点进行线性回归，计算出各点的方差，根据方差值大小来判断反应是否处于线性期。线性检查主要用于连续监测法，根据设定的非线性度对监测期进行线性判断。若在监测期间发现非线性结果，仪器会立即报警，操作人员应及时调出实时反应曲线检查线性情况。实时反应曲线是指空白、样本、标准品（校准物）、质控品的时间变化曲线，即所有测光点与吸光度变化曲线。可观察终点法是否达到终点，是否有明显的基质效应等。对速率法而言，主要观察读数时间段是否为线性，并分析非线性的原因。目前，有些仪器在线性检查的基础上增加了"线性范围扩展"功能，也称自动线性延伸，是指仪器对读数区内的各个测光点进行自动搜寻，剔出不符合线性的读数点，寻找符合线性度的读数时间段来计算结果，减少高浓度样品的重复或稀释后检测。

57. 为什么自动生化分析仪需设置反应限核查

答：反应限是指高活性浓度的样本在反应开始的早期或主要读数区间之前就将反应底

物耗尽，达到反应的极限，之后的反应吸光度表现为相对稳定的 ΔA 迅速变小，在速率法中可以看到实时反应曲线由陡峭突然变得平缓，而监测读数时间段内的 ΔA 恰恰是速率法检测中最主要的参数变量，底物耗尽导致 ΔA 变小会使检测结果正常或极低。"反应限核查"功能可以避免这样的假象，它是自动生化分析仪特别重要的功能，没有正确设置或是无视仪器反应限核查警报，会直接将极高浓度结果报为正常结果，导致临床误诊，延误患者救治。

58. 为什么采用免疫比浊法测定时需要做前带检查

答：免疫比浊法测定基于抗原抗体反应，需遵循一定的量比关系，只有当两者浓度比例适当时才发生可见反应，即在抗原抗体比例相当时，反应最彻底，形成的免疫复合物沉淀最多、最大。而当抗原抗体比例超过此范围时，反应速度和沉淀物量都会迅速降低甚至不发生抗原抗体反应。抗原抗体反应初期，抗原少，抗体过量，称为前带（prezone）；随着抗原的增加，免疫复合物形成也增加，反应液浊度缓慢升高，接着进入相对的线性期，即反应液浊度按比例升高直至反应平衡期；若进一步增加抗原沉淀将增加，反应液浊度反而下降，即抗原过剩，称为后带（post zone）。在限定时间内抗原抗体反应若出现抗原过剩情况，两个抗原浓度悬殊的样本，检测到的浊度（吸光度）可能相同，因而其中高浓度抗原的样本得到了错误的检验结果。针对免疫比浊法这一固有的方法学缺陷，大多数自动生化分析仪都自带"前带核查"功能，仪器会自动比较分析过程中后两个吸光度的差别，如果后一检测点比前一点吸光度低，则表示抗原已过剩，此时仪器会自动稀释样本后重测，或报警提示需要稀释样本。

59. 为什么自动生化分析仪上只适合采用免疫透射比浊法

答：免疫比浊法的基本原理是：抗原与抗体发生反应生成可溶性免疫复合物，通过某种方法使其自液相析出，形成微粒，这些微粒具有光的反射和折射能力，通过检测散射光或透射光的强度，计算样品中待测物的浓度。免疫比浊法根据测定的光线不同分为免疫散射比浊法（immuno-scatter turbidimeter）、免疫透射比浊法（immuno-transmission turbidimeter）。在自动生化分析仪上，由于检测光路的特点只适合采用免疫透射比浊法，即在光源的光路方向测定透光强度，测定的光通量与待测物质的浓度成反比。该反应的待测物浓度与吸光度之间不成线性，需要做多点校准。免疫透射比浊法主要用于血清、脑脊液等体液中特定蛋白的测定，如载脂蛋白 A I、载脂蛋白 B100、前白蛋白、C 反应蛋白、β_2-微球蛋白，以及尿白蛋白等。

60. 为什么免疫比浊法检测试剂内加入了促聚剂和交联剂

答：免疫比浊测定时，在抗原抗体反应溶液中加入非离子性亲水多聚体促聚剂（如聚乙二醇），能促进免疫复合物的形成。另外，也可使用交联剂（如戊二醛）将待测物质相对应的抗体包被在直径为 15~60nm 的聚苯乙烯胶乳颗粒上，使抗原抗体结合物的体积增大，浊度增高，透射光和散射光的强度变化更为显著，从而提高敏感性，这种方法称为胶乳增强免疫比浊法。

61. 为什么临床生化实验室要遵循 ISO15189

答：ISO15189 是医学实验室-质量和能力的专用要求，为临床实验室质量管理提供框架。临床实验室按照质量管理体系的思路改进工作流程，提升实验室管理的质量，将质量管理、质量持续改进融入到临床检验每个环节，"做你应做、记你所做"，让所有实验室人员认知和切实履行自己的职责。最新版 ISO15189 包括了 15 个管理要素和 10 个技术要素，是一套详细规定和完善执行的流程架构，充分应用这些要素对临床实验室进行管理，可以真正达到全程质量控制的目的。它的一个重要特点就是循证，即要求实验室的所有活动都要形成文件，包括质量手册、程序文件、作业指导书和记录。ISO15189 可以说是当前指导医学实验室建立和完善先进质量管理体系最适用的标准。

62. 为什么要制定《医学实验室质量和能力认可准则在临床化学检验领域的应用说明》

答：CNAS-CL38：2012《医学实验室质量和能力认可准则在临床化学检验领域的应用说明》是由中国合格评定国家认可委员会（China National Accreditation Service for Conformity Assessment，CNAS）制定，是根据临床化学检验的特点，对 CNAS-CL02：2012《医学实验室质量和能力认可准则》所作的进一步说明，规定了对医学实验室临床化学检验领域的认可要求，与 CNAS-CL02：2012《医学实验室质量和能力认可准则》同时使用。认可准则、应用说明是纲领性文件，同时又细化了临床化学范畴内的人员、设备、质量控制等专业技术要求，并规范性附录了临床化学项目分析性能要求及项目认可要求。

63. 为什么临床生化实验室对检测人员需定期进行培训和能力评估

答：实验室人员是实验室管理的关键要素之一。做好实验室的人员管理就必须建立清晰的实验室管理组织结构，明确各岗位职责，并从人员资质、人员培训、人员考核、能力评估等方面入手形成完整的人员管理体系。人员能力评估的目的是将合适的人员安排在合适的岗位，因此是针对每个岗位的具体情况，结合每个员工的情况进行评估。无论新职工或者资深员工，评估内容都包括现场考核、检测结果的分析、工作记录的核查以及解决问题的能力。CNAS-CL02：2012《医学实验室质量和能力认可准则》中要求：评估间隔以不超过 1 年为宜；当职责变更、离岗 6 个月以上再上岗或政策、程序、技术有变更时，员工均需接受再培训和再评估，合格后方可继续上岗工作。

64. 为什么可以对临床生化检测结果采用自动审核功能

答：检测结果自动审核功能是按照由临床实验室自主设置的标准和逻辑、遵循实验室的 SOP，并经过考评，由计算机系统自动对检测结果进行有效性审核，并发布检验结果成为医疗记录的行为。通常可以通过中间体软件或完备的 LIS 系统来实现。临床化学领域针对分析前、中、后三个过程，设置个性化及细化自动审核规则，力求让整个生化检测过程规范、标准。对符合自动审核规则的检验报告计算机软件予以审核通过，对于未通过的检验结果给予信息提示未通过的原因，帮助检验人员快速判断和复检。自动审核功能最大限度地避免人为主观因素对检测结果造成的影响，以自动化、智能化保证检测结果的准确性和及时性。

65. 为什么临床生化检测结果在参考区间外不一定意味着疾病状态

答：参考值是通过对参考抽样组中参考个体的观察或测量获得的数值，该组中所有参考值的集合以最小的和最大的参考值作为界限，即参考值范围。出于不同的临床目的，参考值范围的建立可以从确定健康状况良好的个体对象获得，也可以在其他生理状况或病理情况下获得。"健康"是相对的，参考个体的选择应按照临床实际使用的要求设计排除那些非参考个体的规定，即详细而明确地排除，比如饮酒、抽烟、血压不稳定、用药期间、近期住院或手术的个体等。无论何种情况，参考值就是允许我们将观测到的数据和取自被确定好的观察对象总体的参考数据进行比较，这种比较是基于观察值的意义和受检对象的状况作出医疗决定的一部分。而参考区间是通过适当的统计学方法计算得出的参考值范围的一部分，通常介于确定百分位数的参考限之间（一般情况下常选用95%分布范围的大小）。若检测结果不在参考区间内，意即检查对象患病或非良好的健康状态。

66. 为什么临床生化检测结果要进行室间比对

答：为了保证检验结果的准确性，临床化学实验室应参照CNAS的要求，参加相关检测项目的能力验证/室间质评，保留检测结果、回报表格和合格证书。对于没有开展能力验证/室间质评的检验项目，应通过与其他实验室（如已获认可的实验室、使用相同检测方法的实验室、使用配套检测系统的实验室）比对的方式，判断检验结果的可接受性。目前检测项目具体的室间比对要求包括：①明确规定比对实验室的选择原则；②每次不少于5份样本，包含正常和异常水平浓度，最好包含接近医学决定水平浓度的样本；③至少每年2次；④应有≥80%的比对结果符合要求。

67. 为什么ISO15189质量管理有助于临床生化实验室检测的持续改进

答：持续改进是临床实验室生存、发展的内在需求。ISO15189要求医学实验室定期进行持续改进、内部审核和管理评审，使实验室能主动找出自身的不足并加以改进和完善。根据CNAS-CL02：2012《医学实验室质量和能力认可准则》的要求，实验室应通过实施管理评审，将实验室在评估活动、纠正措施和预防措施中显示出的实际表现与其质量方针和质量目标中规定的预期进行比较，以持续改进质量管理体系（包括检验前、检验中和检验后全过程）的有效性。

68. 为什么将国际单位制放在计量可追溯的最高级

答：可追溯性链的理想终点是国际单位制（international system of units，SI），但是步骤的选择和给定值处在计量可追溯性的什么水平上，依赖于可以使用的较高等级的测量程序和校准品。推行国际单位制计量是为了使检测结果具有可追溯性，实现计量单位在全球范围内的一致。在临床检验领域中，国际上已经确定的是能以国际单位制表达的参考方法或参考物质为最高级的标准。从另一个角度理解：检测结果的计量单位不统一，就无法实现检验结果的可追溯性，单位的统一是最基本的要求。

69. 为什么临床生化检测项目性能验证中必须加入分析干扰试验

答：分析干扰广义上是指某一物质对某分析物的浓度或催化活力测定中任何一步骤的

影响作用。影响方式一般包括化学作用、物理作用、基质效应、酶的抑制、交叉反应和水取代作用等。干扰物可以使检测结果产生显著误差，临床生化检测中常见的干扰物有胆红素、血红蛋白和脂肪等。分析干扰实验主要是通过提供科学有效的实验设计，选定合适的相关物质及合理的浓度，提供适当的实验数据加以分析和解释，确认分析方法对干扰物的敏感性，评估潜在风险。分析干扰试验包括干扰筛选试验和干扰效应试验，其中干扰筛选试验亦称"配对差异"（paired-difference），其目的在于鉴别潜在的干扰物质，评价分析方法对干扰的敏感性；干扰效应试验亦称"剂量效应"（dose-response），可确定干扰物浓度和干扰度之间的关系，并对测量范围内的任何干扰物浓度进行效应估计。

70. 为什么临床生化检测项目要绘制质控图

答：在定量分析中，如只有随机误差，测定数据呈正态分布，如有异常因素存在，测定数据将偏离正态分布。质控图是一种具有质控界限的图形，是形状和位置改变了的正态分布图，通过对质控品测定值在图上的分析，发现有无异常因素存在，达到监测检测过程是否稳定的目的。临床实验室通常对稳定的质控品进行检测，将质控检测结果以点的形式标注在具有特定质控限的质控图上，运用设定的判断限或判断规则对质控结果进行评估，以了解分析过程的质量表现。绘制正确的质控图是室内质量控制程序中非常重要的一部分，合理地运用质控规则能够区分检测系统的固有误差和随机误差，更好地发现和揭示问题，使检验结果真正符合临床要求。

71. 为什么室内质控品不能选择单一浓度

答：临床医生一般较偏重于检测项目在医学决定水平浓度的检测结果质量，而临床实验室则侧重于检测方法性能在临界值处的质量表现。在临床日常工作中，进行分析的质量控制若只做一个水平的浓度检测，反映的是整个检测量程范围内的某一个点的浓度水平，只能说明在该控制值附近的患者检测结果符合要求，难以反映较高或较低分析物浓度患者的检测结果是否也符合要求。若能做 2 个或更多浓度水平的质控品，例如选择多个浓度水平，浓度分布较宽，最好是接近医学决定水平或涵盖可报告范围上下限的质控品，可反映整个可报告范围内的检测质量。

72. 为什么要周期性评估室内质控数据

答：室内质控数据的大小和变化反映了检测系统在检验分析过程中的质量表现，通过统计学方法对质控结果进行归纳和整理，有助于及时、及早发现分析过程中的问题。通常情况下，每月对当月室内质控数据的均值、标准差、变异系数和累积均值、标准差、变异系数进行评价，并与以往各月比较查看是否存在明显差异，若发现显著差异应分析可能的原因，采取相应措施，及时有效进行仪器的维护保养、人员标准操作的培训、不同批次的试剂质量评价等步骤，以保证检测结果的准确性。制定周期性的室内质控数据评估计划，能够显示一段时间内检验系统性能的变化趋势，有效预防检测性能的降低。

73. 为什么建议使用健全的自动生化分析系统

答：在日常检测工作中，使用常规的检测系统对患者标本进行检测，在计量单位一致的前提下，最理想的是得到和参考系统相同的检测值。因此要求临床实验室/诊断试剂厂家必须采用仪器、试剂、校准品和操作程序组合而成的完整的检测系统，并进行严格的标准化程序，以实现检测结果的可追溯性。美国临床实验室修正法规的管理要求明确临床实验室必须使用美国食品和药品监督管理局认可的检测系统对患者样本进行检测，并要求用户完全按照厂家提供的相应配套的试剂、校准品，按照标准操作程序进行检验，同时制定并执行质量控制和维护保养程序。因此，建议使用完整健全的检测系统，可保证检验结果可靠、及时、有价值、具有可比性，客观地反映患者的实际情况，在诊断和治疗中发挥作用。

74. 为什么要进行临床生化检验咨询服务

答：临床实验室应建立与临床医生/患者沟通的渠道，为如何选择检验项目和结果信息提供实验室诊断的专业建议，包括检验项目所需的样本类型、临床指征、检验程序的局限性、多项目的联合判断及流程，以及申请检验的合适频率等；为检验结果的临床解释提供专业判断，为临床病例提供建议、咨询和"后勤"事务，例如分析前的患者/样本准备、样本不符合检测要求等情况。临床生化检验提供的各类咨询，可推动整个实验室服务的有效利用。

（陆秋涯　陆怡德）

第二章　酶学生化检验

第一节　基本知识

75. 为什么细胞的生命活动离不开酶的参与

答：酶（enzyme）是指具有生物催化功能的大分子物质，绝大多数酶是蛋白质分子，极少数酶是核酸分子。在酶催化的反应体系中，反应物分子称为底物，通过酶的催化，底物转化为另一分子，称为产物。酶的催化作用通过降低反应的活化能来加快反应速率。酶分子作为催化剂，在反应过程中不被消耗，不影响反应的化学平衡。通过酶的催化，可使反应速度提高百万倍。细胞内一般存在几百到几千种酶，这些酶可溶于细胞液中，也可结合于其他的细胞结构上，通常酶无活性，只有被需要时才被激活。在生物体内，酶促反应发挥着广泛的功能，几乎所有的细胞活动都需酶的参与，如细胞的各种活动及信号传导都离不开酶的催化，细胞内能量产生也需酶的催化。酶的催化活性受多种因素调控，使细胞不断适应环境条件的变化，维持细胞的生命活动。若没有酶的参与，细胞不能适应环境的变化，细胞内的代谢也难以完成，细胞就会死亡。

76. 为什么部分酶具有多种催化功能

答：酶对所催化的底物通常具有严格的选择性，一种酶通常只作用于一种或一类结构类似的底物分子，催化其发生特定的反应，产生一定的产物，这种选择性催化作用称为酶的专一性。在生物体内，有一类酶能催化两种或两种以上的生化反应，它们一般具有多个催化部位，这类酶被称为多功能酶（multifunctional enzyme）。多功能酶一般是由不同催化功能的亚基基因融合形成的融合基因表达产物。如大肠杆菌 DNA 聚合酶 I 是一种多功能酶，它有 3 种催化活性：$5'{\rightarrow}3'$DNA 聚合酶活性、$5'{\rightarrow}3'$核酸外切酶活性、$3'{\rightarrow}5'$核酸外切酶活性。大肠杆菌 DNA 聚合酶 I 的催化活性中心位于酶分子的不同位置，即使把它们分开，仍具有各自的催化活性。一些别构酶也属于多功能酶，当与别构剂结合时，可产生新的催化活性。多功能酶的出现，在代谢过程中有双重意义：一是调节功能，它可在不同条件下产生不同的催化作用；二是增效，当催化连续反应的酶活性中心在空间上靠近时，可显著提高催化效率。

77. 为什么酶蛋白需辅助因子才能发挥催化作用

答：依据酶分子的组成成分，可将其分为单纯酶和结合酶。仅由蛋白质分子构成的酶叫单纯酶，如淀粉酶。除含蛋白质外，酶分子还可含有非蛋白成分，此类酶称为结合酶，人体内大多数酶为结合酶。结合酶的蛋白质组分称为酶蛋白（apoenzyme），非蛋白质组分称为辅助因子（cofactor）。辅助因子有两类：金属离子和有机小分子化合物，金属离子称为结合酶的辅基，如 Mg^{2+}、Zn^{2+}、Cu^{2+}、Fe^{2+}、K^+、Na^+ 等，有机小分子化合物称为结合酶的辅酶，如维生素 B 及其衍生物、硫胺素、烟酰胺等。作为辅基的金属离子一般是酶蛋白的激活剂，可激活酶蛋白的催化活性。辅酶本身无催化作用，但在催化过程中参与传递电子、质子或其他功能基团。若将结合酶的酶蛋白与辅酶或辅基分离，酶蛋白将失去催化功能，因此酶蛋白需辅助因子才能发挥其催化作用。

78. 为什么国际酶学委员会要采用系统命名法命名酶

答：传统的酶类命名是习惯法，习惯法命名是依据酶催化反应的性质及底物进行分类命名，它将酶分为 6 类：氧化还原酶类、转移酶类、水解酶类、裂合酶类、异构酶类及合成酶类，具体命名时再加上酶的来源或其他特点进行。如血清丙氨酸 α-酮戊二酸氨基转移酶属转移酶类，催化底物为丙氨酸。迄今为止，已发现的人体内酶有数千种之多，在生物体内酶的数目远高于人体内。习惯法已不能满足对不同的酶进行命名。因此国际酶学委员会决定采用系统命名法，对每一种酶用 4 个数字加以系统编号，依次分别表示该酶所属的类别、亚类、亚-亚类和编号，最后加上其催化的所有底物与反应类型进行命名。如葡萄糖-6-磷酸脱氢酶的系统编号为 1.1.1.49，系统命名为 G-6-P：NAD^+ 氧化还原酶。对催化可逆反应的酶，不管是催化正向反应，还是催化逆向反应，采用系统命名法时命名相同。

79. 为什么酶容易失活

答：酶作为一种具有特殊结构的蛋白质，具有高度的不稳定性，引起酶失活的因素有多种，主要分两类：物理因素和化学因素。物理因素包括加热、加压、搅拌、振荡、脱水、紫外线照射、超声波作用等；化学因素包括强酸、强碱、重金属盐、尿素、盐酸胍、十二烷基磺酸钠等。大多数酶在低温时容易保持稳定，当温度升高时开始变性，故酶需低温保存，若需长期保存，则需在超低温冻存，或者抽滤成冻干粉。强酸或强碱的环境也容易导致酶变性，所以酶需在适宜的 pH 条件下保存。剧烈振荡形成的剪切力会导致酶蛋白肽键断裂，使酶的活性中心结构破坏。紫外线照射也可使酶蛋白失活。变性剂如盐酸胍等在水溶液中可使酶蛋白的氢键断裂，发生不同程度的变性，进而影响酶的活性。因此酶保存不当容易失活，物理或化学条件的改变均可影响酶的活性。

80. 为什么酶的催化作用远高于普通的化学催化剂

答：酶的催化机制是降低反应所需的活化能，用相同的能量能使更多的分子活化，从而加速反应的进行。与普通化学催化剂相比，酶的催化速率要高百万倍，因此酶的催化具有高效性。分子之间发生反应首先需分子间进行碰撞，在没用催化剂的作用下，分子碰撞主要靠热运动随机进行，所以发生反应的速率很低。在酶的作用下，由于酶和底物特异性结合，拉近反应需要的分子空间距离，产生了趋近效应和定向效应，在局部区域底物浓度增高，反应速率也随之增加。此外，酶促反应时酶与底物间的结合具有一定的取向，底物的结合可诱导酶分子构象发生改变，对底物产生张力作用，使底物进入活性状态。在溶液中，酶活性中心的一些氨基酸残基往往是良好的质子供体或受体，从而起到酸碱催化作用。有的酶能与底物形成极不稳定的共价结合复合物，此类复合物比没有酶存在时更容易进行化学反应，呈现共价催化作用。因此酶的催化作用要远高于普通的化学催化剂。

81. 为什么酶的催化作用具有高度特异性

答：酶对所催化的底物有严格的选择，通常一种酶只能催化特定结构或者一类结构相似的底物。这是因为酶是一种蛋白质，结构复杂，存在精细的空间结构，空间结构靠近的氨基酸构成酶的活性中心，活性中心能与相应的底物特异结合，表现出酶的高度特异性。酶的高度特异性包括3个方面：①绝对特异性（absolute specificity）：一种酶只作用于一种特定结构的底物，催化生成一种特定结构的反应产物，如淀粉酶只能催化淀粉水解；②相对特异性（relative specificity）：一种酶可作用于一种化学键或一类化合物，如磷酸酶可催化所有含磷酸酯键的化合物水解；③立体异构特异性（stereochemical specificity）：一种酶仅能催化立体异构体中的一种分子，而对立体异构体中的其他分子没有作用，如 L-乳酸脱氢酶只能催化 L-乳酸进行脱氢反应，它不能催化 D-乳酸进行脱氢反应。正是由于酶的催化具有高度特异性，它在临床诊断中广泛应用。

82. 为什么同工酶可作为疾病诊断指标

答：同工酶（isozyme）是指生物体内催化相同的化学反应，而酶分子结构、理化性质及免疫学性质不同的一组酶。在人体内，一组同工酶在各器官、组织中的分布和含量各不同，不同同工酶由于对底物亲和力不同，调节酶活性的因素不同，常表现出不同的生理功能，使各组织呈现特定功能，借此形成各组织特异性的同工酶谱。如乳酸脱氢酶（lactate dehydrogenase，LDH）有 5 种形式同工酶：LDH1、LDH2、LDH3、LDH4 及 LDH5，人体内心脏、肾脏以 LDH1 和 LDH2 最丰富。肝脏和肌肉则以 LDH4 和 LDH5 为主。脾、胰、肾上腺、甲状腺中以 LDH3 为主。因此检测乳酸脱氢酶同工酶有助于鉴别病变组织类型。同工酶谱的表达差异还表现在同一细胞的不同亚细胞结构中，呈现出亚细胞结构的代谢特征，如天冬氨酸氨基转移酶（aspartate aminotransferase，AST）有两种同工酶：胞浆型 AST 和线粒体型 AST，正常人血清中线粒体型 AST 含量极少，几乎测不出，早期病毒性肝炎、慢性肝炎及活动性肝硬化患者的线粒体型 AST 含量增高，但降低速率比胞浆型 AST 快，故测定线粒体型 AST 对判断肝病预后较测定 AST 总活性更有临床意义。因此同工酶检测可作为疾病诊断的重要指标。

83. 为什么同工酶的分子结构存在差异

答：同工酶是催化相同化学反应，但分子结构及理化性质不同的一组酶，导致同工酶分子结构差异的原因有两种：①本身由不同基因编码生成；②由同一基因编码、但经不同剪切或修饰而产生。由不同基因编码的肽链而形成的同工酶称为原级同工酶（primary isozyme）或基因性同工酶，原级同工酶分子结构差异较大，彼此间无交叉免疫反应。由相同 mRNA 编码的同一酶蛋白经肽链断裂、磷酸化、糖基化、酰胺基水解等修饰而产生的同工酶称为次生同工酶（secondary isozyme）或翻译后同工酶，由同一基因经剪切成不同的 mRNA 而产生的同工酶也属次生同工酶范畴，次生同工酶的免疫学性质往往相同或相近。一些协会和学者对同工酶的基因来源认识不同，如依据国际生物化学联合会建议，只有那些由不同基因编码、催化相同的化学反应的一组酶称为同工酶。而有学者认为只有那些不同基因编码产生的原级同工酶才属于同工酶，而翻译后修饰、加工等形成的次级同工酶只是酶的多态性，并非真正同工酶。综上所述，同工酶的分子结构差异主要来源于基因不同、基因剪切不同、肽链翻译后修饰不同等因素。

84. 为什么酶学测定体系中有时需加入工具酶

答：一些酶在自然界存在一种或多种底物，但这些底物与酶的亲和力均不强，不能作为待测酶的底物或产物，不能用于测定酶的活性。对那些不能直接进行活性测定的酶，一般通过间接法或酶偶联法进行测定。在酶偶联反应体系中，加入一些待测酶以外的其他酶试剂，其他酶可将待测酶与酶促反应联系起来，通过测定最终反应产物，推算出待测酶的活性。在酶偶联反应中，待测酶催化的反应称为始发反应，产生可被检测产物的反应称为指示反应，而那些参与偶联反应和辅助反应的酶统称工具酶（reagent enzyme）。依据工具酶作用不同，可将其分为辅助酶和指示酶两类，辅助酶在酶偶联反应中可以有一个或几个，也可以不需要辅助酶；指示酶是指能监测反应速率的工具酶。在酶偶联反应中，临床酶学常用的工具酶有以 NAD（P）／NAD（P）H 为辅酶的脱氢酶和以 H_2O_2 为底物的过氧化物酶。

（孙顺昌）

第二节 生 化 检 验

85. 为什么血清酶蛋白测定不采用蛋白定量分析法

答：血清酶包括血清特异性酶和非血清特异性酶，血清特异性酶含量较高，而非血清特异性酶主要由外分泌腺分泌或细胞合成，当细胞更新或破坏时才释放入血液中，故含量极低，为 pg/L 或 ng/L 水平。蛋白质定量分析法主要有改良凯氏定氮法、紫外吸收法、双缩脲法、考马斯亮蓝法、Lowry 法等。这些测定蛋白质方法的原理是基于肽键的显色反应、特定氨基酸的光吸收，它们测定的灵敏度一般在 μg/L 或更高水平，远低于血清酶测定的灵敏度要求。因此，临床上除少数用免疫学方法测定酶质量浓度外，大多数血清酶都采用活性测定法。蛋白质定量分析法的原理是肽键显色反应或氨基酸光吸收，这类测定方法不具特异性，难以测定单一酶蛋白分子。而酶促反应具有高度特异性，酶活性分析可测定单一酶蛋白分子。因此临床一般不采用蛋白质定量分析法测定酶蛋白含量。

86. 为什么临床酶学测定多采用国际单位

答：酶学测定单位有惯用单位、国际单位、Katal 单位及酶活性浓度单位。惯用单位是以发明某种酶测定方法的临床酶学家的名字作测定单位，有时同一种酶因测定方法不同，测定结果单位不统一，难以比较，因此惯用单位已淘汰。国际单位是 1963 年国际酶学委员会推荐采用的酶学测定单位，它规定在最适条件下，每分钟催化 1μmol 底物转变成产物所需要的酶量为一个国际单位；在 1976 年重新定义为在特定条件下，1 分钟内催化 1μmol 底物所需的酶量为一个国际单位，以 IU 表示，常简写为 U，该单位已被广泛采用。1979 年国际生物化学协会为了使酶活性单位与国际单位制的反应速率相一致，推荐使用

Katal 单位，即在规定条件下，每秒催化 1mol 底物转变为产物所需的酶量，但 Katal 单位对血清酶量来说，明显偏大，故临床较少采用。在临床，酶学测定的是酶浓度，而非酶的绝对量，故常采用酶活性浓度单位表示，即临床上测定的不是质量而是浓度。酶活性浓度以单位体积所含的酶活性单位数表示。常用 U/L 来表示血清中酶的催化浓度。

87. 为什么测定酶的活性不能选在酶促反应的延迟期或非线性期进行

答：在酶促反应中，随着反应的进行，底物浓度不断减少，产物浓度不断增加。若将底物与产物变化量对时间作图，可得到酶促反应时间进程曲线，从曲线上可将酶促反应过程分成三个期，即延滞期（lag phase）、线性期（linear phase）和非线性期（non-linear phase）。延滞期是指反应刚开始的一段时间，酶的活性中心未充分暴露，酶与底物的结合量少，酶促反应速度比较慢。在延滞期底物浓度开始下降，产物浓度相应逐渐增加。不同酶促反应的延滞期长短不等，一般从几秒到几分钟。非线性期也称底物耗尽期，是指线性期后反应速率明显下降、酶促反应进程曲线开始偏离直线的一个时期。此期随着反应进行，底物浓度不断下降，产物浓度不断升高，反应混合物中逆反应不断增强，酶活性逐渐降低、产物抑制作用不断增加，这些因素使酶促反应逐渐变慢，产物与底物浓度与时间之间不再呈线性关系。因此测定酶的活性不能选延滞期和非线性期进行。

88. 为什么酶活性测定需在酶促反应的线性期进行

答：酶促反应的线性期是指延滞期后，酶促反应速度达到最大反应速度，并能保持相对稳定的一段时期，在线性期时底物仍过量存在，酶反应时间进程曲线呈现直线或近似直线的状态，因底物量充足，酶促反应速率不受底物浓度的影响，产物量和底物量的变化与时间呈直线关系，因此只有依据酶促反应进程曲线中的线性期反应速率才可计算出准确的酶活性浓度。临床上酶活性测定一般选择在酶促反应的线性期进行，测定的酶活性能较准确地反映酶活性的大小。但实际上线性期产物量和底物量变化与时间的线性关系并非绝对直线关系，因溶解度的限制，底物量不可能大到完全不限制酶活性发挥的浓度，而且随反应进行，底物量会不断消耗。当底物量消耗超出 5% 时，酶促反应速率会受到影响。在特定条件下，标本中酶活性浓度越高，酶促反应的线性期就越短。具体酶活性测定时，往往需要根据酶促反应的动力学曲线来确定线性期和非线性期。如果错选在延滞期或非线性期检测酶的活性，一般会造成较大的测定误差。

89. 为什么定时法检测酶活性采用吸光系数法计算

答：酶活性测定的定时法（fixed time assay）是指通过测定酶促反应过程中某一段时间内底物的消耗或产物的生成，计算出该时段内酶促反应的平均速率，以此推定待测酶的活性。定时法是在反应开始时计时，到设定时间时加入终止剂终止酶促反应，测定该段时间内底物或产物浓度的变化。定时法测定计算酶活性的方法有 3 种：标准比较法、标准曲线法及吸光系数法。标准比较法和标准曲线法需同时测定酶标准品和待测样本，再根据吸光度变化来计算待测样本中酶的活性，但在临床测定中，考虑到成本问题，很难制备酶的标准品，往往用酶反应的产物或底物的标准品来替代酶标准品，导致测定过程中出现的误差较大。故在临床定时法测定酶活性基本不使用标准比较法和标准曲线法。吸光系数法是依据待测底物或生成产物的摩尔吸光系数和测定方法而计算出酶活性浓度单位的酶活性测定法，其计算基于朗伯-比尔定律，该法计算简单，误差较小，现成为临床定时法酶活性计算的常用方法。

90. 为什么定时法测定酶活性会产生较大误差

答：在酶促反应中，依据活性测定的时间段不同，酶活性测定方法可分为定时法和连续监测法两大类。定时法是指通过在特定时间段内测定酶促反应过程中底物消耗或产物生成，计算出待测酶的活性。定时法的优点是方法简单，操作方便，无需大型设备，用分光光度计即可测定酶的活性，是早期测定酶活性浓度的常用方法。但定时法选定的测定时间段不一定处在酶促反应的线性期，往往包含线性期和部分非线性期。在非线性期，随着保温时间的延长，酶变性失活加速，逆反应速度增加，对酶活性测定产生的影响逐渐增大，产生难以估计的测定误差，这样测定的结果不能代表酶促反应体系中的酶活性。因此，定时法测定酶活性时必须先了解酶促反应体系的时间进程曲线特征，选择反应的线性期为测定时段。在临床酶活性分析中，延滞期往往难以确定，使用定时法测定酶活性必然存在一定误差。随着设备成本的降低，临床实验室测定酶活性浓度一般多采用连续监测法。

91. 为什么临床酶学测定常选用连续监测法

答：连续监测法（continuous monitoring assay）是将待测酶与合适底物在特定条件下孵育，在酶促反应的线性期内每隔一段时间连续多次监测底物或某一反应产物浓度随时间变化的多点数据，推算出酶促反应速率，从而计算酶的活性浓度。连续监测法也称速率法。连续监测法过程中无需终止酶促反应，直接检测待测酶反应或偶联的指示酶反应的底物或产物变化。通过多次监测，可以找到反应的线性期，结果准确可靠，可在短时间内完成酶活性测定。连续监测法需在特定条件下进行，包括温度、pH、底物种类和浓度、离子强度、酶的激活剂等条件，它对检测设备要求较高。全自动生化分析仪可自动间隔一定时间测定底物或产物的变化量，通过测定结果对时间作图，绘制酶促反应进程的速率曲线，判断反应是否偏离线性。连续监测法测定结果误差小，速度快，已逐步取代传统的定时法，成为临床酶学测定最常用方法。根据是否直接测定待测酶的底物或产物，可将连续监测法分为直接法和间接法。直接测定待测酶的底物或产物的方法为直接连续监测法，通过偶联反应测定法称为间接连续监测法。

92. 为什么体液酶学测定会存在基质效应

答：在化学分析中，待测物以外的其他组分称为基质，基质对待测物的分析常有干扰效应，影响分析结果的准确性。人体体液组分极其复杂，既有生物大分子如核酸、蛋白质、脂类、糖类等，也有众多的无机离子，如钾、钠、钙、镁、氯等。在进行体液酶活性浓度测定时，体液中的生物大分子或无机离子会在一定程度上干扰酶促反应的进行，这种干扰效应构成酶活性测定的基质效应（matrix effect）。常用的去基质效应方法是建立校正曲线，或采用标准添加法，但在临床酶学测定中难以推广。在临床测定中，为了消除或降低基质效应，可通过样本处理、调整样本量、改变测定条件等降低酶促反应的基质效应，如向样本中加入沉淀剂，沉淀干扰物质。在确保检测灵敏度的条件下，通过减少酶促反应的样本量，可以适度降低酶活性测定的基质效应。全自动生化分析仪通过这种方式降低基质效应较为容易。改变测定波长或采用双波长也是临床降低基质效应常用而简便方法。

93. 为什么临床酶学测定倾向于用基因工程制备工具酶

答：工具酶是酶学测定中作为试剂，用于测定其他物质浓度或酶活性浓度的酶。许多临床生化检验项目如葡萄糖、尿酸、胆固醇、甘油三酯等项目的测定均利用了工具酶。天然工具酶的生产主要是通过微生物发酵，或从动、植物组织中提取，不仅酶的产率低，成本高，纯化得到的酶还含有杂酶及一些干扰物质。虽然酶学测定中对工具酶纯度要求不高，但应尽可能确保酶抑制剂及杂酶等含量保持极低水平，以使工具酶有较高的活性，降低基质效应。随着工具酶应用范围增加，天然工具酶的来源已满足不了临床酶学测定的需求。另外，天然工具酶的成本较高，也限制了工具酶的应用。随着基因工程技术的进步，应用基因工程技术制备酶学测定用工具酶，不仅解决了工具酶的来源限制，也大大降低了工具酶生产成本。基因工程制备的工具酶具有天然来源工具酶难以达到的纯度，应用于酶学测定时，几乎没有基质效应。因此在临床测定中，所用的工具酶越来越倾向于通过基因工程制备获得。

94. 为什么酶活性测定需进行条件优化

答：在酶促反应中，酶的催化活性与最大反应速率成正比。所以只有当反应速率为最大反应速率时，酶促反应速率才与酶量成正比。在临床酶学测定中，现多采用连续监测法。连续监测法要求在特定条件下进行酶促反应，以保证建立的测定方法准确可靠。特定条件一般是指酶促反应的最适条件，即能满足酶促反应速率达到最大反应速率所需的反应条件，包括适宜底物和充足底物浓度、适当缓冲液和最适离子强度、反应液最适 pH、最佳反应温度、适量浓度的辅因子和激活剂、合理的测定时间、适当的样本与试剂比、酶偶联反应中适量的指示酶和辅助酶、无各种抑制剂和干扰物。在建立酶活性测定方法时，应对影响酶促反应的各个因素进行优化，使酶促反应条件达到最适条件。在酶活性测定中，除酶促反应条件和体系以外，检测方法与检测系统对酶活性浓度的测定也有着重要影响。

95. 为什么酶促反应的缓冲液要有最适 pH

答：酶多为蛋白质，其活性易受溶液 pH 的影响，甚至可能使酶分子变性。溶液 pH 的改变不仅可影响酶活性中心上必需基团的解离程度，同时也可以影响底物和辅酶的解离程度，从而影响酶分子对底物分子的结合和催化作用。只有在特定 pH 时，酶、底物、辅酶等才均呈现解离状态，暴露出结合位点，使酶、辅酶与底物充分结合，发挥催化作用，此时溶液 pH 为酶催化的最适 pH（optimum pH）。酶的最适 pH 并非酶的特征性常数，它会随底物的改变而改变。缓冲液的性质、浓度和离子强度也会影响酶的最适 pH。酶最适 pH 还受反应温度、样本与反应试剂比例、防腐剂等因素影响。大多数酶在一定 pH 范围内相对稳定，通常血清中大多数酶的最适 pH 接近中性。也有一些酶活性在最适 pH 附近变化显著，因此测定酶活性时一定要选择在最适 pH 范围内。

96. 为什么酶促反应的缓冲液要有合适的离子强度

答：离子强度（ionic strength，I）是指溶液中离子电性强弱的程度，溶液中离子浓度越高，离子所带的电荷数目就越多，离子强度越大。酶促反应溶液需保持合适的离子强度，若离子强度过低，溶液的缓冲能力不足，难以维持溶液 pH 的稳定，同时也会抑制酶的活性；溶液离子强度偏高，电解质会干扰酶和底物结合，同时酶活性也将降低，若离子强度过高，会使酶蛋白分子直接析出，难以维持酶促反应溶液的稳定，溶液离子强度直接影响溶液的稳定性和酶的活性。故酶促反应的缓冲液需保持合适的离子强度。理想的酶促反应缓冲液应有足够缓冲容量、较强缓冲能力及较高纯度，选择缓冲液时尽可能选择活性缓冲液或惰性缓冲液，避免选择抑制性缓冲液。缓冲液的离子强度应接近体液的离子强度。酶促反应常用的缓冲液有 N-2-羟乙基哌嗪-N′-2-乙磺酸、三羟甲基氨基甲烷、N，N′-双（2-乙磺酸）哌嗪、三乙醇胺、二乙醇胺等。

97. 为什么酶促反应要选择适宜底物

答：底物是酶促反应最重要的组分之一。酶促反应首要考虑因素是酶的特异性，不同的酶催化不同的底物，如以麝香草酚磷酸盐作底物，测定酸性磷酸酶活性对诊断前列腺癌具有较高特异性。对底物立体异构体有特异性的酶需选择立体异构特异底物，如丙氨酸氨基转移酶对底物有立体异构选择性，它只能催化 L-丙氨酸发生氨基转移反应，若选择D-丙氨酸为底物，则催化速率只有 L-丙氨酸为底物的1/2。也有一些酶对底物的选择性较差。底物的稳定性也影响其临床应用，如测定淀粉酶活性时，用亚乙基封闭的对硝基酚麦芽庚糖苷为底物比人工合成淀粉稳定。底物还应有较高的溶解度，便于临床应用。酶促反应要选择适宜底物，以便达到酶促反应的特定条件，选择原则包括：①尽量选天然底物（Km 最小的底物）；②底物的溶解度大；③待测酶对底物特异性较高；④底物稳定性好；⑤底物经济适用，有较好的临床价值。

98. 为什么酶促反应的底物浓度一般定为 10~20 倍米氏常数

答：对单底物酶促反应而言，通过 Michaclis-Menten 方程可知：在酶促反应速率为最大反应速率一半时，酶的米氏常数（Km）在数值上等于底物浓度。米氏常数是酶的特征性常数，一般只与酶的性质、底物种类及反应条件有关，与酶的浓度无关。当溶液 pH、温度、离子强度不变时，Km 保持恒定。米氏常数可以表示酶与底物的亲和能力，Km 值越大，亲和力越弱，反之亦然。大多数酶 Km 在 $10^{-3} \sim 10^{-5}$ mol/L 之间，当底物浓度为 10Km 时，反应速率可达最大反应速率的 90.9%；当底物浓度为 20Km 时，反应速率可达最大反应速率的 95.2%。理论上只有当底物浓度无穷大时，反应速率才能达到最大反应速率，但在临床实际测定时底物浓度为无穷大难以实现。在酶学测定中，底物浓度常选择在 10~20Km之间，此时反应速率基本接近最大反应速率，测定误差在可接受范围内。对双底物的酶促反应，底物浓度确定应以动力学方程为基础，通过乒乓机制、序列有序机制和随机机制等进行推算，确定酶促反应速率为最大反应速率90%~95%时的两底物浓度。

99. 为什么酶促反应体系中要尽量去除抑制剂

答：酶促反应中，可使酶分子活性中心或必需基团的结构或性质发生改变，引起酶活力下降，甚至丧失的物质称为酶抑制剂（enzyme inhibitor），抑制剂可使酶促反应速率降低。酶活性测定过程中，抑制剂种类较多，包括产物、底物、试剂中的重金属离子及体液中的药物等。在酶活性测定过程中，要尽量去除各种抑制剂，确保酶的活性不被抑制。酶与抑制剂通过共价键牢固结合，用透析、超滤等方法难以去除，此类抑制为不可逆抑制。在不可逆抑制剂中，有些抑制一类酶活性，有些则特异性抑制单个酶活性。常见的不可逆抑制剂有有机磷酰化物、有机砷化合物、重金属离子等。可逆性抑制剂与酶分子结合是可逆的，抑制剂与底物可竞争或非竞争性结合酶分子。依据抑制剂抑制酶分子的作用机制，可先选用在反应液中加入金属螯合剂去除重金属离子，选用高纯度的底物和实验用水等去除抑制剂，也可通过引入一个不良反应去除产物的抑制作用。

100. 为什么临床实验室常规采用 37℃ 下进行酶活性测定

答：温度对酶促反应有双重影响。一方面，温度升高，反应活化能增大，酶与底物结合的机会增多，反应速率越快；另一方面，酶作为蛋白质分子，温度升高时酶变性失活的可能性就会增加，酶促反应速率降低。1963 年国际酶学委员会推荐 25℃ 作为酶活性测定温度，到 1965 年又将酶活性测定温度修改为 30℃，1972 年国际酶学委员会取消了酶活性测定的温度规定。由于酶分子的结构和性质差异，不同酶催化反应的最适温度并不相同。大部分血清酶的最适温度在 37℃ 左右，同时温度越高，酶促反应速率就越快，灵敏度也越高，反应延滞时间和测定时间都相应缩短，有利于提高酶活性测定准确性。因此，多数实验室使用 37℃ 作为酶活性测定温度。同时由于全自动生化分析仪的普及，因其有稳定的恒温系统，可使反应系统能快速升温并维持在 37℃，减少温度差异引起的测定误差。所以临床实验室一般采用 37℃ 下进行酶活性测定。但也有少数临床实验室没有采用 37℃ 为酶活性测定温度，故在实验室结果比对时应注明测定温度。

101. 为什么酶活性有时不能正确反映酶蛋白的含量

答：酶活性（enzyme activity）是酶催化底物转化为产物的能力，酶的催化能力受到一些反应条件的影响，如溶液的 pH 和离子强度、反应温度、底物浓度、激活剂与抑制剂等。酶蛋白含量是指单位体积中酶蛋白的质量浓度，质量浓度受环境条件改变较小。因酶蛋白在体液中含量极微，用一般测定方法难以测定其质量浓度。通过酶促反应间接测定酶活性，可间接反映酶含量。但有时测定酶的活性并不能正确反映体液中酶蛋白的含量。在人体内，一些酶分泌或释放入体液中仍存在催化活性，另一些进入体液时活性降低，甚至失去催化活性。对进入体液活性降低或失去活性的酶，测定其酶活性就不能反映酶蛋白的真实含量，需要测定酶的质量浓度。酶的质量浓度是指单位体积体液中酶组分的质量。并不是各种酶均可测定其质量浓度，只有那些有对应特异性抗体的酶才可通过免疫学测定分析其质量浓度。

102. 为什么部分酶需测定酶的质量浓度

答：绝大多数酶为蛋白质，酶浓度严格意义上是酶的质量浓度。人体内的酶含量一般很低，大多数酶含量在 μg/L 水平甚至更低。酶浓度测定方法主要为酶活性浓度测定，但少数酶不具催化活性或对底物的特异性不高，不能测定酶的活性浓度。随着免疫测定技术的发展，出现了一些直接测定酶质量浓度的新方法如免疫化学法，它能测定极微量的酶蛋白，给临床带来独特的诊断意义，如测定肌酸激酶 MB 质量浓度是诊断急性心肌梗死和评估心肌梗死面积的重要指标。测定肌酸激酶 MB 活性浓度诊断急性心肌梗死时阳性率仅有20% 左右，而测定肌酸激酶 MB 质量浓度诊断急性心肌梗死的阳性率可达 62% 左右。所以有时测定酶的质量浓度意义高于测定酶的活性浓度。但是，测定酶的质量浓度成本高，步骤繁琐，在临床适用性方面存在不足。

103. 为什么要同时考虑酶的活性和酶的质量

答：酶活性易受环境条件影响而失活，如血清孵育时会因条件改变失去活性，使测定酶活性不能正确反映其含量，但酶的免疫活性则较为稳定。在病理条件下，一些酶可能失去活性，如急性胰腺炎患者胰腺内的蛋白水解酶活化后释放入血浆，影响酶的催化活性。此时，若测定结合酶活性与酶蛋白质量浓度，可能会提供更多的临床价值。如脂蛋白脂酶（lipoprotein lipase，LPL）是甘油三酯代谢的关键酶，在脂肪细胞和肌细胞中合成为无活性酶，然后在血管内皮细胞壁表面与肝素样物质结合成有活性的脂蛋白脂酶，催化脂蛋白中甘油三酯的水解，释放出脂肪酸。同时测定 LPL 活性和 LPL 质量浓度可将高甘油三酯血症分为四型：①遗传性高甘油三酯血症（LPL 活性和 LPL 质量浓度均缺乏）；②继发性高甘油三酯血症（LPL 活性和 LPL 质量浓度均降低）；③LPL 基因突变性甘油三酯血症（LPL 活性降低、LPL 质量浓度正常）；④抑制因子性高甘油三酯血症（LPL 活性和 LPL 质量浓度均正常）。

104. 为什么采用免疫学方法测定酶的质量浓度

答：酶浓度严格来说是指酶的质量浓度，人体血液中大多数酶的含量在 μg/L 水平或以下，用蛋白定量分析的方法难以测定。利用酶蛋白免疫原性制备特异性抗体，然后用免疫学方法测定酶蛋白质量浓度，灵敏度可达 μg/L，甚至 ng/L。故测定酶的质量浓度多采用免疫学方法，如化学发光免疫分析法、酶免疫法、荧光酶免疫法、免疫沉淀法、放射免疫法等。免疫学方法测定酶的质量浓度优点显著：①可测定一些不具催化活性的酶蛋白如各种酶原和去辅基的酶蛋白；②特异性强，免疫学测定几乎不受体液中其他物质如酶抑制剂和激活剂影响；③灵敏度高，能测定极微量的酶蛋白；④免疫学测定同工酶更具优势；⑤酶的质量浓度测定有时有独特的临床意义。酶的免疫学测定也有局限性，如需要制备高质量免疫原和特异性抗体，测定成本也较酶活性分析高。

105. 为什么可通过酶法测定多种代谢物

答：酶法分析是利用酶的催化作用，以酶为分析试剂测定反应体系中的底物、辅酶、抑制剂和激活剂等成分含量的分析方法。在酶学分析中，代谢物可以是酶促反应的底物、辅酶、抑制剂或激活剂，酶则为工具酶。一般常将工具酶设定为过量，而将待测化合物或待测酶设定为限速成分。由于酶催化的特异性，血清或其他体液样本的其他成分不需要进行预处理，通过适宜的酶促反应条件，即可对各种待测代谢物的浓度进行定量分析。酶学分析中，由于对工具酶纯度要求不高，降低了测试成本。同时随着蛋白质纯化技术进步和全自动生化分析仪的应用，酶学分析测定较为容易。临床越来越多的代谢物通过酶法分析进行测定，如葡萄糖、尿酸、甘油三酯、胆固醇、丙酮酸等。酶法分析应用于代谢物测定具有以下优点：①由于酶作用特异性高，血清和其他体液样本无需预处理就能测定；②试剂酶为蛋白质，对环境无污染；③酶促反应条件温和，易制备商品化试剂盒上机分析。

106. 为什么常用脱氢酶指示系统或过氧化物酶指示系统测定酶活性

答：在酶活性测定中，可以直接测定酶促反应底物或产物变化的方法较少。大多酶促反应需通过酶偶联法，借助指示系统才可测定酶的活性或代谢物浓度。酶偶联法一般将反应生成的产物偶联到另一酶促反应中，从而达到检测目的。偶联反应称为辅助反应，所用试剂酶为辅助酶，指示终点的反应为指示反应，也称指示系统。指示酶要容易获得且价格便宜，同时指示反应的底物或产物容易检测。在酶学分析中，脱氢酶指示系统和过氧化物酶指示系统的指示酶容易制备，价格低廉。脱氢酶指示系统测定对象为氧化型辅酶或还原型辅酶，测定波长为 340nm，测定便捷。过氧化物酶指示系统测定对象为红色醌类化合物，测定波长为 500nm。脱氢反应与氧化反应可与众多酶学测定相偶联，因此在临床生化测定中一般常用脱氢酶指示系统或过氧化物酶指示系统来测定酶活性或分析代谢物浓度。

107. 为什么酶促反应可选择检测底物或检测产物

答：酶催化底物转变为产物，在催化过程中可通过测定产物增加或底物减少，计算酶的活性，但究竟选择测定底物还是产物，取决于测定方法的方便性。临床酶活性测定选择测定产物的生成量较常见，因为产物测定是从无到多，检测敏感度较高；若选择测定底物的减少量，检测敏感度较低。因为酶促反应测定的是反应初速率，为了让全部酶能够与底物结合，底物量往往很高，测定反应初速率时，底物消耗量小，测定误差大。因此酶活性测定多选择测定产物的增加量。若酶促反应有两个或两个以上产物，测定产物的选择应依据产物测定的方便性、准确性考量，如丙氨酸氨基转移酶催化的产物有谷氨酸和丙酮酸，考虑到测定的方便性，国际临床化学和实验室医学协会推荐测定丙酮酸的增加来计算丙氨酸氨基转移酶活性。

108. 为什么引入酶偶联法测定代谢物

答：代谢物是指人体代谢过程产生或消耗的中间物质，如生物大分子的前体及降解产物等均属代谢物。人体内代谢物种类繁多，成分复杂。用化学方法测定代谢产物易出现副反应；通过酶催化直接测定代谢物种类的反应较少，大多数代谢物需通过间接反应测定。酶偶联法是指那些酶促反应的底物或产物难以直接检测，需将反应产物偶联到另一个酶促反应中，测定另一反应的产物或底物改变，从而达到检测待测物目的的方法。酶偶联法中的偶联反应称为辅助反应，所用试剂酶为辅助酶，指示终点的反应为指示反应，指示反应所用的试剂酶为指示酶。由于酶催化特异性强，通过酶偶联法测定代谢物可以避免其他基质的干扰，测定误差小。临床一般通过酶偶联法进行体液中代谢物的测定。在酶偶联反应中一般将辅助反应设计为非限速反应，若辅助反应为双底物，应将试剂中的两底物量均设计得足够大，以保证整个反应只受待测物浓度的影响。

109. 为什么部分酶的活性测定存在副反应

答：副反应（side reaction）是指反应物在一定条件下同时进行两个或两个以上不同的反应，既生成目标产物，又有非目标产物，生成非目标产物的反应即为副反应。人体体液中存在众多种类分子及它们的中间代谢产物，它们既有结构相似性，也有化学性质相似性，在酶促反应中可竞争结合酶的催化位点，即使酶具有高度特异性，也难免发生副反应的。使用常见反应指示系统如脱氢酶指示系统和过氧化物酶指示系统来测定酶活性时更容易发生副反应，因为体内存在数以百计的氧化还原酶和脱氢酶，它们的辅酶往往类似，甚至一致。减少副反应发生才能提高临床酶活性测定或代谢物测定的准确性。减少酶促反应副反应发生的主要途径有：①优化反应条件，降低副反应的速率；②改变反应的指示系统，提高酶偶联反应的特异性；③加入副反应抑制剂，抑制副反应的发生。

110. 为什么酶活性测定存在延滞期

答：在酶促反应进程中，底物浓度和产物浓度随着反应的进行会发生变化，酶促反应过程一般可分为三个时期：延滞期、线性期和非线性期。延滞期是指反应刚开始的一段时间，此时底物浓度开始下降，同时伴随产物增加，此时酶促反应速率比较慢。从反应速率上看，延滞期是从反应开始至达到最大反应速率时酶促反应所经历的一段时间。不同酶促反应，延滞期长短不一，可以从几秒到几分钟。在延滞期，酶活性中心开始形成并暴露，酶与辅酶因子结合、底物逐渐解离，底物与酶活性中心结合，这些过程需要时间，并制约反应速率。对于酶偶联反应，还需要中间产物的不断积聚，指示反应速率逐渐增加，指示反应速率与待测酶的酶促反应速率达到平衡。因此酶偶联反应经历的延滞期会更长，且辅助酶越多，延滞期就越长，达几分钟之久。酶的活性测定存在延滞期，测定时段应避开延滞期。

111. 为什么酶活性测定需用实测 K 值而不用理论 K 值

答：用连续监测法测定酶活性时，可根据摩尔吸光系数进行酶活性浓度的计算。一种酶一旦建立了测定方法后，理论上 K 值即为一个定值，可通过公式计算得出，称为理论 K 值。市场上各试剂生产厂家给出的 K 值都属于理论 K 值。理论 K 值计算所用的理论摩尔吸光系数一般依据文献而来，同时各厂家试剂盒所采用的样本试剂比存在差异，由此会产生理论 K 值不同程度差异。理论 K 值一般仅作为参考，不用作酶活性测定的计算依据。在临床酶活性测定时，鉴于生化分析仪的波长、半波宽、比色池光径等差异，比色池的磨损程度及污染程度，测定温度漂移等因素，计算出的 K 值都会存在差异。因此各实验室应在具体生化分析仪及配套试剂条件下，定期测定各种校准物质的 K 值，此 K 值为实测 K 值。实测 K 值消除了仪器及试剂对测定的影响，通过实测 K 值计算而来的酶活性误差远小于依据理论 K 值计算的酶活性。因此临床酶学分析中应采用实测 K 值而不用理论 K 值。

112. 为什么生化分析仪需要定期校正 K 值

答：在进行酶活性测定时，通常使用实测 K 值代替理论 K 值。实测 K 值不仅考虑到了仪器的特征如波长、半波宽、比色池光径等，还考虑了试剂盒因素。这些因素会随时间改变而发生变化，如波长衰减、比色池壁上附着有试剂和样本等污物，比色池逐渐磨损，影响仪器对待测物的光吸收，也影响到 K 值的准确性。试剂批号改变，其性能也会出现偏差。因此对生化分析仪设定的 K 值应进行定期校准，并找出导致 K 值变化的原因。校准时应确定校准频度，选择合适的校准品，如有标准品应溯源到参考方法。设备进行维修或大的维护后一般需进行 K 值校准，日常测定若出现失控，也应及时进行 K 值校准，每次校准应有详细记录和分析。一旦发现设备因素导致 K 值变化，应对设备进行维护保养。若发现试剂因素导致 K 值变化，应联系生产厂家，更换试剂批号。

113. 为什么多采用酶校准品校正酶活性

答：在化学分析中，浓度测定一般用基准物质进行校准。基准物质是分析化学中用于直接配制标准溶液的物质。基准物质纯度高，性质稳定，组成与其化学式完全相符，一般没有副反应发生。基准物质作校准品对普通化学反应而言具有优势，但在酶学分析中用途不广，如可用对硝基酚和对硝基苯胺进行仪器校准。作为酶活性测定用校准品常用酶校准品，酶校准品多用人血清或动物血清作介质，这样酶校准品与样本具有相同的基质效应。基质是指样本中除分析物以外的其他组分，这些组分对被分析物测定有显著的干扰，并影响分析结果的准确性。对血清酶活性分析来说，血清中其他酶、脂类、蛋白质、糖分子等对待测酶活性测定有一定影响，为了消除基质效应，酶活性测定校准时应挑选相同基质的酶校准品。

114. 为什么要选择合适的样本与试剂比例测定酶活性

答：样本量与反应液总量比是影响酶活性检测和检测线性范围的重要因素。样本与反应液总量比也是影响测定方法实测 K 值的重要因素。根据酶活性计算公式，改变样本与反应液总量比就会改变 K 值。样本与反应液总量比影响 K 值与测定介质相关，当改变样本与反应液总量比时，受酶分子的解聚与聚合、激活剂或抑制剂存在、酶的稳定性等因素影响，测定的酶活性并不会成正比例改变。在测定酶活性时，需选择合适的样本与试剂比例。样本与试剂比例一旦选定，就不能随意更改，否则会造成检测误差增大。在建立一个检测方法前需建立检测系统在不同样本与反应液总量比的线性范围。一般来说，试剂与样本比变小，误差变小，检测线性范围也缩小；试剂与样本比变大，检测线性范围就增大，但误差也随之增加。在误差较小的范围内，确定样本与反应液总量比，既要考虑可接受的误差范围，又要兼顾试剂消耗成本。

115. 为什么可选择酶促反应的逆向反应

答：酶的催化既可以是单向的，也可以是双向的。催化单向反应的酶多为限速酶。大多数酶催化的反应为双向的，即可逆反应。催化可逆反应的酶催化的主要进程一般依据底物或产物浓度及催化的难易程度而定。在临床酶活性测定过程中，可依据需要来选择正向反应或逆向反应进行测定，选择原则包括酶对底物或产物的亲和力，酶催化率高的方向，底物及产物的价格和稳定性，以及内源性干扰物质等因素，如测定血清肌酸激酶活性时普遍采用逆向反应，因为肌酸激酶催化逆向反应速度是其催化正向反应速度的 6 倍，且不受 ATP 酶、碱性磷酸酶、内源性丙酮酸等物质的干扰。目前普遍采用逆向反应测定酶活性。

乳酸脱氢酶活性的测定，正向反应是催化乳酸变为丙酮酸，逆向反应是催化丙酮酸变为乳酸，国际临床化学和实验室医学协会推荐诊断敏感性更高的正向反应，但市场产品主要是采用逆向反应的试剂盒，因为逆向反应速度是正向反应的 3 倍，且成本更低。

116. 为什么采用不同检测方法测定同工酶

答：同工酶（isozyme）是催化相同的化学反应，而分子结构、理化性质及免疫学性质不同的一组酶。同工酶测定只能依据其理化性质和免疫学性质的差异进行检测。依据理化性质差异如等电点、分子量不同的检测方法有电泳和层析等，依据免疫学性质差异检测的方法有离子交换层析和亲和层析等方法。这些方法一般先分离同工酶各组分，然后再测定其酶活性或酶蛋白含量。少数同工酶也可直接利用各型同工酶的动力学性质或热稳定性差异等不同进行检测。电泳测定同工酶各组分原理是基于各种同工酶的氨基酸组成不同，等电点不同，电泳迁移率也就不同，电泳法分析同工酶简便，不会破坏酶的活性，分离效果好，使用较为广泛，但其也有不足，如检测慢。亲和层析和离子交换层析常用于各种同工酶的分离与纯化，再采用酶活性测定或其他方法分析。层析法测定同工酶常用于研究，临床因其操作复杂而较少采用。

117. 为什么需借助指示酶或辅助酶测定酶活性

答：在酶促反应中，酶催化的底物或生成的产物可以直接进行比色测定，通过测定待测底物或产物量的改变来进行定量分析的方法称为直接法。但一些酶促反应的底物或产物难以直接检测，需将反应生成的产物偶联到另一有可供检测产物或底物的酶促反应中，从而达到检测目的，这种方法称酶偶联法（enzyme coupled assay）。酶偶联法中加入的酶试剂，能使加入的酶促反应和被测的酶促反应偶联起来，进而推测出被测酶的活性浓度。在酶偶联体系中，被测酶催化的反应称为始发反应，产生可被检测物质的反应为指示反应，催化指示反应的酶为指示酶，参与辅助反应的酶为辅助酶。指示酶和辅助酶统称为工具酶。通过酶偶联法引入指示酶和辅助酶，可以测定那些产物或底物不能被测定的酶活性，拓展了酶促反应测定的应用范围，因此许多酶促反应通过借助指示酶和辅助酶进行酶活性或代谢物浓度测定。

118. 为什么指示酶或辅助酶也需确定最佳浓度

答：在酶偶联法中，需加入一些酶试剂和被测酶的酶促反应偶联起来，这些酶试剂为辅助酶或指示酶，便于最终反应产物的直接监测，进而推测出待测酶的活性浓度。指示酶和辅助酶的选择原则有：①特异性高，减少副反应的发生；②尽量选用 Km 小的指示酶或辅助酶，缩短反应延滞期；③指示酶或辅助酶的最适反应条件应尽可能与待测酶一致；④指示酶或辅助酶要适量。指示酶与辅助酶用量不足会使延滞期增长，待测酶的可测范围变窄，甚至不出现线性期；反之，指示酶与辅助酶用量过大，成本会增加，干扰程度也会增加。酶偶联测定法中，选用适当量的指示酶或辅助酶是一个重要问题。适量指示酶或辅助酶可通过改变酶浓度反复试验，直到偶联酶反应中指示酶反应速率不随辅助酶增加而升高，延滞期缩短，线性期长，待测酶可测范围宽即可。

（孙顺昌）

第三节 临床应用

119. 为什么检测血清酶活性或酶质量可以诊断组织器官疾病

答：人体组织器官内许多酶含量丰富，它们具有重要的催化作用，在生理条件下，这些酶极少释放到细胞外，在血浆中含量甚微。在组织器官疾病状态时，有些细胞内酶活性或酶质量发生改变，释放入血浆的酶量也相应发生改变；另一些细胞内酶活性或酶质量本身不发生改变，但由于细胞被破坏或细胞膜通透性增高，释放入血浆的酶量相应增加，若酶活性或酶质量的改变具有组织特异性，就有助于组织器官疾病诊断。酶的缺陷是先天性疾病的常见病因，编码酶的基因突变导致酶的先天性缺乏，进而引发疾病，如葡萄糖-6-磷酸脱氢酶缺乏可引发溶血性贫血，苯丙氨酸羟化酶缺乏会引发苯丙酮酸尿症，检测葡萄糖-6-磷酸脱氢酶和苯丙氨酸羟化酶分别有助于溶血性贫血和苯丙酮酸尿症的诊断。因此检测血清酶活性或酶质量可以诊断组织器官疾病。

120. 为什么分为血浆特异酶和非血浆特异酶

答：血浆酶根据其来源及在血浆中发挥催化作用的差异，分为血浆特异酶和非血浆特异酶。在血浆中发挥特定催化作用的酶称为血浆特异酶，也称血浆固有酶，它们通常以酶原形式分泌入血，在特定条件下被激活而发挥催化作用。大多数血浆特异酶在肝脏合成，当肝功能受损时其酶活性降低。常见的血浆特异酶包括参与凝血的凝血酶原及一些凝血因子、与纤溶有关的纤溶酶原，此外诸如胆碱酯酶、铜氧化酶和脂蛋白脂酶等也属血浆特异酶。非血浆特异酶是指那些在血浆中浓度很低，基本不发挥催化作用的酶。非血浆特异酶包括外分泌酶和细胞酶，外分泌酶主要来源于消化腺或其他外分泌腺的分泌，包括胰淀粉酶、胰脂肪酶、胃蛋白酶等，它们在血浆中的含量与分泌腺体的功能及疾病有关；细胞酶指随着细胞的新陈代谢少量释放入血、大部分无器官特异性、病理条件下极易升高的酶，它们在细胞内外的酶浓度差异较大，包括转氨酶、乳酸脱氢酶、肌酸激酶等。

121. 为什么血清酶半衰期对于病情判断具有重要意义

答：血清酶半衰期是指酶在血清中的浓度或活性降至原来一半时所需的时间。半衰期长的酶，在血清中持续的时间也长。血清酶半衰期与酶的相对分子量相关，不同血清酶及其同工酶的半衰期均不同。了解酶的半衰期有助于评估酶在血清中的浓度或活性变化情况。急性心肌梗死时由于肌酸激酶及其同工酶、乳酸脱氢酶、谷草转氨酶的血清半衰期各不相同，它们在血清中出现浓度峰值的时间及持续时间各不相同，如肌酸激酶-MB 半衰期为 6 小时，在血清中持续时间最短，而乳酸脱氢酶半衰期长达 100 余小时，持续时间最长，所以在心肌梗死整个病程的不同时间点监测获得的酶学指标也不同。急性肝炎恢复期谷草转氨酶先于谷丙转氨酶恢复正常，也是由于酶的半衰期不同所致，谷丙转氨酶半衰期为 37～57 小时，而谷草转氨酶半衰期为 12～22 小时。因此了解血清酶半衰期对于病情判断具有重要意义。

122. 为什么部分血清酶存在性别差异

答：一些血清酶浓度或活性在病理情况可发生变化，血清酶学检查已成为目前临床实验室诊断疾病的常用检查指标。导致血清酶浓度或活性发生改变的病理条件包括细胞膜通透性增加或细胞坏死，细胞内酶合成增加或合成减少，细胞内酶排泄障碍，恶性肿瘤异位分泌等。在生理及病理条件下，一些酶浓度或活性还存在性别及年龄等差异，如男性的血清肌酸激酶、碱性磷酸酶和γ-谷氨酰转移酶活性高于女性，一方面是与血清酶来源的组织重量不同有关，由于男性肌肉含量比女性多，肌酸激酶较多，释放入血清中的含量也相应增加；另一方面与血清酶浓度或活性与激素的调控有关，如雌激素可以抑制γ-谷氨酰转移酶的合成，乳酸脱氢酶同工酶含量也受雌激素影响，由于年轻女性含雌激素较多，其LD1的含量明显高于老年女性和各年龄段男性。

123. 为什么碱性磷酸酶存在年龄差异

答：血清碱性磷酸酶（alkaline phosphatase，ALP）是临床实验室检测常用的酶学指标之一，临床上常用ALP辅助诊断骨骼和肝胆等系统疾病，尤其对于黄疸类型的鉴别具有重要参考价值。ALP在人体多数器官组织中广泛存在，肝脏含量最多，肾脏、胎盘、小肠和骨骼中含量居次，血清中的ALP主要来源于肝脏和骨骼。不同年龄个体的ALP参考范围不同。由于生长发育的需要，生长期儿童成骨母细胞和软骨细胞大量增殖，ALP分泌增加，其血清中ALP浓度较高，故生长期儿童的血清ALP水平变化较大。血清ALP在各年龄段变化特点为：新生儿略高于成人，1~5岁儿童升至成人的2~3倍，随后逐年下降，到10~15岁，又明显升高，可达成人的3~5倍，20岁后降至成人水平，因此在不同年龄段ALP水平的参考范围存在明显差异。

124. 为什么酶活性检测前不宜进食高糖高脂食物

答：血清酶测定是临床实验室生化检测中常用的检测项目，其定量测定方法主要是酶的活性测定。目前国内大多数医院主要采用被检测者的空腹血清标本进行血清酶学检测。国内外大量研究认为进食可影响血脂和血糖指标，如高脂饮食后血中甘油三酯可立即升高，高糖饮食可立即导致高血糖甚至尿糖阳性，高蛋白和高嘌呤饮食可在一定时间内分别导致血尿素和血尿酸升高。进食对大多数血清酶的活性没有影响，但在少数情况下，进食可影响部分血清酶变化，如饮用咖啡后可使体内淀粉酶、丙氨酸氨基转移酶、天冬氨酸氨基转移酶、碱性磷酸酶等升高。为避免饮食因素对相关酶学检测指标的影响，建议在进行血清酶学检测前尽量避免高糖、高脂、高蛋白、高嘌呤等饮食。

125. 为什么血清酶检测前不能从事剧烈运动

答：血清肌酸激酶和乳酸脱氢酶等主要来源于肌肉组织细胞。当肌细胞受损，这些酶从细胞内溢出至细胞外液，继而进入血液，引起血清中相关酶的活性增加。长时间剧烈运动会使肌肉组织损伤，导致血清中肌酸激酶、乳酸脱氢酶、谷草转氨酶和谷丙转氨酶等活性升高。酶升高幅度与运动的强度、时间、频率及骨骼肌本身所含的酶量有关。目前对于运动导致血清中酶活性增高有两种观点：一种观点认为是肌细胞膜的通透性增加，细胞内酶漏出量增多，原因主要与运动引起组织血管收缩痉挛、局部组织缺氧、能量耗竭、酸性代谢产物增加及运动本身引起血液儿茶酚胺类激素分泌增加，这些因素共同作用导致组织细胞膜通透性增加；另一种观点认为是肌纤维组织细胞变性坏死，酶释放增加，主要由于剧烈运动使部分肌纤维受到损伤，出现变性坏死和分解所致。因此，在进行血清酶学检测前尽量避免剧烈运动。

126. 为什么妊娠期间某些血清酶会出现生理性升高

答：血清酶活性变化可反映机体相应脏器的功能变化及患病状态。妊娠时由于特殊的生理条件，某些血清酶浓度会出现生理性异常，一方面是由于妊娠时胎盘和胎儿因素影响；另一方面是由于孕妇本身代谢改变所致。妊娠时随着胎盘的形成和长大，胎盘组织可分泌一些酶进入母体血液，如胎盘富含碱性磷酸酶，因此正常妊娠时血清碱性磷酸酶会升高。除了碱性磷酸酶外，胎盘组织还富含乳酸脱氢酶和谷丙转氨酶等，正常妊娠母体血清中此类酶也会升高，并且在妊娠后期（7~9个月）更为明显。此外，由于孕妇在妊娠不同阶段物质代谢水平不同，某些血清酶浓度也会出现生理性波动，如在正常妊娠时孕妇体内血清肌酸激酶活性水平为其月经初潮前的一半左右，在分娩过程中由于子宫肌肉强烈收缩，其血清肌酸激酶活性显著升高。因此在妊娠期间某些血清酶会出现生理性升高。

127. 为什么酗酒会影响酶学检测

答：肝脏是乙醇的主要代谢场所，长期大量酗酒可引起肝损害，临床上表现为脂肪肝、酒精性肝炎。乙醇的中间代谢产物包括乙醛和自由基，乙醛和自由基具有强烈的脂质过氧化反应和毒性作用，两者均可损伤肝细胞的膜系统、影响肝细胞的功能。长期大量酗酒会导致肝细胞膜受损和肝细胞功能障碍，导致肝细胞内细胞酶如谷丙转氨酶、谷草转氨酶等释放增加；同样由肝细胞合成的大量血浆特异性酶如凝血酶原、胆碱酯酶浓度下降。此外酗酒还可使血清 γ-谷氨酰基转移酶升高。γ-谷氨酰基转移酶在肾脏中含量最多，其次为胰、肺、肝等，但血清中的 γ-谷氨酰基转移酶主要来自肝胆。在肝脏，γ-谷氨酰基转移酶主要分布于毛细胆管上皮细胞和肝细胞的微粒体内，酗酒后乙醇诱导微粒体酶使 γ-谷氨酰基转移酶活性升高。酗酒会导致肝功能相关的酶学指标异常，因此在进行血清酶学检测前应避免饮酒。

128. 为什么有机磷中毒患者需要检测血清胆碱酯酶

答：临床上最常见的农药中毒是有机磷农药中毒。导致中毒的机制主要是有机磷农药抑制了神经肌肉接头处的胆碱酯酶活性，从而使乙酰胆碱水解障碍，导致神经肌肉接头处乙酰胆碱大量异常堆积，该递质作用于机体的胆碱能神经系统，产生了恶心、呕吐、腹泻、腹痛、多汗、流泪、流涎、尿频等一系列毒蕈碱样症状，中毒者面、眼睑、舌和四肢等部位肌纤维出现颤动烟碱样症状。乙酰胆碱酯酶生理功能主要是催化乙酰胆碱水解，使神经细胞反复去极化，乙酰胆碱酯酶在血清或血浆中含量甚微，在体内主要分布于神经组织、肌肉、红细胞、肺等。血清胆碱酯酶水平与中毒患者的临床症状及全血胆碱酯酶水平存在正相关，有机磷农药中毒患者早期血清胆碱酯酶水平通常升高，临床常规检测血清胆碱酯酶活性来辅助诊断有机磷农药中毒。因此，有机磷农药中毒患者需要检测血清胆碱酯酶水平。

129. 为什么标本溶血会导致血清乳酸脱氢酶升高

答：临床检测中标本溶血现象较为常见，在标本采集及运送过程中的不当操作都会导致标本溶血，如采血人员操作不当，采血管本身质量有问题，检验人员标本前处理操作不当等。溶血会对实验室很多项目的检测结果造成影响，使生化检测项目结果存在不准确性。溶血影响测定结果的原因有3方面。首先，标本溶血后大量血红蛋白从红细胞释放至血浆中，影响了相关蛋白质的分析。其次，溶血标本由于血红蛋白颜色较深，干扰了以比色分析法为检测原理的方法准确性。最后，标本溶血后，红细胞中的大量物质释放入血浆，这些生化成分对血液标本中的许多生化检验结果造成较大的影响，如红细胞中的乳酸脱氢酶浓度明显高于血浆，在标本溶血时，大量乳酸脱氢酶从红细胞释放入血浆，导致血浆乳酸脱氢酶检测结果升高。因此，在临床检验中必须做好标本采集与处理工作，以防标本溶血。

130. 为什么血清脂肪酶比淀粉酶诊断急性胰腺炎更可靠

答：目前临床上急性胰腺炎的相关实验室辅助诊断指标包括血清淀粉酶、尿淀粉酶及血清脂肪酶。这3个指标在急性胰腺炎发病后均开始升高，达到峰值及峰值持续时间各不相同。一般认为开始升高的时间越早、达到的峰值越高、持续的时间越长，则该指标对疾病的辅助诊断意义越大。血清淀粉酶一般在急性胰腺炎发作后2~3小时开始升高（也有患者延至12小时后升高），在12~24小时达到峰值，2~5天后下降至正常水平。尿淀粉酶一般在发病后12~24小时开始升高，下降比血清淀粉酶慢，多持续3~10天。血清脂肪酶一般在急性胰腺炎发病后2~12小时显著升高，24小时左右达到峰值，峰值平均可升高10倍左右，最高可达50~60倍，急性胰腺炎发病后48~72小时可恢复正常，但随后又升高，可持续8~15天。此外，研究发现在急性胰腺炎患者中，血清淀粉酶升高时常伴脂肪酶升高，而脂肪酶升高时淀粉酶不一定升高。因此，鉴于血清脂肪酶在急性胰腺炎发病时比血淀粉酶、尿淀粉酶升高时间早，上升幅度大，持续时间长，且特异性优于血清淀粉酶，故脂肪酶对急性胰腺炎的诊断价值优于淀粉酶。

131. 为什么临床怀疑前列腺癌的患者需要检测血清酸性磷酸酶

答：前列腺癌是男性临床常见的恶性肿瘤，其发病率在男性泌尿生殖系统恶性肿瘤中居第3位。目前临床上常用的诊断前列腺癌的实验室指标包括总前列腺特异抗原、游离前列腺特异抗原及两者比值，这两个特异性肿瘤标志物对前列腺癌的诊断和鉴别诊断提供了重要参考价值。大量研究发现血清酸性磷酸酶可进一步提高前列腺癌诊断的特异性和灵敏度，尤其是血清酸性磷酸酶检测可用于前列腺癌临床发生转移患者的诊断和术后监测。前列腺酸性磷酸酶是一种能够水解磷酸酯的酶，由前列腺合成、在精囊中储存，最终形成精液成分。正常人血清中前列腺酸性磷酸酶水平低于 $3\mu g/L$，前列腺癌患者的前列腺酸性磷酸酶合成增多，使血清前列腺酸性磷酸酶水平升高。因此，前列腺特异性抗原和血清前列腺酸性磷酸酶可以联合作为前列腺癌诊断的血清肿瘤标志物。

132. 为什么肝功能不全患者需要进行凝血酶原检查

答：肝脏是人体重要的蛋白合成器官，能够合成多种凝血因子，对纤维蛋白原及其代谢产物和某些抗纤溶物质也具有合成和降解作用。肝功能受损时患者总蛋白及白蛋白降低，白蛋白/球蛋白比倒置，凝血因子及抗凝血因子合成减少，肝脏清除组织凝血活酶和激活的纤溶因子能力下降。此外肝病时维生素 K 吸收障碍，导致维生素 K 依赖的凝血因子合成减少。参与血液凝固的多种凝血因子正常情况下主要以酶原形式存在于血液中，当血管出血时，凝血酶原被激活，血小板被活化，共同发挥抗凝血作用。在 14 个凝血因子中，肝脏参与合成的凝血因子达 12 个，因此肝脏功能一旦出现问题，凝血因子会出现异常，因此临床上肝功能不全患者需要进行凝血酶原检查。

133. 为什么临床会出现"胆酶分离"现象

答：检测血清转氨酶水平可用于反映肝细胞的损伤程度。急性肝炎时，血清转氨酶水平增高，一般在 4~6 周后降至正常，若病程超过 3 个月而血清转氨酶仍异常则预示急性肝炎可能转变成慢性肝炎。肝硬化患者的转氨酶出现大幅升高，常提示病情可能发展为活动性。当病情发展到一定严重程度，肝细胞大量坏死，肝细胞释放的转氨酶反而下降，此时血清转氨酶下降而胆红素持续升高，即出现"胆酶分离"现象，常常是肝坏死的前兆，提示病情恶化。因此转氨酶的高低并不能完全提示病情的轻重和预后，还需结合患者症状、体征及其他各项检查结果进行综合分析。此外，在临床上发现某些"胆酶分离"的患者并不存在肝细胞大量坏死，而是在慢性活动性肝炎基础上并发胆道感染，出现了阻塞性黄疸，导致胆红素明显升高而转氨酶并没有随之升高。因此由其他原因如阻塞性黄疸、溶血性黄疸等也可造成胆红素急剧升高而出现"胆酶分离"现象。

134. 为什么血清 γ-谷氨酰转移酶有助鉴别梗阻性和非梗阻性黄疸

答：临床上鉴别梗阻性黄疸和非梗阻性黄疸较困难，需要依据患者的临床病史、症状、体征及实验室辅助检查结果等才能判断，一般梗阻性黄疸需与溶血性黄疸和肝细胞性黄疸相鉴别。梗阻性黄疸与其他类型黄疸的症状和体征有许多相似之处，往往需要借助实验室辅助检查才能做出准确判断。常用的辅助检查项目包括直接胆红素、总胆红素、尿胆红素、谷丙转氨酶、谷草转氨酶、碱性磷酸酶和 γ-谷氨酰转移酶等。梗阻性黄疸患者血清直接胆红素和总胆红素水平升高明显，且直接胆红素与总胆红素比值常>0.5，尿胆红素也明显增加，而尿胆原减少或消失，血清谷丙转氨酶和谷草转氨酶正常或升高；此外，梗阻性黄疸患者的血清碱性磷酸酶和 γ-谷氨酰转移酶水平会明显升高。溶血性黄疸患者血清 γ-谷氨酰转移酶水平一般正常。因此 γ-谷氨酰转移酶可用于临床黄疸类型的鉴别诊断。

135. 为什么血清肌酸激酶测定有助于鉴别肌源性肌病与神经源性肌病

答：神经源性肌病和肌源性肌病是临床上常见的神经肌肉疾病，前者主要由于脊髓前角细胞、神经根和周围神经等下运动神经元受到感染、外伤、肿瘤、中毒、压迫等损伤而导致病变，也可由基因突变所致；后者主要是由于运动终板内和周围肌肉纤维或肌肉结缔组织受到物理性和生物化学性病变影响而导致的疾病。虽然病变部位与性质各不相同，但均可导致不同程度的运动功能障碍，甚至造成严重残疾。神经源性肌病和肌源性肌病均有肌无力、肌萎缩及肌肉疼痛等临床表现。由于神经源性和肌源性肌病在临床上常出现类似症状和体征，往往需要鉴别诊断，常通过检测血清肌酸激酶进行鉴别诊断。在临床，血清肌酸激酶显著升高常由全身性疾病，尤其是肌肉病变所致；如进行性肌营养不良患者的血清肌酸激酶显著升高，感染性肌肉疾病如心肌炎和皮肌炎患者的血清肌酸激酶也会升高。神经源性肌病的血清肌酸激酶活性一般正常或仅轻度升高。因此，测定血清肌酸激酶有助于鉴别肌源性肌病与神经源性肌病。

136. 为什么有时需检测血清多种酶或酶的多种形式

答：酶是活细胞的重要组分，广泛分布于全身各器官组织，其主要生理功能是在机体内发挥催化作用。临床上常通过测定某种血清酶活性变化来辅助诊断相关疾病，但由于大部分血清酶缺乏组织器官特异性，不同的器官组织疾病常可导致一种或多种血清酶活性升高，所以临床上单凭某一种血清酶的活性变化很难做出疾病诊断。因此，实际工作中常需要同时测定多种酶及同一种酶的不同亚型来辅助诊断相关疾病，这样的多种酶或同一种酶的不同亚型常称为酶谱。酶谱实质上是与某一器官或组织的某一相关代谢过程的各种酶总称，临床上常用的有心肌酶谱（肌酸激酶、肌酸激酶-MB 等）、肌酶谱（肌酸激酶、乳酸脱氢酶、谷草转氨酶及各自同工酶）、肝酶谱（谷丙转氨酶、谷草转氨酶、乳酸脱氢酶及其同工酶、γ-谷氨酰转移酶及其同工酶、碱性磷酸酶及其同工酶、胆碱酯酶、单胺氧化酶等）、肿瘤酶谱（酸性磷酸酶及其同工酶等）和胰酶谱（淀粉酶及其同工酶、脂肪酶、弹力蛋白酶-1、磷脂酶 A2 等）。

137. 为什么诊断急性胰腺炎时需要检测尿液淀粉酶

答：急性胰腺炎是临床常见急腹症，发病急骤，如诊断治疗不及时常易转为坏死性胰腺炎继而引发消化道大出血和败血症以及多器官功能衰竭等严重并发症，发病凶险。发病机制主要是由于胰酶在胰腺内被激活，从而引起胰腺组织发生化学性炎性反应导致自身组织消化。血、尿淀粉酶是临床上诊断急性胰腺炎最常用的实验室检测方法。急性胰腺炎发作时，血、尿淀粉酶活性均会升高，一般血清淀粉酶 3~12 小时开始升高，12~24 小时达峰值，此后逐渐下降，2~5 天降至正常；尿液淀粉酶活性升高晚于血清淀粉酶，一般于急性胰腺炎发作后 12~24 小时开始升高，其高值可维持 1 周乃至更长时间，且尿液淀粉酶活性比血清淀粉酶高 1 倍以上，因此检测尿液淀粉酶在急性胰腺炎诊断中具有较大意义。

138. 为什么尿液 N-乙酰-β-D 氨基葡萄糖苷酶有助评估急性肾损伤程度

答：急性肾损伤是临床常见的危重症之一，以往称为急性肾衰竭，但近年来临床上提出了急性肾损伤的概念，目的就是提前诊断急性肾衰竭。当肾小球滤过率开始下降，甚至肾脏出现了组织学损伤，或相关标记物发生改变而肾小球滤过率尚正常时就将其识别，并给予及时干预。目前急性肾损伤的诊断标准为 48 小时内血清肌酐增加高于 26.5μmol/L，或血清肌酐增加值大于基础值的 50%；或者在排除梗阻性肾病及脱水状态后，尿量持续 6 小时以上少于 0.5ml/kg/h，诊断窗口期定为 48 小时。但在临床实践中仅单纯根据尿量以及血清肌酐值的变化来诊断急性肾损伤还不及时，还需要检测尿液 N-乙酰-β-D 氨基葡萄糖苷酶（N-acetyl-β-D-glucosaminidase，NAG）等肾小管损伤敏感标志物进行辅助诊断。NAG 是细胞内溶酶体水解酶之一，存在于所有组织中，以前列腺和肾近端小管溶酶体中含量最为丰富。正常情况下，肾小管上皮细胞向管腔分泌少量 NAG 酶，因此尿液中含量极微。当肾小管受损时，小管上皮细胞破坏、脱落，导致尿液中 NAG 增多。因此尿 NAG 可作为肾小管受损的早期诊断指标。

139. 为什么非急性胰腺炎患者的尿液淀粉酶也可见升高

答：淀粉酶根据脏器组织来源可分为胰型淀粉酶和唾液型淀粉酶。胰淀粉酶和唾液淀粉酶需通过电泳进行区分。人体许多组织如腹腔器官、乳腺、卵巢、输卵管等均可分泌少量淀粉酶，因此淀粉酶并不是胰腺组织的特异性酶学指标。在腮腺炎时血清淀粉酶也可升高。一些其他疾病如急性阑尾炎、肠梗阻、胰腺癌、胆道疾病、消化系统溃疡等也可见血清淀粉酶升高。由于淀粉酶主要通过肾脏进行清除，所以当血清淀粉酶活性升高时，尿液淀粉酶活性也会相应升高。此外，一些药物如避孕药、磺胺类抗生素、鸦片类及麻醉止痛剂等均会使尿液淀粉酶检测结果升高。因此，临床上当尿液淀粉酶活性升高时，需结合患者病史、症状、体征等对疾病进行诊断和鉴别诊断。

140. 为什么尿液淀粉酶正常也不能排除胰腺炎诊断

答：急性胰腺炎是临床急腹症的常见原因，其病理变化基础为胰腺组织细胞变性、坏死，该病发病急，进展快，症状重，病死率高，常见的急性胰腺炎主要有胆源性胰腺炎、高脂血症性胰腺炎两类。目前临床诊断急性胰腺炎主要依据患者的病史、症状、体征、实验室检查及影像学检查，其中实验室检查主要包括血淀粉酶、尿淀粉酶及血清脂肪酶。急性胰腺炎发病后，多数患者的血清淀粉酶、脂肪酶及尿淀粉酶活性均可升高，但在临床上也有部分急性胰腺炎患者的血淀粉酶、尿淀粉酶活性正常，甚至下降，具体机制尚不清楚，或许与部分重症胰腺炎患者的胰腺广泛坏死有关。这种情况常见于非典型急性胰腺炎、高脂血症性急性胰腺炎及重症急性胰腺炎后期，这给临床诊断和治疗带来困难。此外，一些其他因素如尿液中草酸盐、柠檬酸盐、乙二胺四乙酸、氟化物等可抑制淀粉酶活力，影响其检测结果的准确性。因此临床上尿液淀粉酶正常时，不能完全排除胰腺炎的诊断。

141. 为什么浆膜腔积液酶学检查有助于鉴别积液的来源

答：浆膜腔积液不是一种独立的疾病，为临床众多疾病的共同体征，常见的浆膜腔积液有胸腔积液、腹腔积液和心包积液。在生理情况下，壁层浆膜会分泌少量液体起润滑作用，在病理情况下液体分泌增多，形成积液。临床上浆膜腔积液根据产生的原因和性质可分为漏出液和渗出液。形成渗出液的常见原因是感染、结核和肿瘤，并且这些病因造成的浆膜腔渗出液的性质有很多类似之处，所以给临床诊断带来一定困难。由组织器官活细胞分泌的酶有相对的组织特异性，其在不同组织器官的含量和活性有所不同，当相应器官组织病变时会导致相应的酶学指标变化，所以酶学检测有助于积液来源和病因的分析。已发现的浆膜腔积液酶有数十种之多，较有临床意义的有乳酸脱氢酶、腺苷脱氨酶、淀粉酶、碱性磷酸酶、血管紧张素转化酶-I 等。因此浆膜腔积液酶学检查有助于对积液的来源和病因进行分析。

142. 为什么检测腺苷脱氨酶可以辅助判断恶性积液与结核性积液

答：临床上血性积液最常见的原因为结核和肿瘤，对于积液的鉴别目前除物理性状观察外，常使用生化检测指标来进行鉴别，常用指标有总蛋白、白蛋白、葡萄糖、氯离子、腺苷脱氨酶、乳酸脱氢酶、癌胚抗原等，其中腺苷脱氨酶是目前临床上最常用的诊断结核性积液的检测指标。腺苷脱氨酶催化腺嘌呤核苷生成次黄嘌呤，为嘌呤核苷酸代谢的关键酶。它与细胞免疫有关，在淋巴细胞中活性最高，其活性与T淋巴细胞分化及增殖密切相关，尤其与T淋巴细胞的激活相关。结核病患者体内T淋巴细胞和单核-巨噬细胞系统被结核分枝杆菌激活，引起腺苷脱氨酶活化导致患者浆膜腔积液中腺苷脱氨酶活性升高。癌性积液中，由于T淋巴细胞增殖受到抑制，腺苷脱氨酶活性明显降低。因此浆膜腔积液腺苷脱氨酶升高对于结核性积液的判断具有重要的临床意义，有助于区分恶性积液和结核性积液。

143. 为什么临床腹腔积液的患者需进行腹水淀粉酶测定

答：腹腔积液是临床常见的病理体征，可由腹腔脏器病变所致，如内脏破裂、腹腔脏器炎症、局部梗阻导致血液回流受阻及液体静水压增高等。全身性因素如肝硬化导致血浆胶体渗透压下降，肾功能不全导致水钠潴留以及原发性醛固酮增多症等内分泌疾病均可使机体产生腹水。临床对于腹腔积液的诊断很简单，一般叩诊有移动性浊音即可明确，采用影像学检查即可确诊。但对于腹腔积液的来源与病因判断常较困难，需通过各种实验室检查以明确诊断，常用脱落细胞、腹水培养、腹水腺苷脱氨酶、淀粉酶和脂肪酶等实验室检查来辅助诊断。胰源性腹水在腹腔积液形成病因中占有一定比例。它是在慢性胰腺炎基础上形成的，大部分由于酒精性胰腺炎所致，少数来源于胆源性胰腺炎、自身免疫性胰腺炎、遗传性胰腺炎、外伤引起胰管破裂以及其他不明原因。临床上通过测定腹水淀粉酶水平有助辅助诊断。因此临床上腹腔积液患者进行腹水来源与病因诊断时常需测定腹水淀粉酶。

144. 为什么浆膜腔积液患者需要测定腺苷脱氨酶

答：浆膜腔积液不是一种独立的疾病，为临床众多疾病的共同体征，临床上常需鉴别积液性质，判断积液来源，以便对病因进行判断。浆膜腔积液根据产生原因和性质，可分为漏出液和渗出液。形成渗出液的主要原因有感染、结核及肿瘤。临床对于血性积液需要鉴别其是结核性还是肿瘤性所产生。腺苷脱氨酶为嘌呤核苷酸代谢的关键酶，它由T淋巴细胞产生，与T淋巴细胞的活化、增殖及分化密切相关，在机体细胞免疫过程中起重要作用。腺苷脱氨酶催化腺嘌呤核苷生成次黄嘌呤。机体感染结核杆菌后细胞免疫增强，腺苷脱氨酶活性增高，可作为间接反映结核感染的指标。结核性浆膜腔积液是由结核杆菌激活细胞免疫的严重局部迟发型超敏反应，炎症导致了浆膜腔的通透性增高，形成了以蛋白质和淋巴细胞为主要成分的渗出液。因此测定积液腺苷脱氨酶活性可用于积液病因的辅助诊断。

145. 为什么胸腔积液患者需同时测定积液酶和血清酶

答：临床上很多疾病均可导致机体产生胸腔积液，其中最主要病因为感染、结核以及肿瘤。感染性疾病一般结合患者症状、体征及病史较易做出诊断。肿瘤胸腔转移和结核性胸膜炎，由于胸水涂片很少找到结核菌，结核菌培养周期长，常规胸膜活检和脱落细胞检查阳性率较低，因此两者导致的胸腔积液鉴别比较困难。近年来，临床上采用胸腔积液肿瘤标志物和相关酶学检测来鉴别癌性和结核性胸腔积液，这些酶学标志物包括溶菌酶、血管紧张素转化酶及碱性磷酸酶。一般认为胸腔积液溶菌酶/血清溶菌酶>1.0常提示为结核性，若比值<1.0则恶性可能性较大。胸腔积液血管紧张素转化酶>30U/L，且胸腔积液/血清比值>1常提示为结核性，若胸腔积液血管紧张素转化酶<25U/L，且胸腔积液/血清比值<1，提示可能为癌性。正常情况下，胸腔积液碱性磷酸酶/血清碱性磷酸酶应>1，若比值<1提示可能为癌性。

146. 为什么测定脑脊液酶及同工酶有助于脑部疾病的鉴别诊断

答：由于血脑屏障的存在，正常脑脊液酶活性明显低于血清水平，当颅脑病变时血脑屏障破坏，细胞膜通透性增加，可导致脑脊液内酶量增加，因此监测脑脊液酶活性对于疾病诊断具有重要临床意义，常用的酶学指标有丙氨酸氨基转移酶、天冬氨酸氨基转移酶及乳酸脱氢酶。脑脊液酶学测定的主要临床意义有：①脑梗死、脑萎缩、急性颅脑损伤、中毒性脑病及中枢神经系统转移癌等病变时，脑脊液丙氨酸氨基转移酶、天冬氨酸氨基转移酶活性增加，正常脑脊液此两种酶活性仅为血清酶活性的一半；②阿尔茨海默病患者脑脊液天冬氨酸氨基转移酶升高，高于其他原因所致痴呆的酶水平；③细菌性脑膜炎、脑血管病、脑瘤及脱髓鞘等病的脑脊液乳酸脱氢酶升高，且细菌性脑膜炎患者脑脊液乳酸脱氢酶同工酶谱以LD4、LD5为主（正常脑脊液以LD1、LD2为主），而病毒性脑膜炎脑脊液乳酸脱氢酶同工酶基本正常。脑血管病变如脑梗死、脑出血及蛛网膜下腔出血患者的脑脊液乳酸脱氢酶水平常明显升高，但随病情恢复而下降，而癌性脑组织病变患者的脑脊液乳酸脱氢酶随病情恶化呈进行性升高。因此，监测脑脊液酶活性对脑部病变性质具有一定提示意义。

147. 为什么检测脑脊液神经元特异性烯醇化酶可了解儿童癫痫的脑损伤程度

答：癫痫是儿科常见疾病。儿科医生往往需要评估癫痫发病是否会引起脑损伤及其损伤程度。目前临床通过许多影像学技术来评估癫痫发病对患者神经系统的损伤，如CT和MRI。通过这些影像学检查可以明确癫痫病灶部位、体积和性质，为医生制定治疗方案提供信息，但这些技术仅能提供形态学信息，不能从分子水平反映神经细胞的损伤程度。近年来发现神经组织特异性生化指标可以评估神经组织损伤，且便于动态观察。最常用的指标为神经元特异性烯醇化酶。神经元特异性烯醇化酶是烯醇化酶的一种同工酶，由于特异地存在于神经元和神经内分泌细胞中而得名。正常情况下，脑脊液神经元特异性烯醇化酶含量极低，当神经元受损及血脑屏障破坏时，其被大量释放入脑脊液，在癫痫发作60分钟后脑脊液神经元特异性烯醇化酶升高到基础值的3~4倍，而此时血清神经元特异性烯醇化酶变化并不显著。因此脑脊液神经元特异性烯醇化酶是癫痫发作后脑损伤的敏感指标。

148. 为什么疑似结核性脑膜炎患者可测定脑脊液腺苷脱氨酶

答：在我国，结核性脑膜炎仍是中枢神经系统感染性疾病的常见病，早期诊断及治疗对预后有着重要影响。结核性脑膜炎的传统诊断如脑脊液涂片查结核杆菌，阳性率低；结核杆菌培养周期长。两种检测方法均不能达到早期诊断的目的。腺苷脱氨酶为嘌呤核苷酸代谢的关键酶，由T淋巴细胞产生，与T淋巴细胞活化、增殖及分化密切相关，因此与机体细胞免疫有关。目前腺苷脱氨酶常用于浆膜腔积液的病因鉴别。当机体感染了结核分枝杆菌后，机体免疫以细胞免疫为主，T淋巴细胞在脑脊液结核病灶中聚集并增殖，使腺苷脱氨酶活性增高，阳性率可达80%~90%。因此测定脑脊液腺苷脱氨酶可用于结核性脑膜炎的诊断。

149. 为什么连续监测脑脊液肌酸激酶-BB可以鉴别脑出血和脑梗死

答：脑型肌酸激酶（creatine kinase BB，CK-BB）是一种来源于脑组织的肌酸激酶，它是脑组织细胞内的正常成分，是肌酸激酶的一种同工酶。当颅脑发生病变，脑细胞受损时其在脑脊液和血液中的活性水平升高，并且不同性质的颅脑病变升高程度不同，因此CK-BB可以作为诊断中枢神经系统病变的有用指标。正常脑脊液的CK-BB活性低于血清，当发生感染性脑膜炎、脑血管病变、脑肿瘤、脑积水、继发性癫痫、多发性硬化症及慢性硬膜下水肿等病变时，脑脊液CK-BB活性水平明显升高。急性脑血管病时病灶局部的细胞膜受损，CK-BB大量释放入脑脊液，并穿过受损的血脑屏障进入血液，导致脑脊液和血清中CK-BB均升高，一般病程3天内脑脊液CK-BB活性升高最明显。测定脑脊液CK-BB有助于判断病灶范围、严重程度及预后，如果CK-BB持续升高常提示预后较差。虽然脑脊液CK-BB活性在急性脑血管病变时均升高，但脑出血患者脑脊液CK-BB活性升高程度明显高于脑梗死患者，且达到峰值后，脑出血患者CK-BB下降速度也快于脑梗死患者。因此连续监测脑脊液CK-BB有助鉴别脑出血和脑梗死。

150. 为什么疑似急性脑膜炎患者可测定脑脊液 α_1-抗胰蛋白酶

答：急性脑膜炎是一种中枢神经系统感染性疾病，为临床较为常见的疾病，尤其在儿童中发病率较高。根据病原学不同可分为细菌性脑膜炎和病毒性脑膜炎。一般病毒性脑膜炎临床症状轻微，较少留有后遗症；而细菌性脑膜炎临床症状重，并有较高的致残率和致死率，临床又称为化脓性脑膜炎；因此临床上判断脑膜炎的病因至关重要。诊断化脓性脑膜炎的常用方法是脑脊液检查，但脑脊液培养病原学检查阳性率不高，部分原因可能为很多患者已经接受抗生素治疗；且在病程早期由于脑脊液改变不典型，常规检查也较难与病毒性脑膜炎相鉴别。α_1-抗胰蛋白酶作为一种急性时相反应蛋白，可间接反映细菌性感染，测定脑脊液 α_1-抗胰蛋白酶活性变化可以对脑膜炎病因进行辅助诊断，正常人脑脊液 α_1-抗胰蛋白酶活性较低，不易测出。当发生中枢神经系统病变时其活性增高，以化脓性脑膜炎增高最为显著，平均达正常人175倍；其次为结核性脑膜炎，平均可达正常人65倍；而在病毒性脑膜炎中该酶未见明显升高。因此脑脊液 α_1-抗胰蛋白酶可作为急性脑膜炎类型判断的辅助诊断指标。

151. 为什么乳酸脱氢酶同工酶测定可辅助诊断多种疾病

答：乳酸脱氢酶（LDH）是糖酵解途径的一种重要酶，广泛分布于人体各器官组织，由两种不同亚基组成，有五种形式同工酶：LDH1、LDH2、LDH3、LDH4和LDH5；其中

LDH1 和 LDH2 在人心肌、肾脏和红细胞中含量最多；LDH4 和 LDH5 在肝脏和骨骼肌中含量最多；LDH3 在甲状腺、肾上腺和淋巴结中含量最多，因此 LDH 同工酶分布有明显的组织特异性。目前临床上依据乳酸脱氢酶同工酶测定来协助诊断多种疾病：①心肌病变：在急性心肌梗死患者血清中，LDH1 和 LDH2 显著增高，而心绞痛、心律失常及心包病变时血清各 LDH 同工酶活性正常；②肝脏疾病和黄疸类型鉴别：在急慢性肝炎、肝硬化、中毒性肝炎等疾病中血清 LDH4 和 LDH5 显著增高，而胆道系统疾病中血清 LDH 及同工酶无改变；在肝细胞性黄疸中血清 LDH4 和 LDH5 增高，阻塞性黄疸中血清 LDH 无明显改变，而溶血性黄疸以 LDH1 和 LDH2 增高为主；③恶性肿瘤：包括呼吸系统、消化系统、泌尿生殖系统及白血病等恶性肿瘤患者中血清 LDH 均有不同程度升高，肿瘤累及组织不同，各同工酶升高程度不同；④其他疾病：肌肉病变、肾脏病及各类贫血，其血清 LDH 同工酶活性均有不同程度改变。因此临床上测定 LDH 同工酶可辅助诊断多种疾病。

152. 为什么肌酸激酶升高不一定预示心肌梗死

答：肌酸激酶（CK）主要存在于各种肌肉组织中，催化肌酸和腺苷三磷酸（ATP）或磷酸肌酸和二磷酸腺苷（ADP）之间的磷酸转移，产生的高能磷酸键给肌肉收缩提供能量，共有四种同工酶形式：CK-MM、CK-BB、CK-MB 和 CK-Mt，它们主要分别存在于肌细胞、脑细胞、心肌细胞、心肌和骨骼肌线粒体。心肌炎、心肌梗死、多发性肌炎、横纹肌溶解和颅脑病变等疾病的血清肌酸激酶水平可见升高。同工酶 CK-MB 在心脏发生器质性病变会升高；在急性心肌梗死溶栓治疗后、心肌组织再灌注时血清 CK-MB 活性也明显升高；CK-MB 在心脏手术治疗时活性也会升高，升高程度与手术范围、手术时间有关。另外，一些生理状态如剧烈运动也会导致肌酸激酶活性明显升高，原因为运动后肌肉组织损伤，大量肌酸激酶从细胞内释放入血清中使酶活性升高。因此肌酸激酶升高不一定预示心肌梗死。

153. 为什么急性腮腺炎患者的血清淀粉酶也会升高

答：急性腮腺炎可由感染、局部阻塞及免疫因素等病因造成，其中最为常见的是急性感染性腮腺炎，儿童中发病率较高，可进一步分为细菌性和病毒性腮腺炎。细菌性腮腺炎主要临床表现为发热和白细胞增多，腮腺局部红、肿、热、痛，化脓期挤压腮腺时可见脓液自导管口流出。病毒性腮腺炎最为常见的是由腮腺病毒引起的流行性腮腺炎，主要特征为腮腺非化脓性肿胀，腮腺病毒还可侵犯其他腺体组织、神经系统以及肝、肾、心、关节等组织器官，导致脑膜脑炎、睾丸炎、卵巢炎等病变。该病最大特点为感染后机体可获得持久免疫力，临床表现为腮腺炎和（或）合并多系统器官病变，常通过检测血清淀粉酶活性来辅助诊断。人淀粉酶有两型，唾液型淀粉酶主要存在于腮腺组织，在骨骼肌、输卵管、子宫、胃等部位也有少量分布。因此急性腮腺炎发作时血清淀粉酶活性会升高。

154. 为什么骨肿瘤或病理性骨折患者的血清碱性磷酸酶也会升高

答：生理状态下骨代谢处于一种动态平衡状态，即促进骨生成的成骨细胞和促进骨吸收的破骨细胞保持动态平衡，当这种平衡被破坏时就会导致病理性骨折或骨肿瘤，临床常表现为疼痛、局部肿胀或肿块、局部压迫症状、畸形、功能障碍及病理性骨折，严重者甚至出现全身症状。骨折和骨肿瘤常通过 X 射线检查即可明确诊断。但在疾病早期影像学检测尚不能观察到病变时，临床常通过检测患者的相关血清酶学变化来辅助诊断。常用的指标是碱性磷酸酶。碱性磷酸酶通常有肝碱性磷酸酶和骨碱性磷酸酶两型，两者分别分布于人体肝脏和骨骼，骨碱性磷酸酶主要存在于成骨细胞膜中，是骨形成的一项重要指标，临床上通过测定碱性磷酸酶及其同工酶辅助诊断骨骼和肝胆系统疾病。骨碱性磷酸酶生理性升高常见于骨骼发育期的儿童、生长期的青少年以及孕妇；病理性升高常见于骨恶性肿瘤、恶性肿瘤骨转移等疾病。

155. 为什么临床上疑似急性心肌梗死患者可测定肌酸激酶-MB 活性或质量

答：肌酸激酶及其同工酶是目前临床实验室检测中常用的酶学指标之一，有四种同工酶形式：CK-MM、CK-BB、CK-MB 和 CK-Mt，CK-MM 主要存在于骨骼肌和心肌等各种肌细胞中。CK-BB 主要存在于脑组织细胞；CK-MB 主要存在于心肌细胞；CK-Mt 主要存在于心肌和骨骼肌线粒体。CK-MM 在急性心肌梗死早期即升高，但在其他肌肉病变时也会增高，特异性较差；CK-BB 主要在中枢神经系统病变时增高；而 CK-MB 主要存在于心肌细胞，特异性强，且诊断早期心肌梗死的灵敏度显著高于血清肌酸激酶，因此灵敏性高。CK-MB 在急性心肌梗死发作后活性变化规律为：一般发病后 3~8 小时增高，9~30 小时达到峰值，48~72 小时恢复正常。因此临床上可通过测定血清 CK-MB 活性或质量辅助诊断急性心肌梗死。

156. 为什么急性心肌梗死药物溶栓治疗后需要连续监测肌酸激酶-MB

答：急性心肌梗死是临床猝死的常见原因之一，治疗方法主要有溶栓和冠脉介入治疗。静脉溶栓治疗具有简便、快捷、安全的优点，在急性心肌梗死发生早期一般进行溶栓治疗，但溶栓治疗后需简便、快速及准确地判断闭塞冠脉是否再通，如果患者冠脉未通则需及时进行介入治疗以最大限度保护心功能。目前判断闭塞冠脉是否再通的金标准为冠脉造影，这一技术为有创检查，且在一些基层医院不能普及开展。由于心肌梗死发生后，梗死部位的坏死组织释放大量肌酸激酶，肌酸激酶经淋巴和侧支循环回流至体循环中，当闭塞的冠脉再通时，梗死部位积聚的酶被重新灌注的血流"冲刷"出来进入到体循环，使血液中的肌酸激酶 MB 活性明显增高，因此临床上常通过检测肌酸激酶 MB 活性的变化来辅助判断冠脉是否再通。此外临床上也常依据急性心肌梗死患者胸痛突然消失，心电图显示升高的 ST 段骤降等表现来辅助判断溶栓效果。

157. 为什么肿瘤脑转移患者需测定脑脊液乳酸脱氢酶 1/乳酸脱氢酶 2

答：原发性脑肿瘤和肿瘤脑转移均是神经系统的恶性病变，诊断的金标准是脑脊液细胞学检查，但形态学检查受主观因素及其他客观因素影响较多，假阴性率较高。目前临床上也常通过脑脊液相关酶学标志物检测来辅助诊断神经系统恶性病变，最常用的指标为乳酸脱氢酶，该酶特点是在细胞的未分化阶段含量最丰富，随着细胞的发育成熟而逐渐减少。正常脑脊液乳酸脱氢酶活性很低，神经系统恶变后肿瘤细胞基因调节失控，大量原始、幼稚细胞增殖使乳酸脱氢酶合成增加，分泌的乳酸脱氢酶进一步促进肿瘤细胞的生长。此外肿瘤细胞的糖酵解与三羧酸循环相脱节，致使糖酵解过程产生的乳酸脱氢酶量达正常组织的 5~10 倍，因此神经系统恶性病变时脑脊液内乳酸脱氢酶活性显著升高。对原发性脑肿瘤及肿瘤脑转移患者脑脊液乳酸脱氢酶同工酶分析发现 LDH1/LDH2 比值均<1，且前者比值较后者更低。因此测定脑脊液 LDH 及 LDH1/LDH2 比值可辅助诊断肿瘤脑转移及原发性脑肿瘤。

158. 为什么碱性磷酸酶与骨碱性磷酸酶检测有助于儿童佝偻病早期诊断

答：佝偻病是儿童常见的全身营养性疾病。病因为维生素 D 缺乏，主要临床表现有神经兴奋性增高，如易激惹、烦躁等，虽不直接危及生命，但若得不到及时治疗会影响儿童骨骼发育，神经肌肉组织、造血和免疫等功能，对儿童的身心健康及生活质量造成不良影响。佝偻病发病过程较慢，初期没有特异性临床表现，发生骨骼改变时治疗已错过最佳治疗时期，因此临床需要及早发现佝偻病。目前临床常用 X 线、骨密度测定等影像学检查以及血钙、磷、碱性磷酸酶等实验室指标辅助诊断，但灵敏度较低，且特异性较差。骨源性碱性磷酸酶作为碱性磷酸酶的一种同工酶，主要来源于骨组织，可以反映骨代谢状况。该酶在佝偻病发病期及亚临床状态时开始升高，且升高程度与佝偻病进程相关，因此血清碱性磷酸酶和骨碱性磷酸酶检测有助于儿童佝偻病的早期诊断。

159. 为什么皮肌炎及急性良性肌炎类疾病需检测肌酸激酶

答：急性良性肌炎是儿童在呼吸道病毒感染病程中发生的一过性肌炎，以往称为儿童急性一过性肌炎、感染性肌炎。本病最常发生于年龄为 4~13 岁儿童，发病前常有上呼吸道感染症状，临床表现主要有局部肌肉疼痛、触痛伴有活动受限，以下肢多见。实验室检查突出特点为患者的血清肌酸激酶活性升高，肌炎好转后肌酸激酶活性迅速下降，与病情活动相平行。皮肌炎是最常见的炎症性肌痛，一般认为是免疫介导的获得性肌病，以横纹肌和皮肤急慢性非化脓性炎症为特征，主要表现为肌无力及典型皮疹（上眼睑或上下眼睑紫红色斑块伴轻度水肿，皮疹消退后可留有色素沉着），所有肌肉都有可能受累；患儿常伴有食欲减退、体重减轻、易倦、乏力等全身症状。血清肌酸激酶活性增高是小儿皮肌炎的主要特征之一，一般认为肌酸激酶、肌酸激酶 MB 最敏感。因此临床上小儿皮肌炎、急性良性肌炎常需进行血清肌酸激酶、肌酸激酶 MB 检测。

（李 丽）

第三章 蛋白质与含氮化合物代谢紊乱生物化学检验

第一节 基本知识

160. 为什么血浆蛋白质有多种功能

答：蛋白质是血浆成分中含量最多的物质，其种类约有上千种。大部分血浆蛋白质由肝脏合成并通过肝窦和中央静脉进入血液，血浆中的免疫球蛋白来源于浆细胞，均属于血浆固有蛋白质，在血浆中发挥维持胶体渗透压、运载物质、参与催化等生理作用。此外，血浆内还存在细胞膜蛋白及在细胞病变时释放入血浆的细胞器蛋白。不同的蛋白质空间结构不同，承担着不同的生理功能。一般来说，如果两种蛋白质拥有相同的结构域，那么可以推测该两种蛋白质具有相同或相似的功能。所以，蛋白质不同的功能与其结构有关，重要区域主要是在蛋白质三级结构或四级结构层次上形成。三级结构是通过多个二级结构元素在三维空间的排列所形成的，四级结构则是由几条拥有三级结构的肽链组成。

161. 为什么血浆蛋白质有不同分类方法

答：血浆蛋白质分类主要依据其生物功能，大多数血浆蛋白质的功能主要包括两个方面。一方面，许多蛋白质直接在血液中发挥生理作用：①维持血浆胶体渗透压、运载水溶性的物质、组成血液 pH 缓冲系统；②参与凝血与纤维蛋白溶解；③一些血浆酶在血浆中起催化作用，如卵磷脂胆固醇酰基转移酶、假性胆碱酯酶等。另一方面，某些血浆蛋白质在需要时进入组织中发挥作用：①对组织蛋白起修补作用，如白蛋白和前白蛋白；②组成体液免疫防御系统的免疫球蛋白和补体；③抑制组织蛋白酶的蛋白酶抑制物如 α1-抗胰蛋白酶等；④参与代谢调控作用。不同血浆蛋白质具有其独特的作用，但多数血浆蛋白质均具有运输载体、营养修补、维持胶体渗透压和缓冲酸碱物质的功能。所以，根据这些基本的功能可以将血浆蛋白质分为：运输载体、凝血与纤溶蛋白、免疫球蛋白和补体蛋白、蛋白酶抑制物、蛋白类激素及酶几大类。

162. 为什么血浆蛋白质是体内物质运输的重要载体

答：血浆蛋白质作为体内物质运输载体主要是由蛋白质的结构决定的。蛋白质结构是指蛋白质分子的空间结构。蛋白质主要由碳、氢、氧、氮等化学元素组成。所有蛋白质都是由 20 种不同氨基酸连接形成的肽链。蛋白质的分子结构可分为四级：一级结构指组成蛋白质多肽链的线性氨基酸序列。二级结构是指依靠不同氨基酸之间的 C=O 和 N-H 基团间的氢键形成的稳定结构，主要为 α 螺旋和 β 折叠。三级结构则指通过多个二级结构元素在三维空间的排列所形成的一个蛋白质分子的三维结构。四级结构用于描述由不同多肽链（亚基）间相互作用形成具有功能的蛋白质复合物分子。蛋白质的空间结构决定了蛋白质有多种生物学功能，如血红蛋白运输氧气、载体蛋白参与主动运输和协助扩散的运输载体功能等。

163. 为什么一些血浆蛋白质被称为急性时相反应蛋白

答：急性全身性或系统性炎症包括感染、组织损伤（如创伤、手术、心肌梗死、恶性肿瘤等）、炎症性疾病（如自身免疫性炎症）等情况下，肝脏对多种血浆蛋白质合成量发生变化，血浆中 α_1-抗胰蛋白酶、α_1-酸性糖蛋白、结合珠蛋白、铜蓝蛋白、补体 C4、补体 C3、纤维蛋白原等浓度增加数倍，C 反应蛋白、降钙素原和血清淀粉样蛋白 A 显著增加，可升至原浓度的 1000 倍，而血浆前白蛋白、白蛋白、转铁蛋白等浓度则出现相应下降，这些变化的血浆蛋白质统称为急性时相反应蛋白（acute phase protein，acute phase reactants，APR），含量增加的蛋白质称为正向 APR，下降的蛋白质称为负向 APR。急性损伤部位组织释放的细胞因子，包括白介素、肿瘤坏死因子 α 和 β、干扰素、血小板活化因子等，引发肝细胞中上述蛋白质合成量的改变。这些浓度或增加或下降的血浆蛋白均与机体的急性损伤有关，所以被称为急性时相反应蛋白。

164. 为什么急性时相反应蛋白可监测炎症的发生和进程

答：由于机体出现急性全身性或系统性炎症时，肝脏对多种血浆蛋白质合成量发生变化，检测急性时相反应蛋白（APR）浓度水平变化可及时辅助判断发病时期及病程发展。例如，发生感染或组织损伤（如创伤、手术、心肌梗死等）时，C 反应蛋白、降钙素原和淀粉样蛋白 A 首先增加，12 小时后，α_1-酸性糖蛋白增加，24 至 48 小时后，α_1-抗胰蛋白酶、结合珠蛋白、补体 C4 和纤维蛋白原增加，最后是补体 C3 和铜蓝蛋白浓度上升。在炎症损伤 2 至 5 天内所有急性时相反应蛋白达到最大值，然后以相同的顺序逐渐下降。测定急性时相反应蛋白，推荐采用具有最大浓度变化的 C 反应蛋白、降钙素原和淀粉样蛋白 A，以便于监测炎症反应的发生和进展以及对治疗的反应情况。

165. 为什么 α_1-抗胰蛋白酶是血浆中主要的蛋白酶抑制物

答：蛋白酶抑制物（protease inhibitor，Pi）从广义上来说是指与蛋白酶分子活性中心上的一些基团结合，使蛋白酶活力下降，甚至消失，但不使酶蛋白变性的物质。α_1-抗胰蛋白酶（α_1-antitrypsin，α_1-AT 或 AAT）是具有蛋白酶抑制作用的一种急性时相反应蛋白，有 394 个氨基酸，含糖，相对分子质量 51 800，由肝脏合成。在醋酸纤维薄膜或琼脂糖电泳中泳动于 $\alpha1$ 区带，是这一区带的主要组分。α_1-抗胰蛋白酶是血浆中主要的蛋白酶抑制物，可抑制血清中约 90% 的蛋白酶活力，因此按其作用能力常将 AAT 称为 Pi。作为蛋白酶抑制物，它不仅作用于胰蛋白酶，同时也作用于糜蛋白酶、尿激酶、肾素、胶原蛋白酶、弹性蛋白酶、纤溶酶和凝血酶等。AAT 的抑制作用有明显的 pH 依赖性，最大活力处于中性和弱碱性，当 pH 4.5 时活性基本丧失，这一特点具有重要的生理意义。一般认为 AAT 的主要功能是对抗由多形核白细胞吞噬作用时释放的溶酶体蛋白水解酶，形成不可逆的酶-抑制物复合体。由于 AAT 的相对分子质量较小，它可透过毛细血管进入组织液与蛋白水解酶结合而又回到血管内，AAT 结合的蛋白酶复合物可转移到 α_2-巨球蛋白分子上，经血液循环转运至单核吞噬细胞系统中被降解、消除。

166. 为什么血管内溶血后血清结合珠蛋白急剧降低

答：结合珠蛋白（haptoglobin，Hp）在电泳中位于 α2 区带，为 $\alpha_2\beta_2$ 四聚体，α 亚基有三种不同遗传表型，即 Hp 1（1-1）、Hp 2-1 和 Hp2（2-2），相对分子质量在 85 000～400 000，后两者的四聚体又可再形成聚合体。Hp 能结合红细胞溶解过程释放的血红蛋白（heamoglobin，Hb），并运输到肝脏网状内皮系统迅速降解，降解的氨基酸和铁可被机体再利用。每分子 Hp 可结合两分子 Hb，防止 Hb 从肾脏丢失而为机体有效地保留铁，并避免 Hb 对肾脏的损伤。Hp-Hb 结合反应不可逆，所以血管内溶血后结合珠蛋白的含量急剧降低，血浆浓度一般在一周内因蛋白再生而恢复。所以血清结合珠蛋白下降提示有溶血性疾病，如溶血性贫血、输血反应、疟疾等，此时血浆 Hp 含量明显下降，但因其参考区间较宽，故一次测定价值不大，连续观察可用于监测溶血是否处于进行状态。测定结合珠蛋白主要对急性溶血性疾病有一定的鉴别诊断价值。血管外溶血时 Hp 则不会变化。

167. 为什么血清转铁蛋白可鉴别缺铁性贫血

答：转铁蛋白（transferrin，TRF）主要由肝细胞合成，是相对分子质量为 79 600 的糖蛋白，电泳位置在 β 区带，半衰期 10.5 天。TRF 能可逆地结合多价阳离子，包括铁、铜、锌、钴等，尤其与铁的结合具有重要的临床意义。血浆中 TRF 在胃肠道和铁储存器官如肝、脾、骨髓等组织间转运铁。来自细胞铁蛋白的 Fe^{2+} 被铜蓝蛋白氧化为 Fe^{3+}，再被 TRF 的载体蛋白结合，铜蓝蛋白正常时，每一分子 TRF 可结合两个 Fe^{3+}。机体细胞表面均有转铁蛋白受体，此受体对 TRF-Fe^{3+} 复合物比对 TRF 的载体蛋白亲和力高。与受体结合后，TRF-Fe^{3+} 复合物被摄入细胞，大部分 Fe^{3+} 运输到骨髓，用于血红蛋白的合成，小部分则运输到各组织细胞，用于合成肌红蛋白、细胞色素以及形成组织铁蛋白等。

血浆 TRF 浓度受食物铁供应的影响，缺铁时血浆 TRF 上升，经铁剂有效治疗后恢复到正常水平。血清 TRF 增加主要由于缺铁性低血色素贫血时，TRF 代偿性合成增加；同时，因血浆铁含量低，结合铁的 TRF 少，所以铁饱和度下降（正常参考区间为 30%～38%）。再生障碍性贫血时，血浆 TRF 正常或低下，红细胞对铁的利用障碍，使铁饱和度增高。在铁负荷过量时（如血色病），TRF 水平正常，但饱和度可超过 50%，甚至达 90%。先天性低 TRF 血症者，TRF 水平很低，表现严重的低色素性贫血，需要持续性铁治疗。因此血清 TRF 主要作为缺铁性贫血的鉴别诊断指标和铁缺乏的治疗监测。

168. 为什么机体会发生氨基酸代谢紊乱

答：氨基酸代谢紊乱包括遗传性和继发性氨基酸代谢紊乱。遗传性氨基酸代谢紊乱为代谢酶相关基因突变致酶缺陷引起，至今已发现 70 余种，多数疾病罕见，病情严重。当酶缺陷发生在氨基酸代谢途径起点时，其催化的氨基酸将在血液循环中增加；当酶缺陷发生在代谢途径中段时，此酶催化反应前的中间代谢物便在体内堆积；有时由于正常降解途径受阻，氨基酸通过旁路途径代谢，该途径中的产物便增多。氨基酸、或其中间代谢物、或其旁路代谢物在血液中增高称为氨基酸血症，如酪氨酸血症、组氨酸血症、精氨酸血症等。血浆中增高的氨基酸及其代谢物均可从肾小球滤过，若超出肾小管的重吸收能力则从尿中排出，称为氨基酸尿症。一般氨基酸及其代谢物在尿液中的浓度比血浆高。继发性氨基酸代谢紊乱指与氨基酸代谢有关的器官出现严重病变，也可发生某种氨基酸血症或氨基酸尿症，见于肝脏和肾脏疾患以及蛋白质营养不良、烧伤等。所以检测氨基酸及其代谢产物可以了解并有助于诊断遗传性或继发性氨基酸代谢紊乱。

169. 为什么体液氨基酸检测是遗传性氨基酸代谢紊乱最常用的指标

答：体液氨基酸含量可反映体内氨基酸代谢紊乱的情况，氨基酸代谢紊乱主要包括遗传性氨基酸代谢紊乱和继发性氨基酸代谢紊乱。遗传性氨基酸代谢紊乱可从三个水平上诊断：①DNA 检测异常；②产前筛查和产后检测酶缺陷；③血清和尿液氨基酸检测。对血清或尿液中某种氨基酸的定性或定量检测是遗传性氨基酸代谢紊乱最常用的生物化学诊断手段。遗传性氨基酸代谢紊乱时血清和尿液中某种氨基酸常显著增高。例如，苯丙酮酸尿症（phenyl ketonuria，PKU）是因苯丙氨酸羟化酶遗传性缺陷，导致苯丙氨酸不能正常转变成酪氨酸而蓄积，并可经转氨基作用生成苯丙酮酸等代谢产物。该酶缺乏时血中苯丙氨酸极度升高，可超过 1200μmol/L（正常值为 120μmol/L 以下），苯丙酮酸可达 100～500μmol/L；正常人尿液苯丙酮酸为痕量，PKU 时显著增高。定量检测氨基酸可采用基于高效液相色谱的离子交换色谱法，更好的方法是高效液相色谱-串联质谱技术。直接定量检测体液中某种氨基酸或者所有 20 种氨基酸，能明确是否存在某种氨基酸血症和（或）氨基酸尿症并反映机体氨基酸代谢的整体情况。所以，测定体液氨基酸的含量是诊断遗传性氨基酸代谢紊乱最常用的指标。

170. 为什么会出现继发性氨基酸代谢紊乱

答：继发性氨基酸代谢紊乱是指与氨基酸代谢有关的器官出现严重病变，出现某种氨基酸血症或氨基酸尿症，多见于肝脏和肾脏疾患以及蛋白质营养不良、烧伤等。如肝功能衰竭时，芳香族氨基酸（aromatic amino acids，AAA）包括色氨酸、苯丙氨酸和酪氨酸，因肝脏降解减少故血浆浓度增高。而此时在肌肉、肾及脑中降解的支链氨基酸（branched chain amino acids，BCAA）即异亮氨酸、亮氨酸、缬氨酸分解没有减少，又因肝脏降解胰岛素减少致血浆胰岛素含量增高，胰岛素促进 BCAA 进入肌肉而降解增多，导致血浆BCAA 浓度降低。因此肝功能衰竭出现支链氨基酸/芳香族氨基酸比值（BCAA/AAA 比值）下降。继发性肾性氨基酸尿是由于肾小管损害、肾近曲小管功能障碍，使氨基酸重吸收减少导致，常见于肾中毒、急性肾小管坏死等。

171. 为什么嘌呤代谢紊乱会导致高尿酸血症

答：嘌呤代谢紊乱在原发性高尿酸血症的病因中约占 10%，主要原因是嘌呤代谢酶缺陷，其中大多数属多基因遗传缺陷，机制不明。由单酶缺陷引起的仅占 1%～2%，包括：①次黄嘌呤鸟嘌呤磷酸核糖转移酶（hypoxanthine guanine phosphoribosyl transferase，HGPRT）完全或部分缺陷，使磷酸核糖焦磷酸（phosphoribosyl pyrophosphate，PRPP）蓄积，嘌呤向尿酸迅速转化使尿酸大量生成；②PRPP 合成酶亢进，导致嘌呤核苷酸合成增多，进而其分解产物尿酸增多；③葡萄糖-6-磷酸酶缺陷（即Ⅰ型糖原累积病），可使葡萄糖-6-磷酸增多，并通过磷酸戊糖代谢途径转化成较多的 PRPP，促进嘌呤核苷酸合成增多，最终导致高尿酸血症。

172. 为什么尿酸排泄障碍多见于高尿酸血症

答：原发性高尿酸血症中80%~90%具有尿酸排泄障碍。此类患者肾脏功能大多正常，仅存在尿酸排泄障碍，研究表明为多基因遗传性疾病，其易感基因和发病机制尚不明确。肾脏对尿酸盐的排泄有四个阶段，包括肾小球滤过血浆中的全部尿酸盐、滤液中大部分尿酸盐被近曲小管重吸收、近端小管再分泌尿酸盐、髓袢降支被动重吸收尿酸盐，最终随尿排出的尿酸盐只占滤过量的 6%~10%，总量为 2.4~3.0mmol/天。肾脏尿酸排泄障碍涉及肾小球尿酸滤过减少、肾小管重吸收增多、肾小管尿酸分泌减少以及尿酸盐结晶在泌尿系统的沉积。尿酸盐为极性分子，滤过后在肾脏的排泄需要一系列转运蛋白参与，以及与其他有机阴离子、无机阴离子的交换。已知与肾脏排泄尿酸相关的转运子包括人尿酸盐转运子、人尿酸盐阴离子交换子、人有机阴离子转运子 1 和 3，任何一个转运蛋白基因表达或功能障碍都会引起尿酸排泄减少，最终导致高尿酸血症。

173. 为什么会出现苯丙氨酸代谢紊乱

答：正常情况下，苯丙氨酸代谢主要是在苯丙氨酸羟化酶的作用下生成酪氨酸。苯丙氨酸羟化酶是一种单加氧酶，其辅酶是四氢生物蝶呤，催化不可逆反应。苯丙酮尿症（PKU）主要由于苯丙氨酸羟化酶缺乏而引起的常染色体隐性遗传病，患者尿中有大量苯丙酮酸。多数由于苯丙氨酸羟化酶缺乏或不足，体内苯丙氨酸不能转变成酪氨酸，而是通过转氨基作用生成苯丙酮酸，后者进一步转变成苯乙酸等代谢产物；少数是由于苯丙氨酸羟化酶的辅酶四氢生物蝶呤生成不足，同样导致体内苯丙氨酸不能转变成酪氨酸。PKU 患者血中苯丙氨酸极度升高。苯丙酮酸的堆积对中枢神经系统有毒性，故 PKU 患儿的智力发育障碍，其严重程度和血苯丙氨酸的升高程度和持续时间有关。PKU 的早期诊断对防止PKU 严重后果的发生很有必要，目前新生儿 PKU 筛查常用方法有 Guthrie 试验、荧光光度法、苯丙氨酸脱氢酶法。检测还应包括对尿中生物蝶呤和新蝶呤的测定。

174. 为什么会出现酪氨酸代谢紊乱

答：酪氨酸是合成蛋白质的基本成分，也是某些神经递质、激素和黑色素等生物分子的前体。其主要代谢途径：①酪氨酸在酪氨酸转氨酶的催化下生成对羟苯丙酮酸，后者在氧化酶作用下生成尿黑酸，进一步氧化生成苹果酰乙酰乙酸、延胡索酰乙酰乙酸，后者在延胡索酰乙酰乙酸水解酶作用下生成延胡索酰和乙酰乙酸，分别进入糖和脂肪代谢途径；②合成儿茶酚胺和黑色素：酪氨酸在酪氨酸羟化酶作用下生成 3，4-二羟苯丙氨酸，后者在多巴脱羧酶作用下生成多巴胺。③酪氨酸在皮肤黑色素细胞中酪氨酸羟化酶的催化下，羟化生成多巴，后者经氧化、脱羧等反应转变成吲哚-5，6-醌。黑色素由多巴醌、吲哚-5，6-醌、2，3-羧酸以 3:2:1 比例聚合而成。

酪氨酸代谢紊乱会引起酪氨酸血症、白化病等病症。酪氨酸血症常见为Ⅰ型及Ⅱ型。Ⅰ型酪氨酸血症是由于酪氨酸分解途径中延胡索酰乙酰乙酸酶、对-羟苯丙酮酸氧化酶活性降低，延胡索酰乙酰乙酸还原成琥珀酰乙酰乙酸，后者脱羧生成琥珀酰丙酮。

琥珀酰丙酮可损害肝肾功能，并能抑制甲硫氨酸腺苷转移酶活性而造成血中甲硫氨酸浓度升高。患者血、尿中酪氨酸水平升高；血甲硫氨酸浓度升高；尿中出现大量多巴等其他酪氨酸代谢产物。Ⅱ型酪氨酸血症较罕见，肝细胞中酪氨酸转氨酶缺乏导致血和尿中酪氨酸水平升高。此外，若机体缺乏酪氨酸酶，则黑色素合成障碍会导致白化病。采用离子交换层析是检测血清酪氨酸的参考方法，分光光度法和酶法也可用于检测血清酪氨酸。

175. 为什么会出现含硫氨基酸代谢紊乱

答：含硫氨基酸包括甲硫氨酸（methionine，Met）、半胱氨酸（cysteine，Cys）和胱氨酸（cystine）。其中，Met 可以转变成 Cys，胱氨酸是 2 个 Cys 巯基缩合的产物，但 Cys 和胱氨酸不能转变成 Met。同型半胱氨酸（homocysteine，Hcy）比 Cys 多一个次甲基（—CH_2），是 Met 代谢的中间产物。Hcy 很不稳定，容易氧化成同型胱氨酸或 Hcy-Cys 二硫化合物，只有少量以还原型 Hcy 存在于血浆中。这些含硫氨基酸在血浆中大部分与蛋白质结合存在。Hcy 可与丝氨酸在胱硫醚-β-合成酶（cystathionine-β-synthase，CBS）的作用下缩合生成胱硫醚，后者进一步生成 Cys 和 α-酮丁酸。同型半胱氨酸尿症是含硫氨基酸代谢紊乱中最常见的类型，体内 Hcy 转化受阻，导致血液 Hcy 升高，常导致 Hcy 尿症。Hcy 代谢途径上的酶如甲硫氨酸合成酶、胱硫醚-β-合成酶的基因突变，可导致甲硫氨酸合成酶缺乏，Hcy 转化受阻，Hcy 水平升高；胱硫醚-β-合成酶缺乏，血浆 Hcy 及其前体积聚，Hcy 达到可检测水平，Met 水平升高，此为 Hcy 尿症最常见的原因；食物营养素缺乏，如维生素 B_6 是胱硫醚-β-合成酶的辅酶，维生素 B_{12} 是甲硫氨酸合成酶的辅酶，N^5-甲基四氢叶酸是体内甲基的间接供体，因此这三者缺乏同样会导致 Hcy 尿症。

（陈姝子）

第二节　生化检验

176. 为什么要测定脑脊液蛋白质含量

答：脑脊液中蛋白质含量很低，仅相当于血浆蛋白质的 5%，分别来源于：①由血浆蛋白质经血脑屏障超滤进入，以白蛋白为主；②由中枢神经系统合成释放的少量蛋白质，如免疫球蛋白等。病理情况下因血脑屏障的通透性改变、中枢神经系统大量合成释放，导致脑脊液中蛋白质的量和种类改变。脑脊液总蛋白升高常见于颅内感染、各种颅内疾病、颅内及全身性出血性疾病、脑脊液循环阻塞等由于血脑屏障通透性增加所致。此外，对脑脊液总蛋白中某些特定蛋白组分的测定，可协助判断血脑屏障的状况以及导致脑脊液总蛋白升高的可能原因。测定某些中枢神经系统疾病的特异性标志蛋白，如脑脊液髓鞘碱性蛋白，具有较高的诊断和预后评估价值。目前开展较多的特异性标志蛋白测定包括脑脊液白蛋白和免疫球蛋白 G。

177. 为什么要测定尿蛋白含量

答：尿液蛋白含量的升高多数与肾脏疾病有关。临床上主要对尿总蛋白、尿白蛋白、尿免疫球蛋白 G、尿转铁蛋白、尿视黄醇结合蛋白、尿 $α_1$-微球蛋白、尿 $β_2$-微球蛋白及部分尿酶等进行检测。尿免疫球蛋白 G 反映了肾小球损伤的严重程度；尿白蛋白、尿转铁蛋白是早期肾小球损伤的指标，主要反映肾小球滤过膜电荷选择性屏障受损；尿 α_1-微球蛋白是判断肾近曲小管损伤的早期指标；尿 β_2-微球蛋白则提示肾小球和肾小管功能发生障碍；尿视黄醇结合蛋白升高提示近端肾小管损伤和功能异常。在多数肾脏疾病中可观测到尿总蛋白浓度升高（蛋白尿）。原发性和继发性肾病可导致肾小球渗透性增加或肾小管重吸收能力下降，引起肾性蛋白尿；感染、出血或泌尿系统的疾病可引起肾后性蛋白尿。尿白蛋白测定对早期发现肾脏功能改变及随后的治疗监测有一定作用，而且特异性和敏感度均较高，由微量白蛋白尿发展至显性白蛋白尿往往提示糖尿病肾病或高血压肾病的进展。尿液蛋白水平升高也可能与生理或心理压力和其他急性疾病如发热等有关。

178. 为什么要测定血清总蛋白

答：血清总蛋白（total protein，TP）是血清中所有蛋白质含量的总体反映，与肝脏合成蛋白质功能以及免疫球蛋白合成情况有关，尤其是结合血清白蛋白浓度，能间接反映血清免疫球蛋白的含量。血清 TP 浓度下降常见于血清白蛋白含量下降，少数由免疫球蛋白含量的明显下降引起；其他血清蛋白质减少一般不能在 TP 浓度中得到反映。血清 TP 浓度增高主要见于慢性炎症等所致的多克隆免疫球蛋白增多，浆细胞病时单克隆免疫球蛋白的显著增多，也见于血浆中水分丢失浓缩致 TP 浓度的相对增高。成人 TP 为 $65\sim85g/L$。血清 TP 随年龄增大有所增高，60 岁后则稍有下降，卧床比直立状态低。

179. 为什么体液总蛋白有多种检测方法

答：体液总蛋白的测定方法很多，血清总蛋白常采用双缩脲法测定，凯氏定氮法可作为血清总蛋白二级标准品的定量方法；其他测定方法有染料结合法、比浊法、酚试剂法、直接紫外吸收法等，均可用于尿液、脑脊液、胸腹腔积液、组织提取液或纯化蛋白等样品中蛋白质总量的测定。这些方法分别针对蛋白质的某一特性进行测定，各有利弊。双缩脲法是目前所有总蛋白测定方法中最普遍的方法，但并不适合测定蛋白质浓度很低的脑脊液和尿液标本。凯氏定氮法是测定许多生物样品中蛋白质含量的参考方法，但操作复杂、费时，不适合临床常规测定。不同体液中各种蛋白质含氮量在疾病状态下可能有差异性改变，导致检测结果会有少许差异。染料结合法适合于蛋白质浓度较低的尿液和脑脊液样本测定，但试剂与各种蛋白质的呈色程度有所不同，球蛋白约为白蛋白的 70%。比浊法操作简便、灵敏度高，适合于测定尿液、脑脊液等总蛋白，但影响浊度大小的因素较多，包括加入试剂的手法、混匀技术、反应温度等，且各种蛋白质形成的浊度亦有较大差别。酚试剂法的灵敏度较高，但各种蛋白质中酪氨酸和色氨酸的含量不同，如白蛋白含色氨酸 0.2%，而球蛋白含色氨酸 2%~3%，不适合测定混合蛋白质，只适合测定较单一的蛋白质如组织中某一蛋白质抽提物。该方法易受还原性化合物的干扰，如带巯基的化合物、糖类、酚类等，因此酚试剂法的特异性不高。直接紫外吸收法的准确性受蛋白质分子中芳香族氨基酸的含量影响甚大，而且尿酸和胆红素在 280nm 附近有干扰，不适合血清、尿液等组成复杂的体液蛋白质测定，常用于较纯的酶、免疫球蛋白等测定。

180. 为什么要测定血清白蛋白

答：血清白蛋白（albumin, Alb）占血清总蛋白（TP）的 50% 以上，其功能主要有：①重要的血浆营养蛋白；②重要的血浆载体蛋白；③维持血浆胶体渗透压最重要成分；④蛋白质是两性电解质，具有缓冲酸碱物质的能力。若其含量下降，生理功能明显受影响。血清 Alb 增高仅见于严重失水时，没有特殊的临床意义。许多病理情况下会出现低 Alb 血症，包括：①肝功能下降，合成减少；②白蛋白丢失增加，见于由尿中丢失，如肾病综合征、慢性肾小球肾炎、糖尿病肾病、系统性红斑狼疮性肾病等；由胃肠道丢失如肠道炎症性疾病；经皮肤丢失如烧伤及渗出性皮炎等；③白蛋白分解代谢增加，见于组织损伤如外科手术和创伤，组织分解增加如感染性炎症疾病等；④白蛋白的分布异常，见于肝硬化等；⑤蛋白质营养不良或吸收不良：血浆 Alb 受饮食中蛋白质摄入量影响，可作为个体营养状态的评价指标，其评价标准是：>35g/L 时正常，28~34g/L 为轻度缺乏，21~27g/L 为中度缺乏，<21g/L 则严重缺乏；当 Alb 低于 28g/L 时，会出现组织水肿。血清 Alb 测定有助于这些疾病的诊断及其病情判断。此外，妊娠妇女出现血清 Alb 浓度下降，是因其血容量增大以及胎儿生长所需的生理性变化。

181. 为什么常用双缩脲法检测血清总蛋白

答：血清总蛋白测定方法很多，常采用双缩脲法测定。蛋白质中的两个相邻肽键（-CO-NH-）在碱性溶液中能与二价铜离子（Cu^{2+}）作用产生稳定的紫红色络合物。此反应与两个尿素分子缩合后生成双缩脲（$H_2N-OC-NH-CO-NH_2$）在碱性溶液中与 Cu^{2+} 作用形成紫红色的反应相似，故称为双缩脲法（biurea method）。双缩脲法对蛋白质特异性很高，因至少含两个-CONH-基团才能与 Cu^{2+} 络合，故氨基酸及二肽无反应，三肽以上才能反应。体液小分子肽含量极低，对总蛋白测定来说可忽略不计。此方法的呈色强度与肽键数量即蛋白质含量成正比，因此各种蛋白质呈色强度基本相同，是目前所有 TP 测定方法中最好的方法。此外，本方法线性范围为 10~120g/L，绝大多数正常和病理血清总蛋白均在其检测范围内，虽然双缩脲法灵敏度不高，但很适合血清 TP 测定。

182. 为什么凯氏定氮法作为蛋白质测定的参考方法

答：1883 年建立的凯氏定氮法（Kjeldahl method），是经典的蛋白质测定方法，定量准确性好，精密度高，灵敏度高，并适用于任何形态的样本测定，至今仍被认为是测定多种生物样品中蛋白质含量的参考方法。因为蛋白质中含氮量为较恒定的 16%，即 1g 相当于 6.25g 蛋白质，因此测定样本中的含氮量，即可推算出蛋白质含量。凯氏定氮法的测定原理为：将蛋白质用硫酸加热分解，在有催化剂存在的条件下，其中的氮生成硫酸铵，后者与浓碱作用生成 NH_4OH，再用蒸馏法将氨蒸馏并被硼酸吸收，将硼酸铵用标准盐酸滴定，根据标准酸的消耗量可算出总氮量，再折算成蛋白质含量。

183. 为什么酚试剂法只适合测定单一蛋白

答：酚试剂法（phenol reagent method）由 Folin 在 1921 年首创，早期用于酪氨酸和色氨酸测定，后用于蛋白质定量。该方法的测定原理为：蛋白质中酪氨酸和色氨酸使磷钨酸和磷钼酸还原为钨蓝和钼蓝，显色物的蓝色程度与蛋白质浓度成正比，所以称为酚试剂法

（phenol reagent method）。该方法虽灵敏度较高，但各种蛋白质中酪氨酸和色氨酸的含量不同，如白蛋白含色氨酸0.2%，而球蛋白含色氨酸2%~3%，因此不适合测定混合蛋白质，只适合测定较单一的蛋白质如组织中某一蛋白质抽提物。该方法还易受还原性化合物的干扰，如带巯基的化合物、糖类、酚类等，因此特异性不高。

184. 为什么直接紫外吸收法不适于测定体液蛋白质

答：直接紫外吸收法的检测原理是：根据蛋白质分子中芳香族氨基酸在280nm处的紫外吸收值，计算蛋白质含量。因生物样本中常混有核酸，核酸最大吸收峰为260nm，在280nm也有较强的光吸收，会对检测带来干扰，因而测定蛋白质浓度可采用两个波长的吸光度予以校正，即蛋白质浓度（g/L）$= 1.45A_{280nm} - 0.74A_{260nm}$。体液样本中的尿酸和胆红素在280nm附近也存在一定的干扰，所以直接紫外吸收法不适合血清、尿液等组成复杂的体液蛋白质测定。该方法的准确性受蛋白质分子中芳香族氨基酸的含量影响较大，因此常用于较纯的酶、免疫球蛋白等测定。

185. 为什么血清白蛋白检测有两大类检测方法可选择

答：血清白蛋白定量检测方法包括免疫化学法和染料结合法。前者包括免疫比浊法和放射免疫法等，这类方法特异性好、灵敏度高，较适合于尿液和脑脊液等低浓度白蛋白的测定。血清中白蛋白的浓度很高，以染料结合法最多用。常以溴甲酚绿法和溴甲酚紫法为主。因为这两种阴离子染料，即溴甲酚绿（bromcresol green，BCG）、溴甲酚紫（bromcresol purple，BCP）均能与白蛋白结合，生成蓝绿色或绿色复合物，在不同的波长处有吸收峰，其吸光度与白蛋白浓度成正比。这两种染料结合法操作简便、重复性好、可自动化。其中，溴甲酚绿与白蛋白为快反应，在30秒内反应基本完全，而血清中α-球蛋白和β-球蛋白也能起慢反应，故常采用缩短反应时间来避免非特异性反应，自动化分析仪能在反应30秒内进行吸光度检测，因而BCG法十分实用，为国内大多数临床实验室所采用。溴甲酚紫与白蛋白为即时完全反应，对白蛋白特异性好，无球蛋白的非特异性干扰，是一种较为理想的方法。此外，BCP法检测Alb线性范围为5~50g/L，上限较低，大于50g/L需减量或稀释重做，BCG法的线性范围为5~60g/L，比BCP法线性略宽，临床应用更为方便。所以根据不同的需求可以选择这两类方法对血清白蛋白进行检测。

186. 为什么溴甲酚紫法不宜采用动物来源的质控血清

答：阴离子染料溴甲酚紫（BCP）能与白蛋白结合，产物为绿色复合物，在603nm波长处有吸收峰，其吸光度与白蛋白浓度成正比。溴甲酚紫法与白蛋白为即时完全反应，对白蛋白的特异性好，并且没有球蛋白的非特异性干扰，是一种检测白蛋白较为理想的方法。但溴甲酚紫法试剂与牛、猪等动物血清的白蛋白的反应性比人白蛋白反应程度低，若质控血清采用动物血清，则限制了溴甲酚紫显色反应。所以，动物来源的质控血清，例如牛血清白蛋白的测定方法通常使用凯氏定氮法、双缩脲法、Folin-酚试剂法、紫外吸收法或考马斯亮蓝法。

187. 为什么要测定血清 α_1-酸性糖蛋白

答：α_1-酸性糖蛋白（α1-acid glycoprotein，AAG）又称血清类黏蛋白，是血清中黏蛋白的主要成分。黏蛋白是含糖量高、能被高氯酸和其他强酸沉淀的一组蛋白质。AAG 主要由肝实质细胞合成，在脓毒血症时粒细胞和单核细胞也可合成。AAG 相对分子质量 35 000~40 000，含糖约 45%，其中包括 11%~20% 的唾液酸，其糖链结构和电荷量随炎症而变化。血浆 AAG 的半衰期约为 3 天。AAG 是脂质运载蛋白，能结合孕酮等类固醇激素和许多药物（如心得安、奎尼丁、氯丙嗪、可卡因和苯二氮䓬类）。除运载功能外，AAG 还具有下调免疫反应、抑制白细胞吞噬、抑制血小板聚集、抑制有丝分裂、抑制病毒和寄生虫、作为脂蛋白脂酶的辅因子等功能。AAG 是主要的 APR，在急性炎症和组织损伤时增高，与免疫防御功能有关。AAG 升高表现在：①急性时相反应中，风湿病、心肌梗死等炎症或组织坏死 12 小时后浓度迅速增高，3~5 天出现高峰，一般增加 3~4 倍，如 AAG 是反映溃疡性结肠炎活动性的指标；②糖皮质激素增加可引起 AAG 升高，包括库欣综合征和外源性强的松、地塞米松等药物治疗时。AAG 下降表现在：①肾病综合征时 AAG 从尿液丢失，以及胃肠道疾病时从肠道丢失；②雌激素可减少 AAG 合成。当急性炎症反应引起的 AAG 明显升高时，因 AAG 结合状态的药物增加而游离状态减少，此时需要增加药物剂量。临床测定 AAG 主要是监测急性时相反应，以及由 AAG 血清浓度评估药物结合的状态。另外，测定 AAG 有助于解释活动性溶血时的急性时相变化。

188. 为什么血清铜蓝蛋白可作为肝豆状核变性的辅助诊断指标

答：铜蓝蛋白（ceruloplasmin，Cp）是由肝实质细胞合成的单链多肽，相对分子质量平均为 132 000，电泳在 α_2 球蛋白区带。每分子 Cp 含 6~8 个铜原子，由于含铜而呈蓝色；血浆铜 95% 存在于 Cp 中，另 5% 呈可扩散状态，在血液循环中 Cp 可视为铜的无毒性的代谢库。当 Cp 显著增加（例如妊娠时），或者正常的血浆黄色变浅时，血浆可能显浅绿色。Cp 主要参与氧化还原反应，根据其他物质的性质，它既作为氧化剂又能作为抗氧化剂。Cp 具有铁氧化酶作用，能将 Fe^{2+} 氧化为 Fe^{3+}，Fe^{3+} 可结合到转铁蛋白上，对铁的转运和利用非常重要。在有遗传性铜蓝蛋白缺乏症的患者中大多数组织有铁的沉积。同时，Cp 具有抑制膜脂质氧化的作用。铜蓝蛋白主要作为 Wilson 病的辅助诊断指标。Wilson 病是一种常染色体隐性遗传病，因血浆 Cp 减少，血浆游离铜增加，游离铜沉积在肝可引起肝硬化，沉积在脑基底节的豆状核则导致豆状核变性，因而该病又称为肝豆状核变性。该病的不全表现为 Cp 减少，有一小部分患者 Cp 水平正常，但可能是铜掺入 Cp 时所需的携带蛋白减少，导致 Cp 结合铜减少。大部分患者可有肝功能损害并伴有神经系统症状。Wilson 病患者血清总铜降低、游离铜增加和尿铜排出增加。

189. 为什么要测定血清 α_2-巨球蛋白

答：α_2 巨球蛋白（α_2-macroglobulin，α_2MG 或 AMG）主要由肝实质细胞合成，相对分子质量约为 720 000，是血浆中最大的蛋白质，不能从血管内扩散至细胞外液。AMG 是主要的蛋白酶抑制剂，能结合并抑制各种类型的蛋白酶，包括作用于激肽、补体、凝血、纤溶途径中的蛋白酶，不作用于丝氨酸蛋白酶。当酶与 AMG 处于复合物状态时，酶的活性虽未失活，但能导致酶不易作用于大分子底物而不发挥蛋白水解酶的催化活性。若酶的底物为相对分子质量小的蛋白质，则可被 AMG-蛋白酶复合物所催化水解。因此，AMG 可起到选择性保护某些蛋白酶活性的作用。血清 AMG 增高表现在：①雌激素使 AMG 增加，育龄期女性 AMG 水平比同龄男性较高。②婴幼儿 AMG 是成人水平的 2~3 倍，可能是由于婴幼儿暴露于细菌感染的机会较多，以及白细胞蛋白酶水平较高，增加的 AMG 具有保护作用。③低白蛋白血症，尤其是肾病综合征时，血浆 AMG 含量可显著增高，其常规血清蛋白电泳能显示 α_2 球蛋白区带明显增高，这可能是一种代偿机制以保持血浆胶体渗透压，以及作为小分子蛋白酶抑制剂丢失的代偿。急性时相反应时 AMG 变化不明显。血清 AMG 下降表现在：①急性胰腺炎时 AMG 和抗凝血酶Ⅲ显著下降，其他蛋白酶抑制物正常或增加；②晚期前列腺癌患者治疗前 AMG 下降，治疗有效时恢复正常。

190. 为什么选择不同方法测定血清、尿液和胸腹水总蛋白

答：双缩脲法测定总蛋白的线性范围为 10~120g/L，虽然灵敏度不高，但很适合血清总蛋白浓度测定，成人血清 TP 为 65~85g/L。胸腹腔积液 TP 一般在 4.5~50g/L，而双缩脲法的检测低限为 0.47g/L，生物检测限为 1.33g/L，因此可采用该法测定胸腹腔积液 TP。对蛋白质浓度很低的脑脊液和尿液，双缩脲法不是合适的定量方法。染料结合法灵敏度高，线性下限为 10~20mg/L，线性上限为 2g/L，适合于蛋白质浓度较低的尿液和脑脊液总蛋白测定，而不适合血清 TP 测定。临床可选择考马斯亮蓝 G250 等染料显色法用于尿液、脑脊液等样本的总蛋白测定。透射或散射比浊法（precipatation method）操作简便、灵敏度高，也适合于测定尿液、脑脊液等总蛋白，是自动化仪器普遍采用的检测方法。

191. 为什么要测定血清降钙素原

答：降钙素原（procalcitonin，PCT）是评估急性时相反应的重要血浆蛋白。PCT 为 116 个氨基酸的多肽，是由甲状腺 C 细胞分泌的降钙素的前体。健康人血浆 PCT 含量极低，血清 PCT 的升高与细菌感染密切相关，严重的全身系统性感染早期 PCT 即可升高，经抗生素治疗感染控制后，血中 PCT 会下降。在病毒性感染及局部细菌感染而无全身表现的患者 PCT 仅轻度升高。PCT 已被用作全身严重感染或败血症的重要观察指标。PCT 的半衰期为 25~30 小时，在体外稳定性好。炎症反应时，其他组织如肝、肾、胰腺也合成降钙素原，并且不进行裂解，使其血浆浓度从非常低的基线浓度迅速增加，增加速度远高于其他急性时相反应蛋白。细菌感染时急性时相反应蛋白的变化比病毒感染时明显，新生儿或复杂的成人疾病时，测定 PCT 或其他急性时相反应蛋白有利于在细菌培养结果出来之前对细菌感染的判断，确定是否采取抗生素治疗。临床应用还包括婴儿 PCT 浓度很低，对发热婴儿确定细菌感染的临界值为 0.12ng/mL；若重症监护室成人患者的 PCT 浓度低于临界值上限 0.5ng/mL，表示其患有脓毒症的风险较低。

192. 为什么要测定血清淀粉样蛋白 A

答：血清淀粉样蛋白 A（serum amyloid A，SAA）是一类多基因编码的多形态蛋白家族，是组织淀粉样蛋白 A 的前体物质，属于急性时相反应蛋白。炎症或感染急性期，SAA 在 48~72 小时内迅速升高，在恢复期迅速下降。细菌、病毒感染和肿瘤等疾病时升高。SAA 用于诊断病毒感染、移植排斥反应、冠心病等疾病的灵敏度高于 C 反应蛋白（C-reaction protein，CRP）。定量检测血清 SAA 方法有放射免疫测定法、酶联免疫吸附试验、免疫速率散射比浊法和微球捕获酶免疫法等。SAA 检测方法灵敏度高，提高了在临床疾病监测中的应用价值。

193. 为什么血浆蛋白质可采用电泳法加以分离和分类

答：电泳法指带电荷的样品（蛋白质、核苷酸等）在惰性支持介质（如纸、醋酸纤维素、琼脂糖凝胶、聚丙烯酰胺凝胶等）中，于直流电场的作用下，向其相反电极方向按各自的速率进行泳动，使组分分离成狭窄的区带，用适宜的检测方法记录其电泳区带图谱或计算其百分含量的方法。电泳技术是一种分离蛋白质的常用手段。电泳中选择合适的缓冲系统十分重要，主要考虑缓冲溶液的 pH、离子种类和离子强度。一般分离酸性蛋白质要配制 pH 较大的缓冲溶液，分离碱性蛋白质要配制 pH 较小的缓冲溶液，而离子强度则尽可能小。通常血浆蛋白在电泳中可分离成白蛋白和 $\alpha1$、$\alpha2$、β、γ-球蛋白等条带。

194. 为什么血清蛋白电泳介质常用琼脂糖凝胶

答：琼脂糖凝胶是由 D-半乳糖和 3，6 脱水 L-半乳糖的残基通过氢键交替排列组成的直链多糖。电泳时，因为凝胶中含水量大（98%~99%），固体支持物的影响较少，故电泳速度快、区带整齐。由于琼脂糖本身不含带电荷的基团，电渗影响很小，因此分离效果较好。血清蛋白电泳常选择琼脂糖凝胶作为支持介质。血清中脂类物质均与载脂蛋白结合成水溶性脂蛋白形式存在，各种脂蛋白所含载脂蛋白的种类及数量不同，因而不同脂蛋白颗粒大小相差很大，以琼脂糖凝胶作为良好的电泳支持物，能在电场中将各种脂蛋白颗粒分开，区带清晰。

195. 为什么血清蛋白电泳缓冲液选择 pH 8.6

答：溶液的 pH 决定带电物质的解离程度，也决定物质所带净电荷的多少。对蛋白质、氨基酸等类似两性电解质，pH 与等电点差异越大，粒子所带电荷越多，泳动速度越快，反之越慢。因此，当分离某一种混合物时，应选择能扩大各种蛋白质所带电荷量差别的溶液 pH，利于各种蛋白质的有效分离。为了保证电泳过程中溶液的 pH 恒定，必须采用缓冲溶液。血清蛋白的等电点（isoelectric point，pI）分别是：白蛋白 4.64，α-球蛋白 5.06，β-球蛋白 5.12，γ-球蛋白 6.85~7.3。在碱性溶液中它们均带负电荷，点样端放于负极，在电场中向正极移动，移动速度由快到慢依次是白蛋白>α-球蛋白>β-球蛋白>γ-球蛋白，故常用 pH=8.6 巴比妥缓冲液作为血清蛋白电泳的缓冲液。

196. 为什么在相同电场条件下血清蛋白各组分泳动速度不同

答：蛋白质分子的解离状态和解离程度受溶液的酸碱度影响。当溶液的 pH 达到一定数值时，蛋白质颗粒上正负电荷的数目相等，在电场中，蛋白质既不向阴极移动，也不向阳极移动，此时溶液的 pH 为该蛋白质的等电点（isoelectric point，pI）。某一蛋白质的 pI 大小是特定的，与该蛋白质结构有关，与环境 pH 无关。当缓冲液 pH>pI 时该蛋白质带负电荷，反之蛋白质带正电荷，若缓冲液 pH=pI 时该蛋白质净电荷为 0。血清中各种蛋白质都有其特有的等电点，在 pH 高于其等电点的缓冲液中，形成带负电荷的质点，在电场中向正极泳动。在同一条件下，不同蛋白质所带电荷有差异，相对分子质量大小也不同，所以泳动速度不同。血清蛋白质在碱性缓冲液的电场中蛋白质从负极向正极泳动，按其泳动速度通常将血清蛋白质分为五条区带，从正极到负极依次为白蛋白和 α_1、α_2、β、γ-球蛋白。

197. 为什么传统血清蛋白电泳的分析精密度差

答：影响血清蛋白电泳精密度的因素很多，包括电泳介质的性质、缓冲液成分和浓度、电压大小、电泳时间、染色液成分、电泳时的温度等。因此，不同实验室之间的一致性较差，实验室内的蛋白电泳检测精密度甚至不如一般生化定量指标的测定。血清蛋白电泳各区带中多个蛋白质组分可有重叠、覆盖，如铜蓝蛋白常被 α_2-MG 及 Hp 所掩盖；α-脂蛋白、β-脂蛋白迁移带较宽，常使区带之间着色；免疫球蛋白 A 通常存在于 β 和 γ 区带之间；某些蛋白质组分染色很浅，其中脂类或糖类不能被蛋白染料着色，如脂蛋白和 AAG。因此以往的血清蛋白电泳分析精密度不尽如人意。目前较多实验室已经采用自动电泳仪及其配套的商品试剂进行血清蛋白电泳分析。仪器能将每次电泳的电压、时间，甚至温度等准确控制，加上采用配套的商品试剂，使每批次的电泳支持介质、电泳缓冲液的差异减到最小，有利于提高电泳结果的精密度，将自动点样取代人工加样以使人为因素干扰降低，电泳区带整齐，蛋白分离效果好，且操作速度快，切实改善了血清蛋白电泳分析的精密度，使其主要应用于慢性肝病和肝硬化、肾病、血液系统疾病、炎症等的诊断和治疗。自动化电泳分析技术的应用不止于血清，也可以是尿液、脑脊液等其他体液。

198. 为什么肾病综合征患者血清蛋白电泳会呈现特征性电泳图谱

答：肾病综合征（nephrotic syndrome，NS）可由多种病因引起，肾小球基膜通透性增加，表现为大量蛋白尿、低白蛋白血症、高度水肿、高脂血症的一组临床症候群。在血清电泳图谱中（见图 3-1）呈现以下特征性的电泳图谱，见白蛋白明显下降，α_2-蛋白显著升高，β-球蛋白明显升高，γ-球蛋白不变或相对下降。

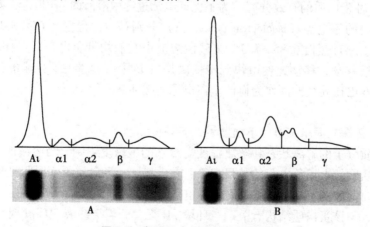

图 3-1 肾病综合征蛋白电泳图谱
A 正常蛋白电泳图；B 肾病综合征电泳图

199. 为什么常用氨基黑或丽春红作为血清蛋白电泳染色剂

答：血清蛋白电泳常采用醋酸纤维素薄膜或琼脂糖凝胶作为电泳支持介质，染色剂的选择应要求各蛋白质与该染料结合能力一致，且蛋白质的浓度与结合染料呈直线关系。蛋白质染色剂有 10 余种，常用氨基黑或丽春红，它们皆属偶氮酸性染料，含有游离磺酸基，能与血清中白蛋白及球蛋白的精氨酸、赖氨酸等碱性氨基酸的游离氨基结合，因而蛋白质被染色。氨基黑对不同蛋白质染色的着色度不等，色调不一，有蓝、黑、棕色等。丽春红也称猩红，可以与蛋白质的非极性区相结合形成红色的条带，丽春红对蛋白质的染色是可逆的，染色后可以用蒸馏水、磷酸盐缓冲液或其他适当溶液去染色。

200. 为什么血清蛋白电泳出现 β-γ 桥有助于肝病诊断

答：肝硬化患者的血清蛋白电泳图谱特征是白蛋白下降，γ-球蛋白明显升高，典型者 β 和 γ 区带融合，出现弥散的连接 β 和 γ 区的宽显色带，称为 β-γ 桥（见图 3-2）。

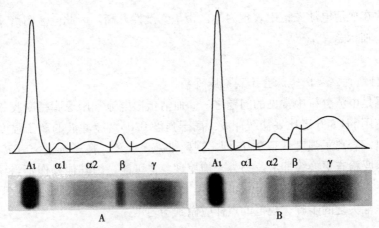

图 3-2　肝硬化血清蛋白电泳图谱
A 正常蛋白电泳图；B 肝硬化血清蛋白电泳图

201. 为什么浆细胞病血清蛋白电泳会出现 M 蛋白区带

答：正常血清蛋白电泳图谱上 γ 区带色浅且宽，主要组成蛋白是免疫球蛋白（immunoglobulin，Ig），包括 IgG、IgA 和 IgM 等，由多克隆浆细胞所产生。疾病时 γ 区带蛋白增高较为常见，包括单克隆增殖和多克隆增殖。单克隆免疫球蛋白在电泳时出现的单株峰，亦称为 M 蛋白（monoclonal protein），其特点是区带窄而浓，扫描时呈现尖高峰，在 γ 区高比宽 ≥2（图 3-3），常出现于多发性骨髓瘤、巨球蛋白血症、恶性淋巴瘤患者的血或尿中。但确定 M 蛋白及其类型必须采用特异性抗体结合的免疫固定电泳。

202. 为什么血清蛋白电泳图谱 γ 区带呈弥漫性升高有临床意义

答：临床上的慢性肝病、肝硬化、结缔组织病（最有代表性的是系统性红斑狼疮）、慢性感染、恶性肿瘤（早期可出现 Ig 多克隆增殖）、获得性免疫缺陷综合征（T 淋巴细胞受到侵犯并失去功能，而 B 细胞失控和代偿性相对升高）和淋巴母细胞性淋巴结病等，会出现体内多克隆免疫球蛋白增多，各种合成免疫球蛋白（immunoglobulin，Ig）的细胞全

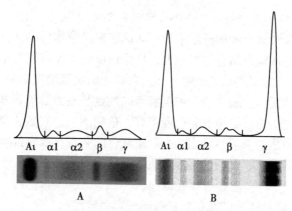

图 3-3　M 蛋白电泳图谱

A 正常蛋白电泳图；B M 蛋白电泳图

面增殖，通常在血清电泳图谱中表现为 γ 区带呈弥漫性升高。因此电泳图谱 γ 区带呈弥漫性升高有重要临床意义。

203. 为什么血清蛋白电泳会出现拖尾现象

答：拖尾是电泳分析中常见的问题之一。血清蛋白电泳常用琼脂糖凝胶和醋酸纤维素薄膜，一般使用 pH 8.6 巴比妥盐缓冲液，离子强度 0.06。缓冲液的离子强度会影响各蛋白区带的分离，若离子强度低于 0.05 即出现区带拖尾现象，离子强度 >0.075 则区带过于紧密，此时需要检查更换缓冲液。另外，拖尾现象也可能是因其他操作不当导致，如点样时血清滴加不均匀或滴加过多、点样时薄膜上有水、电泳时间不足、薄膜质量不合要求等。点样是非常关键的步骤，规范的点样应做到均匀迅速。

204. 为什么免疫固定电泳可确定蛋白质的单克隆属性

答：蛋白质免疫固定电泳（immunofixation electrophoresis，IFE）包括蛋白电泳和免疫沉淀两个过程，电泳介质以琼脂糖凝胶多用。将稀释不同程度的同一份标本在琼脂糖凝胶板上 6 个不同位置加样进行电泳。电泳后，将蛋白固定剂加到第一份对照电泳蛋白区带的表面，而将 5 种抗血清即抗 IgG、IgA、IgM、κ 链和 λ 链分别加到第 2 至第 6 份电泳的蛋白区带表面孵育。如果有对应的抗原存在，则会在适当的区带位置有抗原-抗体复合物形成并沉淀下来。随后将整张凝胶片进行清洗，第 1 份对照电泳中所有蛋白质区带会全部保留，第 2 至第 6 份电泳区带中未被固定的白蛋白、α_1、α_2、β 球蛋白及未结合的游离抗原或抗体被洗去。最后采用考马斯亮蓝等灵敏度高的蛋白质染色剂进行染色。将第 2 至第 6 份电泳区带与第 1 份蛋白电泳区带进行比较，可观察是否有某种单克隆免疫球蛋白存在，判断其抗原特异性、电泳位置、该蛋白质量及与其他蛋白质的大概比例。各种单克隆蛋白出现频率为：IgG 52%、IgA 21%、IgM 12%、IgD 2%、IgE 0.01%、轻链（κ 或 λ）11%、重链（γ、α、μ 或 δ）1%，也可出现 2 种或多种克隆蛋白，占 0.5%。免疫固定电泳检测速度较快，耗时 1.5~2 小时；敏感性高，能检测到 0.5~1.5g/L 含量的单克隆抗体；分辨率高，能够应用非常短的电泳移动距离分离出单克隆蛋白质组分。

205. 为什么免疫固定电泳对多发性骨髓瘤的鉴定与分类有重要意义

答：多发性骨髓瘤（multiple myeloma，MM）属造血系统肿瘤，是浆细胞异常过度增生所致的恶性肿瘤。异常浆细胞即骨髓瘤细胞浸润骨髓及软组织，产生单克隆免疫球蛋白（M蛋白），引起骨骼破坏、贫血、肾功能损伤和免疫功能异常等。MM按免疫球蛋白分型可分为IgG、IgA、IgM、IgD、IgE、游离轻链（κ，kappa 或 λ，Lamda）及游离重链等七型。由于MM细胞增殖不同以及分泌异常免疫球蛋白的种类和数量不一致，除了通过骨髓象分析、组织活检、X线摄片来确认外，血清蛋白电泳及免疫固定电泳已成为MM相关疾病诊疗指南中的必需实验室检测项目。免疫固定电泳技术兼具了蛋白分离技术、单克隆抗体的特异性结合，使得该方法较其他方法更准确、敏感，对单克隆免疫球蛋白的检出灵敏度为50~150mg/dl，能检测出非常少的单克隆成分，对于疾病的早期诊断效果良好。

206. 为什么免疫固定电泳可以诊断重链病

答：重链病（heavy chain disease，HCD）是淋巴浆细胞的恶性肿瘤，以恶性增殖的单克隆淋巴浆细胞合成和分泌大量结构均一、分子结构不完整的单克隆免疫球蛋白为特征，该蛋白仅由重链组成不含轻链。依据重链抗原性的不同分为α-重链病、γ-重链病、μ-重链病和δ-重链病，ε-重链病尚未见报道。其中α-重链病最多，γ-重链病次之，μ-重链病罕见，δ-重链病仅见个案报道。α重链病的血清蛋白电泳在$\alpha_2 \sim \beta$区之间可见一异常增大较宽的区带，免疫电泳显示异常蛋白与抗α重链抗血清反应，而不与抗轻链血清反应，α重链病多数属α_1亚型。γ重链病的血清蛋白电泳最常见在β_1或β_2区出现异常带，免疫电泳显示异常蛋白可与特异的抗γ重链抗血清起反应，而与κ或λ轻链不起反应，γ重链蛋白可分为4个亚型：最常见的是γ_1，其次γ_3，较少见是γ_4和γ_2，μ重链病血清蛋白电泳在α_2区或$\alpha \sim \beta$之间显示有单株峰，免疫电泳显示快速移动的双弧曲线，且和抗μ链血清起反应而与抗轻链血清不发生反应。δ重链病的血清蛋白电泳在β和γ之间可见一小段窄带，被认为是δ重链的四聚体。α、γ、μ重链病均可有低蛋白血症和正常免疫球蛋白下降。

207. 为什么血清特定蛋白可用速率散射比浊法检测

答：散射比浊法是根据待验样品在凝固过程中散射光的变化来确定检测终点的。在该方法中检测通道的单色光源与光探测器呈90°直角，当向样品中加入凝血激活剂后，随样品中纤维蛋白凝块的形成，样品的散射光强度逐步增加，当样品完全凝固以后，散射光的强度不再变化。通常把凝固的起始点作为0%，凝固终点作为100%，50%作为凝固时间。光探测器接收光学的变化，将其转化为电信号，经过放大再被传送到监测器上进行处理，描出凝固曲线。速率比浊法是在一定时间内抗原抗体结合过程中，应用散射比浊法测定两者结合的最大反应速度，即反应达到峰值。速率是抗原抗体结合反应过程中单位时间内两者结合的速度。速率法是抗原抗体反应达最高峰时（通常为数十秒钟），测定其复合物形成的量。不同抗原含量的速率峰值不同，由仪器自动换算计算抗原含量。此法可检测IgG、IgA、IgM、C3、C4、C反应蛋白、微量白蛋白、TRF等。

208. 为什么可采用发光免疫法测定血浆蛋白质

答：发光免疫技术是将发光系统与免疫反应相结合，以检测抗原或抗体的方法。该法既具有免疫反应的特异性，更兼有发光反应的高敏感性，在免疫学检验中应用日趋广泛。一种物质由电子激发态回复到基态时，释放出的能量表现为光的发射，称为发光。发光可分为三种类型：①光照发光：发光剂经短波长入射光照射后进入激发态，当回复至基态时发出较长波长的可见光；②生物发光：典型例子为萤火虫发光。反应底物为萤火虫光素，在荧光素酶的催化下利用腺苷三磷酸（adnenosine triphosphate，ATP）产能，生成激发态的氧化荧光素，后者在回复到基态时多余的能量以光子形式放出；③化学发光：在常温下由化学反应产生的光的发射。化学发光是一个多步骤的过程，其机制为某些化合物（发光剂或发光底物）可以利用一个化学反应产生的能量使其产物分子或反应中间态分子上升至电子激发态。当此产物分子或中间态分子衰退至基态时，以发射光子的形式释放能量（即发光）。可采用发光免疫法测定的血浆蛋白质有甲胎蛋白（alpha fetoprotein，AFP）、肌钙蛋白、抗甲状腺球蛋白（TGA）、抗甲状腺过氧化物酶（TPOA）自身抗体、血清铁蛋白（SF）、胰岛素、雌二醇等。

209. 为什么可采用放射免疫法测定血浆蛋白质

答：放射免疫分析（radioimmunoassay，RIA）是以放射性核素为标记物的标记免疫分析法，用于定量测定受检样本中的抗原，是由 Yalow 和 Berson 于 1960 年创建的。由于标记了放射性核素，其检测灵敏度高达 ng 甚至 pg 水平，测定的准确性良好，ng 级量的回收率接近 100%，特别适用于微量蛋白质、激素和多肽的定量测定，常用于测定各种微量蛋白质、肿瘤标志物和药物（如苯巴比妥、氯丙嗪、庆大霉素等）等。由于核素的放射性对人体有一定的危害性，必须加以防护，核素实验室的建设须经防疫部门的监督，操作人员须经过特殊训练。另外由于核素半衰期短，试剂盒的货存期较短，因而放射免疫分析在应用中有诸多不便，从长远前景看，放射免疫分析有被取代的趋势。

210. 为什么部分血浆蛋白质采用酶免疫法测定

答：酶免疫法测定是以酶标记的抗体或抗原为主要试剂的方法，是标记免疫技术的一种。标记免疫技术一般分为两类，一类用于组织切片或其他样本中抗原或抗体的定位，属于免疫组化技术（immuno-histochemical technique）范畴，另一类用于液体样本中抗原或抗体的浓度测定，试剂中的标记物可以是酶、荧光物质及其他发光物质等。临床常用的免疫法测定原理主要是利用抗原抗体特异性结合反应进行的液相检测，即应用制备好的特异性抗原或抗体作为试剂，以检测样本中的相应抗体或抗原。它的特点是具有高度特异性和敏感性，如将试剂抗原或试剂抗体用微量酶标记物进行标记，则在液相抗体或抗原反应后，可以不测定抗原抗体复合物本身而测定复合物中的标记物，即通过酶标记物的放大作用进一步提高检测敏感性。酶免疫法可测定癌胚抗原（CEA）、甲胎蛋白（alpha fetoprotein，AFP）、病原体抗原（如乙肝病毒中的表面抗原 HBsAg、e 抗原 HBeAg 和核心抗体 HBcAg 等）和部分激素等微量蛋白，应用广泛且方便。

211. 为什么检测前白蛋白有重要临床意义

答：前白蛋白（prealbumin，PA）即甲状腺素转运蛋白（transthyretin，TTR），在血清蛋白电泳中显示在白蛋白的前方，故称为前白蛋白，相对分子质量为 55 000，是由肝脏合成的四亚基蛋白质，半衰期仅为 2.5 天。正常情况下，50%~70% 的 PA 与视黄醇结合蛋白组成复合体。PA 能转运甲状腺素和三碘甲腺原氨酸，大约结合血浆中 10% 的甲状腺激素（甲状腺素结合球蛋白约结合 75%，白蛋白结合其余部分）。PA 中必需氨基酸含量很高，是组织修补材料。PA 下降是检测肝功能不全的灵敏指标，若 PA 降低早于白蛋白的降低，往往提示肝脏合成功能减退。PA 水平还可提示蛋白质营养不良：PA 200~400mg/L 为正常，100~150mg/L 为轻度缺乏，50~100mg/L 为中度缺乏，<50mg/L 则严重缺乏。

212. 为什么血浆 C 反应蛋白有多种临床意义

答：急性炎症患者血清中出现的可以结合肺炎球菌细胞壁 C-多糖的蛋白质，在 1941 年被命名为 C 反应蛋白（C-reaction protein，CRP）。在钙离子存在下，CRP 不仅可以结合多种细菌、真菌及原虫等体内的多糖物质，还可以结合卵磷脂和核酸，结合后的复合体对补体系统具有激活作用，引发对入侵病原体的免疫调节和吞噬作用，表现为炎症反应。CRP 也能识别和结合由损伤组织释放的内源性毒性物质，然后进行去毒或从血液中清除，同时 CRP 自身降解。CRP 可用于：①作为急性时相反应的极灵敏指标：CRP 是第一个被发现的急性时相反应蛋白，血浆中 CRP 浓度在急性心肌梗死、创伤、感染、炎症、外科手术、肿瘤浸润等发病时迅速显著增高，心肌梗死后 6~12 小时升高，可达正常水平的 2000 倍。血浆浓度 >5mg/L 可作为明显的炎症信号或是急性时相反应引发阶段。浓度在 1~5mg/L 可表明慢性低程度的炎症或者急性时相反应的开始。②作为心血管疾病的独立危险因子：血浆 CRP 的低浓度增高，需采用比常规 CRP 测定更灵敏的方法才能显示其增高。大多健康成年人血浆 CRP<1mg/L，正常 CRP 浓度的中位数是 0.8mg/L，其中 75%<1.3mg/L，90%<3mg/L，99%<10mg/L。作为心血管疾病危险因子的标记：<1mg/L 为低风险性，1.0~3.0mg/L 为中度危险性，>3.0mg/L 为高度危险性。

同时 CRP 作为非特异性指标，可结合临床用于疾病诊断和监测：①鉴别细菌或病毒感染；②评估炎症性疾病的活动度；③诊断和鉴别诊断新生儿败血症和脑膜炎；④监测系统性红斑狼疮、白血病和外科手术后等并发的感染，CRP 浓度呈现再次升高；⑤监测肾移植后的排斥反应等。

213. 为什么薄层层析可作为氨基酸检测的过筛试验

答：薄层层析（thin layer chromatography）是快速分离和定性分析少量物质的一种重要实验技术。属于固-液吸附色谱，将吸附剂、载体或其他活性物质均匀涂铺在平面板（如玻璃板、塑料片、金属片等）上，形成薄层（常用厚度为 0.25 毫米左右）后，在此薄层上进行层析分离的分析方法。薄层层析能将体液中的氨基酸分离，并常用茚三酮显色。大多数氨基酸与茚三酮反应呈紫色，脯氨酸和羟脯氨酸呈黄色反应较难辨别，若与靛红反应，呈蓝色可易于判断。显色后的氨基酸可作混合氨基酸标准液和待检样本，记录待检图谱中的各氨基酸斑点的颜色程度及 Rf 值（加样点到氨基酸斑点中心的距离除以加样点到溶剂前沿的距离），与标准液所得图谱进行对比判断。氨基酸薄层层析分为单向和双向两种，单向层析一般适用于某一个或一组氨基酸增高时的筛选检测，能反映血和尿中大部分病理性氨基酸增多。如得异常结果可进一步用双向层析分离或其他定量方法检测，双向层析可基本识别体液和组织中的各种氨基酸。

214. 为什么尿氨基酸颜色试验可作为氨基酸检测的过筛试验

答：尿氨基酸颜色试验是利用某些化学试剂能与某种氨基酸产生特定的颜色反应，可进行光度法检测的定性试验，见表3-1。

表 3-1 尿氨基酸光度法过筛试验

试剂	颜色	被检测的代谢物	被检测的疾病
三氯化铁	暗蓝绿（持久）	苯丙酮酸	苯丙酮酸尿症
	绿（短暂）	对-羟苯丙酮酸	酪氨酸血症
	蓝（短暂）	尿黑酸	尿黑酸尿症
	灰绿	咪唑、丙酮酸	组氨酸血症
	灰蓝	支链酮酸	支链酮酸尿症
	紫色	水杨酸盐	（干扰物）
	紫褐	吩噻嗪	（干扰物）
氰化物/硝基氰酸盐	樱桃红	胱氨酸	胱氨酸尿症
		同型胱氨酸	同型胱氨酸尿症
		胱氨酸-同型胱氨酸二硫化物	同型胱氨酸尿症
		青霉胺-胱氨酸二硫化物	（治疗）
2，4-二硝基苯肼	黄白色	支链酮酸，苯丙酮酸，对-羟苯丙酮酸	支链酮酸尿症，苯丙酮酸尿症，酪氨酸血症
亚硝基萘酚	橙红色	酪氨酸及其代谢物	酪氨酸代谢紊乱，酪氨酸血症

215. 为什么 Guthrie 微生物试验可作为氨基酸检测的过筛试验

答：细菌生长需要氨基酸，在琼脂培养基中加入能特异性针对某种待检氨基酸的竞争性抑制剂，该抑制剂的结构与待检氨基酸相似。加入枯草芽孢杆菌的芽胞，血清或尿液样品点到纸片上，并放到琼脂表面，琼脂板孵育后观察细菌生长。若有高浓度的待检氨基酸存在，则氨基酸抑制剂的作用将减弱或被克服，便能观察到菌株生长。将系统设计成待检氨基酸超过其参考上限时显示细菌生长，以检测疾病。目前该方法已应用于临床上苯丙酮酸尿症的常规筛查。见表3-2。

表 3-2 Guthrie 微生物试验

样品中氨基酸	抑制剂	疾病	参考上限（mg/L）
L-苯丙氨酸	β-2-噻吩丙氨酸	苯丙酮酸尿症	40
L-亮氨酸	4-azaleucine	支链酮酸尿症	40
L-甲硫氨酸	甲硫氨酸亚砜	同型胱氨酸尿症	20
L-酪氨酸	L-D-酪氨酸	酪氨酸血症	80
L-赖氨酸	S（β-氨乙基）-半胱氨酸	赖氨酸血症	40

216. 为什么可用色谱法定量测定氨基酸

答：体液中氨基酸种类多，理化性质相似，常采用的方法是先将各个氨基酸分离再分别定量测定，可采用的方法包括毛细管电泳法（capillary electrophoresis，CE）、气相色谱法（gas chromatography，GC）、高效液相色谱法（high performance liquid chromatography，HPLC）、离子交换色谱法等。GC 法样品用量少、灵敏、快速，但在仪器的温度下氨基酸可挥发性低，需采用衍生剂来增加其可挥发性、色谱性能和可检测性。GC 法在临床实验室应用少，HPLC 法分辨率和灵敏度均较高，分析时间相对较短，因此广泛应用于体液氨基酸的测定。色谱分离后的氨基酸通常被衍生后检测，常用茚三酮或荧光试剂衍生（如邻苯二甲醛或荧光胺）。20 世纪 70 年代前设计的分析仪都是利用氨基酸与茚三酮加热产生紫色产物原理，从色谱柱上被逐步洗脱的氨基酸，随即与茚三酮试剂混合并在反应器中加热。产物在 570nm 吸光最强，亚氨基酸（脯氨酸和羟脯氨酸）与茚三酮反应生成黄色化合物，在 440nm 吸光最强。茚三酮法只能检出 nmol 水平的氨基酸。20 世纪 70 年代后检测系统中的比色法被荧光法所取代。所用荧光试剂为邻苯二醛，它可检出 pmol 水平的氨基酸，但亚氨基酸不发生反应，必须加入某些氧化剂（如次氯酸钠）后才发生荧光反应。荧光的激发波长为 340nm，发射波长为 455nm。

217. 为什么可用酶法定量测定氨基酸

答：某些氨基酸可采用酶法进行测定。如采用 L-苯丙氨酸氧化酶氧化 L-苯丙氨酸，产生的 H_2O_2 与 4-氨基安替比林和 N，N′-二甲苯胺生成醌亚胺，550nm 测定吸光度。或利用 L-苯丙氨酸脱氢酶催化 L-苯丙氨酸，同时 NAD^+ 被还原成 NADH，检测 340nm 吸光度的增加速率可反映苯丙氨酸含量；利用同一个反应的逆反应检测 340nm 吸光度的下降速率，则能测定苯丙酮酸含量。谷氨酰胺测定可采用谷氨酰胺酶作用下分解为谷氨酸，后者被谷氨酸脱氢酶催化，有 NADH 生成，因而可检测出在 340nm 的吸光度。支链氨基酸包括亮氨酸、异亮氨酸和缬氨酸，均可被亮氨酸脱氢酶催化氧化脱氨生成相应的酮酸，同时 NAD^+ 被还原成 NADH，可检测出在 340nm 的吸光度改变。

218. 为什么还原性物质对尿酸酶法测定有干扰效应

答：早期测定尿酸常采用化学法即氧化还原法，其中磷钨酸法较常用，但其特异性差，临床实验室基本上已不再采用。目前临床上常采用的方法是尿酸氧化酶-过氧化物酶法，其原理是：尿酸氧化酶氧化尿酸，生成尿囊素和 H_2O_2，后者在过氧化物酶催化下，使 2，4-二氯酚和 4-氨基安替比林缩合生成红色醌类化合物，最大吸收峰在 500nm 处。尿酸氧化酶-过氧化物酶法第一步反应特异性高，但过氧化物酶催化反应特异性较差，若标本中存在维生素 C、胆红素等还原性物质，对尿酸测定结果有负干扰。

219. 为什么食物种类对尿酸测定有较大影响

答：短时间内从饮食中摄入大量含有嘌呤的食物时，嘌呤不能被组织利用，经氧化生成大量尿酸，超过肾脏排泄能力，导致血液尿酸升高，尤其是肾脏排泄能力存在缺陷的患者。各类荤菜中都含有一些嘌呤成分，尤其是各种肉汁、动物内脏，如动物的脑、肝、肾、心，以及海鲜，如蛤蜊、凤尾鱼、沙丁鱼等。嘌呤含量较高的蔬菜有：菠菜、韭菜、扁豆、豌豆、大豆及豆制品等；咖啡、浓茶也含有一定量的嘌呤。啤酒含有大量嘌呤，且酒精在肝组织代谢时，大量吸收水分，使血浓度加强，使得原来已经接近饱和的尿酸加速进入软组织形成结晶，容易导致痛风。鸡蛋和牛奶含丰富的蛋白质而含嘌呤较低，水果中嘌呤含量很少。因此对尿酸测定前饮食的食物种类对尿酸的测定结果影响很大。

220. 为什么尿液尿酸检测时样本需稀释

答：人体尿酸总量为 0.9~1.6g，每日约更新 60%，每天产生 750mg。人体内尿酸每日生产量和排泄量大致相等，尿酸 1/3 是由食物而来，2/3 是体内自行合成。排泄途径则是 1/3 由肠道排出，2/3 从肾脏排泄。人体血清尿酸浓度多在几百 $\mu mol/L$ 水平，大多数公司生产的检测血清尿酸试剂其检测上限约为 $700\mu mol/L$，而肾脏排出的尿液中尿酸浓度远大于血清中尿酸浓度，因此尿液尿酸检测时应将尿液稀释后测定。

221. 为什么特定蛋白质的参考标准品不直接用于临床实验室

答：特定蛋白参考品 CRM-470（Certified Reference Material）是特定蛋白质的有证参考物质，由欧洲共同体的标准局制备和提供，在美国由美国病理学会提供，以保证各种检测系统中测定结果的一致性。参考实验室按照国际临床化学学会规定的具有详细操作程序以及统计学方法的定值方案，统一使用指定的各特定蛋白纯化标准为初级标准品。目前 CRM-470 已包含 15 种已定值的蛋白质，即白蛋白、前白蛋白、α_1-抗胰蛋白酶、α_1-酸性糖蛋白、结合珠蛋白、α_2-巨球蛋白、铜蓝蛋白、转铁蛋白、C 反应蛋白、免疫球蛋白 G、免疫球蛋白 M、免疫球蛋白 A、补体 C3、补体 C4 和 α1 抗糜蛋白酶。

CRM-470 通常只提供给生产厂家，不直接用于一般临床实验室。厂家在定值其产品校准品即进行数值传递时，实验方案须和 CRM-470 定值方案一致。有较多厂家都已签署认可了 CRM-470 作为公司的校准品（二级校准品），推动了这些公司用户检测结果的可比性。近年来，其他非签署公司对自己的校准品定值时，亦采用上述公司的特定蛋白检测系列（仪器、试剂、校准品），按照数值传递实验程序，对本公司校准品定值，然后再以患者样品和认可的上述公司检测系统作方法学比较，确认传递的可靠性，再将产品系列推向市场。

（李振华　路　伟　陈姝子）

第三节　临床应用

222. 为什么尿视黄醇结合蛋白排泄量可作为肾脏近端小管损伤的标志物

答：视黄醇结合蛋白（retinol binding protein，RBP），是相对分子质量仅为 21 000 的单体多肽链，由肝脏合成，携带视黄醇（维生素 A 的一种形式），半衰期为 12 小时。RBP 将视黄醇从肝脏转运到各种靶组织，保护其不被氧化损伤。在血浆中 RBP 与甲状腺素转运蛋白（TTR）以 1:1 结合，可避免小分子 RBP 从肾小球滤过。在靶细胞内，随 TTR-RBP 复合物的降解，视黄醇被摄入细胞，失去视黄醇的 RBP 与 TTR 无亲和性。循环中无视黄醇的 RBP 被肾小球滤出，然后在肾近端小管细胞中被重吸收降解。当肾近端小管细胞损伤时，对 RBP 重吸收减少，尿液中 RBP 排泄增加，故尿 RBP 排泄量可作为肾脏近端小管损伤的标志物。

223. 为什么肝功能受损时多种血浆蛋白含量降低

答：白蛋白为血浆中含量最多的蛋白质，是肝病最为常用的蛋白质指标，但因其半衰期长，灵敏度差，在严重慢性肝炎、肝硬化以及重症肝炎时明显下降。前白蛋白是肝脏合成功能的敏感指标，肝功能减退时显著降低。肝病时血浆胆碱酯酶因合成减少而降低。其他如转铁蛋白、结合珠蛋白、铜蓝蛋白、α_1-酸性糖蛋白等在肝功能明显下降时也减少。

224. 为什么肝功能受损时免疫球蛋白升高

答：肝功能受损主要由感染、化学药品中毒、免疫功能异常、胆道阻塞、肿瘤等引起。肝实质受损时，肝细胞内质网受损严重，白蛋白合成功能降低，白蛋白减少，γ-球蛋白显著升高，血清 IgG、IgM 均可升高；肝脏对内毒素的解毒能力降低，内毒素刺激 B 淋巴细胞有丝分裂，此时 T 淋巴细胞功能缺陷，B 淋巴细胞功能反而增强，使抗体分泌增多；肝损伤会引起炎症反应，进一步刺激体液免疫；另外，受损的肝细胞也可作为自身抗原刺激淋巴细胞合成大量的免疫球蛋白。因此，肝功能受损时机体免疫球蛋白会升高。

225. 为什么凝血酶原时间可作为肝损害诊断指标

答：凝血酶原时间（prothrombin time，PT）是指在缺乏血小板的血浆中加入过量的组织因子后，凝血酶原转化为凝血酶，导致血浆凝固所需的时间。正常参考值为 11~13 秒，PT 超过正常对照 3 秒以上有临床意义。在严重肝脏疾病时，凝血酶原由于合成不足表现出明显的纤维蛋白原缺乏、某些凝血因子减少（如因子 V、因子 VII 或因子 X）导致凝血酶原时间延长。PT 测定是功能性试验，其异常提示有严重的肝功能障碍，对肝合成功能的快速变化很敏感，尤其适用于评价急性肝衰竭患者的肝功能，是暴发性肝衰竭的早期指标，PT 对轻微的肝细胞功能障碍相对不敏感。

226. 为什么免疫球蛋白 G 亚类检测有助于肝病鉴别诊断

答：免疫球蛋白 G（IgG）升高常见于慢性活动性肝炎，其亚类检测可有助于肝病的鉴别诊断，如 IgG1 升高最常见于肝炎后肝硬化，IgG3 升高见于原发性胆汁性肝硬化，所有 IgG 亚类均升高常见于酒精性肝硬化。IgA 升高常见于各种肝硬化，酒精性肝硬化时尤其显著，并与病情严重程度密切相关。原发性胆汁性肝硬化由于免疫复合物和单克隆 IgM 的生成，导致 IgM 大量升高。病毒性肝炎早期可出现 IgM 升高，若高达 3g/L 或更高，提示处于病情进展期。IgM 升高常反映病毒感染早期的免疫反应。

227. 为什么类固醇激素会影响血浆蛋白水平

答：类固醇激素的作用机制—基因表达学说。类固醇激素的分子质量较小，且脂溶性，可通过扩散或载体转运进入靶细胞，激素进入细胞后先与胞浆内的受体结合，形成激素-受体复合物，此复合物在适宜的温度和 Ca^{2+} 参与下，发生变构获得透过核膜的能力。激素进入核内后，与核内受体结合形成复合物。此复合物结合在染色质的非组蛋白的特异位点上，启动或抑制该部位的 DNA 转录过程，进而促进或抑制 mRNA 的形成，结果诱导或减少某些蛋白质（主要是酶）的合成，实现其生物效应。已知类固醇激素对血浆蛋白质浓度的影响见表3-3。

表 3-3　类固醇激素对血浆蛋白质浓度的影响

蛋白质	皮质醇	雄激素	雌激素
前清蛋白	+	+	−
白蛋白	−	N	
α_1-抗胰蛋白酶	N	+	++
α_1-酸性糖蛋白	+	+	
高密度脂蛋白	N	−	++
触珠蛋白	+	++	
铜蓝蛋白	N	N	+++
转铁蛋白	N	+	+
低密度脂蛋白	++	+	N
IgG	−	N	

注：+为增加，−为下降，N 为无效

228. 为什么血浆 α_1-抗胰蛋白酶缺乏与肺气肿相关

答：α_1-抗胰蛋白酶（α1-antitrypsin，α_1-AT 或 AAT）是一种由肝脏合成的糖蛋白，可抑制多种丝氨酸蛋白酶的活性。α_1 抗胰蛋白酶由一对常染色体隐性基因控制，正常人类为 M 型，即 PiMM。如果由赖氨酸代替谷氨酸，即为 Z 型。国外资料报告人群中 PiZZ 纯合子约占 1/4000，PiMZ 杂合子有 3%~5%。PiZZ 纯合子其血清中 α_1 抗胰蛋白酶活性严重减低，90% 的 PiZZ 型个体在 20~40 岁时发生肺气肿。当吸入尘埃和细菌，可引起肺部多形核白细胞活跃并吞噬，溶酶体弹性蛋白酶释放；如果 M 型 AAT 蛋白缺乏，则蛋白水解酶可作用于肺泡壁的弹性纤维而导致肺气肿发生。血清 AAT 下降见于 AAT 缺陷，年轻肺气肿患者要注意检测 AAT。因 PiMM 型缺失或减少，故采用 PiMM 抗体所测得的 AAT 减少，易患肺气肿。

229. 为什么血浆 α_1-抗胰蛋白酶缺乏与肝病相关

答：α_1-抗胰蛋白酶（α1-antitrypsin，α_1-AT 或 AAT）缺陷与肝脏疾病有关，包括新生儿胆汁淤积症、肝炎、肝硬化和肝癌，大约 10% 的 PiZZ 型婴儿有持续性的阻塞性黄疸，2% 在幼年时进展为肝功能衰竭。AAT 缺陷者的肝损伤可能与 AAT 在肝细胞内的聚集有关，急性炎症后约 24 小时 AAT 开始升高，3~4 天达到峰值。肝细胞炎症时 AAT 也可相应增高，但其他急性时相反应蛋白不增高。

230. 为什么血浆结合珠蛋白有望成为预测急性心肌梗死的标记物

答：急性心肌梗死（acute myocardial infarction，AMI）是常见的临床急危重症，其诊治也日益受到临床重视。炎症反应及氧化应激在动脉粥样硬化的进程中的意义重大，血浆结合珠蛋白（haptoglobin，Hp）作为急性时相反应蛋白的一种，它的血清含量在创伤、感染、心肌梗死等病理状态下明显增高。Hp 与游离血红蛋白（heamoglobin，Hb）结合型为 Hp-Hb 复合物，可直接抑制亚麻酸和保护低密度脂蛋白被氧化，此复合物会很快被单核-巨噬细胞系统介导的清道夫受体 CD163 清除，防止游离血红蛋白对组织的氧化损伤，阻止游离血红蛋白从肾小球滤过，避免其对肾小管的损害。Hp 基因型不同，抗氧化活性不同，Hp1-1 与 Hp2-2 相比抗氧化能力更强，因为 Hp1-1 基因型稳定血红素中铁离子的能力更强。Hp2-2 基因型可能和冠心病患者的冠状动脉病变的狭窄程度相关。同时 Hp 可抑制细菌、抑制前列腺素的合成及免疫作用，Hp 的上述生理功能均可防止冠心病的发生、发展。冠心病患者的血浆 Hp 浓度明显升高，血浆 Hp 可以作为冠心病预测及诊断因子。故 Hp 有望成为预测 AMI 患者的标记物。

231. 为什么血浆结合珠蛋白有望用于 2 型糖尿病患者早期肾功能下降的预测

答：结合珠蛋白具有抗氧化活性、抗炎、促进血管生成等作用，其水平的异常与多种疾病相关。2 型糖尿病肾功能患者血清结合珠蛋白水平随着患者肾功能水平的下降而升高。2 型糖尿病患者出现血清结合珠蛋白水平升高的机制可能是：2 型糖尿病患者高血糖水平可对血管造成明显的影响，影响患者肾脏微血管循环，导致肾脏微血管循环障碍，肾脏功能改变，游离血红蛋白水平滤过增加，而结合珠蛋白作为急性期反应蛋白，患者肾脏功能的改变及其对游离血红蛋白水平滤过的增加可刺激结合珠蛋白的合成和分泌，血液中结合珠蛋白水平急剧升高。结合珠蛋白与游离血红蛋白结合，从而阻止游离血红蛋白从肾小球滤过对肾小管造成损害，并避免游离血红蛋白对肾脏组织的损害作用，从而达到保护肾小球功能和肾脏组织的作用。随着 2 型糖尿病患者血清结合珠蛋白水平的升高，其尿 β_2-微球蛋白、血清肌酐、血清尿素和血清 Cys C 水平亦升高，说明各项指标均对肾功能有预测作用，而肾功能损伤较轻微的 2 型糖尿病患者血清结合珠蛋白水平已有明显升高，对 2 型糖尿病患者早期肾功能减退更敏感。故血浆结合珠蛋白有望用于 2 型糖尿病患者早期肾功能下降的预测。

232. 为什么血浆铜蓝蛋白与精神分裂症存在联系

答：血浆铜蓝蛋白（ceruloplasmin，Cp）是存在于人类及脊椎动物中唯一的多铜氧化酶，包含 95% 的血清铜，Cp 水平可反映血清铜水平。血清 Cp 是急性时相反应蛋白之一，在精神创伤时也会增加。此外，Cp 能调节血清生物胺、肾上腺素和 5-羟色胺酶的浓度，这些酶参与儿茶酚氨类激素的代谢及神经递质的代谢，因而对中枢神经系统的功能、智力及精神状态有重要影响。而且多巴胺生成去甲肾上腺素需铜作为辅基，通常缺铜及铜过量均会引起脑损伤。铜由于参与上述几种酶的合成及多巴胺的合成，所以其可能在控制去甲肾上腺素合成及影响神经（突触）的降解代谢及在加剧精神分裂症或导致多巴胺功能神经失调方面起作用。因此，血浆铜蓝蛋白与精神分裂症有一定关系。

233. 为什么转铁蛋白在肿瘤靶向治疗中有广阔的应用前景

答：受体介导的靶向治疗是以细胞表面特异性或过度表达的受体为靶点，以配体或配体结合物为载体将药物转运至受体表达阳性的肿瘤细胞的一种治疗方法。研究发现转铁蛋白受体（transferrin receptor，TFR）在恶性肿瘤细胞中表达显著增加，TFR 在恶性肿瘤细胞中的表达量最高可比正常细胞高 100 倍，利用 TFR 有效的靶向作用，TFR 与肿瘤治疗药物的交联物不仅提高了药物的特异性结合能力，也增强了治疗效果。转铁蛋白可经聚合物、脂质体等与抗肿瘤药物结合，通过转铁蛋白-转铁蛋白受体特异结合途径，可不同程度延长药物血浆半衰期、降低药物毒副作用，提高药物在肿瘤组织的蓄积量，从而提高药物的主动靶向活性。因此，转铁蛋白可作为一种新型的药物主动靶向载体，在肿瘤靶向治疗中有广阔的应用前景。

234. 为什么测定血清铁时需同时测定血浆总铁结合力

答：在测定血清铁含量时，常同时测定血浆蛋白质对铁的结合容量（主要是 TRF 对铁的结合容量）即总铁结合力（total iron binding capacity，TIBC），并计算铁饱和度，对贫血的诊断和鉴别诊断有较好的应用价值。TIBC 的单位与血清铁相同，铁饱和度（％）= 血清铁/TIBC×100％。虽然 TRF 也可用于鉴别诊断贫血，但因 TRF 在不同个体中正常浓度不同，参考范围较宽，因此该指标不能代替血清铁和 TIBC 的测定。

235. 为什么血浆超敏 C 反应蛋白可作为心血管疾病独立危险因子

答：超敏 C 反应蛋白（hypersensitive C-reactive protein，hs-CRP）作为慢性炎症标志物与动脉粥样硬化的形成及心血管病变发生、发展及预后密切相关。CRP 可与内皮细胞、平滑肌细胞相互作用，并与脂蛋白结合，由经典途径激活补体系统，产生大量终末攻击复合物和蛋白质，造成血管膜功能受损，引起血管损伤、痉挛、脂质代谢异常，甚至血管闭塞，触发心肌梗死或卒中。损伤程度不同，引起 hs-CRP 含量的变化不同。因此一定范围内的血清 hs-CRP 含量与心血管疾病发生密切相关。高血脂又是冠脉斑块内炎症反应的重要原因，总胆固醇、甘油三酯的升高可使炎症细胞因子大量生成和分泌，从而导致 CRP 升高。急性心肌梗死和不稳定性心绞痛患者血清 hs-CRP 水平升高更明显，说明 hs-CRP 不但与心血管疾病发生有关，也与心血管疾病进展及不良心脏事件发生有关。另外血清 hs-CRP 水平升高与心血管疾病的冠状病变呈正相关，病变支数越多，hs-CRP 水平越高。因此 hs-CRP 水平越高，炎症范围越大，病情越严重，出现心血管事件的风险越高。与传统 CRP（检测范围 8~10mg/L）测定方法相比，血清 hs-CRP（检测范围 0.06~10mg/L）测定方法更为精确、敏感。人体内 hs-CRP 在长时期内保持恒定，无时间节律变化，且不受进食影响，可用以评价心血管危险性。

236. 为什么范科尼综合征患者会出现糖尿和高磷酸盐尿

答：范可尼综合征也称 Fanconi 综合征、骨软化-肾性糖尿-氨基酸尿-高磷酸尿综合征及多种肾小管功能障碍性疾病，是遗传性或获得性近端肾小管的功能异常引起的一组症候群，可分为原发性与继发性两类。某些患者仅有肾小管重吸收氨基酸障碍，还有些患者肾近端小管所有重吸收功能均受影响，除出现氨基酸尿，还可出现糖尿和高磷酸盐尿等。

237. 为什么高尿酸血症与痛风本质上为同一疾病

答：高尿酸血症和痛风是同一疾病的不同阶段。高尿酸血症是痛风的前期，但并非所有的高尿酸血症最终都会发展为痛风，很多患者一直只处于无症状高尿酸血症期，仅5%~12%的高尿酸血症最终可发展为痛风。因此可以说高尿酸血症与痛风本质上为同一疾病。

238. 为什么高尿酸血症可导致痛风

答：血清尿酸浓度超过参考值上限称为高尿酸血症，即男性和绝经后女性>420μmol/L（7mg/dl），绝经前女性>350μmol/L。血液尿酸浓度增高到一定程度时，可出现尿酸盐结晶形成和沉积，并引起特征性急性关节炎、痛风石、慢性关节炎、关节畸形、慢性间质性肾炎和尿酸性尿路结石，导致痛风。

239. 为什么尿液尿酸测定有助于高尿酸血症分型

答：血清尿酸含量大于参考区间上限，就可诊断为高尿酸血症。同时做尿液尿酸测定有助于分析高尿酸血症是生成过多型、排泄减少型或混合型。具体表现在：①尿酸排泄量：若普通饮食时尿液中尿酸排泄量>4800μmol/24h 或低嘌呤饮食时尿液中尿酸排泄量>3600μmol/24h，则为生成过多型。②尿酸清除率（Cua）：可留取 24 小时尿液，然后测定血清尿酸和尿液尿酸浓度，也可准确收集 60 分钟尿，留尿期间采血测定尿酸。通过肾清除值公式来计算得出：Cua＝（Uua×V）/Sua。其中 Uua 为尿液中的尿酸浓度，V 表示尿液 ml/min，Sua 为血清尿酸浓度。参考范围为 6.6~12.6ml/min，Uua 和 Cua 下降属于排泄减少型，Uua 和 Cua 升高则属于生成过多型。③尿酸清除率与肌酐清除率比值（Cua/Ccr）：Cua/Ccr＝（Uua/Sua）/（Ucr/Scr）×100%，若 Cua/Ccr>10%属生成过多型，<5%属排泄减少型，介于 5%~10%属混合型。随意尿与 24 小时尿的 Cua/Ccr 呈显著正相关，故可采用简便的一次尿测定法。④随意尿的尿酸肌酐比值：若>1 属生成过多型，<0.5 属排泄减少型。

240. 为什么肾脏疾病患者较易出现高尿酸血症

答：高尿酸血症其病因可分为原发性和继发性两类，以前者为多，是由于遗传性嘌呤代谢紊乱和（或）尿酸排泄障碍导致。肾脏疾病患者发生高尿酸血症多为继发性。正常人体内嘌呤不能被组织利用时，经氧化生成大量尿酸，超过肾脏排泄能力即可导致血液尿酸升高，这一现象对肾脏排泄能力本身就存在缺陷的患者更为显著，如慢性肾小球肾炎、肾盂肾炎、多囊肾等患者，因肾小球滤过功能等减退使尿酸排泄减少。同时，对于某些处于酸中毒的肾病患者，血液中乳酸或酮酸等有机阴离子浓度增高，肾小管对尿酸的分泌受到竞争性抑制而排出减少，可出现一过性高尿酸血症。因此，肾脏疾病患者较易出现继发性或一过性高尿酸血症。

241. 为什么痛风可导致肾脏损害

答：痛风可以出现肾脏损害。据统计，痛风患者 20%~25% 有尿酸性肾病，有肾脏病变者几乎为 100%。它包括痛风性肾病、急性梗阻性肾病和尿路结石。①痛风性肾病：持续性高尿酸血症，20% 在临床上有肾病变表现，经过数年或更长时间可先后出现肾小管和肾小球受损，少部分发展至尿毒症。尿酸盐肾病的发生率仅次于痛风性关节损害，并且与病程和治疗有密切关系。研究表明，尿酸盐肾病与痛风性关节炎的严重程度无关，即轻度的关节炎患者也可有肾病变，而严重的关节炎患者不一定有肾脏异常。早期有轻度单侧或双侧腰痛，之后出现轻度浮肿和中度血压升高。尿呈酸性，有间歇或持续蛋白尿，一般不超过 ++。几乎均有肾小管浓缩功能下降，出现夜尿、多尿、尿相对密度偏低。约 5~10 年后肾病加重，进而发展为尿毒症，17%~25% 死于肾衰竭；②尿路结石：痛风患者的尿呈酸性，因而尿中尿酸浓度增加，较小的结石随尿排出，但常无感觉，尿沉淀物中可见细小褐色砂粒，较大的结石可梗阻输尿管而引起血尿及肾绞痛，因尿流不畅继发感染成为肾盂肾炎。巨大结石可造成肾盂肾盏变形、肾盂积水。单纯尿酸结石 X 线上不显影，当存在尿酸钠并有钙盐时 X 线上可见结石阴影；③急性梗阻性肾病：见于血尿酸和尿中尿酸明显升高，这是由于大量尿酸结晶广泛性梗阻肾小管所致。

242. 为什么通过尿酸清除率可区分高尿酸血症类型

答：尿酸清除率（Cua）：可留取 24 小时尿液，然后测定血清和尿液尿酸浓度，也可准确收集 60 分钟尿，留尿中间采血测定尿酸。通过肾清除值公式来计算得出 Cua =（Uua×V）/Sua。临床上根据尿酸生成与排泄状况将高尿酸血症分为排泄不良型、生成过多型和混合型。实验室根据血和尿尿酸水平计算出尿酸清除率（尿酸清除率=尿尿酸×每分钟尿量/血尿酸），依据尿酸排泄和清除率确定高尿酸血症的类型。尿酸排泄不良型：尿酸排泄<0.48mg/（kg·h），尿酸清除率<6.2ml/min；尿酸生成过多型：尿酸排泄>0.51mg/（kg·h），尿酸清除率>6.2ml/min；混合型：尿酸排泄>0.51mg/（kg·h），尿酸清除率<6.2ml/min。为排除肌酐水平的影响，可根据尿酸清除率/肌酐清除率比值分类：>10% 为生成过多型，<5% 为排泄不良型，5%~10% 为混合型。

243. 为什么临床用别嘌呤醇治疗痛风

答：别嘌呤醇主要在痛风发作间期和慢性期使用，适用于尿酸生成过多、对排尿酸药过敏或无效以及不宜使用排尿酸药物（如有肾功能不全）的原发性和继发性痛风患者，以控制高尿酸血症。别嘌呤醇也可与排尿酸药合用，以加强疗效，特别适用于痛风严重但肾功能尚好的患者。

244. 为什么要筛查新生儿苯丙酮尿症

答：苯丙酮尿症是由于苯丙氨酸羟化酶缺陷或基因突变导致苯丙氨酸代谢障碍致使在患儿体内积聚，从而影响大脑及神经系统的发育的先天性氨基酸代谢病。苯丙酮尿症可以通过早期诊断给予治疗。该病在全世界各地均有发病，发病率各国各地报道不一，呈地域和种族差异。据统计，我国南方发病率要低于北方，可能与地域因素、经济水平、通婚范围等因素有关。患者在新生儿期缺乏明显的特异症状，给早期诊治带来一定困难。当出现临床症状时，表明已经对患儿的智力发育造成了不可逆转的损害。该病是可以通过饮食治疗的遗传性疾病，治疗越及时预后越好。早期诊断是早期治疗的关键，因此对新生儿进行筛查具有重要意义。

（陈姝子　路　伟　李振华）

第四章 糖代谢紊乱生化检验

第一节 基本知识

245. 为什么机体代谢需要糖

答：血糖（blood glucose）是指血液中的葡萄糖。正常情况下空腹血糖浓度稳定在 $3.89\sim6.11$mmol/L（$70\sim110$mg/dl）范围内，这是在激素、神经以及肝肾等多种因素调节下，血糖的来源和去路保持动态平衡的结果，也是肝、肌肉和脂肪组织等各组织器官代谢协调的结果，对维持组织器官的正常生理活动具有重要意义。体内各组织细胞活动所需的能量大部分来自葡萄糖，所以血糖必须保持一定的水平才能维持体内各器官和组织的需要。空腹血糖浓度超过 7.0mmol/L 称为高血糖，低于 3.61mmol/L 称为低血糖。糖是机体新陈代谢必不可少的基础物质之一。人们摄入的食物，经过消化系统转化为单糖（如葡萄糖）进入血液，运送到全身细胞，作为能量的来源。葡萄糖可转化为糖原储存在肝脏和肌肉中，肝脏可储糖 $70\sim120$g，占肝重的 $6\%\sim10\%$。细胞所能储存的糖是有限的，如果摄入的糖分过多，多余的糖即转变为脂肪。

246. 为什么饥饿状态下人体血糖能维持恒定

答：体内各组织细胞活动所需的能量大部分来自葡萄糖，所以血糖必须保持一定的水平才能维持体内各器官和组织的需要，正常情况下成人空腹血糖浓度相对恒定在 $3.89\sim6.11$mmol/L 范围内。人体内环境要保持稳态，血糖浓度的稳定也属于稳态的一种，血糖由一对相互对抗的激素调节：胰岛素和胰高血糖素。人体在饥饿状态下，血液中血糖降低，胰高血糖素分泌增加，首先动员肝脏的储备糖原，促进肝糖原分解为葡萄糖，脂肪、氨基酸转化成为糖释放到血液中，维持血糖浓度的稳定，使其保持在正常范围内，其次是脂肪动员分解，最后是蛋白质分解。在多种因素（主要是激素）的调节下，血糖的来源和去路保持动态平衡。

247. 为什么有多种影响血糖浓度的激素

答：人体血糖平衡的调节是生命活动调节的一部分，是保持内环境稳态的重要条件，血糖调节途径有激素调节和神经-体液（激素）调节。其中血糖的产生和利用主要受胰岛素（insulin）和胰高血糖素（glucagon）等激素的调节。胰岛素由胰岛 β 细胞分泌，它一方面能促进血糖合成糖原，加速血糖的氧化分解并促进血糖转变成脂肪等非糖物质；另一方面又能抑制肝糖原的分解和非糖物质转化为葡萄糖。通过这两个方面的作用，使血糖含量降低。胰高血糖素由胰岛 A 细胞分泌，主要作用于肝脏，促进肝糖原分解进入血液，促进脂肪酸和氨基酸等非糖物质转化成葡萄糖，最终使血糖含量升高。正常机体的血糖含量主要是这两种激素的协调作用下维持相对稳定的状态。一些其他激素也可以影响血糖的含量，如肾上腺素、肾上腺糖皮质激素、甲状腺激素、生长激素等均有提高血糖的功能。另外，神经系统还通过控制胰腺、甲状腺和肾上腺的分泌活动来调节血糖含量。

248. 为什么高血糖对身体有害

答：高血糖是糖尿病最直接的症状表现，临床和流行病学证据表明，无论在糖调节受损或糖尿病阶段，患者的血糖都可能存在单纯空腹血糖升高，或单纯糖负荷后血糖升高，或两者同时升高三种不同状态。高血糖的危害主要有：①对血管的危害。血糖升高一方面使血液黏稠度增加，另一方面会使血管变细、变脆、弹性降低，以致整个循环系统出现障碍。高血糖引起的缺血缺氧，是导致糖尿病各种并发症发生的最主要原因，如眼底病变、四肢微循环障碍等；②对神经系统的危害。血糖升高使神经细胞内的糖醇出现堆积，循环系统障碍使神经细胞得不到充足的血氧供应直接造成神经细胞营养不良和障碍性改变，从而引发末梢神经炎、自主神经紊乱等神经系统疾病；③对代谢系统的危害。糖、脂肪、蛋白质是人体新陈代谢的三大基础物质，高血糖导致代谢紊乱，打破了系统代谢平衡，致使整个代谢系统出现问题；④对免疫系统的危害。高血糖和其引发的代谢紊乱，使白细胞吞噬和杀菌下降，使免疫球蛋白、补体等生成能力下降，减弱血液杀菌力。同时，细胞和器官的活力下降，机体自愈能力下降，造成免疫功能失调和下降。因此，糖尿病患者应积极监测血糖以合理控制血糖水平。

249. 为什么机体会发生高乳酸血症

答：乳酸是糖代谢的中间产物，由丙酮酸还原而成，正常人乳酸/丙酮酸比值为 10∶1，处于平衡状态。患糖尿病后，由于胰岛素的绝对和（或）相对不足，机体组织不能有效地利用血糖，丙酮酸大量还原为乳酸，使体内乳酸堆积增多。糖尿病急性并发症，如感染、酮症酸中毒、高血糖高渗状态时，可造成乳酸堆积。糖尿病患者合并的心、肝、肾脏疾病使组织器官灌注不良，低氧血症，可诱发乳酸性酸中毒。乳酸性酸中毒可与酮症酸中毒并存。患者糖化血红蛋白水平增高，血红蛋白携氧能力下降，更易造成局部缺氧引起乳酸生成增加；此外肝肾功能障碍影响乳酸的代谢、转化及排出，导致乳酸性酸中毒。糖尿病乳酸性酸中毒发病急，但症状与体征无特异性。轻症仅有乏力、恶心、食欲降低、头昏、嗜睡、呼吸稍深快等。中至重度有恶心、呕吐、头痛、头昏、全身酸软、口唇发绀、呼吸深大，但无酮味、血压下降、脉弱、心率快症状，可有脱水、意识障碍、四肢反射减弱、肌张力下降、瞳孔扩大、深度昏迷或出现休克等。

250. 为什么青少年也会发生糖尿病

答：随着生活水平的提高和生活方式的改变，青少年与儿童糖尿病的发病率逐年上升。按发病原因分为青少年 1 型糖尿病、青少年 2 型糖尿病和其他特殊类型糖尿病 3 类。在大部分西方国家青少年 1 型糖尿病占青少年与儿童糖尿病患者总数的 90%。1 型糖尿病的病因复杂，一般认为是遗传、免疫和环境等因素综合作用的结果。2 型糖尿病多有家族史，患者一级或二级亲属患病的概率为 74%，除遗传因素外，肥胖是另一个重要的危险因素，与青少年 2 型糖尿病之间有联系。2 型糖尿病患者的平均体重指数在 27~38kg/m²，较同年龄和性别的个体高约 85%~100%。近年青少年 2 型糖尿病患者年龄多在 10 岁以上，由于超重及肥胖比例的增加，青少年 2 型糖尿病可能会出现在更年幼的青春前期儿童。青少年 2 型糖尿病患者常伴有其他代谢性疾病，如黑棘皮病和多囊卵巢综合征，其中 90%的青少年 2 型糖尿病患者都患有黑棘皮病。多数青少年与儿童糖尿病可归为上述两种类型的糖尿病，但仍有少数特殊类型糖尿病，主要包括一些单基因糖尿病。目前，已知的单基因糖尿病种类超过 40 种，每种都有各自典型的临床表现和遗传方式。单基因糖尿病较罕见，约占青少年与儿童糖尿病的 1%~4%。

251. 为什么尿液检查可发现糖尿病

答：临床上出现在尿液中的糖类，主要是葡萄糖，其他偶见的糖类，有乳糖、半乳糖、果糖、戊糖等，一般把葡萄糖尿称为单纯糖尿。尿糖的产生因素包括血糖浓度、肾小球滤过率、近端肾小管重吸收葡萄糖的能力（肾糖阈）。正常人尿内可有微量葡萄糖，每日尿内排出 <2.8mmol/24h（0.5g/24h），用定性方法检查为阴性。当血中葡萄糖浓度 >8.8mmol/L 时，肾小球滤过的葡萄糖量超过肾糖阈，即可出现糖尿，此时尿糖定性为阳性。当肾小球滤过率降低时，肾糖阈升高；当肾小管重吸收功能下降时，肾糖阈降低，出现尿糖时，前者血糖偏高，后者血糖可正常（3.3~6.1mmol/L）。糖尿病会引起患者血糖、尿糖的异常，通过对患者尿糖的定性、定量分析，可以辅助医师对糖尿病患者进行鉴别诊断，了解目前疾病进展。此外尿糖检测简便易行，大大减少患者痛苦，适用于临床筛选糖尿病患者，适用面广。

252. 为什么酮体蓄积会对人体产生危害

答：酮体（ketone bodies）为乙酰乙酸、丙酮和 β-羟丁酸的统称，主要来源于游离脂肪酸在肝脏氧化代谢的中间产物。正常人血液中酮体浓度较低，其组成比例为：乙酰乙酸占 20%、丙酮占 2%、β-羟丁酸约占 78%。肝脏通过酮体将乙酰辅酶 A 转运到外周组织中作能源，心和肾上腺皮质主要以酮体为能源，脑在饥饿时也主要利用酮体。平时血液中酮体较少，有大量乙酰辅酶 A 必须代谢时酮体增多，可引起代谢性酸中毒，如糖尿病。其重要性在于血脑屏障使除葡萄糖和酮体外的物质无法进入脑组织提供能量。但饥饿时酮体可占脑能量来源的 25%~75%。在饥饿期间酮体是包括脑在内的许多组织的能源，酮体过多会导致体内酮症酸中毒：血 pH 降低，二氧化碳结合率降低，供氧不足，出现呼吸加快，精神不振，烦躁不安，嗜睡，以至昏迷等症状。轻者主要是胃肠道症状，呕吐，腹痛，恶心；重者会危及生命，应积极治疗。

253. 为什么机体需要多种血糖调节物

答：血糖平衡为机体各种组织细胞的正常代谢活动提供能源物质。血糖水平维持在 3.89~6.11mmol/L，需要多种物质的共同调节，包括：①胰岛素可降低血糖。若供应不足，则抑制糖原合成及葡萄糖氧化使血糖升高。其原因是胰岛素可促进糖原合成酶的活性，诱导葡萄糖激酶合成和加强磷酸果糖激酶的作用，使葡萄糖分解。因此，当胰岛素分泌不足时，缺乏己糖激酶，不能使葡萄糖磷酸化使葡萄糖穿过细胞膜逸出，导致高血糖及糖尿病；②肾上腺素和高血糖素通过 cAMP 可激活肝中糖原磷酸化酶使糖原分解，还有诱导肝中磷酸烯醇式丙酮酸激酶及果糖二磷酸酶的合成促进糖异生作用，使氨基酸转化成葡萄糖，从而使血糖上升；③生长激素促使血糖升高，因为它具有抗胰岛素及抑制糖原分解和葡萄糖进入细胞氧化的作用；④促肾上腺皮质激素阻碍肌糖原氧化，促进肝糖原合成，其主要原因是使胰岛素作用减弱，促进有关糖的异生作用的酶的合成，阻止糖的氧化分解；⑤甲状腺素可促进糖的异生作用及糖原分解，并能促进小肠对葡萄糖的吸收从而使血糖升高。上述激素均为水溶性的物质不能穿过靶细胞膜，因此作为第一信使与膜表面受体结合导致细胞内信使分子 cAMP 形成，cAMP 作为第二信使使细胞内一系列酶激活，最终导致糖原分解与合成速度的变化。通过神经和激素的调节使血糖的来源和去路维持动态平衡。

254. 为什么某些糖尿病患者属于特殊类型糖尿病

答：特殊类型糖尿病往往继发于其他疾病，病因多，患者较少，此处仅介绍以下几种：①β 细胞功能缺陷性糖尿病，包括成人型糖尿病和线粒体糖尿病。成人型糖尿病的高血糖症出现较早，表现为胰岛素分泌轻度受损和胰岛素作用缺陷，而线粒体糖尿病表现为从正常糖耐量到胰岛素依赖糖尿病的各种类型，最常见的是非胰岛素依赖型糖尿病，常伴有轻度至中度的神经性耳聋，患者无肥胖，无酮症倾向；②胰岛素作用遗传性缺陷糖尿病，主要因胰岛素受体变异所致，较少见，一些患者可伴有黑棘皮病，女性患者可有男性化表现和卵巢囊肿。若为儿童患者，胰岛素受体基因的变异可致严重的胰岛素抵抗，称为矮妖精貌综合征；③胰腺外分泌性疾病所致糖尿病，包括胰腺炎症、肿瘤、感染、纤维钙化性病变、损伤和胰切除、囊性纤维化病、血色病等；④内分泌疾病所致糖尿病，当拮抗胰岛素作用的激素（如生长激素、皮质醇、胰高血糖素和肾上腺素）在体内过量产生时可引发糖尿病，如肢端肥大症、库欣综合征、胰高血糖素瘤、嗜铬细胞瘤、甲状腺功能亢进症、生长抑素瘤、醛固酮瘤等。去除导致激素过度分泌的因素后，血糖可恢复正常。

255. 为什么妊娠期要筛查糖尿病

答：妊娠期糖尿病指在妊娠期间发现的糖尿病，包括任何程度的糖耐量减低或糖尿病发作，不排除妊娠前存在糖耐量异常而未被确认者，无论是否使用胰岛素或饮食治疗，也无论分娩后这一情况是否持续，但已知糖尿病伴妊娠者不属此型。妊娠期糖尿病发生率在各国报道为 1%～14%，我国发生率为 1%～5%，但近年来呈明显升高趋势。妊娠期糖尿病患者早孕反应可能会给血糖控制带来困难，所以应密切监测血糖变化，及时调整胰岛素用量避免发生低血糖，每 1～2 个月需测定肾功能和糖化血红蛋白，同时进行眼底检查，妊娠 32 周后，需每周产检密切关注血压、尿蛋白、水肿情况等。在分娩 6 周后，按复查的血糖水平和糖尿病的诊断标准重新确定为：①糖尿病；②空腹血糖受损；③糖耐量减低；④正常血糖。妊娠糖尿病的发生与很多因素有关，多数患者分娩后血糖将恢复正常水平。

256. 为什么糖尿病患者血糖会升高

答：在正常情况下，人体内能量主要由血糖供给，通过血液输送到身体各处的细胞进行供能。多余的血糖可转化为糖原、脂肪和蛋白质储存起来，以备需要。在胰高血糖素和胰岛素作用下进行血糖浓度的调节。正常人在糖摄入过量时可通过这两个激素的相互调节保持血糖的稳定，但糖尿病患者由于胰岛素的绝对和（或）相对不足，机体组织不能有效地摄取和利用血糖，不仅血糖浓度升高，更使组织细胞内三大营养物质的消耗增加，造成代谢紊乱，导致机体在尚未进食的状态下也会出现血糖居高不下。就糖代谢而言，肝脏、肌肉和脂肪组织对葡萄糖的利用减少，糖原合成减少，而肝糖原分解和糖异生增多，导致血糖升高。

257. 为什么需重视低血糖症

答：低血糖（hypoglycemia）指血糖浓度低于空腹血糖的参考水平下限，目前无统一的界定标准，多数学者建议空腹血糖浓度参考下限为 2.78mmol/L（50mg/dl）。低血糖的临床症状因人而异，缺乏特异性，主要是与交感神经和中枢神经系统的功能异常相关。主要临床表现为战栗、多汗、恶心、心跳加速、轻度头昏头痛、饥饿和上腹不适等非特异性症状。除某些疾病外，血糖快速下降（即使未降至低血糖水平）也可出现上述症状，但血糖缓慢下降至低血糖水平者却不一定有上述症状。当血糖低于 1.11mmol/L 或 1.67mmol/L（20mg/dl 或 30mg/dl）时，会引起严重的中枢神经系统功能障碍，出现头痛、意识错乱、视力模糊、眩晕以致癫痫发作，严重者可出现意识丧失甚至死亡。这些症状又称神经低血糖症。血糖恢复至正常水平可以迅速改善或纠正上述症状，但长时间的低血糖可导致脑功能不可逆的损伤。

258. 为什么婴幼儿会发生低血糖症

答：新生儿在出生后血糖浓度有一自然下降继而上升的过程，许多低血糖的新生儿并无任何临床症状和体征。新生儿血糖浓度本就远低于成人，平均约 1.94mmol/L（35mg/dl），并在出生后由于肝糖原耗尽而迅速下降。因此，在无任何低血糖临床表现的情况下，足月新生儿的血糖可低至 1.67mmol/L（30mg/dl），早产儿贮存能量少，出生后代谢所需能量较高可导致体内血糖低至 1.1mmol/L（20mg/dl）。新生儿期低血糖往往是短暂性的，较常见的原因包括早产、母体糖尿病、妊娠糖尿病（gestational diabetes mellitus，GDM）和妊娠子痫等。而婴幼儿早期发生的低血糖很少是短暂性的，可能是遗传性代谢缺陷或酮性低血糖所致，或因患有新生儿窒息、败血症、先天性心脏病和呼吸窘迫综合征等伴有代谢率增加、缺氧、体温偏低及摄入减少而血糖进一步降低。因此，婴幼儿出生后如出现相应体征需监测血糖，以免漏诊。

259. 为什么进餐后会发生低血糖

答：餐后低血糖（postprandial hypoglycemia）可由多种因素引发，包括药物、胰岛素抗体、胰岛素受体抗体和先天性缺陷（如果糖-1，6-二磷酸酶缺乏），反应性低血糖（reactive hypoglycemia），又称功能性低血糖（functional hypoglycemia）等。在第三届国际低血糖专题讨论会上，反应性低血糖被定义为一种临床病症，指患者在日常生活中有餐后低血糖症状，并且血糖浓度低于 2.5~2.8mmol/L（45~50mg/dl）。其血糖标本的要求比较特殊，需要使用动脉化的静脉血或毛细血管血。患者在餐后约 1~3 小时有疲乏、肌痉挛、心悸等自觉症状，通过进食可缓解30~45分钟。这类患者有时也可无症状但有血糖低，或血糖浓度正常却有自觉症状的情况。餐后低血糖比较少见，要确诊餐后低血糖必须要在餐后出现症状的同时出现低血糖，若怀疑本病，可进行5小时进餐耐量试验或5小时葡萄糖耐量试验。

260. 为什么运动时会突发低血糖

答：低血糖是指血糖浓度低于空腹血糖参考值水平下限，通常以2.78mmol/L为界限。运动性低血糖症是指在运动中或运动后由于血糖降低导致头晕、恶心、呕吐、冷汗等不适的现象，如果不及时升高血糖，将会损害人体的心、脑、肾等主要脏器，严重者可能出现休克或者死亡。常见于长跑马拉松、长距离滑雪、滑冰和自行车等项目，以女性多见。产生运动性低血糖的原因有多种，包括：①长时间剧烈运动，体内的血糖大量消耗和减少；②运动前饥饿，肝糖原储备不足，不能及时补充消耗的血糖；③中枢神经系统调节血糖代谢紊乱，引起胰岛素分泌增加。此外，情绪过度紧张、极度恐慌或身体疾病（尤其是运动性贫血）也会导致运动性低血糖。轻度低血糖会感到饥饿、极度疲劳、头晕、心悸面色苍白，出冷汗；中度低血糖会出现神志模糊、语言不清、四肢发抖、呼吸短促；严重的运动性低血糖会出现惊厥、昏迷、呼吸短促、瞳孔放大，血糖浓度明显降低，检查脉搏时快而弱。

261. 为什么老年人更容易发生低血糖昏迷

答：低血糖是指静脉血浆葡萄糖浓度低于2.78mmol/L（50mg/dl），由低血糖导致的昏迷称低血糖昏迷。对老年患者来说，老年患者对低血糖反应能力较差，有的患者平时不注意监测血糖，当患者出现头晕、心悸等低血糖症状表现时多认为是心血管疾病而被患者忽视，导致延诊或者误诊。反复出现低血糖症发作，机体耐受了一定程度的低血糖，导致无症状性低血糖，发展到最后患者可无前驱症状而迅速进入昏迷状态。引起老年人空腹低血糖的常见原因有：①胰岛β细胞瘤（胰岛素瘤）；②胰岛外肿瘤；③外源性胰岛素、口服降糖药；④严重肝病；⑤酒精性；⑥垂体、肾上腺皮质功能低下等。引起老年人餐后低血糖的常见原因：①胃大部切除后（滋养性低血糖）；②酒精性；③2型糖尿病早期；④垂体、肾上腺皮质功能低下等。

262. 为什么肝肾功能受损会引起低血糖

答：肝脏对调节血糖水平具有重要作用，血糖高时可转化贮存于肝细胞中，血糖低时释放，不仅如此，肝脏还可通过糖异生作用升高血糖（使其他物质如蛋白质、脂肪转变为葡萄糖）。肝脏受损引起低血糖有：①当各种原因（如重症肝炎、肝硬化、肝癌等）造成肝组织广泛而严重的破坏时，肝脏内储存的糖不能释放到血液中，肝脏将其他非糖物质（如蛋白质、脂肪）转变为葡萄糖的能力明显下降，同时往往伴有食欲下降、机体消耗大而易发生低血糖；②另外，肝功能损害时，胰岛素及其他降糖药物代谢失活减慢，药物在体内积蓄，作用增强，从而导致低血糖；③此外，肝内酶的先天性缺陷，例如糖原累积病，由于肝脏不易释放出葡萄糖也常出现低血糖。肾脏有清除胰岛素的作用，接受胰岛素治疗的糖尿病患者，当发生糖尿病肾病或者肾功能受损时，由于胰岛素降解减少及对胰岛素需求减少，如果不及时地减少胰岛素用量可出现低血糖症。

263. 为什么会发生无症状性低血糖

答：无症状性低血糖与人体感知低血糖的相关神经受损，神经的感知能力下降有关。大脑无法识别低血糖信号，没有发出低血糖时应有的指令，人体不能出现相应的低血糖症状，可能使机体无法发出警告，甚至无征兆地发生低血糖昏迷。无症状性低血糖多见于病史较长的老年糖尿病患者：①由于老年人代谢功能降低，发生低血糖时拮抗调节激素缺陷所致。加之，老年人肾上腺激素 β 受体兴奋性降低，而微血管病变、自主神经病变等合并症致肾上腺反应缺陷，使胰岛素储备过量，肝糖原储备不足使老年糖尿病患者易发生低血糖反应；②老年人患有多种疾病，可能同时服用的药物能增强降糖药物的效应。已知磺胺药、H2-受体拮抗药、血管紧张素受体拮抗剂、钙离子拮抗剂、喹诺酮类抗生素等可增强降糖药物的作用，可能是诱发低血糖症的原因；③老年人多有肝肾功能减退，加之合并糖尿病肾病，可使口服降糖药及胰岛素排泄减慢，易于蓄积；④健康教育不到位：在治疗中出现饮食不当、用药后未按时就餐，体力活动过大，应用药物剂量过大或病情减轻后不监测血糖，胰岛素仍未及时调整剂量致低血糖发生。

264. 为什么儿童期低血糖症有多种发病原因

答：大约4%的糖尿病儿童死亡是由于严重的低糖血症引起。儿童期低血糖症有多种发病原因，见表4-1。

表 4-1　儿童期低血糖症原因

类别	原因
1 型糖尿病	低血糖症起因于胰岛素剂量过高导致的葡萄糖消耗过度。
新生儿胰岛素过多	起因于 1 型糖尿病、妊娠期糖尿病或母亲在妊娠期间服药。其他的原因是新生儿自发、短暂性胰岛素过多和大的肿瘤。后者分泌的胰岛素样生长因子引起低血糖症。
糖原储存疾病，糖原合成酶缺陷	糖原代谢紊乱起因于糖原合成酶缺陷或肝糖原存储疾病。
糖原异生缺陷	丙酮酸羧化酶、磷酸烯醇式丙酮酸羧化酶和果糖 1，6-二磷酸酶是催化糖异生途径的重要步骤。这些酶遗传缺陷造成中间产物堆积导致丙酮酸转化为乳酸速度更快。
激素缺陷	缺乏对抗胰岛素的激素，如高血糖素、生长激素、皮质醇，可以引起与糖原合成酶缺陷相似的症状。
酮体合成	β-氧化缺陷，可伴随自发性或空腹低糖血症。这些代谢紊乱可在患者空腹或低糖血症时出现。由于脂肪分解增多，尿中有机酸增多，机体保持高酸代谢状态。
半乳糖血症	患有这种疾病的新生儿在出生 1~2 周之内可用筛选试验检测这种疾病，在新生儿哺乳后几天内症状出现。

类别	原因
遗传性果糖不耐受	该病特点为在肝脏、肠道黏膜、肾脏中缺乏果糖-1-磷酸羧化酶，果糖-1-磷酸的积聚造成磷酸在细胞外的耗竭和糖原合成及分解的紊乱。
肉毒碱代谢紊乱	肉毒碱通过线粒体膜转运脂肪酸，遗传性肉毒碱缺乏和肉毒碱棕榈酰转移酶缺乏伴随线粒体脂肪酸转移障碍会降低酮体合成和糖原合成。有这类缺陷的患儿具有空腹低血糖症但没有酮症。
Reye 综合征	严重的肝脏功能障碍伴随低血糖症和其他功能紊乱
多因素	低血糖症可与伴随肝功能异常的肝炎、败血症、大出血休克、脑病、垂体功能下降、腹泻有关

265. 为什么儿童期低血糖症与成人低血糖不同

答：儿童期低血糖症相对常见。在正常体重的新生儿发病率大约 0.5%，轻体重和早产新生儿发病率较高。在年长的孩子中，1/500 住院患者与低血糖症有关。新生儿低血糖症可以显示完全无症状的过程。一般正常人体每分钟利用葡萄糖的能力为 6mg/kg，而空腹儿童葡萄糖的消耗是成人的 3 倍多。由于儿童糖原存储低和肌肉组织少，只能够提供很少的物质供肝糖原合成，糖原储备在空腹 12~14 小时后用完。在摄入食物不充分的情况下孩子容易有低血糖症倾向。与成人不同的是，儿童应考虑先天代谢病如酶的缺陷和内分泌功能的紊乱，尤其是新生儿期或婴儿期有类似 Reye 综合征症状的儿童。文献报道，胰岛素瘤不会发生在小孩，大多数常见儿童期低血糖的原因是空腹和药物所致，尤其是水杨酸盐类药物。

（葛青玮　邱晨彧）

第二节　生化检验

266. 为什么要检测空腹血糖

答：血糖浓度受神经系统和激素的调节，保持一个相对平衡的状态。当各种因素导致这些调节失去原有的相对平衡后，血糖值会出现异常。空腹血糖水平反映了胰岛素分泌能力，其增高与葡萄糖耐量减低是平行的：若胰岛素分泌能力不低于正常的 25%，空腹血糖多是正常或只轻度升高，一般人全血血糖不超过 6.1mmol/L，血浆血糖不超过 6.9mmol/L；当胰岛素分泌进一步降低，但不低于正常的 40%，则空腹血糖在 5.8~11.1mmol/L；空腹血糖超过 11.1mmol/L 时，提示胰岛素分泌极少或缺乏。空腹血糖水平是诊断糖尿病最主要的依据。若空腹全血血糖不止一次超过 6.7mmol/L，血浆血糖等于或超过 7.8mmol/L，即可确诊为糖尿病。一般应 2 次重复测定，以防误差。同时还要注意精神、饮食及药物等因素的影响。凡空腹全血血糖在 6.1mmol/L 以上，血浆血糖在 6.9mmol/L 以上，而又低于上述诊断标准时，应做葡萄糖耐量试验。若有明确的糖尿病症状，应先做餐后 2 小时血糖测定。一般糖尿病患者的空腹血糖，在失去控制时可高达 10~16.7mmol/L；在重型及长期控制不好的患者，空腹血糖也可高达 22.2mmol/L。当血糖水平很高时，空腹血糖水平需首要关注。有低血糖风险者（老年人，血糖控制较好者）也应测定餐前血糖。糖尿病患者的空腹血糖也可能正常。

267. 为什么血糖检测要用氟化钠抗凝管采集标本

答：血糖作为反映糖代谢紊乱的重要指标，其结果准确性直接影响到患者的诊断和治疗。有资料显示，全血标本在普通真空管中放置 1 小时，葡萄糖浓度可大约降低 5%。因此，对离体血液标本血糖必须进行有效的保护。氟化钠是一种较为理想的抗糖酵解剂，其主要作用是抑制参与糖酵解的酶的活性，通过阻断烯醇化酶作用而抑制糖酵解。氟化钠抗凝管一般采用与草酸钾或 EDTA-K_2 联合使用，采集标本后直接摇匀，就能达到抑制糖酵解的效果，但因其通过抑制烯醇化酶来阻断糖酵解，对部分酶类检测项目有抑制作用，如淀粉酶、氨基转移酶、磷酸酶等，对酶法测定胆固醇和脲酶法测定尿素也有干扰，同时随着放置延长血清钾离子显著升高，所以氟化钠-草酸盐抗凝管对临床化学的其他检测项目和免疫学检测项目存在不同程度的影响。因此在临床操作中，氟化钠-草酸盐抗凝管更适合单一血糖标本采集检测。

268. 为什么末梢血与静脉血测定血糖结果会不一致

答：毛细血管全血、静脉全血、静脉血浆和毛细血管血浆标本都可测定血糖。空腹时，静脉血葡萄糖浓度比动脉低 5%～10%。毛细血管血作为动脉和静脉血的混合物比静脉血糖浓度高。空腹时差异大约是 5%，而在餐后是 10%～15%。由于婴儿血细胞比容值高，所以在新生儿期间，因为结果会偏低故不用毛细血管和静脉的全血作葡萄糖检测，使用毛细血管血浆用来测血糖。在静脉血浆中，红细胞葡萄糖含量比血浆低，静脉血浆葡萄糖值比静脉全血高 10%～15%，静脉血浆葡萄糖值和毛细管全血值一样，超过静脉全血值。采集标本时，毛细血管血要在血液循环良好时采集，并保持指尖温暖。抽静脉血时不能压迫静脉太紧，避免标本溶血，早晨空腹抽血在上午 7 点和 8 点之间，餐后 1～2 小时采集餐后标本。

269. 为什么实验室有多种方法测定血糖

答：目前检测葡萄糖方法有己糖激酶法、葡萄糖脱氢酶法和葡萄糖氧化酶法。主要区别是：①己糖激酶法：利用己糖激酶和葡萄糖-6-磷酸脱氢酶偶联进行测定，在 340nm 波长下检测 NADPH（或 NADH）生成致吸光度升高速率，与标本中葡萄糖含量呈正相关，本法的准确度、精密度都非常高，线性范围可达 33.31mmol/L，适用血清和血浆葡萄糖测定，由于超过 0.3mmol/L 的血红蛋白及红细胞释放的磷酸酯等能干扰检测，故溶血标本不适合用于血糖的测定；②葡萄糖脱氢酶法：利用葡萄糖脱氢酶催化葡萄糖的氧化，生成葡萄糖酸内酯，此法对葡萄糖高度特异，常规抗凝剂和血清中的常见物质都不会对本法产生干扰，其检测结果与己糖激酶法的检测结果有很好的一致性；③葡萄糖氧化酶法：利用葡萄糖氧化酶催化葡萄糖的氧化生成葡萄糖酸和过氧化氢，并偶联过氧化物酶催化的呈色反应进行检测。在干化学检测中也可采用本法，适合用于血液和脑脊液中葡萄糖含量的测定，且试剂价格相对便宜，但不适合用于尿液标本的检测。因此实验室有多种方法测定血糖。

270. 为什么可采用不同来源的标本测定葡萄糖

答：测定葡萄糖的标本主要有血液和体液两种，血液包括毛细血管全血、静脉全血、静脉血浆和毛细血管血浆，体液中尿液、脑脊液、腹水、胸水等都可测定葡萄糖。在采集标本时，需要注意以下的几个方面：①毛细血管血要在血液循环良好时采集，保持指尖温暖，如果使用自动分析仪，可将 0.01~0.05ml 的血液放于红细胞溶解液中，溶解液中包含糖酵解抑制剂，如氟化钠、顺丁烯二酰亚胺；②抽静脉血时不能压迫静脉太紧，避免标本溶血，早晨空腹抽血在上午 7 点和 8 点之间，餐后 1~2 小时取餐后标本；③脑脊液中可能含有细菌或其他细胞，因此应立即测定，或标本离心后冷藏于 4℃；④24 小时尿标本收集前，容器中应加入 5ml 冰醋酸（或 5g 苯甲酸钾）作为防腐剂，在室温 24 小时后，尿葡萄糖会丢失 40%，故标本应在 4℃储存。

271. 为什么血糖检测留样后要及时检测

答：血糖水平是诊断糖尿病的主要依据，也是判断糖尿病病情和控制情况的主要指标，一般对离体血糖进行立即检测才能较为准确地反映个体情况。血液抽取后，如未经离心，由于红细胞糖酵解及细菌分解葡萄糖和白细胞降解酶的作用，会使血糖浓度逐渐降低。有研究表明，采血后注入干试管中，放置于室温凝固，如不及时离心分离血清，则血清葡萄糖可因血细胞的糖酵解而每小时降低 7%（0.28~0.56mmol/L）；而注入消毒的抽真空试管中，在较低气温下，则每小时降低 1.9%（0.033~0.066mmol/L）。因此，在实际工作中，采血后血标本如注入无防止糖酵解添加剂的真空试管中，应及时送检分离血清并及时检测，防止注入容器不当及放置时间过长而影响检测结果，为临床提供正确的血糖检测值，对糖尿病患者的诊疗有着十分重要的意义。

272. 为什么要检测餐后 2 小时血糖

答：餐后 2 小时血糖适用于监测空腹血糖不高或空腹血糖控制良好但仍不能达到治疗目标者。对于糖尿病患者，餐后 2 小时血糖是一个非常有价值的监测指标：①反映胰岛 β 细胞的储备功能，即进食后胰岛 β 细胞分泌胰岛素的能力。若胰岛 β 细胞的储备功能良好，周围组织对胰岛素作用敏感，则餐后 2 小时血糖值应降到 7.8mmol/L 以下。如果胰岛 β 细胞的储备功能良好，甚至高于正常水平，但存在明显的胰岛素抵抗，或胰岛素抵抗不明显，但胰岛 β 细胞功能已较差，则餐后 2 小时血糖可明显升高；②若餐后 2 小时血糖>11.1mmol/L，则易发生糖尿病性眼、肾、神经等慢性并发症。对于中年以下和病情不重者，要严格控制餐后 2 小时血糖值在 7.8mmol/L 以下；对于老年糖尿病患者或并发症较重者，餐后 2 小时血糖可适当放宽至 7.8~11.1mmol/L；③餐后 2 小时血糖能较好地反映进食量及使用的降糖药是否合适；④餐后 2 小时血糖测定是诊断糖尿病的另一种重要方法，临床上有不少患者，空腹血糖不高，但餐后 2 小时血糖明显增高。

273. 为什么部分患者需加测口服葡萄糖耐量试验

答：口服葡萄糖耐量试验（oral glucose tolerance test，OGTT）是经口服给予受试者一定负荷量的葡萄糖后，通过测定不同时间的血糖浓度，了解受试者的血糖调节能力。口服葡萄糖耐量试验能检测机体承受葡萄糖耐量的最大值，并且是一个检测糖耐量受损的激发试验。血糖浓度可因葡萄糖负荷而升高；该检测显示机体恢复血糖正常化的耗时取决于反应性胰岛素的释放。OGTT 主要用于以下情况：①诊断妊娠期糖尿病；②诊断糖耐量减退；

③有无法解释的肾病、精神病变或视网膜病变，其随机血糖<7.8mmol/L，可用口服葡萄糖耐量试验评价，在此时如有异常结果，不代表有肯定的因果关系，还应该排除其他疾病；④人群筛查以获取流行病学数据。

274. 为什么葡萄糖耐量试验可选择静脉注入负荷糖量

答：静脉葡萄糖耐量试验（intravenous glucose tolerance test，IGTT）是经静脉给予受试者一定负荷量的葡萄糖后，通过测定不同时间的血糖浓度，了解受试者的血糖调节能力。对某些不宜做口服葡萄糖耐量试验的患者（如不能承受大剂量口服葡萄糖、胃切除后及其他可致口服葡萄糖吸收不良者），未排除影响葡萄糖吸收的因素，应按世界卫生组织的方法进行静脉葡萄糖耐量试验。在以下的疾病中，如肝脏疾病、心脏疾病、肾脏疾病、胰腺疾病以及内分泌疾病，包括垂体前叶、肾上腺皮质、甲状腺功能亢进等内分泌疾病均会导致血糖的变化，为了防止恶心、呕吐，因此可将口服葡萄糖改成静脉葡萄糖耐量试验。静脉葡萄糖耐量试验较少用于糖尿病的诊断，而作为研究糖耐量异常以及早期糖尿病患者胰岛素分泌能力的方法。

275. 为什么糖化血红蛋白可回顾性评估血糖浓度

答：糖化血红蛋白是在长时间、高浓度血糖存在的条件下，血红蛋白与葡萄糖进行非酶促反应结合的产物，它们的糖基化位点是血红蛋白β链N末端的缬氨酸残基，其生成是一个缓慢的、不可逆的过程，生成量与血糖浓度、高血糖存在的时间及红细胞寿命相关。糖化血红蛋白的形成是不可逆的，其浓度与红细胞寿命（平均120天）和该时期内血糖的平均浓度有关，不受每天葡萄糖波动的影响，也不受运动或食物的影响，所以糖化血红蛋白反映的是过去6~8周的平均血糖浓度，这可为评估血糖的控制情况提供可靠的实验室指标。血浆葡萄糖转变为糖化血红蛋白与时间有关，血糖浓度急剧变化后，在起初2个月糖化血红蛋白的变化很快，在3个月之后则进入一个动态的稳定状态。糖化血红蛋白的半衰期为35天。

276. 为什么有多种糖化血红蛋白检测方法

答：根据检测原理的不同，糖化血红蛋白的测定方法有多种：①根据电荷差异：可采用离子交换层析、常规电泳和等电聚焦电泳等方法；②根据结构差异：可采用亲和层析和免疫测定法；③化学分析技术：可采用比色法、分光光度法，但已很少使用；④质谱。无论哪种方法，结果都表示为糖化血红蛋白占总血红蛋白的百分比。选择检测方法时需考虑标本体积、标本数量以及成本等因素。离子交换层析法：主要包括阳离子交换树脂法、低压液相层析和高效液相层析，离子交换层析法是糖化血红蛋白检测的"金标准"，是目前精密度、准确性最高的方法，分析时间短，变异系数（coefficient of variation，CV）<3.5%，但本法仪器昂贵。电泳法：琼脂糖凝胶电泳和等电聚焦电泳，琼脂糖凝胶电泳法标本用量少、分辨率高、不受温度及胎儿血红蛋白影响，需成批标本进行分析，速度较慢，自动化程度较差。等电聚焦电泳法的分辨率比一般的电泳更高，能分辨出一级结构不同的各类血红蛋白，不受各种物质干扰，但仪器昂贵。亲和层析法：操作简便易行、快速准确、试剂稳定、结果可靠，但本法仅能测定总糖化血红蛋白。

277. 为什么糖尿病患者需要定期监测糖化血红蛋白

答：糖化血红蛋白是在长时间、高浓度血糖存在的条件下，血红蛋白与葡萄糖进行非酶促反应结合的产物，根据红细胞代谢动力学推测初始糖化血红蛋白值大约每日破坏1/120（约为 0.83%）。因为糖化血红蛋白在合适的治疗下甚至健康人也产生，故这个理论值在体外不能达到。控制不理想的糖尿病患者通过加强治疗而达到血糖量正常，可以发现糖化血红蛋白值最大下降率以大约每 10 天下降正常血糖的 1%（绝对值）。由于测定糖化血红蛋白方法的精确性，两次糖化血红蛋白测定值的差异大约 1% 就可认为具有临床相关性。因为这些原因，在糖化血红蛋白两次测定间至少有 2 周的时间，推荐 4~6 周的间隔。糖尿病患者糖化血红蛋白检测时间频率推荐：2 型糖尿病，最小量或常规的治疗建议每年3~4 次；加强治疗 2 型糖尿病建议稳定的代谢条件下每年 2 次；糖尿病孕妇和妊娠期糖尿病建议每 1~2 个月检测 1 次。

278. 为什么糖化白蛋白比糖化血红蛋白能反映更近期的血糖平均水平

答：糖化血清蛋白是血液中的葡萄糖与血清蛋白的 N 末端发生非酶促的糖基化反应，形成高分子酮胺化合物，其结构类似果糖胺。由于 90% 以上糖化血清蛋白是糖化白蛋白，因此糖化白蛋白可以反映糖化血清蛋白的总体水平。糖化白蛋白反映了 2~3 周前血糖的平均水平，是一个短期血糖控制的评价指标，也是自我血糖监测和长期血糖监测指标糖化血红蛋白的有效补充，不受血红蛋白代谢异常的影响。但在评估伴有白蛋白异常的疾病如肾病综合征、肝硬化、甲状腺功能异常等的糖尿病患者的糖化白蛋白时需慎重。临床应用于：①评价短期血糖控制情况；②辅助鉴别应激性高血糖：急性应激如外伤、感染以及急性心脑血管事件等发生时，非糖尿病患者会出现高血糖，与糖尿病难以区分。糖化白蛋白与糖化血红蛋白联合测定有助于判断高血糖的病程时间，可作为既往糖尿病史的辅助诊断；③糖化白蛋白 ≥17.1% 可以筛查出大部分未经诊断的糖尿病患者，同时测定空腹血糖和糖化血红蛋白可提高糖尿病的筛查率。

279. 为什么临床实验室有多种鉴别高胰岛素诱发低血糖症的检测项目

答：临床实验室有多种鉴别高胰岛素诱发低血糖症的检测项目，见表 4-2。

表 4-2 高胰岛素诱发的低血糖症的功能实验评价

功能实验	评价
72 小时禁食试验	如果 72 小时内静脉血浆和毛细血管全血葡萄糖值没有减少到 <2.5mmol/L 以及静脉全血葡萄糖值 <2.2mmol/L，可以排除胰岛瘤。相应胰岛素值是 <6mU/L，C 肽值是 <0.7μg/L。 在低糖血症的情况下，胰岛素值 ≥6mU/L，以及 C 肽 ≥0.7μg/L，提示存在胰岛素瘤。胰岛素瘤中没有发现胰岛素和 C 肽浓度过度地升高。根据一项研究结果显示，大多数病例胰岛素浓度在 6~70mU/L 范围内，10% 有胰岛素瘤和低糖血症的患者胰岛素浓度 <6mU/L。在这项研究里，发现胰岛素瘤患者出现低糖血症情况如下：29% 在上次进餐的 12 小时后出现、72% 在 24 小时内出现、92% 在 48 小时内出现、98% 在 72 小时出现。

功能实验	评价
C肽抑制试验	在怀疑胰岛素瘤时，如果72小时禁食试验结果不明确，它可以作为主要的诊断试验。瘦体质人输注胰岛素60分钟后，C肽浓度相对下降。根据一项研究，健康人群中下降的范围从瘦体质青年人67%到老年肥胖人的71%。C肽分泌的微量下降提示胰岛素瘤的存在。
丁唑酰胺试验	在怀疑胰岛素瘤，特别是肥胖的患者，首先考虑使用该试验。根据120、150和180分钟测定的血浆葡萄糖值，在瘦弱的患者平均静脉的血浆葡萄糖≤3.1mmol/L和肥胖患者中该值≤3.4mmol/L提示存在胰岛素瘤。该试验用于胰岛素瘤的诊断临床灵敏度是95%，特异性>95%。
胰高血糖素试验	如试验是在一整夜禁食以后的早晨进行的，上升幅度高于基础值>100mU/L则提示潜在的胰岛素瘤；否则应该检测出的峰值>130mU/L。C肽增加的最大量是>2.5μg/L。试验临床的灵敏度达50%~80%。氢氯噻嗪、苯妥英和二氮嗪可以产生假阴性结果，而甲苯磺丁脲、氨茶碱和肥胖可以导致假阳性。80%胰岛素瘤患者显示胰岛素原水平>20%的胰岛素值水平。

280. 为什么胰岛素检测会受多种因素影响

答：胰岛素是调节血糖浓度的重要激素，是胰岛β细胞所产生的多肽激素，相对分子量为58 000。胰岛素的检测方法主要分为2类：①免疫法，包括放射免疫分析、酶联免疫分析、化学发光免疫分析及电化学发光免疫分析。免疫学相关方法都是采用了不同的标记物、利用了抗原抗体特异性反应进行检测：放射免疫分析法准确灵敏、技术成熟、仪器试剂成本较低，但批内及批间变异系数较大、试剂盒使用寿命短、放射污染较强；酶联免疫分析法的试剂易保存，但酶标记易受显色反应限制，重复性和稳定性较差；化学发光免疫分析以及电化学发光免疫分析均采用发光剂标记，检测敏感性高、测量范围宽、试剂稳定、自动化程度高。所有免疫学检测方法均受多种因素影响，常见的影响因素包括：血液标本质量、溶血、抗胰岛素抗体、胰岛素原、胰岛素原代谢片段、C肽、外源性胰岛素等，它们都能与试剂中的抗体产生交叉反应；②非免疫法，包括放射性核素稀释法和高效液相色谱法等。非免疫法能区分内源性与外源性胰岛素，测定结果也接近真值，但两者仪器昂贵、标本预处理较困难。

281. 为什么要做葡萄糖刺激胰岛素分泌的动态试验

答：正常人体中胰岛素呈脉冲式分泌，基础分泌量约1U/h，每天总量约40U。健康人在葡萄糖的刺激下，胰岛素呈二时相脉冲式分泌：静脉注射葡萄糖后的1~2分钟内是第一时相，10分钟内结束，呈尖而高的分泌峰，代表贮存胰岛素的快速释放；紧接着为第二时相，持续60~120分钟，直到血糖水平回到正常，代表了胰岛素的合成和持续释放能力。因此，采用胰岛素释放试验/C肽激发试验，即患者空腹时口服定量葡萄糖（或馒头），使血糖升高刺激胰岛β细胞释放胰岛素/C肽，可反映基础状态和葡萄糖刺激下的胰岛素释放功能。葡萄糖刺激胰岛素分泌的动态试验有利于糖尿病类型鉴别。

282. 为什么要检测胰岛素抵抗

答：糖尿病的发病机制有两种：一是机体对胰岛素的作用产生抵抗，引起胰腺功能受损；二是胰腺 β 细胞的自身免疫性损伤。多种因素共同作用共同参与，引起胰岛素分泌的绝对和（或）相对不足，导致糖尿病的发生。目前普遍认为，胰岛素抵抗（insulin resistance，IR）和 β 细胞分泌缺陷是青少年 2 型糖尿病发病机制的两个主要环节。胰岛素抵抗是青少年 2 型糖尿病和肥胖等多种疾病发生的主要诱因之一，也是青少年 2 型糖尿病病理生理的基本组成部分，其特征性表现是：降低胰岛素刺激肌肉和脂肪组织摄取葡萄糖的能力，同时也抑制肝脏合成糖原的能力。简单而言，IR 是指单位浓度的胰岛素细胞效应减弱，即机体对正常浓度胰岛素的生物反应性降低的现象。在 IR 状态下，为维持血糖稳定，迫使胰岛 β 细胞分泌更多的胰岛素进行代偿，导致高胰岛素血症，引发一系列代谢紊乱。IR 是青少年 2 型糖尿病早期的缺陷，约 90% 的患者存在胰岛素抵抗，患者对胰岛素生物反应性降低了大约 40%。

283. 为什么要检测 C 肽

答：C 肽（C-peptide）相对分子质量为 3 600，没有生物活性，但对保证胰岛素的正常结构却是必需的。虽然胰岛素和 C 肽等摩尔数分泌入血，但由于 C 肽的半衰期较长（约 35 分钟），因此在禁食后血浆 C 肽的浓度比胰岛素高 5~10 倍。C 肽主要在肾脏中降解，部分以原形从尿液排出。C 肽测定的主要用途：①主要用于评估空腹低血糖。某些 β 细胞瘤患者，尤其是存在间歇性胰岛素分泌过多时，胰岛素检测可正常，但 C 肽浓度却升高。当注射胰岛素导致低血糖发生时，胰岛素水平会很高而 C 肽降低，这是因为药用胰岛素中没有 C 肽存在，且外源性胰岛素会抑制胰岛 β 细胞的分泌功能；②评估胰岛素的分泌：基础或刺激性（通过胰高血糖素或葡萄糖）尿和空腹血清 C 肽水平可用于评价患者的胰岛素分泌能力和分泌速度，并以此来鉴别糖尿病类型。例如糖尿病患者在用胰高血糖素刺激后 C 肽>1.8ng/ml，可能是 2 型糖尿病，若<0.5ng/ml 则可能是 1 型糖尿病。但 C 肽测定对糖尿病患者的常规监测作用不大；③监测胰腺手术效果：在全胰腺切除术后检测不到血清 C 肽，而在胰腺或胰岛细胞移植成功后其浓度应该增加。

284. 为什么要检测胰岛素原

答：胰岛素原（proinsulin）是胰岛素的前体和主要储存形式，其生物活性仅相当于胰岛素的 10%。正常情况下仅少量的胰岛素原（胰岛素的 3%）进入血液循环。但肝脏清除它的能力仅为清除胰岛素能力的 25%，导致前者的半衰期比后者长 2~3 倍，约为 30 分钟，因此在禁食后血浆胰岛素原浓度可达血浆胰岛素浓度的 10%~15%。在病理情况下，胰岛 β 细胞释放胰岛素原增多，血中水平升高。胰岛素原浓度增加见于：①青少年 1 型糖尿病由于胰岛素合成和分泌极度下降，刚合成的胰岛素原在未转变为胰岛素的情况下即释放入血，造成血浆胰岛素原升高；②青少年 2 型糖尿病患者，胰岛素原比例和胰岛素原转化中间体都会增加，并且与心血管危险因子关联；③妊娠糖尿病存在明显高浓度的胰岛素原及其裂解产物-32、33 位氨基酸断裂的胰岛素原；④大多数 β 细胞瘤患者都有胰岛素、C 肽和胰岛素原浓度的增加，部分患者只有胰岛素原升高。尽管胰岛素原生物学活性很低，高浓度胰岛素原仍可能导致低血糖；⑤罕见的家族性高胰岛素原血症，其原因是胰岛素原转化为胰岛素的能力减弱；⑥存在能与抗体起交叉反应的胰岛素原样物质；⑦慢性肾衰竭、肝硬化和甲状腺功能亢进患者也可见胰岛素原浓度增加。胰岛素原浓度在除糖尿病外的多种疾病中都有升高，在评价胰岛素抵抗及糖尿病病情上具有一定作用，同时胰岛素样物质中所占的比率增加可作为妊娠糖尿病筛查预测指标，比年龄、肥胖和高血糖指标更好。

285. 为什么有时要检测患者尿酮体

答：由于检测较方便，尿酮体已被纳入尿常规试条检验项目，用于青少年1型糖尿病的病情监测。尿酮体阳性还见于饥饿、高脂饮食、呕吐、腹泻、脱水、妊娠中毒血症、甲状腺中毒症、消化吸收障碍等。酮体正常情况下产生极少，正常人定性试验为阴性。但在饥饿、各种原因引起的糖代谢发生障碍脂分解增加及糖尿病酸中毒时，因产生酮体速度大于组织利用速度，可出现酮血症，继而发生酮尿。酮体阳性可能有以下情况：①糖尿病患者、糖尿病酸中毒时会出现强阳性（"+++"以上），此时应引起注意，易发生中毒性昏迷，应及时采取治疗措施；②严重呕吐、腹泻、长期营养不良、饥饿、剧烈运动后等；③妊娠妇女因妊娠反应而剧烈呕吐、子痫、消化吸收障碍等。

286. 为什么血尿酮体可反映机体糖代谢状况

答：在未控制的糖尿病中，由于胰岛素缺乏导致血浆中游离脂肪酸增加；同时胰高血糖素/胰岛素比率增加使得脂肪酸在肝脏中的氧化作用增强，故酮体生成增加。糖的来源减少（饥饿或频繁呕吐）或糖的利用下降（如糖尿病、糖原累积病等）可导致酮体形成过多。对于糖尿病酮症酸中毒，检测血中酮体比尿中酮体更为准确。由于检测更方便，尿酮体已被纳入尿常规试条检验项目，用于青少年1型糖尿病的病情监测。尿酮体阳性还见于饥饿、高脂饮食、呕吐、腹泻、脱水、妊娠中毒血症、甲状腺中毒症、消化吸收障碍等。由于多数检测方法都只测定或检测乙酰乙酸，而糖尿病酮症时体内酮体是以 β-羟丁酸为主，这样就会出现一些矛盾的情况，例如患者最初发现有酮症酸中毒，但酮体测定却仅为弱阳性，经过治疗后，β-羟丁酸生成为乙酰乙酸，但实验室检测结果却显示酮症更为严重，故需要监测 β-羟丁酸的含量才能得到酮症的真实情况。需要注意的是，即使临床病情已经改善，也不能放松监测。

287. 为什么乳酸/丙酮酸可以作为评价糖代谢紊乱指标

答：糖尿病患者由于胰岛素的绝对和（或）相对不足，机体组织不能有效地利用血糖，丙酮酸（pyruvate）大量还原为乳酸，导致体内乳酸堆积。一般认为乳酸浓度超过 5mmol/L 以及 pH<7.25 时，提示有明显的乳酸性酸中毒。剧烈运动后乳酸浓度会急剧升高，甚至卧床患者活动腿部也会导致乳酸含量显著升高。不管采用哪种检测方法，血浆乳酸浓度都比全血浓度高7%。脑脊液中乳酸浓度通常与全血浓度相同，但中枢神经系统疾病时脑脊液中含量会发生改变。丙酮酸的检测对评估血液乳酸浓度异常升高的先天性代谢异常患者有重要价值：若乳酸/丙酮酸比值<25，提示糖异生缺陷；若比值≥35，则提示缺氧导致胞内代谢降低。

288. 为什么血液乳酸检测要特别重视分析前因素对结果判定的影响

答：乳酸是葡萄糖无氧代谢的终产物，并可进一步利用，或在氧存在的条件下通过枸橼酸循环氧化；或经过乳酸循环中的葡萄糖异生，乳酸连接了需氧和厌氧代谢，如果在血液中失常的高度聚集或利用障碍，可以使其在血液中的浓度升高。乳酸检测对标本要求较高，对于标本收集，以动脉血或毛细血管血标本为最佳，静脉血必须在没有受压的情况下收集。用草酸钾和氟化钠作为稳定剂，可检出有 0.2mmol/L（1.8mg/dl）的增加，与温度无关。如果是全血，在第 1 个小时内，立即离心，分离血浆，在送标本到实验室过程中无需冷藏。标本类型对乳酸检测有一定影响，血浆酶法和全血电流计法的测定值具有可比性，但全血和血浆的酶法测定值无可比性，血容比越高差异越大。不管采用哪种检测方法，血浆乳酸浓度都比全血浓度高 7%。在稳定全血中，8 小时内，白细胞增多症使乳酸浓度上升到最大值为 0.3mmol/L（2.7mg/dl）。

289. 为什么乳酸性酸中毒有多种类型

答：乳酸性酸中毒是高阴离子间隙性酸中毒，由大量乳酸在体内堆积所致。血浆乳酸浓度取决于糖酵解及乳酸被利用速度，因各种原因致组织缺氧，乳酸生成过多，或因肝脏疾病使乳酸利用减少和清除障碍，都可使血乳酸浓度升高。正常人休息状态下静脉血乳酸含量为 0.5~1.6mmol/L。当血乳酸浓度>2mmol/L 时可产生乳酸性酸中毒。若血乳酸浓度升高，但动脉血 pH 仍在正常范围，称之为高乳酸血症；若血乳酸浓度升高，动脉血 pH 失代偿而低于 7.35，称之为乳酸性酸中毒。在糖尿病基础上发生的乳酸性酸中毒称之为糖尿病乳酸性酸中毒，它是糖尿病的三大急性并发症之一。

乳酸性酸中毒分为先天性和获得性两大类。先天性乳酸性酸中毒因遗传性酶的缺陷造成乳酸、丙酮酸代谢障碍，如缺乏葡萄糖-6-磷酸酶等。大多数乳酸性酸中毒是获得性的。可分为 A 型和 B 型两大类：①A 型为继发性乳酸性酸中毒，较 B 型常见，由组织低氧所致无氧酵解增加。见于休克、右心衰竭、心排血量减少导致的组织低灌注，以及窒息、危及生命的贫血导致的动脉氧含量下降等；②B 型为自发性乳酸性酸中毒，与组织缺氧无关。可分为 3 种亚型，B1 型与糖尿病、脓毒血症、肝肾衰竭等常见病有关；B2 型与药物或毒物有关；B3 型与肌肉剧烈活动、癫痫大发作等其他因素有关。

290. 为什么有时要检测尿糖

答：尿糖的产生因素包括血糖浓度、肾小球滤过率、近端肾小管重吸收葡萄糖的能力（肾糖阈）。正常人尿内可有微量葡萄糖，每日尿内排出<2.8mmol/24h（0.5g/24h），用定性方法检查为阴性。当血中葡萄糖糖浓度>8.8mmol/L 时，肾小球滤过的葡萄糖量超过肾糖阈，即可出现糖尿，此时尿糖定性为阳性。当肾小球滤过率降低时，肾糖阈提高；当肾小管重吸收功能下降时，肾糖阈降低，出现尿糖时，前者血糖偏高，后者血糖可正常（3.3~6.1mmol/L）。糖尿病会引起患者血糖、尿糖的异常，通过对患者尿糖的定性、定量分析，可以辅助医师对糖尿病患者进行鉴别诊断，了解目前疾病进展。此外尿糖检测简便易行，可减少患者痛苦，适用面广。

291. 为什么用于 24 小时尿糖测定的尿标本采集容器中需加入甲苯

答：临床上 24 小时尿液检测用于多种疾病的诊断和随访。对于糖尿病患者，定时留取随机尿、24 小时尿标本，分别作尿糖定性及定量测定，是判断病情、观察治疗效果、调整用药剂量的重要依据。然而尿液化学物质和有形成分不稳定，排出后即发生化学和物理变化，如胆红素、尿胆原被氧化、抗坏血酸消失等；细菌生长也可导致尿液成分的改变，如葡萄糖被细菌降解，使病理性糖尿消失，因此提倡常规检查在排尿后尽快送检，最好不超过 2 小时。对于 24 小时尿液成分检测，由于不能及时送检，必须采取保存措施。常用方法有冷藏法和化学防腐法。临床实验中，在收集 24 小时尿液过程中，常选用的防腐剂为甲苯，标本收集前在容器中加入甲苯，可有效阻止细菌污染以延缓尿液化学成分的分解，因此常用于尿糖、尿蛋白等化学成分的保存。

292. 为什么要尽快检测脑脊液标本中的葡萄糖

答：脑脊液生化检查是多种中枢神经系统疾病诊断、治疗、病情变化等方面不可缺少的检测项目。中枢神经系统感染性疾病在临床中是比较常见的疾病，葡萄糖、乳酸脱氢酶、天冬氨酸氨基转移酶、乳酸和氯等生化指标常用于中枢神经系统感染的诊断和鉴别诊断。其中葡萄糖在中枢神经系统感染的诊断与鉴别诊断中扮演着重要角色，比如在化脓性或结核性脑膜炎时，葡萄糖浓度降低；病毒性感染时，脑脊液葡萄糖含量基本正常。有研究评估了室温放置时间对脑脊液生化检测结果稳定性的影响，结果表明葡萄糖和氯的稳定性较差，在室温下仅能稳定 4 小时，天冬氨酸氨基转移酶在室温中能稳定 8 小时，其他指标能稳定 24 小时。究其原因，脑脊液生化标本于室温保存，放置过久由于细胞破坏、葡萄糖分解或形成凝块等情况，会对葡萄糖等部分指标检测结果的准确性造成一定的影响。因此该类标本采集后应尽快检测，如若不能，则离心后收集上清液，分装保存于 4℃冰箱。

293. 为什么葡萄糖氧化酶试剂法检测尿葡萄糖会受一定干扰

答：葡萄糖氧化酶法的原理是葡萄糖氧化酶氧化与 Trinder 反应的偶联。葡萄糖氧化酶催化葡萄糖氧化，生成葡萄糖酸内酯和过氧化氢，后者在过氧化物酶催化下与色原性氧受体 4-氨基安替比林偶联酚缩合，得到红色醌类化合物，其生成量与葡萄糖含量成正比。由于反应体系中过氧化物酶的底物特异性远低于葡萄糖氧化酶，尿酸、维生素 C、胆红素、四环素、谷胱甘肽等还原性物质均可同 4-氨基安替比林竞争消耗过氧化氢，使检测结果偏低。葡萄糖氧化酶法线性范围可达 22.24mmol/L，回收率 94%～105%，与己糖激酶法（线性范围达 33.31mmol/L，回收率 99.4%～101.6%）相比，更容易受到干扰。此外，除了用于血清、血浆葡萄糖浓度的常规检测外，葡萄糖氧化酶法也可用于脑脊液葡萄糖浓度的检测。但由于对尿液中尿酸、大剂量维生素 C 等还原性物质敏感，葡萄糖氧化酶法不适用于尿糖的检测。

（葛青玮　邱晨彧）

第三节　临床应用

294. 为什么糖尿病患者会并发脂质代谢紊乱

答：糖尿病患者脂肪组织摄取葡萄糖及从血浆清除甘油三酯减少，脂肪合成减少；脂蛋白脂肪酶活性降低，血浆甘油三酯浓度升高；脂肪酸 β 氧化增强，大量乙酰辅酶 A 致肝脏胆固醇合成增加，血总胆固醇增高；当胰岛素极度不足时，脂肪组织大量动员分解产生大量酮体，当超过机体对酮体的氧化利用能力时，酮体堆积形成酮症，进一步发展为酮症酸中毒。糖尿病时，由于胰岛素/胰高血糖素比值降低，脂肪分解加速，使大量脂肪酸和甘油进入肝脏。过多的脂肪酸再酯化成甘油三酯，并以极低密度脂蛋白的形式释放入血，造成高极低密度脂蛋白血症（Ⅳ型高脂血症）。此外，脂蛋白脂肪酶活性依赖胰岛素/胰高血糖素的高比值，糖尿病时此比值低下，脂蛋白脂肪酶活性降低，极低密度脂蛋白和血脂难以从血浆清除，因此除极低密度脂蛋白进一步升高外，还可以出现其他脂质升高。糖尿病患者由于存在高脂血症，所以容易发生发动脉粥样硬化。糖尿病患者血浆胆固醇常常升高，可能是由于生长素、肾上腺素、去甲肾上腺素增多，这些激素使胆固醇合成的限速酶 HMG-CoA 还原酶增加，进而使胆固醇合成增加。糖尿病时，肝合成甘油三酯的速度增加，如果合成的速度大于释放的速度时，则甘油三酯可在肝内堆积，形成脂肪肝。

295. 为什么糖尿病患者会引起蛋白质代谢紊乱

答：由于胰岛素不足，机体不能把葡萄糖作为绝对主要的供能物质，而是使用更多的蛋白质和脂肪提供能量，加剧了体内储备的蛋白质分解；同时，胰岛素不足也使得机体糖类物质向非必需氨基酸的转化代谢被抑制，糖异生相对活跃，打乱了机体的氨基酸代谢平衡；由于 2 型糖尿病患者往往并发有代谢综合征、肠道菌群失调、体内脂蛋白氧化等导致组织中巨噬细胞的极化，极化的巨噬细胞分泌大量炎症反应因子（白细胞介素 1 等），加重了局部组织的炎症反应，也会降低蛋白质的吸收同化。随着糖尿病病情的不断进展，糖尿病患者常因高血糖、炎症因子刺激、非酶促糖基化等因素导致全身血管病变，继发糖尿病肾病。糖尿病肾病的早期标志之一即为尿液微量白蛋白的增加。血清蛋白（特别是白蛋白）的流失进一步加剧了体内蛋白质的代谢紊乱。

296. 为什么重型糖尿病患者会出现酮症酸中毒

答：糖尿病酮症酸中毒的发病机制主要是由于酮体包括乙酰乙酸、β 羟丁酸和丙酮三种成分，它们主要是脂肪分解成脂肪酸在肝脏内代谢的产物。在正常情况下，机体产生少量酮体，随着血液运送到心脏、肾脏和骨骼肌等组织，作为能量来源被利用，血中酮体浓度很低，一般不超过 1.0mg/dl，尿中也测不到酮体。当体内胰岛素绝对或相对不足，拮抗胰岛素的激素（如胰高血糖素、皮质醇、儿茶酚胺及生长激素）分泌增多，肝糖原分解加速，糖异生加强，导致血糖增加，但机体不能很好地利用血糖，各组织细胞处于糖饥饿状态，于是脂肪分解加速，血浆中游离脂肪酸增加，酮体生成增加而利用减慢，血酮体累积引起酮症，还有一部分酮体可通过尿液排出体外，形成酮尿。当胰岛素依赖型糖尿病患者胰岛素治疗中断或剂量不足，非胰岛素依赖型糖尿病患者遭受各种应激时，糖尿病代谢紊乱加重，脂肪分解加快，酮体生成增多超过利用而积聚时，血中酮体堆积，称为酮血症，其临床表现称为酮症。当酮体积聚而发生代谢性酸中毒时称为糖尿病酮症酸中毒。此时除血糖增高、尿酮体强阳性外，血 pH 下降，血二氧化碳结合力<13.5mmol/L。

297. 为什么糖尿病患者会发生酸中毒昏迷

答：患糖尿病后，由于胰岛素的绝对和相对不足，机体组织不能有效地利用血糖，丙酮酸大量还原为乳酸，使体内乳酸堆积增多。糖尿病急性并发症，如感染、酮症酸中毒、高血糖高渗状态时，可造成乳酸堆积。糖尿病患者合并的心、肝、肾脏疾病使组织器官灌注不良，低氧血症，诱发乳酸性酸中毒。乳酸性酸中毒可与酮症酸中毒并存。患者糖化血红蛋白水平增高，血红蛋白携氧能力下降，更易造成局部缺氧引起乳酸生成增加；此外肝肾功能障碍影响乳酸的代谢、转化及排出，进而导致乳酸性酸中毒。糖尿病乳酸性酸中毒发病急，但症状与体征无特异性。轻症仅有乏力、恶心、食欲降低、头昏、嗜睡、呼吸稍深快等。中至重度有恶心、呕吐、头痛、头昏、全身酸软、口唇发绀、呼吸深大，但无酮味、血压下降、脉弱、心率快症状，可有脱水表现，意识障碍、四肢反射减弱、肌张力下降、瞳孔扩大、深度昏迷或出现休克。

298. 为什么要重视糖尿病的早期筛查

答：筛查糖尿病或糖尿病前期，应检查糖化血红蛋白、空腹血清葡萄糖或75g口服葡萄糖耐量试验及2小时血糖。具体如下：①糖化血红蛋白最重要的成份是A1c，由于红细胞寿命是120天，所以糖化血红蛋白反映既往2~3个月左右血清葡萄糖平均水平，2009年糖尿病协会建议把糖化血红蛋白列入协助诊断2型糖尿病和糖尿病前期；②正常空腹血清葡萄糖为3.9~5.5mmol/L，5.6~6.9mmol/L为糖尿病前期或空腹血清葡萄糖受损，两次水平均≥7.0mmol/L，可诊断为糖尿病；③口服葡萄糖耐量试验2小时血糖正常低于7.8mmol/L，7.8~11.1mmol/L为糖尿病前期或糖耐量受损，两次水平均≥11.1mmol/L，可诊断为糖尿病。根据中国糖尿病防治指南，糖尿病的筛查推荐应用口服葡萄糖耐量试验，对于进行口服葡萄糖耐量试验有困难的情况可仅监测空腹血糖，但测空腹血糖有漏诊的可能性，毛细血管血糖只能作为筛查糖尿病的预检手段。另外糖尿病前期患者，还应进行其他心血管疾病危险因素的筛查。

299. 为什么使用胰岛素不当会出现低血糖

答：胰岛素是胰岛 β 细胞所产生的多肽激素，主要作用是促进肝、骨骼肌和脂肪组织对葡萄糖的摄取利用，促进葡萄糖转换成糖原或脂肪储存，抑制肝脏的糖异生，刺激蛋白质合成并抑制蛋白质分解，总的效应是降低血糖。胰岛素所致的低血糖有一定的特殊性。部分患者由于胰岛功能明显减退而血糖波动较大，治疗时血糖降低过快会突然出现低血糖症状。长期使用胰岛素治疗者，如低血糖频繁发生，会导致症状不明显，甚至发生无症状性低血糖，尤其是老年糖尿病患者，常因发现不及时而导致严重后果。应用胰岛素的患者，夜间感觉阈值下降，因此夜间低血糖较为常见，此时会出现清晨空腹血糖升高（反应性高血糖），故在发现清晨空腹血糖较高时，应检测凌晨2~3点是否有低血糖的发生，并对胰岛素用量进行适当调整。低血糖最常见的原因有以下两种：首先是胰岛素使用不当，剂量或混合胰岛素的比例不当；其次是注射胰岛素后进食不足、未按时进餐或活动量增加。餐前低血糖最常见的诱因是进食不足或运动量过大；餐后低血糖主要是因进食延迟、餐后呕吐、饮酒或未进主食所致；夜间睡眠时的低血糖常出现在治疗方案调整过程中，或服用β受体阻滞剂、停用激素类药物等情况。

300. 为什么治疗糖尿病同时要预防低血糖

答：糖尿病低血糖是指糖尿病患者在药物治疗（胰岛素或磺酰脲类药物）糖尿病过程中发生血糖过低的常见并发症，可明显影响糖尿病患者日常生活，如驾驶、工作及休闲活动，除了突发事故和人身伤害以外，还可导致心血管疾病和中枢神经系统疾病，甚至是危及生命，是血糖控制达标的一个重大障碍，应引起特别注意和重视。对低血糖的恐惧可能导致糖尿病患者自我管理和血糖控制的失败。糖尿病在降糖治疗过程中发生低血糖的因素很多，常见于：①口服降糖药单药剂量过大或多种药联合应用；②胰岛素使用不当；③饮食过少或饮食不规律、间隔时间过长；④运动量过大或运动时间过长；⑤药物引起，除胰岛素或口服降糖药以外，还有一些药物也会引起低血糖如某些水杨酸制剂、磺胺类药物、降压药和β受体阻滞剂等；⑥酒精；⑦感知能力下降，常见于病程较长的糖尿病患者或老年糖尿病患者对低血糖的感知能力下降或警戒反应不明显。

301. 为什么低血糖会造成脑损害

答：葡萄糖是大脑正常运转的主要能量来源，而大脑本身不能合成葡萄糖，且储存的糖原极少（储存在脑组织中的葡萄糖仅仅能维持中枢神经系统正常活动5~10分钟），如果长时间的严重低血糖未能及时改善，脑细胞缺少能量供应，就会造成严重的脑损伤，甚至死亡。低血糖主要造成脑前部脑电图改变。未成年1型糖尿病患者发生低血糖时也出现脑电图的异常，癫痫样电活动更加频繁，θ波发生改变。一些低血糖导致的脑电图改变，如θ波的改变，会在血糖恢复后一段时间持续存在。某些改变会永久性不可逆，特别是反复出现严重低血糖。低血糖导致的癫痫可触发心律失常导致猝死。当急性低血糖发生时，脑前额叶血流增加以增加葡萄糖供给。1型糖尿病患者反复出现严重低血糖时，区域性的脑血流可出现永久性不可逆。短暂性脑缺血发作和偏瘫是低血糖症的主要表现，特别年龄偏大的老年患者伴有脑血管疾病时。低血糖有可能导致有临床症状、有认知损伤和影像学改变的局部脑神经功能障碍，但是发生率极低。

302. 为什么糖代谢紊乱患者要检测胰岛素

答：胰岛素是调节血糖浓度的重要激素，糖尿病患者由于胰岛素绝对或相对不足，导致血糖升高。胰岛素是胰岛β细胞所产生的多肽激素，主要作用是促进肝、骨骼肌和脂肪组织对葡萄糖的摄取，促进葡萄糖转换成糖原或脂肪储存，抑制肝脏的糖异生、刺激蛋白质合成并抑制其分解，总效应是降低血糖。正常人体中胰岛素呈脉冲式分泌，基础分泌量约1U/h，每天总量约40U。健康人在葡萄糖的刺激下，胰岛素呈二时相脉冲式分泌：静脉注射葡萄糖后的1~2分钟内是第一时相，10分钟内结束，呈尖而高的分泌峰，代表贮存胰岛素的快速释放；紧接着为第二时相，持续60~120分钟，直到血糖水平回到正常，代表了胰岛素的合成和持续释放能力。胰岛素测定主要的临床用途是：①对空腹低血糖症患者进行评估；②预测 2 型糖尿病的发展并评估患者状况，预测糖尿病易感性；③测定血胰岛素浓度和胰岛素抗体来评估胰岛素抵抗机制。

303. 为什么临床上有多个指标可辅助诊断糖尿病

答：对于糖尿病的诊断，根据 2016 美国糖尿病协会标准，认为口服葡萄糖耐量试验中的空腹血糖、负荷后 2 小时血糖和糖化血红蛋白均可作为判定糖尿病和糖尿病前期的标准。具体如下：对于糖化血红蛋白≥6.5%，要求实验室检查必须在实验室进行，使用糖尿病控制和并发症临床研究中的检验方法，其由美国糖化血红蛋白标准化计划组织认证以及标准化。或空腹血糖≥126mg/dl（7.0mmol/L），空腹定义为至少 8 小时无热量摄入。或口服葡萄糖耐量试验 2 小时血糖≥200mg/dl（11.1mmol/L），试验必须按照世界卫生组织描述的方法进行，葡萄糖负荷相当于 75g 无水葡萄糖溶于水中。高血糖或高血糖危象症状典型的患者，随机血糖≥200mg/dl（11.1mmol/L）。缺乏明确高血糖典型症状患者，应重复检验以证实结果。

304. 为什么尿糖检测不能用于确诊糖尿病

答：现代临床研究表明，多数患者随着血糖的增加而尿糖也有不同程度的增加，即多数糖尿病患者尿糖与血糖测定值呈正相关，但也有部分患者虽然血糖增高，而尿糖检验结果为阴性。因为在正常情况下，只有当血糖>8.8mmol/L 时，尿糖才有阳性反应；此外血糖长期控制不佳导致肾脏损害，肾血流量减少、肾小球滤过率减低而肾小管能将葡萄糖重吸收，也会出现血糖高而无尿糖漏出。因此尿糖检测只作为糖尿病筛查的检查项目，不能作为糖尿病确诊的依据。对尿糖阳性者，需进一步进行空腹血糖测定或葡萄糖耐量试验以明确诊断。尿糖检测应注意，血糖测定仅反映采血当时的血糖水平即瞬时血糖，与血糖测定不同，尿糖含量则受小便前一段时间内的血糖或上次小便后残留在膀胱的糖含量影响。为了使尿糖能比较正确地反映当时血糖水平，应在留尿液标本前尽量排空膀胱，并在尽可能短的时间内再留小便测定尿糖，以免细菌繁殖消耗糖类，影响检测结果。另外，检测前需排除应用具有还原作用的药物，如水杨酸、阿司匹林、异烟肼及链霉素等。

305. 为什么使用糖皮质激素治疗的患者需要监测血糖

答：糖皮质激素因其多种生物学作用被广泛用于临床多种疾病的短期或长期治疗，其在发挥治疗作用的同时，也不可避免的引起一些副作用，血糖异常便是一种常见的情况之一。原因有：①糖皮质激素可促进脂肪酸、氨基酸和甘油三酯的释放，糖异生底物增多，同时增强糖异生限速酶-烯醇化酶的表达，加速糖异生，增加肝糖合成；②拮抗胰岛素的作用，增加胰高血糖素分泌；③减少周围组织对葡萄糖的摄取和利用；④对胰高血糖素、肾上腺素及生长激素的升糖效应具有"允许"和"协同"作用；⑤对胰岛功能可能有损害作用。因此，外源性应用糖皮质激素人群可导致继发性糖尿病，典型可有"三多一少"症状及其他相关表现，与 2 型糖尿病相类似。由于糖皮质激素不同的剂型、给药时间和间隔，药物在体内的峰浓度出现的时间不同，故糖皮质激素升血糖作用出现的时间也不同，例如许多患者以下午至睡前血糖升高为主。故临床上应用糖皮质激素过程中，为避免漏诊，并及时有效的控制血糖、缓解症状、预防并发症，应同时注重餐前、餐后血糖，并进行多点血糖的监测。

306. 为什么纠正糖尿病患者血糖水平并非越低越好

答：研究表明，与非糖尿病患者相比，成人糖尿病患者发生心脑血管疾病和死亡的危险增加 2~4 倍，已经成为致残和早亡的主要原因。在糖尿病治疗中应该做到"达标有度，目标有别"，即"血糖达标治疗无疑是延缓和降低糖尿病大、小血管并发症的重要手段"，但达标后有可能引起低血糖，低血糖本身会增加病程较长的糖尿病患者心、脑血管事件的风险。低血糖会因心率加快、心律失常、心肌梗死、QT 延长、左心室收缩不协调、扭曲、压力感受敏感性下降等引起致死。不容忽视的另一方面是低血糖又诱发了高血糖，造成长期血糖不达标。因此，糖尿病患者血糖水平不是越低越好。

307. 为什么需重视血糖的自我监测

答：几乎所有的糖尿病患者都需要定期对血糖水平进行检测，血糖监测是糖尿病综合管理中的关键环节。毛细血管血糖监测和动态血糖监测都能够帮助患者更好地了解饮食、运动、生病、应激、药物等对血糖的影响，及时识别和治疗低血糖与高血糖，其目的是改善血糖控制、减少低血糖的发生，并最终能够改善患者的健康结局。因此对于糖尿病患者而言，十分有必要了解血糖自我监测的基本问题，比如：什么时候需要测量血糖？怎样记录血糖检测结果？什么时候需要向医生报告血糖检测结果？有哪些因素会影响血糖测量结果？需要指出的是，监测方案需要医护专业人员与患者共同制定，血糖数据反馈到医护人员，医生再根据血糖监测数据调整、制订新的治疗计划，形成临床决策持续优化的闭环。由于不同患者一天内血糖的波动范围存在差异，因此针对不同患者人群，应给出个体化的血糖监测方案。

308. 为什么临床多用实验室检测指标监测糖尿病常见并发症

答：血糖平衡的调节是生命活动调节的一部分，是保持内环境稳定的重要条件。血糖调节物包括胰岛素及其抗体、胰岛素原、C 肽和胰高血糖素。血糖的稳定有赖于各调节激素的正常作用，因此胰岛素及其抗体、胰岛素原、C 肽和胰高血糖素的检测对糖尿病及其并发症的诊断有重要的意义（表4-3）。

表 4-3 监测糖尿病常见并发症的实验室检测指标

检测物	临床意义
胰岛素	评价空腹低血糖症、评估多囊性卵巢综合征的胰岛素机制、糖尿病分型、糖尿病预测、β 细胞功能评估、选择最佳糖尿病的治疗方案、胰岛素机制研究、预测冠状动脉疾病的发展
胰岛素原	诊断胰岛 β 细胞肿瘤、诊断家族性高胰岛素原血症、确定胰岛素分析的交叉反应
C 肽	评价 β 细胞肿瘤所致低血糖及药源性空腹低血糖症、糖尿病分型、β 细胞功能评估、获取胰岛素泵的保险范围、胰岛细胞移植术后的监测
胰高血糖素	诊断胰岛 A 细胞瘤

309. 为什么糖尿病患者会引发糖尿病足

答：糖尿病（diabetes mellitus，DM）足部病变（又称 DM 足）是 DM 患者常见慢性并发症之一，也是患者致残、致死的重要原因。DM 足的基本病理变化是 DM 患者由于合并神经病变使足部感觉障碍，合并周围血管病变，使下肢缺血失去活力，在此基础上，足部外伤合并感染进而引发一系列足部问题。从轻度的神经症状到重度的溃疡、感染、血管疾病、Charcot 关节病和神经病变性骨折。原因如下：①糖尿病患者的很多足部并发症起自感觉性神经病变及轻度的自主与运动神经病变。其中感觉神经病变合并过高的机械应力，是引起足部溃疡和感染的主要始动因素。炎症与组织损害是一定程度的反复应力作用于一个特定的失去感觉的区域的结果；②自主神经功能障碍导致皮肤软组织破坏，造成外源细菌侵入。化学趋向性改变导致白细胞反应效率低下。高血糖、氧分压降低和营养不良等可共同引发组织水肿、酸积聚、高渗和低效无氧代谢。此类环境适合细菌生长，并阻碍了白细胞的功能。此外，血管疾病可造成抗生素运输受限，进一步造成细菌清除效率降低，导致局部软组织感染，甚至骨髓炎的形成；③DM 足可引起 Charcot 关节病，其为渐进性的负重关节破坏性病变；④运动神经病变导致足内在肌的挛缩，造成典型的爪状趾畸形。

310. 为什么血糖水平异常需要考虑肾上腺皮质功能紊乱

答：肾上腺皮质是构成肾上腺外层的内分泌腺组织，它能分泌由数种类固醇混合而成的肾上腺皮质激素。除了与机体生命活动有重要关系的两大类激素——盐皮质激素和糖皮质激素，同时还分泌少量性激素。盐皮质激素对人体起着保钠、保水和排钾的作用，在维持人体正常水盐代谢、体液容量和渗透平衡方面有重要作用。糖皮质激素类包括可的松（皮质素）和氢化可的松（皮质醇）等。这类激素对糖、蛋白质和脂肪代谢都有影响，主要作用是促进蛋白质分解和肝糖原异生。当食物中糖类供应不足（如饥饿）时，糖皮质激素分泌增加，促进肌肉和结缔组织等组织蛋白质的分解，并抑制肌肉等对氨基酸的摄取和加强肝糖异生，还促进肝糖原分解致葡萄糖释放入血以增加血糖的来源，血糖水平得以保持，使脑和心脏组织活动所需的能源不致缺乏。它对糖代谢既"开源"又"节流"：一方面促进蛋白质分解，使氨基酸在肝中转变为糖原；另一方面又有对抗胰岛素的作用，抑制外周组织对葡萄糖的利用，使血糖升高。因此，过量的糖皮质激素可引起血糖明显升高，可能引起类固醇性糖尿病。

311. 为什么糖尿病性视网膜病变患者术前有必要检测血糖

答：糖尿病患者围手术期并发症较非糖尿病患者增加 5 倍左右。糖尿病并非手术禁忌证，但由于患者存在代谢紊乱，尤其老年糖尿病不仅患病率高，临床症状并不明显，而且心、脑血管等合并症多，血糖达标率低，抵抗力下降，对手术耐受性差，手术复杂性和危险性也有所增大。因此，糖尿病患者围手术期血糖控制和监测尤为重要。对手术治疗糖尿病性视网膜病变的患者，为使患者安全度过手术期，必须进行充分的术前准备工作。首先要掌握病情严重程度，详细了解各重要器官功能，评估代谢紊乱、电解质及酸碱平衡情况。术前每日监测 7 次血糖，即三餐前、三餐后 2 小时和睡前。手术当日，保持患者情绪稳定，监测空腹血糖、电解质和酮体，大、中型手术者需留置导尿管，术中观察尿量或尿酮体以便作相应处理。患者术后需要继续血糖监测，一般每 2~4 小时 1 次，尤其应注意术后禁食的患者是否发生低血糖。

312. 为什么临床上需鉴别原发性血色病与糖尿病

答：血色病又叫遗传性血色病，属于常见的慢性铁负荷过多疾病，是常染色体隐性遗传疾病；由于肠道铁吸收的不适当增加，导致过多的铁储存于肝脏、心脏和胰腺等实质性细胞中，导致组织器官退行性变和弥漫性纤维化、代谢和功能失常。主要临床特点为皮肤色素沉着、肝硬化、继发性糖尿病。血色病又称含铁血黄素沉着症，最早在 1889 年由 Recklinghansen 报道，当时称之为"色素性肝硬化"，1935 年 Sheid 提出该病是因先天性铁代谢障碍引起。根据病因可分为原发性和继发性两大类。原发性血色病又称特发性或遗传性血色病，为常染色体隐性遗传性铁代谢疾病，其发病率一般在 3‰~8‰，多见于男性，一般 40~60 岁开始出现症状。典型的临床症状有色素沉着，糖尿病，肝脾肿大，肝硬化，心律失常，心脏扩大，心力衰竭，关节病及性功能减退。由于铁沉着对胰腺的直接损害，有 60%~80% 的血色病患者患有继发性糖尿病，随着病程的发展，糖尿病也逐步加重。

313. 为什么有妊娠期糖尿病史的产妇产后仍需监测血糖

答：随着胎盘排出体外，体内抗胰岛素物质迅速减少，大部分妊娠期糖尿病患者产后不需要再使用胰岛素，仅少部分患者需要继续治疗，但胰岛素用量减少至产前的 1/3~1/2，需要根据空腹血糖水平及时调整其用量。在妊娠中糖耐量异常的患者可能发展为临床糖尿病，这种情况在产后 6~12 周进行口服糖耐量试验检查可以作出判断。妊娠糖尿病时糖耐量程度不等地受损，妊娠首次发病被检测到。妊娠期糖尿病包括多种异常，均有胰岛素分泌和作用异常，这些异常导致餐后血糖升高及口服糖耐量试验糖耐量受损。总之，妊娠期糖尿病很容易在几年后发展成为显性糖尿病，在分娩时具有胰岛细胞抗体或胰岛素抗体的患者很可能在今后的一年中发展成胰岛素依赖性糖尿病。约 15% 妊娠糖尿病患者除了饮食治疗外还需要胰岛素的治疗。并以此区分 1 型糖尿病、2 型糖尿病或糖耐量受损。因此，有妊娠期糖尿病史的产妇产后有必要监测血糖。

314. 为什么妊娠期糖尿病对胎儿有不良的影响

答：由于胰岛素相对或绝对分泌不足，妊娠期妇女发生的高血糖症可能转移给胎儿，胎儿对高胰岛素血症做出反应。高胰岛素和高血糖症有以下影响：发展成为巨大儿，其特征表现为过多的脂肪和糖原储存在各个器官之中，脑和肾正常发育，心脏肝脏会变大，这主要取决于代谢控制的情况；婴儿低氧血症，胎盘糖原储备进一步损害了，氧由母体向婴儿扩散，婴儿氧张力下降，导致髓外血细胞生成增多，出现红细胞增多所致胎儿血管内血栓倾向；新生儿呼吸窘迫综合征，胰岛素通过胎儿的肾排泌到羊水，到达肺部，通过抑制 II 型肺细胞合成表面活性物质从而抑制肺的成熟。糖尿病母亲的巨大儿胰岛素相对缺乏，常常会在今后发展为 2 型糖尿病。因此，妊娠期糖尿病一定要引起足够的重视。

315. 为什么母亲有妊娠期糖尿病或 1 型糖尿病需监测新生儿是否患有并发症

答：糖尿病母亲新生儿易发生较多并发症，如低血糖症、低钙血症、新生儿呼吸窘迫综合征等，其中发生巨大儿概率比较大，而巨大儿易出现较严重的并发症，如新生儿窒息、产伤等。出生后早期给予监护和正确的管理，可减少各种并发症造成的损害，降低死亡率。比如不论胎龄及日龄大小，新生儿期全血血糖<2.2mmol/L 即可诊断低血糖，对于低血糖症状者应及时予以对症治疗，并监测血糖调整治疗方案，从而纠正低血糖；新生儿血清总钙 < 1.8mmol/L，游离钙 < 0.9mmol/L，可诊断为新生儿低钙血症，游离钙 <1.0mmol/L 即予静脉补钙治疗；新生儿黄疸，产后 24~72 小时出现，均以间接胆红素增高为主，应根据不同体重及日龄达到光疗指标及时干预，并监测胆红素水平变化，必要时给予换血治疗；新生儿呼吸窘迫综合征，入院后 12 小时内应用固尔苏气管内滴入替代治疗，然后应用持续气道正压通气辅助通气，必要时机械通气治疗，及时复查血气分析，调整参数等。因此，对于糖尿病母亲所分娩的新生儿，应按高危儿处理，出生后密切监测新生儿的血糖、血气、胆红素、血常规、电解质、心肺功能等指标，及时给予相应处理，可进一步降低围产期死亡率。

316. 为什么青少年糖尿病患者会出现低血糖症

答：青少年 1 型糖尿病和青少年 2 型糖尿病患者在药物治疗期间经常发生低血糖，称糖尿病性低血糖。使用胰岛素治疗的青少年 1 型糖尿病患者，每周大约出现 1~2 次症状性低血糖，每年大约 10% 的患者受严重低血糖的影响。而住院患者，由于胰岛素的强化治疗，其发生低血糖的概率约高 2~6 倍。由于口服降糖药或使用胰岛素，青少年 2 型糖尿病患者亦可发生低血糖，但其发生率低于青少年 1 型糖尿病患者。糖尿病患者发生低血糖的病理生理机制包括：①血糖反馈调节机制受损：青少年 1 型糖尿病患者胰高血糖素对低血糖的反应下降，而后肾上腺素分泌不足，增加了低血糖发生的风险。凡能刺激胰高血糖素和肾上腺素分泌的因素可以纠正这类低血糖。青少年 2 型糖尿病患者在该方面的缺陷不明显；②无症状低血糖：50% 长期糖尿病患者在低血糖时无神经性低血糖症状，血糖降低且无症状，容易发生严重的低血糖，这可能与肾上腺素对低血糖的反应降低有关，尤其是经胰岛素强化治疗的青少年 1 型糖尿病患者。

317. 为什么缺乏维生素 B_1 会导致乳酸中毒

答：维生素 B_1 又称硫胺素或抗神经炎素，是由嘧啶环和噻唑环结合而成的一种 B 族维生素。在人体内以游离硫胺素、硫胺素单磷酸酯、硫胺素焦磷酸酯和硫胺素三磷酸酯 4 种形式存在，其中以硫胺素三磷酸酯的形式为主，广泛分布于骨骼肌、心肌、肝脏、肾脏和脑组织中。维生素 B_1 在体内不能合成，通常每日从食物中摄取 3~5mg，体内储存量为 25~30mg，仅够维持半月。维生素 B_1 是糖代谢过程中三个关键酶的辅酶，故人体对硫胺素的需要量通常与摄取的热量有关。当人体的能量主要来源于糖类时，维生素 B_1 的需要量最大。维生素 B_1 缺乏可使三羧酸循环受阻，代谢障碍引起脑组织乳酸堆积和酸中毒，干扰神经递质合成、释放和摄取，导致中枢神经系统功能障碍。

318. 为什么需监测糖尿病患者尿微量白蛋白

答：糖尿病肾病是糖尿病最主要的微血管并发症之一，是目前引起终末期肾病（end stage renal disease，ESRD）的首要原因。微量白蛋白尿是糖尿病肾病最早期的临床表现，也是诊断糖尿病肾病的主要依据。糖尿病肾病起病隐匿，一旦进入大量蛋白尿期后，进展至 ESRD 的速度大约为其他肾脏病变的 14 倍，因此监测糖尿病患者的尿微量白蛋白等指标，对早期诊断、预防与延缓糖尿病肾病的发生发展，以及对提高糖尿病患者存活率，改善其生活质量具有重要意义。

319. 为什么糖尿病肾病患者在透析过程中会出现低血糖

答：糖尿病肾病的患者在透析过程中会出现低血糖，原因有：①血液透析是用人工的方法代替肾脏的功能，在排除体内毒素和多余水分的同时，血液中的葡萄糖作为一种小分子物质，也可自由通过透析膜，弥散到透析液中而被带出体外。有报道提出使用无糖透析液治疗，每小时丢失葡萄糖 5.5g；②糖尿病肾病患者，由于病程较长，多伴有糖尿病神经病变，自主神经中枢功能低下，交感神经系统活性不能够很好地被低血糖兴奋，透析中极易出现中枢神经系统缺糖症状，表现为幻觉、躁动、意识障碍，透析过程中若不及时纠正，常可危及生命；③糖尿病肾病透析患者，因肾功能较差，胰岛素的灭活和排泄减少，药物易于蓄积，在透析前使用胰岛素后，没有及时进食或进食量少，临床上易出现低血糖症状，表现为饥饿感、面色苍白、出冷汗，甚至出现晕厥，跌倒等现象；④糖尿病肾病患者多合并高胆固醇血症，动脉硬化，高血压等。经常服用血管紧张素转换酶抑制剂及 β-受体阻滞剂，这些药物会增加组织对胰岛素的反应性，干扰糖的代谢，降低交感神经兴奋性，抑制升糖激素，而导致低血糖症状的发生。

320. 为什么胰岛素瘤会引起低血糖症

答：胰岛素瘤又叫胰岛 β-细胞瘤，是一种可以分泌大量胰岛素从而引起低血糖的疾病，为器质性低血糖症中较常见的病因。本病约 90% 以上为胰腺的良性肿瘤，且约 90% 为单个肿瘤，也可为多发。手术切除肿瘤后，多可治愈。在正常情况下，胰岛 β 细胞分泌胰岛素受血糖浓度调节。当血糖下降时，胰岛 β 细胞分泌胰岛素减少甚至停止。胰岛素瘤组织缺乏这种调节机制，虽然血糖明显降低而继续分泌胰岛素，使血浆胰岛素浓度绝对过高，从而使血糖下降。胰岛素瘤引起的低血糖多在餐后（摄入糖后）2~3 小时出现。胰岛素瘤的诊断一旦明确，应及早手术治疗，切除肿瘤。一般手术根治后，除恶性胰岛素瘤外，预后良好，10 年远期生存率也很高（>85%）。因为胰岛素瘤会引起反复的低血糖昏迷，对少数不能手术的患者，可长期服用抑制胰岛素分泌的药物。在生活中要增加饮食次数、随身携带糖块等食品，及时发现并纠正低血糖。

321. 为什么监测儿科患者血糖时应慎用葡萄糖氧化酶法血糖仪

答：葡萄糖氧化酶（glucose oxidase，GOD）利用氧和水将葡萄糖氧化为葡萄糖酸，并释放过氧化氢。过氧化物酶（peroxidase，POD）在色原性氧受体存在时将过氧化氢分解为水和氧，并使色原性氧受体 4-氨基安替比林和酚去氢缩合为红色醌类化合物，即 Trinder 反应。红色醌类化合物的生成量与葡萄糖含量成正比。葡萄糖氧化酶对 β-D 葡萄糖高度特异，溶液中的葡萄糖约 36% 为 α 型，64% 为 β 型。葡萄糖的完全氧化需要 α 型到 β 型的变旋反应。国外某些商品葡萄糖氧化酶试剂盒含有葡萄糖变旋酶，可加速这一反应，但在终点法中，延长孵育时间可达到完成自发变旋过程。新配制的葡萄糖标准液主要是 α 型，故须放置 2 小时以上（最好过夜），待变旋平衡后方可应用。过氧化物酶的特异性远低于葡萄糖氧化酶。尿酸、维生素 C、胆红素、血红蛋白、四环素和谷胱甘肽等可抑制呈色反应，用过滤可以除去大部分干扰物质。特异性不及己糖激酶法，故儿科患者慎用。

322. 为什么有些婴幼儿患者尿中会出现大量乳糖

答：乳糖是乳制品中存在的主要碳水化合物。乳糖进入人体后，经小肠乳糖酶作用分解成葡萄糖和半乳糖。半乳糖是婴儿大脑发育的必需物质，与婴儿大脑的迅速成长有密切关系。乳糖在肠道经发酵产生的乳酸可提高食物中钙、磷、钾、铁等矿物元素的吸收利用。婴幼儿停止母乳喂养或乳类食品摄入量减少后，乳糖酶活性随年龄增长而逐渐下降，最终表现为乳糖酶缺乏和乳糖不耐受。乳糖是奶类中特有的糖，乳糖需要经过体内乳糖酶水解为葡萄糖和半乳糖才能被吸收。但由于幼儿体内的小肠黏膜无法产生足够的乳糖酶即为乳糖酶缺乏。所以才会在尿中出现大量乳糖。

323. 为什么筛查新生儿半乳糖血症可达到早期诊断和治疗的目的

答：半乳糖代谢异常是指某些参与半乳糖代谢的酶缺陷导致的半乳糖血症：①半乳糖-1-磷酸尿苷酰转移酶缺乏性半乳糖血症（半乳糖血症 1 型或典型的半乳糖血症），其编码基因位于 9p13，其缺陷导致半乳糖、半乳糖-1-磷酸和半乳糖代谢旁路生成的半乳糖醇等在各种组织中积累。本型患儿的肝、肾、脑等组织中都有大量 1-磷酸半乳糖和半乳糖醇存积；②半乳糖激酶缺乏性半乳糖血症（半乳糖血症 Ⅱ 型），半乳糖激酶的编码基因位于 17q24，其突变较为少见。症状为患儿体内无半乳糖-1-磷酸累积，无肝、脑损害，但大量半乳糖在晶体内会导致白内障。另外患儿发病比较早，容易出现智力障碍，尿半乳糖明显增加；③尿苷二磷酸半乳糖-4-表异构酶缺乏性半乳糖血症（半乳糖血症 Ⅲ 型）本型罕见，编码基因位于 lp36-p35。其常见的临床表现是严重黄疸、肝脏明显增大以及严重的智力、生长发育障碍。根据酶缺乏累及组织的不同可以分为两种亚型：大多数患儿为红、白细胞内表异构酶缺乏和半乳糖-1-磷酸含量增高，但成纤维细胞和肝脏中酶活力正常，故患儿不表现任何症状，生长发育亦正常；另有少数患儿酶缺陷累及多种组织器官，临床表现酷似转移酶缺乏性半乳糖血症，但红细胞内转移酶活性正常而半乳糖-1-磷酸增高可资鉴别。患病的新生儿出生 1~2 周内可用筛选试验检测，在新生儿喂奶后几天内症状出现。

324. 为什么青少年糖尿病患者多见免疫介导性 1 型糖尿病

答：1 型糖尿病指因胰岛 β 细胞破坏导致胰岛素绝对缺乏所引起的糖尿病，好发于儿童或青少年期，也可能发生在其他年龄段，特别是更年期。起病急，"三多一少"症状十分明显，有的患者首发即有酮症酸中毒，按病因和发病机制分为免疫介导性糖尿病和特发性糖尿病。免疫介导性 1 型糖尿病主要是由于胰岛 β 细胞的自身免疫性损害导致胰岛素分泌绝对不足引起，大多数损害是由 T 细胞介导，多数患者体内存在自身抗体，在高血糖症出现的数年前，患者血清中存在的自身抗体就可检出。

325. 为什么儿科糖尿病酮症酸中毒是临床重要的急症之一

答：糖尿病酮症酸中毒是儿科糖尿病的严重急性并发症之一，也是儿童时期糖尿病死亡的主要原因。糖尿病酸中毒是由于体内胰岛素的绝对和相对不足，使糖尿病患儿代谢紊乱加重和脂肪分解加速，大量脂肪酸在肝脏产生酮体，导致血清酮体积聚，超过机体的处理能力，引起高血糖。高酮血症和代谢性酸中毒为主要表现的临床综合征。由于临床症状无特异性，儿童糖尿病酮症酸中毒以原发性糖尿病为多见，疾病初期易误诊。糖尿病酮症酸中毒常见于 1 型患者应激时，诱发原因为感染，手术，外伤和拮抗胰岛素的激素分泌增加。当机体代谢紊乱发展到脂肪分解加速，酮体生成增多，血浆中酮体积累超过 2.0mmol/L 时称为酮血症。酮体进一步积聚，发生代谢性酸中毒时称为酮症酸中毒，此时会发生一系列代谢紊乱。表现为严重失水、代谢性酸中毒、电解质紊乱和广泛的功能紊乱。

326. 为什么对大量饮酒者需要检测酮体排除酸中毒

答：在伴有阴离子间隙增加的代谢性酸中毒者中鉴别酒精性酸中毒是非常重要的，它通常发生有长期滥用酒精史的患者，患者已经发生呕吐并因酒精诱发胃炎，且没有摄入食物 2~3 天。临床表现为恶心、呕吐、腹痛，心动过速和库斯莫尔呼吸。实验室检查：阴离子间隙增加、代谢性酸中毒，通常同时伴有低 PO_2 的代偿性呼吸性碱中毒。10% 的病例存在低血糖，90% 可检出尿酮体。如果尿酮体无法检出，可能原因包括：①大量的乙酰乙酸产生，因为饮酒者的高 $NADH/NAD^+$ 比例，相对于乙酰乙酸，β-羟丁酸的产生超过 5~7 倍。只有乙酰乙酸能被快速检出，但是它可能低于检测下限。轻度酒精性酮症酸中毒，只有血清 β-羟丁酸升高；②其他情况引起的代谢性酸中毒伴有阴离子间隙增加，例如尿毒症以及甲醇、乙二醇或水杨酸盐的中毒。在一些患者中酒精可能无法检出，据研究，2/3 的饮酒者中，酒精<11mmol/L 情况下，它的浓度与 β-羟丁酸成反比。在就医患者中一般可见到由于血清 Na^+、K^+、磷酸盐、Ca^{2+} 和 Mg^{2+} 的下降和中度的转氨酶上升而引起电解质紊乱。乳酸浓度只有少量增加或根本不增加。

（葛青玮　邱晨彧）

第五章 血浆脂质和脂代谢紊乱生物化学检验

第一节 基本知识

327. 为什么血浆脂质以脂蛋白形式在血液内运输

答：血浆脂质是指血浆中总胆固醇（total cholesterol，TC）、甘油三酯（triglyceride，TG）、磷脂（phospholipid，PL）、游离脂肪酸（free fatty acid，FFA）等的总称。脂类水溶性差，不便于运输，故外周循环中的脂类以复合体形式存在。无论外源性或内源性脂类都与蛋白质结合成水溶性较高的复合体，称为脂蛋白（lipoprotein，LP）。血浆脂质总量约在 $4.0\sim7.0g/L$，其含量占血浆有机成分小部分，而代谢相当活跃，降解和合成不断进行，维持动态平衡，使各血脂成分的含量稳定在一定的范围内。LP 都具有类似的球状结构，以不溶于水的 TG 和胆固醇酯为核心，位于球状结构内部，表面覆盖少量胆固醇、极性蛋白质和 PL，故具有亲水性；PL 的极性部分位于 LP 的表层，非极性部分可与 LP 内的脂类结合，维持脂蛋白的结构并保持其水溶性。血浆 LP 的构成不均一，难以按单一的理化性质分类，目前主要依据 LP 的电泳迁移率及水化密度的不同进行分类。通常血浆 LP 分为乳糜微粒（chylomicron，CM）、极低密度脂蛋白（very low density lipoprotein，VLDL）、中间密度脂蛋白（intermediate density lipoprotein，IDL）、低密度脂蛋白（low density lipoprotein，LDL）和高密度脂蛋白（high density lipoprotein，HDL）。

328. 为什么临床上有多种高脂血症分型

答：高脂蛋白血症（hyperlipoproteinemia）是指血浆中 CM、VLDL、LDL、HDL 等脂蛋白有一种或几种浓度过高的现象。1967 年 Frederickson 等用改进的电泳法分离血浆脂蛋白，将高脂蛋白血症分为五型，即 Ⅰ、Ⅱ、Ⅲ、Ⅳ和Ⅴ型。1970 年世界卫生组织（World Health Organization，WHO）以临床表型为基础分为六型，将原来的Ⅱ型又分为Ⅱ$_a$和Ⅱ$_b$两型，如表 5-1 所示。从实用角度出发，血脂异常可进行简易的临床分型：①高胆固醇血症；②高甘油三酯血症；③混合型高脂血症；④低高密度脂蛋白血症。

329. 为什么血清外观混浊就是高脂蛋白血

答：血浆脂质包含 TC、TG、PL、FFA 等。外源性或内源性脂质都与蛋白质结合成水溶性较高的复合体，称为脂蛋白。高脂蛋白血症是指血浆中各种脂蛋白有一种或几种浓度过高的现象，可以表现为血中 TC 和（或）TG 等脂质水平升高，一般根据血浆（血清）外观、血 TC 和 TG 浓度进行高脂蛋白血症分型。20 世纪 70 年代 Fredrickson 等将脂蛋白代谢紊乱的表现型分为六型，分别考虑了4℃血清过夜后的外观、血脂各项指标检测以及血清脂蛋白电泳，见表5-1。此种分类方法是将血脂水平表现相似的归为一类，外观混浊的血清可以是Ⅰ、Ⅲ、Ⅳ、Ⅴ型高脂蛋白血症，即依据外观就可以认为该血清对应的患者是高脂蛋白血症。

表 5-1　高脂蛋白血症 WHO 分型及特征

类别	脂蛋白变化	脂质			病因	冠心病风险	出现频率	血清4℃静置试验
		TC	TG	TC/TG				
Ⅰ型	CM↑↑	正常或↑	↑↑↑	<0.2	LPL 缺失、apoCⅡ缺失	低，具遗传性	低	上层乳浊下层透明
Ⅱ_a型	LDL↑	↑↑↑	正常	>1.6	LDL 受体异常	高	较高	透明
Ⅱ_b型	LDL↑ VLDL↑	↑↑	↑↑	>1.0	不明	高	较高	偶有浑浊
Ⅲ型	IDL↑	↑↑	↑↑	~1	apoE 异常	较高	较低	浑浊、偶有乳浊
Ⅳ型	VLDL↑	正常或↓	↑↑	0.6~1.6	不明	中等	高	浑浊
Ⅴ型	CM↑ VLDL↑	正常或↑	↑↑↑	<0.6	LPL 缺失	低，继发性	低	上层乳浊下层浑浊

注：↑升高；↓降低

330. 为什么要研究"胆固醇逆转运"

答：胆固醇逆转运（reverse cholesterol transport，RCT）具有促进组织细胞内胆固醇（cholesterol，CH）的清除，维持细胞内 CH 量的相对衡定，限制动脉粥样硬化（atherosclerosis，AS）的发生发展，抗 AS 作用。在肝脏和小肠合成的 HDL 颗粒含有载脂蛋白 AⅠ（apolipoprotein AⅠ，Apo AⅠ）、载脂蛋白 AⅡ（Apo AⅡ）、PL 和 CH 的小型颗粒，属未成形的 HDLn（nascent HDL）。HDL 在 CM、VLDL 颗粒经脂蛋白脂肪酶（lipoprotein lipase，LPL）作用分解内部 TG，获取表层的 PL 和 Apo AⅠ，产生新 HDL，成圆盘状。从末梢组织细胞膜获得游离胆固醇（free cholesterol，FC），经卵磷脂胆固醇酯酰转移酶（lecithin cholesterol acyl transferase，LCAT）作用，并在 Apo AⅠ的存在下生成胆固醇酯（cholesterol ester，CE）进入 HDL 内部形成成熟型 HDL_3，继续接受细胞膜 FC，经 LCAT 作用后生成更多的 CE 进入内部，变成富含 CE 的球形 HDL_2，一部分经肝受体摄取；另外 HDL_2 在胆固醇酯转移蛋白（cholesterol ester transfer protein，CETP）介导下，与 VLDL、LDL 进行 CE 交换，同时也转运 TG，以 VLDL、LDL 形式经肝脏摄取，最终使末梢组织的 FC 输送到肝脏，即胆固醇逆转运。HDL_2 中的 TG 经肝脏的肝脂酶（hepatic triglycerides，HTGL）作用，再变成 HDL_3，这一相互转变（HDL_2 与 HDL_3 间），使 HDL 在逆转运中再利用。简而言之，LCAT 通过转酯化反应完成新生盘状 HDL 向 HDL_3、HDL_2 的转化，减少血浆 HDL 中 FC 的浓度，构成胆固醇从细胞膜流向血浆脂蛋白的浓度梯度，降低组织胆固醇的沉积。

331. 为什么将低密度脂蛋白胆固醇称为富含胆固醇的脂蛋白

答：超速离心法可将血浆脂蛋白分为 CM、VLDL、IDL、LDL 和 HDL。各种脂蛋白的物理化学性质和组成成分不相同，其特征如表 5-2 所示。

表 5-2　脂蛋白的特征

分类	密度（g/ml）	颗粒直径（nm）	电泳位置	主要脂质	来源	功能
CM	<0.95	>70	原点	外源 TG	小肠合成	小肠摄入的脂类转运至其他组织
VLDL	0.95~1.006	27~70	前 β	内源 TG	肝脏合成	转运 TG 至外周组织
IDL	1.006~1.019	22~24	β 和前 β 间	TG、CH	VLDL 中的 TG 经脂酶水解	属 LDL 前体
LDL	1.019~1.063	19~23	β	CH	VLDL 和 IDL 中的 TG 经脂酶分解	胆固醇主要载体，经 LDL 受体介导外周组织利用
HDL	1.063~1.210	4~10	α	PL	肝脏小肠合成	外周 CH 逆向转运回肝脏或组织再分布
Lp（a）	1.040~1.130	27~30	前 β	CH、PL	肝脏合成后与 LDL 形成复合物	可能与冠心病有关

由于 LDL 携带 CH 组分最多，主要来自 HDL 转运的 CE，因此将 LDL 称为富含 CH 的脂蛋白，见表 5-3。

表 5-3　脂蛋白中脂质和蛋白质构成（%）

分类	胆固醇	表面成分		内部脂质	
		磷脂	载脂蛋白	甘油三酯	胆固醇酯
CM	2	7	2	86	3
VLDL	7	18	8	55	12
IDL	9	19	19	23	29
LDL	8	22	22	6	42
HDL_2	5	33	40	5	17
HDL_3	4	25	55	3	13

332. 为什么正常情况下血脂含量基本恒定

答：血液中脂质包括中性脂肪即 TG、CH、PL、糖脂、类固醇和非酯化脂肪酸（non-esterified fatty acid，NEFA 或称 FFA）等。胆固醇包括 FC 和 CE，两者合称总胆固醇（total cholesterol，TC）。正常情况下，外源性血脂和内源性血脂相互制约，两者此消彼长，共同维持着人体的血脂代谢平衡。当人体从食物中摄取了脂质后，肠道对于脂肪的吸收量会随之增加，此时血脂水平就会有所升高；但由于外源性血脂水平的升高，肝脏内的脂肪合成便会受到一定的抑制，从而使内源性血脂分泌量减少。相反，如若在进食中减少对外源性脂肪的摄取，那么人体的内源性血脂的合成速度便会加快，从而可以避免血脂水平偏低，使人体的血脂水平始终维持在相对平衡、稳定的状态。正是由于这种制约关系的存在，正常人体内脂类物质的产生、消耗或转化等维持动态平衡，所以血脂含量基本恒定不变。

333. 为什么高胆固醇、高甘油三酯和低高密度脂蛋白胆固醇统称为异常脂蛋白血症

答：致动脉粥样硬化脂蛋白谱（atherogenic lipoprotein profile，ALP）是指一组血脂异常同时存在，包括 TC 升高、TG 升高和 HDL-C 降低，发生冠心病的危险性明显增加，因而统称为异常脂蛋白血症。体内 CH 的主要运输载体是 LDL，通过动物实验、实验室观察、流行病学调查和高 TC 血症遗传方式的研究表明，LDL 水平的升高是引起 AS 和冠心病的一个主要原因。LDL 尤其是小而密的 LDL（small and dense LDL，sdLDL）颗粒增多，sdLDL 颗粒包含更少的 CE，所含蛋白质比例较大，即胆固醇/载脂蛋白 B 比值更低，与高 TG 在代谢上密切联系，并且高 TG 又与低 HDL-C 相伴，临床上常将高 TG、低 HDL-C 及 sdLDL 增多三者同时存在合称为致 AS 脂蛋白表型或脂质三联症，其共同存在常常是糖尿病和代谢综合征所伴随的血脂异常的特征。高胰岛素血症、高 TG 血症、低 HDL-C 和高血压等四要素同时出现称为代谢综合征（metabolic syndrome，MS），也称为高脂血症并发症。2002 年美国全民胆固醇教育计划（National Cholesterol Education Program，NCEP）ATP Ⅲ，及 2004 年中华医学会糖尿病学会（Chinese Diabetes Society，CDS）提出的中国人 MS 诊断标准中，血脂检测是 MS 实验室诊断中最重要的依据之一，MS 诊断标准中典型的血脂特征包含：高 TG（空腹 TG ≥ 1.69 mmol/L）、低 HDL-C（男性空腹血 HDL-C < 0.9mmol/L，女性 < 1.0mmol/L）。

334. 为什么高脂蛋白血症可分为继发性和原发性

答：高脂蛋白血症是临床较常见疾病，主要表现是脂质在真皮内沉积所引起的黄色瘤，以及脂质在血管内皮沉积所引起的动脉粥样硬化（atherosclerosis，AS）等。目前有关高脂蛋白血症的分型方法有多种，临床常用的分型之一基于是否继发于全身系统性疾病可分为继发性高脂蛋白血症和原发性高脂蛋白血症。前者是指由于全身系统性所引起的血脂异常，主要有糖尿病、肥胖、肾病综合征、甲状腺功能减退症、Cushing 综合征、其他疾病有肾衰竭、肝脏疾病、系统性红斑狼疮、糖原累积症、骨髓瘤、脂肪萎缩症、多囊卵巢综合征等。此外某些药物如利尿剂、β 受体阻滞剂、糖皮质激素等也可继发血脂升高。在排除了继发性高脂蛋白血症后，即可诊断为原发性高脂蛋白血症。

335. 为什么高甘油三酯血症是冠心病的危险因素

答：高 TG 血症的危害最直接的体现是动脉粥样硬化（atherosclerosis，AS），最常见的是冠心病、脑血管病及周围血管性疾病，例如冠状动脉缺血、阻塞，俗称为急性心肌梗死，脑血管缺血或阻塞，又叫做中风、脑梗。前瞻性研究分析显示高 TG 血症是冠心病的独立危险因素。TG 升高容易造成血液黏稠，血流速度减缓，会加速脂质在血管内壁上的

沉积，渐渐形成动脉粥样硬化性斑块。通常血管壁上的 AS 斑块块状沉积会逐渐扩大面积和厚度，使血管内径变小，血流更慢，继而加速堵塞血管的进程，严重时血流甚至被中断。如果斑块表面受到刺激，产生块状的脱落，还可能造成血栓，这些栓子或大或小，无论发生在哪个部位，对人体都会产生损伤。高 TG 血症带来的疾病风险通常见于家族性高 TG 血症、家族性混合型高脂血症、冠心病、糖尿病、MS 及其他 AS 疾病。临床上肾病综合征、甲状腺功能减退、胆道栓塞、糖原累积病、妊娠、口服避孕药、酗酒、急性胰腺炎等患者也会合并高 TG 血症。

336. 为什么高密度脂蛋白胆固醇与冠心病发展成负相关

答：HDL 运载周围组织中的胆固醇（cholesterol，CH），构成 CH 从细胞膜流向血浆脂蛋白的浓度梯度，降低了组织 CH 的沉积，在肝脏 CH 最终转化为胆汁酸或直接通过胆汁从肠道排出。因 HDL 可以将 AS 血管壁内的 CH "吸出"，并运输到肝脏代谢清除，具有"抗 AS 脂蛋白"的美称，俗称"血管清道夫"。HDL-C 是临床实验室可检测的指标，它代表了血液中 HDL 的水平。流行病学研究表明，血清 HDL-C 每增加 0.4mmol/L，则冠心病危险性减低 2%~3%；动脉造影证明 HDL-C 水平与动脉管腔狭窄程度呈显著负相关。HDL 被认为是冠心病的保护因子，HDL-C 与冠心病的发展呈负相关。但 HDL 颗粒具有异质性，功能各异，许多因素也会影响 HDL-C 的水平，包括家族史、年龄、性别、遗传、吸烟、运动、饮食习惯、肥胖和某些药物等。

337. 为什么高密度脂蛋白胆固醇过高也属于病态

答：HDL-C 水平过高（如超过 2.6mmol/L）也属于病理状态，常被定义为高 HDL-C 血症。高 HDL-C 血症可分为原发性和继发性两类。原发性高 HDL-C 血症，即家族性高 α-脂蛋白血症；继发病因可能有运动失调、饮酒过量、慢性中毒性疾病、慢性酒精中毒、长时间的需氧代谢、各种病毒性肝炎、原发性胆汁性肝硬化、治疗高脂血症的药物引起及其他不明原因；临床使用雌激素、胰岛素、烟酸、维生素 E、肝素等药物也可能导致 HDL-C 偏高；胆固醇酯转移蛋白（cholesterol ester transfer protein，CETP）及肝脂酶（HL 或称 HTGL）活性降低时会引起高 HDL-C 血症。2016 年的一项研究发现，一种基因突变会对一个细胞受体蛋白进行编码，这种蛋白质会绑定到 HDL 上阻止受体正常工作，这种突变亦会导致 HDL-C 增加。

338. 为什么低密度脂蛋白胆固醇升高是致动脉粥样硬化和冠心病的主要因素

答：LDL 是 CH 的运输工具，它负责把 CH 运送到身体所需要的地方去，包括大脑、组织、器官、循环等肝外组织与细胞。LDL-C 反映了 LDL 量的多少。LDL-C 水平随年龄增加而升高；高脂、高热量饮食、运动少和精神紧张可使 LDL-C 水平升高；LDL-C 水平升高还可见于家族性高 TC 血症、家族性 Apo B 缺陷症、混合性高脂血症、糖尿病、甲状腺功能低下、肾病综合征或某些药物使用等。LDL-C 升高一直被认为是动脉粥样硬化（atherosclerosis，AS）、冠心病最重要的危险因素之一，也是血脂异常防治的首要靶标。

AS、冠心病的形成过程是一个复杂的过程，既是炎症性疾病又是免疫性疾病，其主要表现为粥样斑块的形成，造成了动脉狭窄。粥样斑块主要由脂质核心和其表面的纤维帽组成，脂质核心内富含泡沫细胞坏死崩解碎片及 CH 结晶等。斑块和其内的脂质核心越大，纤维帽越薄越容易破裂，而纤维帽内富含大量的氧化型 LDL（oxidized low density lipoprotein，oxLDL）。氧化的 LDL 与释放的自由基可以直接损伤血管内皮细胞，破坏内皮功能，促进血小板聚集和白细胞黏附，刺激血管平滑肌细胞增生；小颗粒的 LDL 可以轻易到达内皮下层，趋化单核细胞、刺激巨噬细胞吞噬脂质并使泡沫细胞坏死和促使毒性自由基生成，因此 oxLDL 及小而密低密度脂蛋白（small dense low density lipoprotein，sdLDL）具有更强烈的致 AS 作用。

339. 为什么低脂蛋白血症分为原发性和继发性

答：一部分少见的、因脂代谢紊乱而出现的低脂蛋白血症，一方面是某种原因使脂蛋白合成减少，另一方面可能是分解代谢旺盛所致，前者是低脂蛋白血症的主要原因。根据血脂水平，血清 TC 在 3.3mmol/L 以下，或 TG 在 0.45mmol/L 以下，或 LDL-C 在 2.1mmol/L 以下者，属于低脂蛋白血症。脂质如 TC 和 TG 同时降低者多见，脂蛋白中多见 HDL、LDL 和 VLDL 降低。低脂蛋白血症分原发性和继发性两种。原发性家族性缺陷导致的低脂蛋白血症罕见，如 Apo AI 缺乏或变异、LCAT 缺乏症、Tangier 病、无 β-脂蛋白血症、低 β-脂蛋白血症等，其中后 3 种是目前已知的遗传性低脂蛋白血症；继发性低脂蛋白血症多见于内分泌疾病、甲状腺功能亢进、重症肝病、各种低营养、吸收障碍、恶性肿瘤等。

340. 为什么细胞内胆固醇含量处于动态平衡

答：LDL、VLDL、β-VLDL 等含载脂蛋白 B100（apolipoprotein B，Apo B100）、载脂蛋白 E（apolipoprotein E，Apo E）的脂蛋白均可与 LDL 受体结合，内吞入细胞，使细胞获得脂质，主要是 CH。细胞内 FC 在调节细胞 CH 代谢上具有重要作用，若胞内 CH 浓度升高，可能出现三种情况：①抑制 3-羟基-3-甲基戊二酸单酰辅酶 A 还原酶（3-hydroxy-3-methyl glutaryl coenzyme A reductase，HMG-CoA），以减少自身的 CH 合成；②抑制 LDL 受体基因的表达，减少 LDL 受体的合成，从而减少 LDL 的摄取，这种 LDL 受体减少的调节过程称为下调；③激活内质网脂酰基 CoA 胆固醇酰转移酶（acyl-CoA cholesterol acyltransferase，ACAT），使 FC 在胞质内酯化成 CE 贮存，以供细胞的需要。通过上述三方面的作用，控制细胞内 CH 含量处于正常动态平衡状态。

为观察血清脂蛋白动态平衡的真实情况，可以选择测定血清脂蛋白谱（serum lipoprotein electrophoretogram，SLPG），血清脂蛋白经 DG-PAGE 分离后的扫描结果，呈连续的曲线，表达了非酯化脂肪酸清蛋白（AL-NEFA）、α-脂蛋白（α LP$_{1-5}$）、β-脂蛋白（β LP）、中间 β-脂蛋白（int β LP）、前 β-脂蛋白（pre β LP$_{1-2}$）和乳糜微粒之间相对平衡状态。

341. 为什么动脉粥样硬化会出现泡沫化斑块

答：动脉粥样硬化（atherosclerosis，AS）发病机制的主要依据之一是脂源性学说，AS 斑块的形成是指动脉内膜的脂质、血液成分的沉积，平滑肌细胞及胶原纤维增生，伴有坏死及钙化等不同程度病变的一类慢性进行性病理过程。正常情况下的 LDL 受体途径代谢，LDL 受体受到细胞内 CH 浓度的负反馈抑制，不可能摄取过多的脂质，而 VLDL 受体则不受细胞内 CH 浓度的负反馈抑制，当 VLDL 受体的 mRNA 量成倍增加时，β-VLDL 的摄取不受限制，脂质过量摄取。LDL 经化学修饰，使其正常的立体构象发生改变，生物学活性也有相应的变化，这种经化学修饰的 LDL 称为变性 LDL 或修饰 LDL（modified LDL）。其中乙酰 LDL（AcLDL）是 LDL 中的 Apo B100 赖氨酸残基被乙酰化产生的修饰 LDL，能激活单核细胞来源的巨噬细胞，并经清道夫受体介导，使巨噬细胞摄取 AcLDL 而转变成泡沫细胞。LDL 在巨噬细胞、血管内皮细胞和平滑肌细胞被氧化成氧化 LDL，脂质过氧化反应导致的变性 LDL，其分子中带有多种分子的负电荷，与清道夫受体结合，被巨噬细胞摄取，巨噬细胞可以无限制地摄取大量的变性 LDL，包括 AcLDL、氧化 LDL 和糖化 LDL，摄取的过量脂质进入细胞内，使其泡沫化成为泡沫细胞，从而促进 AS 斑块形成，其泡沫化在早期 AS 斑块形成中有重要意义。

神经鞘磷脂大量贮积在细胞内，易形成泡沫细胞，如先天缺乏神经鞘磷脂酶的尼曼-皮克患者，在骨髓细胞中均可见到体积大于红细胞 5~10 倍的泡沫细胞，称为尼曼-皮克细胞。这是先天遗传缺陷造成的 AS 泡沫化斑块。

342. 为什么低密度脂蛋白受体代谢不同于极低密度脂蛋白受体

答：LDL 受体是一种多功能蛋白，由 836 个氨基酸残基组成的 36 面体结构蛋白，分子量约 115 000，由 5 种不同的区域构成。从细胞膜内到细胞膜外，其功能结构区域名称依次为：配体结合结构域、表皮生长因子（epidermal growth factor，EGF）前体结构域、糖基结构域、跨膜结构域和胞液结构域（图 5-1）。人 LDL 受体基因约 45 000，由 18 个外显子和 17 个内含子组成。LDL 受体广泛分布于肝、动脉壁平滑肌细胞、肾上腺皮质细胞、血管内皮细胞、淋巴细胞、单核细胞和巨噬细胞，各组织或细胞分布的 LDL 受体活性差别很大。LDL 受体对含 Apo B100 的 LDL、含 Apo E 的 VLDL、β-VLDL、VLDL 残粒均有高亲和性。

VLDL 受体结构与 LDL 受体类似，由相同的 5 部分组成（图 5-1）。与 LDL 受体相比，以上 5 个结构域分别有 55%、52%、19%、32% 和 46% 的相同性。VLDL 受体仅对含 Apo E 的脂蛋白 VLDL、β-VLDL 和 VLDL 残粒有高亲和性结合，对 LDL 则为显著的低亲和性。

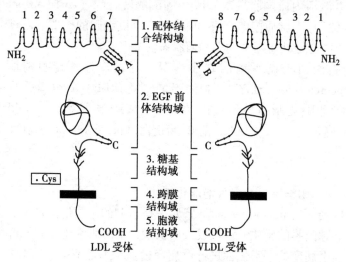

图 5-1 LDL 受体与 VLDL 受体结构示意图

VLDL 受体广泛分布于代谢活跃的心肌、骨骼肌、脂肪组织等细胞。LDL 受体受细胞内 CH 负反馈抑制，VLDL 受体则不受其抑制，当 VLDL 受体的 mRNA 量成倍增加时，不受 VLDL 及 β-VLDL 的影响。

343. 为什么清道夫受体在粥样斑块形成中起重要作用

答：清道夫受体有两种亚基，以三聚体形式存在，是相对分子质量为 220 000 的膜糖蛋白。A 类清道夫受体（SR-A）由 6 个结构功能区组成，包括胞质区、跨膜区、间隔区、α-螺旋区、胶原区、C-端侧特异域，对于修饰 LDL 具有高度亲和力和介导内移作用。B 类清道夫受体（SR-B）包括 SR-B I、SR-B II 和 CD36。SR-B 和 SR-A 部分配体类同，可以参与修饰脂蛋白，如 oxLDL、AcLDL，对 LDL、HDL 以及 VLDL 也有较强的亲和性。清道夫受体配体谱广泛，多为多阴离子化合物。氧化 LDL 及其他修饰 LDL 通过清道夫受体被巨噬细胞摄取，获取大量 CH 及其他脂质，使其泡沫化成泡沫细胞，从而促进 AS 斑块形成。

344. 为什么乳糜微粒代谢近似于极低密度脂蛋白代谢途径

答：CM 是由食物而来的外源性脂质（主要是 TG）进入末梢组织的运输载体。由内源性 TG（体内合成）、Apo B100、载脂蛋白 C（apolipoprotein C，Apo C）、Apo E 等在肝脏合成大分子颗粒 VLDL 后，释放入血液。VLDL 是内源性脂质进入末梢组织的脂质运输载体。血液中富含 TG 的脂蛋白（CM、VLDL）的代谢途径基本相同。CM 经 LPL 作用，其内的 TG 水解后变成残粒，由肝细胞的 Apo E（残粒）受体结合摄取进入细胞内代谢。同 CM 一样，VLDL 中的 TG 在血液中经血管壁的 LPL 水解生成脂肪酸被末梢组织利用，同时从其他脂蛋白中得到 CH，当脂蛋白中的 TG 和 CH 含量相等时，此时称为 IDL。IDL 的去向有两条代谢途径：一是直接经肝脏 Apo E 受体结合摄取进入肝细胞代谢；二是再经人肝脏三酰甘油脂肪酶（human hepatic triglyceride lipase，HTGL）作用转变成以 Apo B100 和 FC 为主要成分的 LDL，经末梢组织的 Apo B（LDL）受体（LDL receptor，LDLR）结合进入细胞内，进行代谢。

345. 为什么高密度脂蛋白在巨噬细胞抗泡沫化和脱泡沫化中起重要作用

答：HDL 的抗泡沫化作用是指在修饰 LDL 处理巨噬细胞的实验体系中同时加入 HDL，使泡沫细胞的形成受到抑制。HDL 的脱泡沫化作用是指形成的泡沫细胞脱去 CH，使蓄积的 CE 在中性胆固醇酯水解酶（neutral cholesteryl ester hydrolase，NCEH）催化下，水解成 FC，然后移出细胞外至 HDL，该途径称为 NCEH 途径。

抗泡沫化时，来自溶酶体的 FC 有两种转移途径，第一是在内质网首先被 ACAT 酯化，再经过 NCEH 脱酯化反应依赖途径运至细胞膜，第二是不通过 NCEH，在肝脏经胆固醇酯逆转运系统直接移至细胞膜，这一途径称为非依赖 NCEH 途径。在细胞内的实际代谢过程可能相同也可能不尽相同。

HDL 的抗 AS 功能表现为 HDL 及 Apo A I 促进细胞 CH 外流作用，即胆固醇酯逆转运。同时，HDL 具有多种抗氧化成分，能有效防止由高价金属离子和细胞诱导的 LDL 氧化修饰，使 oxLDL 产生量减少。HDL 的抗氧化作用还涉及血清中的一种酯酶，即对氧磷酶

（paraoxonase），它可以解除具有生物活性的氧化磷脂。以上皆与巨噬细胞脂质代谢相关。

346. 为什么肝脏多种酶在脂质代谢过程中起重要作用

答：以肝脏为中心进行的外源性和内源性脂质代谢的关键酶有脂蛋白脂肪酶（LPL）、肝脂酶（HL 或 HTGL）、卵磷脂胆固醇酯酰转移酶（LCAT）等。LPL 分子量 60 000，apo C Ⅱ 是 LPL 的激活剂，而 apo C Ⅲ 则是 LPL 的抑制剂。LPL 可催化 CM 和 VLDL 中的 TG 水解，使这些大颗粒脂蛋白变为分子量较小的残粒，并促使脂蛋白之间转移 CH、PL 及载脂蛋白。活性 LPL 以同源二聚体形式存在，通过静电引力与毛细管内皮细胞表面的多聚糖结合，肝素可以使此结合形成的 LPL 释放入血，并提高 LPL 活性。HL 或 HTGL 功能上与 LPL 相似，但性质不同，表现在：HL 活性不需要 Apo C Ⅱ 作为激活剂；SDS 可抑制 HL 活性，主要作用于小颗粒脂蛋白，如 VLDL 残粒、CM 残粒及 HDL，水解其中的 TG 和 PL，同时又调节 CH 从周围组织转运到肝，使肝内的 VLDL 转化为 LDL。LCAT 分子量 63 000。LCAT 由肝脏合成释放入血液，以游离或与脂蛋白结合的形式存在，是有催化作用的酶。血浆 CH 几乎 70%～80% 是 CE，均是 LCAT 催化生成所致。LCAT 将 HDL 中的卵磷脂的 C2 位不饱和脂肪酸转移给 FC，生成溶血卵磷脂和 CE，使 HDL 变成成熟球状 HDL 颗粒。

347. 为什么饥饿时血脂也会升高

答：饥饿时，人体皮下脂肪被动员，将脂肪组织中的 TG 分解成 FFA，作为末梢组织的能源供应，同时 FFA 进入血液。FFA 是 C_{10} 以上的脂肪酸，正常情况下，FFA 在血浆中与白蛋白结合，含量极微，又称为非酯化脂肪酸（non-esterified fatty acid，NEFA 或称 FFA）。正常血清中 NEFA 主要成分为油酸占 54%、软脂酸占 34%、硬脂酸占 6%，月桂酸、肉豆蔻酸和花生四烯酸等含量很少。血中 NEFA 半衰期为 1～2 分钟，易受各种生理和病理变化的影响，如饥饿、运动、情绪激动、糖尿病及某些内分泌改变时，可使血中 NEFA 水平升高；而饭后及用葡萄糖后可使 NEFA 减低。因此空腹时间过长，即饥饿状态下的 NEFA 是升高的。另外，正常人血浆中含有 LPL，可使 NEFA 升高，因此采血后应注意在 4℃ 条件下尽快分离血清及时进行检测，如不能立即检测，血清标本应冷冻保存；肝素也可使 NEFA 升高。

348. 为什么机体会出现"脂毒性"

答：脂毒性是因为脂代谢发生障碍，脂肪数量激增，沉积在特定的器官上，对器官产生了毒性伤害。体内多余的脂质在血液中流动，导致血液黏稠，心脏需较大压力将黏稠的血液输送到全身，使血压持续性升高，造成高血压。血压升高后，多余的脂质物质沉积在血管壁内侧，形成一个个斑块，随着斑块的增多，血管弹性大大降低，产生动脉硬化。多余的脂质还附着在胰腺上，妨碍胰岛细胞正常分泌胰岛素，并且肌肉、血液中的脂毒性又妨碍了人体正常利用胰岛素，造成胰岛素抵抗，长时间血糖升高造成糖尿病。血液中多量的脂肪每两分钟要经过一次肝脏的循环，代谢障碍或缓慢会导致肝细胞的脂肪化，形成脂肪肝。同时，脂毒是乳腺癌、前列腺癌、胰腺癌等多种恶性疾病的发病原因之一。

其中关于 2 型糖尿病原发病理机制，相对应的还有"糖毒性"或"糖脂毒性"的说法，此两种观点：①脂代谢异常开始早于血糖的升高，可能为糖尿病的始动因素，故提议将糖尿病改为"糖脂病"；②高血糖是发生脂毒性的先决条件，若无高血糖，脂毒性也难以发生。对此病理现象的认识可以表述为：①糖毒性和脂毒性两者可单独或同时存在，前者使后者加重；②两者的联合毒性是 2 型糖尿病患者 β 细胞功能进行性衰退的重要机制。

349. 为什么 2015 年生命科学突破奖颁给了新的脂代谢相关调节蛋白

答：LDL 或 VLDL、β-VLDL 等含 Apo B100、Apo E 的 LP 均可与 LDL 受体（LDL receptor，LDLR）结合，内吞入细胞使其获得 CH，这 LDLR 途径代谢受细胞内 CH 负反馈的调节。2003 年发现了又一个脂代谢调节蛋白-前蛋白转化酶枯草杆菌蛋白酶 9（proprotein convertase subtilisin/kexin type 9，PCSK9）。人类 PCSK9 基因定位于染色体 1p32.3，全长 29kb，由 12 个外显子构成，是一种分泌型丝氨酸蛋白酶。PCSK9 可以结合肝细胞表面的 LDLR，共同内吞入细胞，能诱导 LDLR 进入溶酶体降解，抑制 LDLR 的释放与返回细胞膜表面，导致 LDLR 减少，进而使肝细胞对 LDL 颗粒清除能力下降。这一发现获得了 2015 年生命科学突破奖。高 TC 血症家系研究，PCSK9 基因功能获得型突变可导致 LDLR 降解增强，发生高 TC 血症和 AS 风险加剧；而 PCSK9 基因缺失无效型突变则使 LDL-C 降低 28%，15 年内心血管事件死亡和心肌梗死的危险降低 88%。显然，抑制 PCSK9 可增加 LDLR 数量，从而降低血液中 LDL-C 水平，因此抗 PCSK9 药物成为合理降脂的新热点。有 5%~10% 原本能够降低动脉粥样硬化性心血管疾病（atherosclerotic cardio-vascular disease，ASCVD）发病风险的患者由于肌肉症状无法耐受他汀药物，2015 年美国 FDA 批准首个 PSCK9 抑制剂药物 Praluent（alirocumab），用于治疗杂合子型家族性高胆固醇血症（heterozygous familial hypercholesterolemia，HeFH）成年患者，或患有 ASCVD 疾病且需要进一步降低 LDL-C 的患者，亦可作为饮食及他汀最大耐受剂量基础上的治疗。

（徐晓萍　林炜炜）

第二节　生化检测

350. 为什么胆固醇检测有多种方法

答：血清总胆固醇（total cholesterol，TC）测定的参考系统最完整，其决定性方法为放射性核素稀释-质谱法；参考方法为 ALBK 法；常规方法为酶法（COD-PAP）。目前，国内外均推荐 COD-PAP 法作为临床测定，国内外生产的试剂盒亦均采用此法。血清 TC 测定一般分为化学法和酶法两大类。化学法包括抽提、皂化、毛地黄皂苷沉淀纯化和显色比色 4 个阶段。其中省去毛地黄皂苷沉淀纯化步骤的化学抽提法——ALBK 法为目前国际上通用的参考方法。我国 TC 测定参考方法为高效液相层析法。化学法由于操作复杂、干扰因素多，由酶法 COD-PAP 代替。方法学评价，建议不精密度≤3%，不准确度≤±3%，总误差≤9%。

351. 为什么多采用匀相法测定高密度脂蛋白胆固醇

答：超速离心结合 ALBK 法为 HDL-C 测定的参考方法。硫酸葡聚糖-镁沉淀法（DS 法）结合 ALBK 法被美国胆固醇参考方法实验室网络（CRMLN）作为指定的比较方法（DCM 法）。中华医学会曾推荐磷钨酸镁沉淀法（PTA-Mg^{2+}法），但样本需预离心处理，结果易受高 TG 影响。目前建议直接匀相测定法作为临床实验室测定血清 HDL-C 的常规方法。可供选择的有清除法包括反应促进剂-过氧化物酶清除法和过氧化氢清除法、PEG 修饰法、选择性抑制法、免疫分离法包括 PEG/抗体包裹法和抗体免疫分离法。方法学评价是建议不精密度≤4%，不准确度≤±5%，总误差≤13%。

352. 为什么以脂蛋白中胆固醇来衡量脂蛋白水平

答：脂蛋白是一种既有蛋白质又有 CH、TG、PL 等的复合体，如何定量尚无一种较为理想的方法。目前用于测定血浆脂蛋白的方法有超速离心分离纯化法、电泳分离法、血浆静置试验和血浆脂蛋白胆固醇测定法。

因为脂蛋白中 CH 含量较为稳定，目前以测定脂蛋白中 CH 总量的方法作为脂蛋白的定量依据，即测定 HDL-C、LDL-C 或 VLDL-C。对于脂蛋白（a）［lipoprotein（a），Lp（a）］，除免疫学方法外，也可用电泳法测定血浆 Lp（a）中的胆固醇［Lp（a）-c］。

353. 为什么同一个体多次检测甘油三酯水平会有较大差异

答：TG 水平在个体内和个体间差异较大，如生理性改变，TG 受生活条件和饮食方式、年龄、性别等影响；如高脂肪饮食后 TG 升高，一般餐后 2~4 小时达高峰，8 小时后基本恢复空腹水平；运动不足、肥胖可使 TG 升高；成年后随年龄上升 TG 水平上升（中青年男性高于女性，50 岁后女性高于男性）。人群中血清 TG 水平呈明显的正偏态分布，TG 测定的结果受取样时个体生物学变异（CVb）和分析不精密度（CVa）的影响。一般情况下，CVa 相对较小（约为 3%），而 CVb 占总变异的 90% 以上。即使严格按美国胆固醇教育计划（National Cholesterol Education Program，NCEP）要求控制的个体，在 2 周内 2 次所测的 TG 结果差异百分比约为 TC 的 5 倍，75% 以上的个体在两周内的变异大于 10%。研究发现，中国人群血清 TG 个体间变异为 28%，居所有血脂项目之首。国外资料表明，空腹状态人群 TG 变异约 25%，非空腹状态的变异更大，日间约为 6.3%~65%，月内为 12.9%~34.8%，一年为 12.9%~39.9%。以上数据均为正常个体稳定饮食状态的结果，某些病理状态下的波动会更大。

354. 为什么临床多采用酶法检测甘油三酯

答：血清中 TG 含量测定可分为化学法和酶法两类。目前尚无公认的 TG 参考方法，三氯甲烷-硅酸-变色酸法是美国疾病预防控制中心（CDC）测定 TG 的参考方法。酶法测定血清 TG 的主要优点是操作简便，适合自动分析，线性范围较宽，并且灵敏度、精密度、相对特异性较好，临床实验室多采用酶法测定 TG。目前建议甘油磷酸氧化酶-4-氨基安替比林和酚法（GPO-PAP 法）作为临床实验室测定 TG 的常规方法。方法学评价为一步 GPO-PAP 法，缺点是结果中包含游离甘油（FG）。为去除 FG 的干扰可用外空白法和内空白法扣除。对于 TG 测定建议不精密度≤5%，不准确度≤±5%，总误差≤15%。

355. 为什么血脂检测前受检者应保持日常生活和饮食习惯

答：受检者血脂分析一般清晨空腹采血，24 小时内不饮酒，以免影响 TG 水平，24 小时内不做剧烈运动。抽血前应有 2 周时间保持平常的饮食习惯，近期体重稳定，无急性病、外伤、手术等意外情况。妊娠后期各项血脂都会增高，在产后或终止哺乳后 3 个月查血，才能反映其基本血脂水平。注意有无应用影响血脂的药物，如降血脂药、避孕药、噻嗪类利尿剂、受体阻滞剂、免疫抑制剂、某些降压药、降糖药、胰岛素及其他激素制剂等。在查血以前，应根据所用药物的特性，停止用药数天或数周，否则应记录有关用药的情况。体检对象及前瞻观察者为了前后比较，还应注意采血的季节，因为血脂水平有季节性变动。

356. 为什么要对临床血脂常规测定法进行方法学评价

答：临床针对不同个体的血脂水平作出不同的疾病风险分层，观察或实施调脂治疗等，要求实验室对受检者新鲜样本进行血脂检验，并报告可靠的客观数据。为实现这一目标通常可以分为临床检验分析的可溯源性和标准化两个方面。依据溯源性的定义，主要是指在检验过程中使用可溯源性校准品以保证检验结果的准确性。该项严格针对试剂提供商，要求选择可溯源至国际脂质检测的一级参考物质或国际参考物质作为该产品的校准品，以及可溯源至参考方法所得到的准确定值。重要的标准化计划之一室间质评，是通过使用与新鲜样本性质更接近的质控材料或研究不同分析系统的基质效应，来评价和提高实验室间分析结果的可比性。临床实验室参加室间质评价活动，能够及时发现并纠正实验室结果准确性的偏倚。

临床检验过程是对采集的受检者样本只做一次检验，因此发出报告的可靠性必须体现两个基本要求：①精密度好；②准确度和参考方法具有可比性。实验室使用分析系统的方法学评价应包含：精密度、准确度（偏倚评估）、定量分析的线性评价、临床可报告范围、方法学比对、总分析误差评估、干扰试验与基质效应评估等。依据标准化的定义可以总结为：为了受检者、临床实验者等各方利益，促进最佳的、最全面的使用条件与安全要求，进行有秩序的检验所制定并实施的各项质量管理的过程。因此要对临床血脂常规测定进行方法学评价。

357. 为什么建议取受检者坐位时采集血液样品检测血脂

答：影响血脂准确测定的因素有生物学因素、行为因素、临床因素等。血脂分析前受试者应处于稳定代谢状态，至少 2 周内保持一般饮食习惯和体重稳定；测定前 24 小时不应进行剧烈体育运动。静脉采血除卧床患者，一般采血时取坐位。体位影响水分在血管内外的分布，影响血脂水平。例如站立 5 分钟可使血脂浓度提高 5%，15 分钟提高 16%，故在抽血前至少应静坐 5 分钟。一般在肘静脉取血，也可用其他臂静脉。止血带的使用不可超过 1 分钟，穿刺成功后应立即松开止血带，然后抽血。静脉阻滞 5 分钟可使 TC 增高 10% ~ 15%。

358. 为什么要正确保存血脂检测样品

答：血清和血浆均适用于血脂、脂蛋白测定，但血脂检测时大多建议使用血清标本，如使用血浆，多主张用 EDTA-Na_2 抗凝（1mg/ml 血），分离血浆后应立刻放在 2 ~ 8℃ 保存，以防组分改变，测定结果需乘以 1.03，即 EDTA 抗凝血浆中的 TC 和 TG 水平比血清中约低 3%，EDTA 浓度越高血浆中偏低越明显。血清样本应及时测定，如 24 小时内不能完成检测，应密封置于4℃保存一周，或-20℃可保存数月，或-70℃至少可保存半年，避免反复冻融。

359. 为什么血浆脂质检测不一定要求受检者空腹

答：常规血脂检测包括TC、TG、HDL-C、LDL-C，及各类载脂蛋白等。TC检测可以不禁食进行，美国胆固醇计划建议TC与HDL-C初筛时可以非空腹样本；TG受生活条件和饮食方式、年龄、性别等影响，生理变化水平在个体内和个体间差异较大。高脂肪饮食后TG升高，一般餐后2~4小时达高峰，8小时后基本恢复空腹水平；疾病可使脂肪负荷之后的TG代谢减慢或加速；运动不足、肥胖可使TG升高。由于常规血脂检测临床上往往成套检测，建议受检者空腹。

2016年8月由欧洲心脏病学学会（ESC）和欧洲动脉粥样硬化学会（EAS）联合发布了血脂管理新指南，其中一个重大变化为，推荐血脂测量空腹和非空腹均可。专家组认为两者测得的血脂水平无明显差别，对心血管风险评估的参考价值差别也不大。这一变化明显降低了血脂测量门槛，提高了临床操作方便性，对血脂管理产生非常积极的影响。

360. 为什么脂蛋白（a）检测不受饮食和营养等因素影响

答：脂蛋白（a）是密度介于HDL和LDL之间，并与两者重叠的一种特殊的脂蛋白。Lp（a）在同一个体中恒定，但个体间差异很大。Lp（a）水平高低主要由遗传因素决定，基本不受性别、年龄、饮食、营养和环境的影响。健康成人血清Lp（a）浓度呈偏态分布，一般参考上限为300mg/L。有报道女性闭经后有上升趋势；新生儿为成人水平的1/10，6个月后达成人水平；妊娠期妇女Lp（a）出现生理性变动；黑人Lp（a）水平明显高于白人。

361. 为什么常规血脂指标检测中不包含脂质主要成分之一的磷脂

答：磷脂（phospholipid，PL）是细胞膜的主要结构成分，其合成速率的改变对内膜形态及神经元的增长速度影响较大。PL是含有磷酸的脂类，分为以甘油为骨架的磷酸甘油脂（phosphoglyceride）和以鞘氨醇（sphingosine）为骨架的鞘脂（sphingolipids）。鞘脂又称为神经鞘脂，包括鞘磷脂（sphingomyelin）和鞘糖脂（glycosphingolipid）。以神经鞘脂代谢紊乱为特点的脂质贮积疾病发病率很低，为1/10 000~1/100 000。常规血脂检测采集外周血液，离心处理后使用血清或血浆检测脂质，并不包含细胞膜结构成分的磷脂。

血清PL与CH密切相关，两者多呈平行变动，高TC血症、高TG时也常有高PL血症，但PL的增高可能落后于CH。临床PL增高常见于胆汁淤积、原发性胆汁淤积性肝硬化、高脂血症、脂肪肝、LCAT缺乏症、肾病综合征等。PL测定并不能为血浆脂蛋白异常的检测提供帮助，但是在PL浓度、组成和脂蛋白分布异常（包括梗死性黄疸、HDL缺乏症、低β-脂蛋白血症和LCAT缺陷）的情况下，它可以用于描述总PL，评估个体PL水平。PL及其主要成分的检测对未成熟儿（胎儿）继发性呼吸窘迫综合征的诊断有重要意义。

362. 为什么以不同参考区间评价胆固醇水平

答：TC 是指血液中各 LP 所含 CH 之总和，分为 CE 和 FC，其中 CE 占 60%～70%，FC 占 30%～40%，两种类型的比例在健康个体或个体之间是恒定的。血清中 CH 在 LDL 中最多，其次是 HDL 和 VLDL，CM 最少。2007 年《中国成人血脂异常防治指南》针对血脂危险水平分别划分了胆固醇水平参考区间、TG、LDL-C、HDL-C 水平的不同区间标准。2016 年修订版的《中国成人血脂异常防治指南》对动脉粥样硬化性心血管疾病（athero-sclerotic cardiovascular disease，ASCVD）一级预防人群提出了血脂合适水平及异常分层标准，依然确定了我国成人 TC 参考区间为：合适范围：低于 5.18mmol/L（200mg/dl）；边缘升高：5.18～6.19mmol/L（200～239mg/dl）；升高：高于 6.22mmol/L（240mg/dl）。

363. 为什么甘油三酯水平是糖尿病的危险因子

答：糖尿病的病理发病机制显示，肝脏由于 FC 合成 VLDL 亢进，在胰岛素缺乏的状态下，LPL 活性降低，CM、VLDL 的分解量减少，出现以高 TG 血症和低 HDL 血症为特征的继发性高脂血症。TG 水平与胰岛素抵抗有关，是糖尿病的危险因子。糖尿病患者多为肥胖，腹部脂肪积聚，肥胖指标体重指数（body mass index，BMI）升高（BMI 20～23.9kg/m² 为正常，24～26.9kg/m² 属超重或偏胖，≥27kg/m² 为肥胖）。无论胖瘦的个体其内脏脂肪堆积远远超过非糖尿病患者，意味着 FC 增加与抗胰岛素作用，出现 VLDL 增加。另外，胰岛素依赖性糖尿病因为胰岛素的严重缺乏，导致糖利用障碍，从而引起脂肪组织分解加剧，导致显著的高 TG 血症。血清 TG 水平增高是糖尿病的主要危险因子。

364. 为什么 Friedewald 方程需在样本甘油三酯小于 200mg/dl 时适用

答：Friedewald 公式计算：LDL-C（mg/dl）= TC–HDL-C–（TG）/5（其中参数均以 mg/dl 为单位）。该方程是假设了血浆中不存在 CM，TG 主要包含在 VLDL 中，VLDL/TG 的比例是基本恒定的。当样本中 TG 浓度高于 400mg/dL 或含有大量 CM（例如未空腹的样本）时，因可能含 CM、CM 残粒和 VLDL 残粒，按常规的 TG/5 比例计算，会假性增高 VLDL-C 的比例，最终计算出的 LDL-C 低于真实值。因此 Friedewald 方程只在 TG<200mg/dL（即<2.27mmol/L）时适用。

365. 为什么低密度脂蛋白颗粒的密度大小不一

答：LDL 颗粒是指密度在 1.006～1.063g/ml 一组脂蛋白，可以用密度梯度分级分离、亲和层析、电泳等技术与浮选技术联合应用，再分成 2 个亚型，LDL1 密度在 1.006～1.019g/ml，LDL2 密度稍高，在 1.019～1.063g/ml；两种 LDL 亚型的漂浮指数 Sf 分别为 12～20，0～12；分子量分别为（3.9～4.8）×10⁶ 与（2.2～3.0）×10⁶；颗粒直径约为 22～24nm 及 19.6～22.7nm。

LDL 内含 Apo B 20%～25%，PL 约 22%，CE 35%，CH 8%，TG 9%，还有痕量的 Apo A 与 Apo C。Apo B 含 3%～4% 的糖类，包括半乳糖、甘露糖、岩藻糖、葡萄糖、葡萄糖胺和唾液酸，糖类主要分布在 LDL 颗粒表面。核心部分富含 CE，在 15～45℃温度范围内，有相的转变，TG 含量影响其相转变温度。LDL 颗粒大小及 PL、蛋白质的相互作用也影响颗粒内 CE。X 射线散射条纹在 10℃时显示有规则排列，超过 45℃（超过相转变温度）则无规则排列。此结构特点使 LDL 颗粒大小、密度不一，运输 CH 及影响 CH 代谢。

366. 为什么可通过计算获得部分血脂项目结果

答：常规血脂检查一般包含 TC、TG、HDL-C、LDL-C，也时常会检测载脂蛋白 A Ⅰ、B100、Lp（a）等共同反映脂质代谢的情况。可以通过计算获得非高密度脂蛋白胆固醇（non-HDL cholesterol，non-HDL-C）、TC/HDL-C、TG/HDL-C、Apo B100/Apo A Ⅰ 比值等计算结果，且部分计算值与疾病的风险更相关。例如 non-HDL-C = TC −HDL-C，是冠心病及其高危人群降脂治疗的第二目标，适用于 TG 水平在 2.27～5.64mmol/L（200～500mg/dl）时，特别适用于 VLDL-C 增高、HDL-C 偏低而 LDL-C 不高或已达治疗目标的个体。有研究认为 TC/HDL-C 比 non-HDL-C 更能预示冠心病的危险；TG/HDL-C 是一个可以估量富含 TG 的脂蛋白残粒代谢紊乱、高血压、MS 和糖尿病的有效指标。这些相关计算值可能比单项血脂检测更具临床意义，而从已知的脂质代谢过程推测，Apo B100/Apo A Ⅰ 可以被认为是 LDL、VLDL、IDL 等致 AS 脂蛋白及其残粒颗粒数/可执行 RCT 的 HDL 颗粒数的比值，可能是其中最具说服力的指标。

367. 为什么脂蛋白（a）是冠心病的独立危险因子

答：Lp（a）是密度介于 HDL 和 LDL 之间，并与两者重叠的一种脂蛋白，既含有 Apo B100，又含有载脂蛋白（a）［Apo（a）］。一般认为 Lp（a）在同一个体中恒定，但个体间差异很大。Lp（a）水平高低主要由遗传因素决定，基本不受性别、年龄、饮食、营养和环境的影响；不同人种有较大的差异，黑人 Lp（a）水平明显高于白人；亦有报道女性闭经后有上升趋势；新生儿为成人水平的 1/10，6 个月后达成人水平；妊娠期妇女 Lp（a）出现生理性变动。人群中 Lp（a）水平呈偏态分布，Lp（a）≥300mg/L 为高 Lp（a）血症，是冠心病的独立危险因素。Lp（a）病理性增高主要见于：①缺血性心、脑血管疾病；②心肌梗死、外科手术、急性创伤和急性炎症，Lp（a）和其他急性时相蛋白一样增高；③肾病综合征和尿毒症；④除肝癌以外的恶性肿瘤；⑤糖尿病性肾病。

Apo（a）基因位于 6 号染色体 q26-27 区，目前已发现 Apo（a）基因位点中至少有 26 个等位基因与多态性有关，Apo（a）蛋白的多态性取决于基因的多态性。Apo（a）的分子量取决于其分子中 kringle4 的数目多少，一般在 15～37 之间波动，因此 Apo（a）有多种异构体，造成实验检测 Lp（a）方法学上的诸多差异。

368. 为什么载脂蛋白 A 中通常检测载脂蛋白 A Ⅰ

答：载脂蛋白 A Ⅰ（Apo A Ⅰ）主要存在于 HDL 中，占 HDL3 中 Apo 的 65%，HDL2 中 Apo 的 62%，在 CM、VLDL 和 LDL 中也有少量存在。Apo A 的主要生理功能是组成脂蛋白并维持其结构的稳定与完整性。已经证实 Apo A Ⅰ 是通过激活 LCAT，再催化胆固醇酯化，将多余的 CE 转运至肝脏处理。虽然 Apo A 有 A Ⅰ、A Ⅱ、A Ⅳ，但 Apo A Ⅰ 的意义最明确，且含量最高，因此 Apo A Ⅰ 为临床常用检测指标之一。Apo A Ⅰ 水平可反映 HDL 的颗粒数，与 HDL-C 呈明显正相关，与冠心病发生危险性呈负相关。男性和女性 Apo A Ⅰ < 1.20g/L 冠心病发病率比 Apo A Ⅰ ≥1.60g/L 高 3 倍；冠心病患者、脑血管病患者 Apo A Ⅰ 水平降低；Apo A Ⅰ 缺乏症患者血清中 Apo A Ⅰ、HDL-C 极低；糖尿病、慢性肝病、肾

病综合征等都可以出现血清 Apo A I 降低。Apo A I 升高主要见于妊娠、雌激素疗法、饮酒等。

369. 为什么检测载脂蛋白 B100 而不是载脂蛋白 B48

答：载脂蛋白 B（Apo B）可分为两个亚类，即 Apo B48 和 Apo B100。前者主要存在于 CM 中，参与外源性脂质的消化、吸收和运输；后者主要存在于 LDL 中，可介导 LDL 的摄取，参与 VLDL 的装配和分泌，在血液中，VLDL 可代谢转化为富含胆固醇的 LDL。Apo B100 是 LDL 的主要结构蛋白，也存在于 IDL、VLDL、Lp（a）颗粒中。检测血清 Apo B100 水平可以反映血液中 LDL 的数量，Apo B100 水平升高与冠心病的发生有关，且男性高于女性。血清 Apo B100 水平的上升对于冠心病发病率及冠脉粥样硬化的严重性都有非常强的预示能力，与冠心病发生危险性呈明显正相关，且优于 LDL-C 的上升。临床检测 Apo B100 升高主要见于冠心病、高脂血症、糖尿病、肾病综合征等；Apo B100 降低主要见于肝硬化、药物疗法及感染等。

370. 为什么临床逐步重视载脂蛋白 E 的检测

答：载脂蛋白 E（ApoE）存在于多种脂蛋白颗粒中，主要由肝脏产生，其他组织如脑、脾、肾上腺等组织和单核巨噬细胞也可合成（约为总量的 10%～20%）。中枢神经系统中，Apo E 主要由星型胶质细胞及小胶质细胞合成和分泌，主要功能为运输并介导某些脂蛋白与相应的受体。ApoE 是 LDL 受体的配体，也是肝细胞 CM 残粒受体的配体，它与脂蛋白代谢密切相关。ApoE 的基因位点具有遗传多态性，其多态性与个体血脂水平及 AS 的发生发展密切相关。Apo E 等位基因型影响血浆脂质浓度，血液中的 Apo E 存在三种异构体（ApoEε2、ε3 和 ε4）。携带 ApoEε2 等位基因者，其血液中 Apo E 浓度高，Apo B 浓度低，TC 含量也低，对 AS 有防护作用；携带 ApoEε4 等位基因者，血液中 Apo E 浓度低，Apo B 浓度高，TC 及 TG 含量也高，是 AS 的潜在危险因素。

近年研究发现，Apo E 浓度及其单核苷酸多态性与脂代谢紊乱疾病、高脂血症、冠心病、Alzheimer 病以及肝病、人类长寿等有关，是一种在临床上非常重要的多态性蛋白质。Apo E 浓度测定常规方法为免疫透射比浊法，Apo E 表型的测定方法常用等电聚焦电泳（isoelectric focusing，IEF）。

371. 为什么载脂蛋白 A I 与载脂蛋白 B 的比值比单项指标检测更有意义

答：Apo A I、Apo B100 分别为 HDL、LDL 主要结构成分，由于病理情况下的 CH 含量可能发生变化，因而 HDL-C 和 LDL-C 不能代替 Apo A I、Apo B100。因此，实验室检测用 Apo B100/Apo A I 代替 LDL-C/HDL-C 比值作为判断 AS 疾病风险的指标。资料表明 TC/HDL-C、TG/HDL-C、Apo B100/Apo A I、LDL-C/HDL-C 比值等可能比单项血脂检测更具临床意义。而从已知的脂质代谢过程推测，Apo B100/Apo A I 可以被认为是 LDL、VLDL、IDL 等致 AS 脂蛋白及其残粒颗粒数/可执行 RCT 的 HDL 颗粒数的比值，可能是诸多计算指标中最具说服力的指标。

372. 为什么部分脂质和脂蛋白会随年龄增长升高

答：血浆（清）中过氧化脂质（lipid peroxide，LPO）水平有随年龄增高而增加的趋势，男性和女性的差异不明显。LPO 是氧自由基与多聚不饱和脂肪酸反应的产物，其活性高，反应性强，易造成细胞和组织的氧化伤害，引起各种疾病，如动脉硬化性疾病、老年化及肝脏损伤等。在正常情况下，LPO 的含量极低，但在病理情况下，脂质过氧化反应增强可导致 LPO 升高，对细胞及细胞膜的结构和功能造成各种损伤，增高见于动脉硬化、脑梗死、心肌梗死、高脂血症、糖尿病、急性肝炎、慢性肝炎活动期、脂肪肝、肝硬化、慢性肾炎、肾功能不全及恶性肿瘤等。另外有报道，女性闭经后 Lp（a）有上升趋势；TC、LDL 随年龄也会增高，但 70 岁之后，多数会下降或呈下降趋势。

373. 为什么胆汁淤积时会出现异常脂蛋白 X

答：脂蛋白-X（lipoprotein X，LP-X）为胆汁淤积时在血液中出现的异常脂蛋白，是胆汁淤积敏锐而特异的生化指标，对胆汁淤积的临床诊断有重要意义。琼脂糖电泳时，其他脂蛋白均向阳极侧泳动，唯有 LP-X 向阴极侧泳动。LP-X 的含量与胆汁淤积程度相关，可用于鉴别阻塞类型，肝外性胆汁淤积 LP-X 值高于肝内性和混合性胆汁淤积，恶性阻塞高于良性阻塞。在 LCAT 缺乏症中，LP-X 含量增高，主要是因为其分解代谢减少。超速离心法可将其分为两类，LP-X$_1$，其蛋白部分以白蛋白为主，在肝外胆汁淤积时增加明显；LP-X$_2$，其蛋白部分除白蛋白外还有 ApoE 等，在肝内胆汁淤积时增加。测定 LP-X 的样本不宜存放，因血液中的磷酸酯酶能分解 LP-X，采集后应立即测定，否则结果偏低。LP-X 用于胆汁淤积诊断的敏感性和特异性优于总胆红素、碱性磷酸酶和 γ-谷氨酰转肽酶；原发性胆汁性肝硬化中，血清 TC 水平的升高主要是由于 LP-X 升高所致。

374. 为什么脂蛋白电泳条带可用于判断脂质异常

答：根据脂蛋白的电泳迁移率进行分类，以聚丙烯酰胺为支持介质，或以琼脂糖为支持介质，血清脂质用染料预染，使脂蛋白着色，经电泳后可分出三条区带，即 α-、前 β-、β-脂蛋白，用光密度扫描仪检测其相对百分数，乘以总脂量，求出各脂蛋白的含量。以血清球蛋白迁移率作为参照，HDL 与 α-球蛋白迁移在同一位置，故称 α-脂蛋白，同理前 β-脂蛋白对应的是 VLDL，β-脂蛋白对应的主要是 LDL，乳糜微粒在原点样处。从各区带的宽度和着色程度可以大致判断哪一种脂蛋白含量过高或过低，出现脂质异常。聚丙烯酰胺凝胶电泳兼有电泳和分子筛的双重作用，分辨率高，电泳时间短，条带清晰，但分子筛作用会阻碍颗粒较大的前 β-脂蛋白分子移动，使其出现在 β-脂蛋白区带之后。

375. 为什么需重视高密度脂蛋白亚类检测

答：高密度脂蛋白（HDL）是在形状、密度、颗粒大小、电荷和理化特性等方面都具有较大异质性的脂蛋白，包括多个亚类 α-HDL（HDL$_{2a}$、HDL$_{2b}$，HDL$_{3a}$、HDL$_{3b}$、HDL$_{3c}$）、β-HDL（前 β$_1$-HDL、前 β$_2$-HDL、前 β$_3$-HDL）。新生小颗粒及盘状的前 β-HDL 含少量的 Apo AI 和极性脂质，主要介导细胞 CH 的流出，成熟大颗粒及球状的 HDL$_2$ 则含较多的 Apo AI 和 CE，与细胞胆固醇的酯化、转运及清除有关。

体内代谢：前 β$_1$-HDL ⟶ 前 β$_2$-HDL ⟶ 前 β$_3$-HDL ⟶ HDL$_3$ ⟶ HDL$_2$ 随着各亚

组分功能的不断发现，目前认为单纯检测总 HDL-C 水平已经不能满足临床检测需求。HDL 的两个重要功能为抗炎抗氧化和抗动脉粥样硬化，都可能主要通过某些亚类发挥作用。目前 HDL_2 和 HDL_3 的主要研究方向为：①作为评估 AS 的危险因素，与冠心病密切相关，较总 HDL 有更好的预测作用；②HDL_3 在抗氧化抗炎方面的重要作用，如增强对氧磷酶（paraoxonase-1，PON1）的活性；③HDL_2 在胰岛素抵抗和肝硬化中发挥重要作用，研究发现 HDL_2/HDL_3 比例在胰岛素抵抗和肝炎性肝硬化中升高。目前分离 HDL 亚组分的方法较多，主要包括：①超速离心法；②聚丙烯酰胺圆盘电泳；③化学沉淀法结合酶法；④免疫印迹法；⑤微流控芯片电泳；⑥双向电泳和层析结合等。

376. 为什么要检测胆固醇的酯化速率

答：胆固醇的酯化速率主要是指 HDL 酯化速率，反映的是 CH 被 LCAT 酯化的功能。LCAT 与 HDL 结合，是循环中 FC 酯化的主要酶。经典的 RCT 途径是在 CH 转运至肝脏前由 LCAT 将外排的胆固醇酯化，LCAT 转移卵磷脂 sn-2 位的脂肪酰基至胆固醇，生成 CE 和溶血卵磷脂。血浆（或血清）在适当温度下温育，由于 LCAT 的作用，血浆 FC 降低，CE 等幅升高，经检测后计算出胆固醇酯化的百分含量（%），即胆固醇酯化速率，该值可在一定程度上提示 LCAT 的活性，间接反映真正执行 RCT 的能力。最新的方法是测定 HDL 的分数酯化速率（FERHDL），此功能试验是检测去除了含 Apo B 的脂蛋白后经 LCAT 介导的 FC 酯化速率。最近我国学者建立了用高效液相色谱技术测定血清 HDL-C 的 FERHDL 和摩尔酯化速率（MERHDL）的方法，有学者据此提出可用动脉硬化指数（AIP）来表示 FERHDL，定义为 log（TG/HDL-C），提供了简便、易于临床应用的计算法；研究证明 HDL 颗粒越小，其酯化速率越快，故 FERHDL 也可间接地反映 HDL 颗粒大小，与心血管病的危险性有直接关系。

377. 为什么提出血脂测定的参考系统

答：各临床实验室进行血脂测定并未要求统一测定方法及测定仪器，而是要求对同一样本的血脂测定值取得基本一致的结果，即要求测定值在可允许的不精密度及不准确度范围内。血脂准确测定应包含选用合格的试剂盒、合格的校准物、仪器选择与使用等问题，即检测系统要可溯源至国际参考系统或评定合格的检测系统。在血脂检测方面，国际上已建立了多种参考方法，研制了不同的参考物质。目前美国已建立较完整的 TC、TG 测定参考系统，HDL-C、LDL-C 目前没有决定性方法和一级参考物质，只有参考方法和二级参考物质。Apo AI、Apo B100 和 Lp（a）测定的标准化问题较复杂，目前尚无公认的决定性方法和参考方法，仅 CDC 建立了一个 Apo AI测定的 HPLC-MS 候选决定性方法。Apo AI、Apo B100 和 Lp（a）测定的标准化研究由国际化学联合会（IFCC）组织，美国西北脂类研究实验室（NWLRL）牵头的参考物质，SP1-01，SP3-07，及 Lp（a）PRM。SP1-01，SP3-07 已被世界卫生组织（WHO）标准化专家组授予 WHO-IFCC 国际参考物质，可以认为是二级参考物质，Lp（a）PRM 作为推荐参考物质。

378. 为什么提出血脂测定的标准化计划

答：临床心血管病防治和流行病学研究迫切需要不同实验室及同一实验室不同时间的

血脂测定结果准确、有可比性，因此血脂测定必须做到标准化。标准化工作的核心是量值溯源，开展标准化或量值溯源主要包括两个阶段，一是建立参考系统，二是建立的参考系统标准化常规系统，即实施标准化计划。标准化计划是将常规分析与参考系统相联系的过程，主要有应用参考物质和应用参考方法两种方式，各有其优缺点。应用参考物质相对简便，是目前最常用的方式，如 CDC-国家心肺血液研究所（NHLBI）血脂标准化计划和室间质评（EQA）计划等，但受参考物质的影响大，如基质效应、性质（浓度、成分）等。应用参考方法，即用参考方法和常规方法同时分析有代表性的、足够数量的、分别取自不同个体的新鲜样品，是最有效的标准化方式，但此方式比较复杂，受到有无参考方法的限制。制定和实施血脂检测的标准化计划，有益于疾病预防、控制和诊疗，在某个区域、某个省市，乃至全国、全球都在为之努力的事情。

379. 为什么游离脂肪酸检测需规范检测方法

答：正常情况下，血清中 FFA 含量少，约占总脂肪酸含量的 5%~10%，FFA 主要包括月桂酸、豆蔻酸、软脂酸、硬脂酸、软油酸、油酸、亚油酸、花生四烯酸、二十碳五烯酸等。饮食、运动、应激情况均可使 FFA 水平发生变化，如饥饿可使血清 FFA 升高，饭后及用葡萄糖后可使 FFA 降低。FFA 病理性升高见于甲亢、未经治疗的糖尿病患者；任何能使体内激素（甲状腺素、肾上腺素、去甲肾上腺素、生长激素等）水平升高的疾病；药物如咖啡因、磺胺丁脲、乙醇、肝素、烟酸、避孕药等。FFA 病理性降低见于甲状腺功能低下、胰岛素瘤、垂体功能减退、艾迪生病及用胰岛素或葡萄糖后的短时间内、某些药物如阿司匹林、安妥明、烟酸和普萘洛尔等。FFA 检测建议以早晨空腹安静状态下采血为宜，因血中存在 LPL 酶，可使 FFA 升高，因此采血后应注意在 4℃ 条件下分离血清并尽快进行测定；不能立即检测时，样本应冷冻保存；肝素可使 FFA 升高，故不可在肝素治疗时（后）采血，也不可利用肝素抗凝血作 FFA 测定。

380. 为什么多用酶法检测卵磷脂胆固醇酯酰转移酶

答：LCAT 由 416 个氨基酸残基组成，相对分子质量为 63 000。由肝合成释放入血液，以游离或与 HDL 结合的形式存在，作用是催化 HDL 中的 FC 转变成 CE，PL 转变成溶血卵磷脂；参与 RCT 和组织中过量 CH 的清除。其中 Apo A I 为其主要激活剂。血浆 TC 几乎 70%~80% 是 CE，均由 LCAT 催化生成。LCAT 在 HDL 颗粒表面活性很高并起催化作用，对 VLDL 和 LDL 的颗粒几乎不起作用。LCAT 病理性降低见于急性肝炎、重症肝炎、肝癌、肝硬化、先天性 LCAT 缺乏症、无 β-脂蛋白血症、阻塞性黄疸、尿毒症、甲状腺功能减退症、心肌梗死、Tangier 病、鱼眼病、低 TC 血症、吸收不良综合征。病理性升高见于原发性高脂血症、脂肪肝、胆汁淤积症初期、肾病综合征。LCAT 的检测方法主要有酶法、放射免疫分析法（RIA）、共同基质法及自身基质法等，其中酶学方法快速、灵敏、简便，较适合国内实际应用。

381. 为什么检测血浆脂蛋白脂肪酶活性需静脉注射肝素

答：LPL 主要由脂肪细胞、心肌细胞、骨骼肌细胞、乳腺细胞以及巨噬细胞等实质细胞合成和分泌，相对分子质量为 60 000。LPL 主要存在于脂肪组织，循环血液中仅有微量的无活性的 LPL 存在。LPL 是催化血浆中 TG 分解的关键酶，活性 LPL 以同源二聚体形式存在，催化 CM 和 VLDL 核心的 TG 分解为脂肪酸和单酸甘油酯，也分解 PL，并促使脂蛋白之间转移 CH、PL 及磷脂蛋白，其代谢产物 FC 为组织提供能量。检测血浆 LPL 活性时，一定要静脉注射肝素，使 LPL 从内皮细胞表面释放入血，呈现活性型的游离状态，发挥催化作用，此血浆称为肝素静脉注射入血浆。通常按每公斤体重 10 单位的量静脉注射，10分钟后采静脉血得到血浆再测 LPL 活性。

（徐晓萍　林炜炜）

第三节　临床应用

382. 为什么改变不良生活方式可有效减低低密度脂蛋白胆固醇

答：目前血脂异常的治疗方案主要包括非药物治疗和药物治疗两方面，更强调治疗性生活方式改变（therapeutic life-style change，TLC）的重要性。TLC 被誉为降低 LDL-C 最经济有效的方法，是针对已明确的可改变的危险因素如饮食、缺乏体力活动、肥胖等采取积极的生活方式改善措施。内容包括：①减少饱和脂肪酸和 CH 的摄入；②增加植物固醇和可溶性纤维的摄入；③减轻体重；④增加有规律的体力运动；⑤采取针对其他心血管病危险因素的措施如戒烟、限盐以降低血压等。全球各地区的循证数据都证明了 TLC 降低 LDL-C 的有效性。《中国成人血脂异常防治指南》（2016 年修订版）将饮食治疗和改善生活方式作为血脂异常治疗的基础措施，并设定了生活方式改变的基本要素，见表 5-4。

表 5-4　生活方式改变的基本要素

要素	建议
限制使 LDL-C 升高的膳食成分	
饱和脂肪酸	<总能量的 7%
膳食胆固醇	<300mg/天
增加降低 LDL-C 的膳食成分	
植物固醇	2~3g/天
水溶性膳食纤维	10~25g/天
总能量	调节到能够保持理想体重或减轻体重
身体活动	保持中等强度锻炼，每天至少消耗 200 千卡热量

383. 为什么风险等级不同的人群相应的降脂目标值不同

答：根据动脉粥样硬化性疾病发病的综合危险大小来决定针对血脂水平的干预强度，是国内外相关指南所共同采纳的原则。《中国成人血脂异常防治指南》（2016 年修订版）依据动脉粥样硬化性心血管疾病（ASCVD）发病危险采取不同强度干预措施是血脂异常防治的核心策略，按表 5-5 所示流程先进行危险评估。

表 5-5 血脂异常危险分层方案与步骤

危险分层			
极高危	ASCVD 患者		
高危	①LDL-C≥4.9mmol/L 或 TC≥7.2mmol/L		
	②糖尿病患者 1.8≤LDL-C<4.9mmol/L（或）3.1≤TC<7.2mmol/L，且年龄≥40		

↓不符合者评估 10 年 ASCVD 发病风险

危险因素个数	血清 TC、LDL-C 水平分层（mmol/L）		
	3.1≤TC<4.1（或）1.8≤LDL-C<2.6	4.1≤TC<5.2（或）2.6≤LDL-C<3.4	5.2≤TC<7.2（或）3.4≤LDL-C<4.9
无高血压 0-1 个	低危（<5%）	低危（<5%）	低危（<5%）
2 个	低危（<5%）	低危（<5%）	中危（5%~9%）
3 个	低危（<5%）	中危（5%~9%）	中危（5%~9%）
有高血压 0 个	低危（<5%）	低危（<5%）	低危（<5%）
1 个	低危（<5%）	中危（5%~9%）	中危（5%~9%）
2 个	中危（5%~9%）	高危（≥10%）	高危（≥10%）
3 个	高危（≥10%）	高危（≥10%）	高危（≥10%）

↓10 年 ASCVD 发病危险为中危且年龄小于 55 岁者，评估余生危险

具有以下任意 2 项及以上危险因素者，定义为高危：
①收缩压≥160mmHg 或舒张压≥100mmHg
②非 HDL-C≥5.2mmol/L（200mg/dl）
③HDL-C<1.0mmol/L（40mg/dl）
④BMI≥28kg/m²
⑤吸烟

针对不同危险等级的人群制定了 LDL-C、非 HDL-C 的治疗达标值，见表 5-6。如果 LDL-C 基线值较高，若现有的调脂药物标准治疗 3 个月后，难以使 LDL-C 降至目标值，则可考虑降 LDL-C 至少降低 50% 作为替代目标。

表 5-6 不同 ASCVD 危险人群降 LDL-C、非 HDL-C 治疗达标值

危险等级	LDL-C	非 HDL-C
低危、中危	<3.4mmol/L（130mg/dl）	<4.1mmol/L（160mg/dl）
高危	<2.6mmol/L（100mg/dl）	<3.4mmol/L（130mg/dl）
极高危	<1.8mmol/L（70mg/dl）	<2.6mmol/L（100mg/dl）

384. 为什么要制订心血管高危人群降脂治疗过程的监测策略

答：高脂蛋白血症，特别是高 LDL 血症在 AS 形成中起着重要作用，心血管高危人群先通过 TLC 改善生活方式以达到降低血 TC、LDL-C 的目的，必要时才考虑药物治疗，推荐抑制 HMG-CoA 还原酶制剂为治疗药物，以 LDL-C 为主要降脂靶标。2013 年 AHA/ACC 指出，降低动脉粥样硬化性心血管疾病（ASCVD）事件主要来自于最大耐受剂量的他汀强化治疗，应更注重一级预防的总体风险评估，更精确地识别高风险他汀治疗人群，使最有可能获益的人群得到合适的治疗。该指南确定了四类受益人群：①临床出现 ASCVD；②初次评估时 LDL-C 水平≥190mg/dL；③年龄在 40～75 岁的糖尿病患者 LDL-C 水平在 70～189mg/dL；④临床无 ASCVD 和糖尿病的患者 LDL-C 水平在 70～189mg/dL，且 10 年 ASCVD 评估风险≥7.5%。该指南推荐血脂监测的管理模式为：开始他汀治疗后 4～12 周进行第二次血脂检查，以后每 3～12 个月评估一次，进行 LDL-C 的监测观察患者对药物的依从性和变异性，一般来说，高强度的他汀会使 LDL-C 从未经治疗的基线水平平均降低≥50%，中强度他汀平均降低 30%～50%。

385. 为什么基因缺陷会导致不同类型的家族性高脂血症

答：原发性高脂血症是遗传缺陷所致高脂血症，由于基因缺陷所致的高脂血症多具有家族聚集性，有明显的遗传倾向，故临床上通常称为家族性高脂血症。已发现相当一部分患者存在单一或多个遗传基因的缺陷，常见遗传性脂代谢的载脂蛋白、受体和酶的基因缺陷：

（1）Apo A I 异常症：出现 Apo A I 结构基因杂合子，比野生型多一个或少一个正电荷或负电荷。Apo A I 和 Apo C III 基因重排导致的变异可引起家族性 HDL-C 水平降低，易出现早期 AS。Apo A I 减少会导致 LCAT 活性降低，使含 Apo C I、Apo A IV 的脂蛋白如 CM 置换发生障碍，从而在体内蓄积。

（2）Apo B 异常症：Apo B 缺陷将出现无 β-脂蛋白血症或低 β-脂蛋白血症。前者是纯合子隐性遗传病，称为 Bassen-Kornzweig 综合征，有脂肪吸收障碍（脂肪泻）、红细胞变形（棘状红细胞症）和运动失调等症状。后者为显性遗传病，杂合子患者血中 LDL-C 浓度低，与无 β-脂蛋白血症有区别。Apo B100 在血浆 LP 中分子量最大，氨基酸链最长，因此在合成蛋白质和形成 LP 的过程中 Apo B100 的变异将会更多。

（3）Apo C II 异常症：Apo C II 缺陷导致 LPL 活性降低，会出现高 TG 血症，即高 CM 血症和高 VLDL 血症，发病率约为 1/10 万，现已发现 Apo C II 有多种变异体。

（4）Apo E 异常症：Apo E 表型不同，与 LDL 受体结合的能力也不同，其中 E2 几乎无结合能力。E2 纯合子因 158 位氨基酸残基突变，CM 残粒或 β-VLDL 滞留导致高 TC、TG 血症，易出现早期 AS。典型例子是家族性 III 型高脂血症，ε2 基因纯合子人群分布频率为 1%，家族性 III 型高脂血症发病率为 2/10000～3/10000。

（5）LDL 受体异常：LDL 受体异常导致家族性高胆固醇血症（FH）发生，属显性遗传，遗传频率约为 1/500，杂合子的高 LDL 血症易导致 AS。FH 的 LDL 受体基因变异和 LDL 受体合成的过程中均可出现异常，分为 5 类：①受体合成缺乏型，mRNA 转录障碍；②细胞内运输缺陷型，是分子量为 120 000 的受体前躯体异常；③配体结合缺陷型，细胞表面的分子量为 160 000 的成熟受体数量显著减少；④内吞缺陷型；⑤受体循环损害型。

（6）LPL 与 HTGL 异常症：LPL 与 Apo C Ⅱ 异常都会出现高 CM 血症，但是血中 VLDL 并不升高，常伴有胰腺炎产生。HTGL 缺乏，有与 Ⅲ 型高脂血症类似的症状，CM 残粒滞留。

（7）LCAT 异常症：LCAT 缺乏者，HDL 中 CE 比例增加，使 HDL 处于新生未成熟圆盘状态；相反，LDL 的 CE 减少，TG 增多，临床上表现为角膜混浊、肾损害、溶血性贫血等症状，鱼眼病就是 LCAT 基因突变，使 Cys 替代 Arg 引起 LCAT 活性降低，致使 HDL 结构变化，并使血浆中 Apo A Ⅰ、Apo A Ⅱ 和 HDL 浓度仅为正常人的 20%。

（8）CETP 异常症：CETP 缺陷者或者活性受到强烈抑制则呈现高 HDL 血症，血浆 LDL 浓度降低，同时有可能出现 AS。

（9）高 Lp（a）血症：Apo（a）基因位于 6 号染色体 q26-27 区。Apo（a）含有一个疏水信号肽序列，其后为 15~37 个拷贝数的 kringle4（K4），一个 kringle5（K5）及一个胰蛋白酶样区。由于血浆中 Lp（a）浓度与 Apo（a）分子量呈高度负相关，而 Apo（a）的分子量取决于其分子中 kringle4 的数目，因此 Apo（a）有多种异构体。Apo（a）蛋白的多态性取决于基因的多态性，翻译及转录水平的基因突变均会影响 Apo（a）。

386. 为什么血清胆固醇升高对中国人群有潜在危险

答：我国的队列研究表明，血清 TC 或 LDL-C 升高是冠心病和缺血性脑卒中的独立危险因素之一，而其在血液中主要携带和转运的就是胆固醇。因此，对血清胆固醇升高、血脂异常的防治必须及早给予重视。近年来冠心病发病率、死亡率逐步上升。在经济发展较快的大城市，监测显示出血性脑卒中发病率呈明显下降趋势，而缺血性脑卒中发病率却明显上升，预示以 AS 为基础的缺血性心脑血管疾病发病率正在升高。同时，我国人口基数大，经济高速发展和饮食结构的变化带来了代谢综合征等"富贵病"。2012 年全国调查结果显示，高 TC 血症的患病率为 4.9%，高 TG 血症的患病率 13.1%，低 HDL-C 血症的患病率为 33.9%。人群胆固醇水平的升高将导致 2010—2030 年期间，我国心血管病事件约增加 920 万，加之由于老龄化带来的糖尿病以及慢性肾脏疾病患者日益增加，常常并发有高脂血症，因此血清胆固醇升高对中国人群有潜在危险。

387. 为什么得了高脂血症之后可先不用药物治疗

答：世界卫生组织认为影响健康的因素为"60% 生活方式+15% 遗传因素+10% 社会因素+8% 医疗因素+7% 气候因素"，因此健康的生活方式最重要。世界卫生组织发布的《关于身体活动有益健康的全球建议》，针对 3 个年龄组人群，给出了不同建议：5~17 岁：每天累积至少 60 分钟中等至高等强度身体活动；大多数日常身体活动应是有氧活动；每周至少 3 次高强度身体活动，包括强壮肌肉和骨骼活动等。18~64 岁：每周至少 150 分钟中等强度有氧身体活动，或每周累积至少 75 分钟高强度有氧身体活动，也可两者组合；有氧活动应每次至少持续 10 分钟；可增加活动量至加倍；每周至少 2 天进行大肌肉群参与的增强肌肉力量的活动。65 岁以上：应在能力和条件允许范围内尽量多活动；对于活动能力较差的老年人，每周至少 3 天进行增强平衡能力和预防跌倒活动。因此，得了高脂血症之后，首先应通过健康的生活方式的引导和改变，"管住口，起步走"的健康生活+合理运动，而不建议马上用药降脂。生活方式的干预是针对高脂血症患者的一种最佳成本、最佳效益、最佳获益比的治疗措施。

388. 为什么部分高危人群需要定期检测血脂

答：现今中国人群平均 TC 水平逐步升高，与血脂异常密切相关的糖尿病和代谢综合征十分常见，人群基数较大，加之老龄化、吸烟人数较多等，故高危人群血脂异常及心血管病的其他危险因素的评价十分必要，包括：①已有冠心病、脑血管病或周围动脉粥样硬化病者；②有高血压、糖尿病、肥胖、吸烟者；③有冠心病或 AS 疾病家族史者，尤其是直系亲属中有早发冠心病或其他 AS 疾病者；④有皮肤或肌腱黄色瘤及肌腱增厚者；⑤有家族性高脂血症者。建议 40 岁以上男性和绝经期后女性应每年均进行血脂检查。对评估结果是高危的人群，在饮食与非调脂药物治疗 3~6 个月后，应复查血脂水平，如能达到要求即继续治疗，但需 6 个月至 1 年复查，如持续达到要求，每年复查一次。药物治疗开始后 4~8 周，应复查血脂及 AST、ALT 和 CK，如能达到目标值，逐步改为 6~12 个月复查一次；如开始治疗 3~6 个月复查血脂仍未达到目标值，则调整剂量或药物种类，或联合药物治疗，再经 4~8 周后复查；达到目标值后延长为 6~12 个月复查一次。

389. 为什么血脂异常是冠心病危险评估指标而非诊断指标

答：血脂异常的治疗要结合具体的病情，因人而异，实现个体化。当然，首要的目标是针对 LDL-C，其次可以是非-HDL-C、Apo B、TG 等。很多国家制定了相关指南，其中以美国国家胆固醇教育计划（NCEP）成人治疗组第三次报告（ATP Ⅲ）影响较大，它依据患者的心血管病多种危险因素、未来 10 年冠心病危险评分，区分为高危（其中包括极高危）、中等高危、中等危险和低危人群。血脂、脂蛋白和载脂蛋白测定是临床生物化学检验的常规测定项目，其临床意义主要在于早期发现和诊断高脂血症，进行 AS 疾病（如冠心病）的危险评估，监测评价 TLC 与药物治疗效果。特别需要注意的是血脂异常指标可作为用于冠心病危险评估及防治，但不是冠心病诊断的指标。

390. 为什么不同年龄层或心血管疾病高危人群血脂检查的建议不同

答：不同年龄层人群和心血管病高危人群的血脂检查，可以通过一般体检检出，定期检查血脂是防治心脑血管病的重要措施。为及时发现和检出血脂异常，建议 20~40 岁成年人至少每 5 年测量一次空腹血脂，包括 TC、LDL-C、HDL-C 和 TG 测定；40 岁以上男性和绝经期后女性建议每年检测血脂；对于缺血性血管疾病及高危人群，应 3~6 个月测定一次；对于因缺血性心脑血管病住院治疗的患者应在入院时或 24 小时内检测血脂。得了高脂血症之后，首先应通过 TLC 引导和改变，而不建议马上用药降脂。世界卫生组织发布的《关于身体活动有益健康的全球建议》，分别针对 5~17 岁、18~64 岁、65 岁以上 3 个年龄组人群，给出了健康生活方式的不同建议。针对心脑血管疾病高危人群更注重一级预防的总体风险评估，增加了种族和糖尿病因素，更精确地识别最有可能从他汀治疗中获益的人群，使之得到合适的治疗。临床治疗中以患者为中心，以减少 ASCVD 事件为目的，而非仅关注 LDL-C、非 HDL-C 的降低值。

391. 为什么越来越重视儿童血脂检测

答：冠心病、AS 和高血压的病理改变都起始于儿童或青少年时期，部分危险因素在儿童期即存在，并且可能加剧发展。另外，因肥胖所致的继发性高脂血症也是一个日趋严重、全球关注的公共卫生问题。预防 AS 应从娃娃抓起，因此儿童血脂异常的检测越来越引起重视。儿童高脂血症管理中，血清 TC 最佳值为 <4.4mmol/L，临界值为 4.4 ~ 5.1mmol/L，≥5.2mmol/L 属于高值；血清 LDL-C 最佳值为 <2.8mmol/L，临界值为 2.8 ~ 3.3mmol/L，≥3.3mmol/L 属于高值。有高脂蛋白血症（含双亲中有一人血清 TC > 6.2mmol/L）或有 AS 疾病家族史的儿童应从 2 岁开始监测。对血脂的监测方法是：①若血清 TC<4.4mmol/L，5 年内再监测 1 次；②若血清 TC 在 4.4 ~ 5.1mmol/L 范围，应间隔 1 周在同一实验室再测定 1 次，求其 2 次监测结果的均值；③如 TC≥4.4mmol/L，则应空腹 12 小时，再检测血清 TC、HDL-C、LDL-C 等，若 LDL-C<2.8mmol/L，可于 5 年内再检测血清 TC；④若血清 LDL-C 在 2.8 ~ 3.3mmol/L，应进行改善生活方式的教育和饮食治疗；⑤若血清 LDL-C≥3.4mmol/L，再继续监测，必要时对其家族全体成员进行血脂监测，查明是继发性的还是遗传性的，必要时要进行药物治疗，治疗最低目标值为 LDL-C < 3.4mmol/L，理想目标值应为 <2.8mmol/L。

392. 为什么青少年的血脂水平评价区别于一般成人

答：青少年处于生长发育的关键阶段，新陈代谢的速率较快，对糖、脂肪、蛋白质三大营养素的需求大于普通成人。AS 可始发于胎儿，随着我国生活水平提高，饮食结构日趋变化，运动和劳动强度的不足，肥胖儿童逐渐增多，对儿童青少年血脂的定期监测应引起足够的重视。我国在儿童高脂血症管理中，血清 TC 最佳值为 <4.4mmol/L，临界值为 4.4 ~ 5.1mmol/L，≥5.2mmol/L 属于高值；血清 LDL-C 最佳值为 <2.8mmol/L，临界值为 2.8 ~ 3.3mmol/L，≥3.3mmol/L 属于高值。

美国在成人胆固醇教育计划 ATP Ⅲ 开展 10 年之后，由国家心肺和血液研究所（NHLBI）发布了针对 19 岁以下青少年（包含幼年<9 岁）、20 ~ 24 岁青年成人的血脂水平推荐，分为低值界限、可接受、临界高值及升高 4 个区间，见表 5-7、表 5-8。

表 5-7 美国 NHLBI 青少年脂质与脂蛋白水平推荐（2011）

<19 岁 mg/dl	降低	临界低水平	合适	临界高水平	升高
TC			<170	170 ~ 190	≥200
LDL-C			<110	110 ~ 129	≥130
non-HDL-C			<120	120 ~ 144	≥145
HDL-C	<40		>45	40 ~ 45	
TG					
（10 ~ 19 岁）			<90	90 ~ 129	≥130
（0 ~ 9 岁）			<75	75 ~ 99	≥100

表 5-8 美国 NHLBI 20~24 岁青年脂质与脂蛋白水平推荐（2011 版）

20~24 岁 mg/dl	降低	临界低水平	合适	临界高水平	升高
TC			<190	190~224	≥225
LDL-C			<120	120~159	≥160
non-HDL-C			<150	150~189	≥190
HDL-C	<40	40~44	>45		
TG			<115	115~149	≥150

393. 为什么检测血脂前不能服用激素类药物

答：临床使用激素类药物会影响部分血脂水平，例如使用睾酮等雄激素、降脂药中的普罗布考（probucol）、β 受体阻断剂（普萘洛尔）、噻嗪类利尿药等，使 HDL-C 降低；使用雌激素类药物、烟酸和苯氧乙酸类降脂药（吉非贝齐、苯扎贝特）、洛伐他汀、苯妥英钠等，或使用胰岛素、维生素 E、肝素等药物使 HDL-C 升高；注射肾上腺素或去甲肾上腺素及生长激素后，血清 FFA 升高；使用甲状腺素、避孕药等，血清 FFA 亦升高；甲状腺激素还可能影响血清 TC、TG、LDL-C、HDL-C 水平。因此，检测血脂前，不应服用或注射激素类药物。

394. 为什么降脂治疗的第二目标是降低甘油三酯和非高密度脂蛋白胆固醇

答：高 TG 是动脉粥样硬化性心血管疾病（ASCVD）的一个独立危险因素。富含 TG 的脂蛋白残粒易沉积于血管壁，血液中滞留的异常 β-VLDL 引起泡沫化的 AS 作用增强和加速。正常 TG 水平 < 1.7mmol/L；临界水平为 1.7~2.25mmol/L；高水平为 2.26~5.64mmol/L；极高水平为 TG≥5.65mmol/L，在考量 TC 和 LDL-C 的同时，依据血清 TG 水平，考虑是否联合治疗。non-HDL-C = TC-HDL-C，即相当于 LDL-C 与 VLDL-C 之和。将 non-HDL-C 与 LDL-C 相减得到近似的 VLDL-C 浓度，与正常水平的 VLDL-C（约为 0.78mmol/L）相比较，高于此浓度意味着该患者 VLDL-C 水平升高，存在高 TG 的风险。

2002 年 ATP Ⅲ 中提出将 TG、non-HDL-C 指标作为冠心病及其高危人群防治降脂治疗的第二目标，适用于 TG 水平在 2.27~5.64mmol/L（200~500mg/dl）时，特别适用于 VLDL-C 增高、HDL-C 偏低而 LDL-C 不高或已达治疗目标的个体。《中国成人血脂异常防治指南》（2016 年修订版）将 non-HDL-C 作为次要靶点进行监测，并对 ASCVD 不同危险度的人群制定了不同的目标值，低危、中危人群 non-HDL-C 的目标值<4.1mmol/L，高危人群的目标值为<3.4mmol/L，极高危人群的目标值为<2.6mmol/L。

395. 为什么甲状腺疾病也会影响脂质水平

答：甲状腺激素在体内有广泛的生理作用，最主要有促进组织氧化及产热，对人体能量代谢的维持、体温调节的稳定具有重要的意义。甲状腺激素的作用还表现在：促进葡萄糖的吸收与分解代谢；影响脂肪的合成、动员和降解，一般是降解作用大于合成作用；生理剂量的甲状腺激素对蛋白质合成代谢有促进作用，大剂量则相反；利尿作用；影响电解质和维生素代谢；影响机体生长、发育和成熟的重要因素之一，年龄越小，对生长发育的影响越明显。另外甲状腺激素对神经系统、心血管系统、胃肠道、肌肉、乳汁分泌及其他内分泌腺体均有影响，近期关于肿瘤与甲状腺激素的关联也有报道。常见的甲状腺功能亢进症患者，可以表现为血浆 TG 增高，TC 降低，FFA 升高。甲状腺功能减退症患者，肝脏 LDL 受体减少，以出现高 TC 血症为特征；可以出现血 TG、LDL-C 增高，LPL 和 HTGL 活性降低，使 IDL 升高；HDL-C 降低，LACT 活性降低；FFA 降低。

396. 为什么服用某些药物也会导致高脂血症

答：药物性高脂血症多见于肾上腺皮质激素用药不当所致，如长期使用糖皮质激素类药物，可以使血 TC 增高，促使皮下脂肪分解，出现向心性肥胖；促进糖原异生，减缓葡萄糖分解氧化过程，减少机体对葡萄糖的利用，从而使血糖升高。大剂量使用，易诱发脂肪肝、胰腺炎。过量激素导致医源性肾上腺皮质功能亢进，引起脂代谢、水盐代谢的紊乱；血脂升高，引发高血压、糖尿病、动脉粥样硬化性心血管病等。某些药物，如避孕药、部分降压药物等可影响血脂变化，导致实验室检验的误差。临床使用雌激素类药物、胰岛素、维生素 E、肝素、烟酸和苯氧乙酸类降脂药（吉非贝齐、苯扎贝特）、洛伐他汀、苯妥英钠等药物会使 HDL-C 升高；反之，睾酮等雄激素、降脂药中的普罗布考（probucol）、β-受体阻断剂（普萘洛尔）、噻嗪类利尿药等，使 HDL-C 降低。注射肾上腺素或去甲肾上腺素及生长激素后、使用甲状腺素、避孕药、咖啡因、甲苯磺丁脲、乙醇、肝素、烟酸等，会使血清 FFA 升高。

397. 为什么中国的血脂水平评价与美国有较大的差异

答：1988 年美国的国家胆固醇教育计划公布了成人治疗组第一次报告（ATP Ⅰ），教育患者和医师治疗高 TC 血症的重要性，预防和减少 AS 疾病的发生，指出 LDL-C 值的升高是引起冠心病的一个主要原因，引起了国际重视。1993 年和 2001 年分别实施了 ATP Ⅱ、ATP Ⅲ 计划，ATP Ⅲ 的血脂划定值见表 5-9。最新的临床指南强调了以患者为中心的整体评估，以减少动脉粥样硬化性心血管疾病（ASCVD）事件为目的，而非仅关注 LDL-C 的降低及 AS 的减少，并强调了他汀降脂的重要性。同时，对青少年人群的血脂水平评价也制定了相关的操作文件。

表 5-9　2001 年美国 ATP Ⅲ 计划血浆 LDL-C、HDL-C、TC 的评估值（mmol/L）

	LDL-C	TC	HDL-C
最适值	<2.6	<5.17	
接近最适值	2.6~3.3		
边缘临床界高值	3.36~4.11	5.17~6.18	
高值	4.13~4.89	≥6.20	≥1.55
极高值	>4.9		
低值			<1.0

中国人群近 30 年的血脂水平逐步提高，成人血脂异常患病率明显增加，总体患病率达到 40%，因此防治工作的重点是提高血脂异常的知晓率、治疗率和控制率。2007 年、

2016 年分别发布了《中国成人血脂异常防治指南》，依据 2016 年修订版，血脂合适水平和异常切点主要适用于 ASCVD 一级预防目标人群，见表 5-10。依据 ASCVD 发病危险评估流程，临床依据不同个体决定是否启动药物调脂治疗。将降低 LDL-C 水平作为防控 ASCVD 危险的首要干预靶点，非-HDL-C 可作为次要干预靶点，设定不同危险等级人群其 LDL-C、非 HDL-C 的治疗达标值，见表 5-6。明确首选他汀类药物作为中国血脂异常人群的常用药物，并推荐起始应用中等强度的他汀，并根据不同个体情况适当调整剂量，见表 5-11。如 TC 水平不能达标、出现他汀耐受或严重混合型高脂血症患者，可与其他调脂药物联合使用，注意观察调脂药物的不良反应。

表 5-10 中国 ASCVD 一级预防人群血脂水平和异常分层标准 ［mmol/L（mg/dl）］

分层	TC	LDL-C	HDL-C	非-HDL-C	TG
理想水平		<2.6（100）		<3.4（130）	
合适水平	<5.2（200）	<3.4（130）		<4.1（160）	<1.7（150）
边缘升高	≥5.2（200）且 <6.2（240）	≥3.4（130）且 <4.1（160）		≥4.1（160）且 <4.9（190）	≥1.7（150）且 <2.3（200）
升高	≥6.2（240）	≥4.1（160）		≥4.9（190）	≥2.3（200）
降低			<1.0（40）		

注：ASCVD：动脉粥样硬化性心血管病

表 5-11 他汀类药物降胆固醇强度

高强度（每日剂量可降低 LDL-C≥50%）	中等强度（每日剂量可降低 LDL-C 25%~50%）
阿托伐他汀 40~80mg	阿托伐他汀 10~20mg
瑞舒伐他汀 20mg	阿托伐他汀 5~10mg
	氟伐他汀 80mg
	洛伐他汀 40mg
	匹伐他汀 2~4mg
	普伐他汀 40mg
	辛伐他汀 20~40mg
	血脂康 1.2g

注：阿托伐他汀 80mg，须谨慎使用

398. 为什么多个国家或地区都制定了全民血脂水平的指导性文件

答：2007 年，中华心血管病学会组织专家制订了《中国成人血脂异常防治指南》，成为我国的全民血脂水平指导性文件。防治指南认为血脂异常的防治应依据我国的 AS 疾病特点，着眼于冠心病及脑卒中，提出应用"缺血性心血管病"危险来反映血脂异常及其他心血管病主要危险因素的综合致病危险。2016年10月最新发布了《中国成人血脂异常防治指南》（2016年修订版）。

1988年、1993年、2001年美国先后发布了3个版本的成人国家胆固醇教育计划（ATP），2013年AHA/ACC依据新的动脉粥样硬化性心血管疾病（ASCVD）风险评估模式，更注重一级预防的总体风险评估，与原来的Framingham评分相比，风险增加了种族和糖尿病因素，旨在通过更精确地识别高风险他汀治疗人群，使最有可能从他汀治疗中获益的人群得到合适的治疗。

2009年加拿大心血管学会的血脂指南，将LDL-C、Apo B100作为降脂治疗首选目标；2012年更新为将Apo B100、non-HDL-C作为与LDL-C等同的替代性治疗目标，认为Apo B100<0.80g/L或应降幅达到50%及以上。

2012年日本动脉粥样硬化性疾病预防指南，制定了以未来10年心血管事件死亡的绝对风险与追加风险进行的分类管理流程，设定各类风险区域的血脂管理目标值，其中一级预防中的分类Ⅰ、Ⅱ、Ⅲ区域分别对应的LDL-C目标值为160、140、120mg/dl，并提出了non-HDL-C在LDL-C基础上+30mg/dl的管理目标值，在TG>400mg/dl以及餐后时使用non-HDL-C指标。

2014年英国国家优化卫生与保健研究所（NICE）对其血脂调控及心血管疾病风险预测方面的指南进行了更新补充。除传统的风险因子评价指标之外，将糖化血红蛋白、BMI、肥胖指标、肾功能及估算肾小球滤过率（eGFR）、促甲状腺激素都纳入了评价，血脂评价指标包含了TC、HDL-C、nonHDL及TG。新指南将他汀分成3类：LDL-C降低20%~30%为低强度他汀，中强度他汀LDL-C的降幅为31%~40%，降幅>40%为高强度他汀，并且减低了他汀治疗的阈值（从20mg下调为10mg），使得更多患者在他汀CVD一级预防中获益。

2016年8月由欧洲心脏病学学会（ESC）和欧洲动脉粥样硬化学会（EAS）联合发布了血脂管理新指南，保留了2011版的极高危、高危、中危和低危四个危险分层，针对比较年轻的患者，增加危险年龄和终身风险两个指标。强调LDL-C达标是血脂管理的核心靶目标（primary target），并保留了LDL-C目标值，见表5-12。与2011年旧版及美国2013年ACC/AHA指南相比，欧洲新版指南强调要进一步严格控制TC水平，推荐的控制靶目标甚至比美国指南更严格，同时也强调了坚持他汀长期治疗的重要性。新指南还有一个重大变化，推荐血脂测量空腹和非空腹均可。专家组认为两者测得的血脂水平无明显差别，对心血管风险评估的参考价值差别也不大。这一变化明显降低了血脂测量门槛，提高了临床操作方便性，将对血脂管理产生非常积极的影响。

表5-12 2016欧洲血脂管理指南LDL-C目标值［mmol/L（mg/dl）］

	极高危人群	高危人群	中低危人群
LDL-C目标值	<1.8（70）基线LDL-C为1.8~3.5mmol/L时，目标值是降低≥50%	<2.6（100）基线LDL-C为2.6~5.2mmol/L时，目标值是降低≥50%	<3.0（115）

399. 为什么高脂血症与不孕不育相关

答：血脂高会影响受孕。评估男性和女性的血脂浓度与妊娠时间之间的研究表明，男女任何一方血脂高都会降低怀孕概率，双方平均 FC 水平较高的夫妇怀孕概率最低；女方的血清 FC 水平高，准备怀孕期明显比平均时间长。

临床上多囊卵巢综合征，是育龄女性常见的一种复杂的内分泌及代谢异常所致的疾病，以慢性无排卵（排卵功能紊乱或丧失）和高雄激素血症为特征，实验室表现为血清 TG、TC 和 LDL-C 水平较高，而 HDL-C 降低。高雄激素血症和（或）胰岛素血症导致的各种临床表现，如月经紊乱等，会导致无排卵、闭经和不孕。患者多肥胖或超重，尤其是腹型肥胖，非肥胖患者也表现为血管周围或网膜脂肪分布比例增加，使受孕率降低，且流产率增高。

400. 为什么低脂血症也会影响健康

答：低 TG 或低 TC 血症，见于原发性无 β 脂蛋白血症、原发性低 β 脂蛋白血症、继发性脂质代谢异常，如肝病、吸收不良综合征、甲状腺功能亢进、慢性肾上腺皮质功能不全、癌症晚期、恶病质及肝素等药物的应用。目前人们在日常脂肪摄入上存在不少误区，认为高脂肪食物不健康，会导致肥胖；"控制摄入"只要不吃肉、少吃油就能预防高脂血症，其实不然。正常情况下人体所需能量的 25%～30% 来自脂肪，60% 基础代谢能量消耗来自脂肪。作为人体不可缺少的三大宏量营养素之一，脂肪能为人体提供能量，保护内脏，维持体温，并参与机体各种代谢活动。摄入脂肪过低，易造成营养不良、疲劳乏力；老年人食物摄入量减少，消化能力衰退，更易出现营养不足问题；磷脂本身参与脂肪的转运和代谢；胆固醇是性激素、维生素 D 的重要合成原料，而植物固醇能够促进脂肪的代谢吸收和利用，长期缺乏上述类脂，脂肪代谢会受到阻碍；脂肪不足，尤其是必需脂肪酸缺乏，可引起脂溶性维生素 A、维生素 D、维生素 E 缺乏，出现眼干燥症、夜盲症、骨质疏松，引起湿疹、皮肤粗糙等皮肤病。此外，女性腿部和臀部脂肪属于能量储存的一种方式，怀孕时，这些脂肪可以被调动作为燃料，支持胎儿生长，为泌乳作准备；对男性来说，雄激素的分泌也离不开脂肪。

401. 为什么"三高一低"意味着患冠心病和脑卒中的风险更大

答："三高一低"指的是血清 TC、LDL-C、TG 升高，HDL-C 降低的实验室表现。已知血清 TC 或 LDL-C 升高对我国人群罹患冠心病和缺血性脑卒中具有潜在的危险。冠心病等危症是指非冠心病者 10 年内发生主要冠状动脉事件的危险与已患冠心病者同等，新发和复发缺血性心血管病事件的危险>15%，冠心病等危症包含以下情况：①有临床表现的冠状动脉以外动脉的 AS：包括缺血性脑卒中、周围动脉疾病、腹主动脉瘤和症状性颈动脉病（如短暂性脑缺血）等；②糖尿病：以高 TG、低 HDL-C 为主要特征，在糖耐量减低、胰岛素抵抗及 MS 时，已表现为富含 TG 的脂质代谢异常、糖代谢紊乱及有效参与 RCT 的 HDL 减少；③有多种危险因素或冠心病死亡的 10 年危险>20%。因此，实验室表现为"三高一低"的血脂水平意味着冠心病和脑卒中的风险更大。

402. 为什么血脂常与高敏 C 反应蛋白、同型半胱氨酸、血糖及糖化血红蛋白一起组合检测

答：AS 的成因和发生机制主要包括：脂源性学说、慢性炎症状态、内皮细胞损伤学说、血栓前状态等。炎症反应贯穿了 AS 发生、发展乃至斑块破裂、血栓形成的整个过程。前瞻性研究证实了高敏 C 反应蛋白（hsCRP）是预测未来 CVD 发病率和死亡率的强有力指标，表现在：排除感染引起的炎症，血清 hsCRP<1mg/L 为低危险；1~3mg/L 为中度危险；>3mg/L 为高危险；hsCRP 最高组别浓度的人群未来发生冠状动脉疾病的危险性增加 2.6 倍，未来发生心肌梗死或心脏致死的危险超过 3 倍；即使在无高血脂、高血压、吸烟、糖尿病（DM）或冠心病家族史的人群中，hsCRP 依然具有独立的发病风险预测价值。

AS 的危险因素有高脂血症、高血压、吸烟、性别、内分泌、遗传因素等，前三者更为主要。渐进而缓慢的炎症损伤了动脉内膜下层，使局部处于激活状态。血压加重了这种损伤。中国 6 大城市的原发性高血压人群有 75% 伴高同型半胱氨酸血症（hyperhomocysteinemia，HHcy），又称为 H 型高血压。同型半胱氨酸（homocystein，Hcy）直接或间接导致血管内皮细胞损伤，促进平滑肌细胞增殖与胶原合成，影响 LDL 氧化，增强血小板功能，破坏凝血与纤溶平衡，促进血栓形成。HHcy 是冠心病、老年性痴呆、中风、静脉栓塞等多种心脑血管疾病的危险因子，Hcy 每增加 $5\mu mol/L$，缺血性心脏病风险增加 33%，脑卒中风险增加 59%。

DM 被列为冠心病的等危症，在糖耐量减低、胰岛素抵抗及 MS 时，已经表现为富含 TG 的脂质代谢异常、糖代谢紊乱及有效参与 RCT 的 HDL 减少。血糖升高，更促进了致 AS 脂蛋白谱的变化，如增加 CH 内流和沉积的 LP 如 LDL、β-VLDL、oxLDL 等增多，加重氧化负荷，协同作用使得变性的 LP 增多，促进了泡沫细胞形成和平滑肌细胞增生等。因此，在经济条件允许的情况下，血脂检测常与 hsCRP、Hcy、血糖及糖化血红蛋白一起作为 AS 疾病的综合风险判断及临床诊疗过程的监测指标。

403. 为什么可用载脂蛋白 A I 来判断肝功能分级

答：临床上常用 Child-Pugh 改良分级标准对肝硬化患者的肝脏储备功能进行量化评估。肝脏在脂类代谢中的作用可以概括为：分泌胆汁，促进消化吸收；合成 CH、TG、PL，合成和氧化脂肪酸；合成血浆 LP，并调节其代谢，合成 LCAT、HL、CETP 等；分解脂肪酸成酮体。肝脏具有强大的储备功能，在轻、中度肝脏疾病时常无明显的脂质异常，只有在肝实质细胞受损严重时才出现异常表现，如 TC、HDL-C、TG 减少，肝脏合成的 LCAT 减少。急性肝炎发病后 1 周内，血清 LCAT 降低至正常一半以下，随治疗改善后，酶活性可恢复至正常；单纯性肝内胆汁淤积，LCAT 酶多为正常；非酒精性肝病患者出现脂肪性肝硬化，TC、HDL-C 常下降；急性肝衰竭血清 LCAT、TC、HDL-C 下降明显（TC<2.0mmol/L，HDL-C<0.5mmol/L）。LCAT 活性不是临床常规检测项目，且血清胆红素增高，会对 TC、HDL-C 检测有明显的负干扰。Apo A I 是 HDL 主要的载脂蛋白，可激活 LCAT，催化 CH 酯化，因此 Apo A I 水平可以反映 LCAT 活性及 HDL 水平，作为肝实质细胞损伤的判断指标之一，且绝大多数临床实验室已经能够准确测定 Apo A I。有文献报道，已经将 Apo A I 纳入判断肝功能分级的血液指标。

404. 为什么同时测定载脂蛋白 A I 与高密度脂蛋白胆固醇有助于冠心病病理分析

答：Apo A I 是 Apo A 族（A I、A II、A IV）中最多的一种组分，主要存在于 HDL 中，在 CM、VLDL 和 LDL 中少量存在。其主要生理功能是组成 LP 并维持其结构的稳定与完整性。Apo A I 可通过激活 LCAT，再催化 CH 酯化，将多余的 CE 转运至肝脏处理，因此具有清除脂质和抗 AS 的作用。成人 Apo A I 约为 1.2~1.6g/L。Apo A I 降低主要见于 I、IIa 型高脂血症、冠心病、脑血管病、感染、血液透析、慢性肾炎、吸烟、糖尿病、药物治疗、胆汁淤积阻塞、慢性肝炎、肝硬化等。脂质代谢异常是 AS 最重要的危险因素之一。Apo A I 和 Apo C III 基因重排导致的变异可引起家族性 Apo A I 和 Apo C III 缺陷者表现为 HDL-C 水平降低，易出现早期 AS。Apo A I 减少会导致 LCAT 活性降低，使含 Apo C I、Apo A IV 的 LP 如 CM 置换发生障碍，从而在体内蓄积。一般情况下，血清 Apo A I 可以代表 HDL 数量，与 HDL-C 呈明显正相关，但病理状态下 HDL 亚类与组成会发生变化，则 Apo A I 的含量不一定与 HDL-C 成比例，同时测定 Apo A I 与 HDL-C 对动脉粥样硬化性心血管疾病（ASCVD）病理发生状态的分析更有帮助。

405. 为什么同时测定载脂蛋白 B100 与低密度脂蛋白胆固醇更利于判断冠心病的发生风险

答：近期的研究均认为，致 AS 的是 LDL 颗粒（LDL particals，LDL-P），而非 LDL-C。Apo B100 存在于 LDL 的表面，细胞识别和摄取 LDL 主要通过识别 Apo B100 实现的，90% 的循环 Apo B100 与 LDL-P 有关，Apo B100 浓度升高，即代表血液中 LDL 的数量增高，与冠心病发病危险性呈明显正相关；Apo B100 升高主要见于冠心病、IIa、IIb 型高脂血症、脑血管病、糖尿病等。LDL 颗粒中小而密的 LDL（small and dense LDL，sdLDL）与大而轻的 LDL 颗粒相比，sdLDL 的 Apo B100 含量较多而 CH 较少。高 TG 血症往往提示 VLDL 增高，Apo B100 也存在于 VLDL 颗粒表面，因此可能会出现 LDL-C 虽然不高，但血清 Apo B100 增高的所谓"高 Apo B 脂蛋白血症"，它反映了内源性 VLDL 或 sdLDL 颗粒的增多。循证数据已知 LDL、sdLDL 及高 TG（高 VLDL）是 AS、冠心病的主要危险因素，而 LDL-C 又是血脂异常防治的主要靶标，因此 Apo B100 与 LDL-C 同时测定更有利于临床判断冠心病发生的危险性。

406. 为什么现在流行服用 Omega3 保健药，是否对降脂有重要帮助

答：Omega3 又被写作 Ω-3、ω-3，是包含多个双键的多聚不饱和脂肪酸，其结构组成为二十碳五烯酸（EPA）和二十二碳六烯酸（DHA），是人体自身无法合成的必需脂肪酸之一，必须从食物中获得，常来源于深海鱼类、海豹油、亚麻籽、海藻。Omega-3 具有抗炎症、抗血栓形成、抗心律失常、降低血脂、舒张血管的特性，可促进胎儿视网膜、神经系统发育，利于血液的循环代谢，保护大脑及神经细胞，促进循环、改善心情，对抑郁、心血管健康、皮肤、关节和糖尿病的作用都有研究证实。Omega3 的主要降脂作用表现为促进中性或酸性 CH 自粪便排出，抑制肝内脂质及 LP 合成，能降低血浆中 TC、TG、LDL、VLDL，增加 HDL，尤其对糖尿病高 TG、低 HDL 的患者更为有益。不饱和脂肪酸可用于高脂蛋白血症、动脉粥样硬化性心血管疾病（ASCVD）的饮食治疗，还需保持 Omega3 和 Omega6 必需脂肪酸的平衡，最理想的 Omega3 与 6 比例是 ≥1：4。美国心脏联合会建议成

人每周至少食用二次以上的鱼类，尤其是比较肥的鱼，或摄入富含 α-亚麻酸的植物油。《中国成人血脂异常防治指南》（2016 修订版）建议脂肪摄入应优先选择富含 Omega3 多不饱和脂肪酸的食物，如深海鱼、鱼油、植物油等。

（徐晓萍）

第六章　酸碱平衡紊乱生物化学检验

第一节　基本知识

407. 为什么机体需要体液平衡

答：体液指机体内存在的液体，包括水和溶解于其中的物质。人体通过精细的调控系统，使内环境与外环境之间以及内环境各部分之间不断地进行物质交换，以保持体液容量、电解质、渗透压和酸碱度的相对稳定，为细胞、组织及器官维持正常生理状态及发挥正常生理功能提供重要条件。体液以细胞膜为界，分为细胞内液（intracellular fluid，ICF）和细胞外液（extracellular fluid，ECF）。细胞外液根据存在部位不同，又分为血管内液和组织液。各部分体液之间受机体生理机制的调节处于动态平衡，在正常情况下，机体的内环境相对稳定。但在病理情况下，各种致病因素的作用超过机体的调控能力时，将引起体液容量、组成和酸碱度发生改变，造成水、电解质和酸碱平衡紊乱，从而影响组织器官的正常生理功能，甚至危及患者生命。

408. 为什么机体要维持水平衡

答：水平衡指每天进入机体的水，经机体代谢在体液间转移交换，最后等量地排出体外，使各部分体液保持动态平衡的过程。人体内总体水（total body water，TBW）约 2/3 分布在 ICF，1/3 存在于 ECF，ECF 又被毛细血管内皮分隔为 3/4 的组织液和 1/4 的血管内液。水平衡由水增加和水排出两部分的调节来维持。在正常情况下，水增加由摄入水、体内物质氧化产生水及肾小管重吸收水三部分组成，而水排出由尿液排出、呼吸排出、皮肤蒸发排出以及肠道排出四部分组成。两者平衡通过神经内分泌调节来实现。当两者平衡失调时，水平衡被打破发生紊乱。水平衡紊乱包括脱水（water loss 或 dehydration）、水过多（water excess）或水中毒（water intoxication）。水平衡紊乱往往伴随体液中电解质改变及渗透压变化，所以机体要维持水平衡。

409. 为什么电解质对机体平衡非常重要

答：体液中电解质具有维持体液渗透压、保持体内液体正常分布的作用。阳离子主要有钠离子（Na^+）、钾离子（K^+）、钙离子（Ca^{2+}）和镁离子（Mg^{2+}），阴离子主要有氯离子（Cl^-）、碳酸氢根（HCO_3^-）、磷酸根（HPO_4^{2-}，$H_2PO_4^-$）、硫酸根（SO_4^{2-}）等，各部分体液中阳离子当量总数和阴离子当量总数相等，呈电中性。细胞外液中，阳离子主要是 Na^+；阴离子主要是 Cl^-，其次是 HCO_3^-。细胞内液中，阳离子主要是 K^+，其次是 Mg^{2+}；阴离子以无机磷酸根为主。细胞外液中的阳离子主要是 Na^+，而细胞内液中的阳离子主要是 K^+，这种分布依赖于细胞膜上钠钾泵的主动转运功能。钠钾泵将 Na^+ 从细胞内泵出到细胞外，同时将细胞外的 K^+ 收回到细胞内，因此，钠钾泵维持细胞内、外液电解质的平衡。

410. 为什么钠离子是细胞外液主要阳离子

答：钠离子（Na^+）是细胞外液中的主要阳离子，其主要生理功能有：①参与酸碱平衡的调节；②维持体液容量，维持细胞外液渗透压；③维持肌肉、神经的应激性。正常成人 Na^+ 的来源主要是食物中的氯化钠（$NaCl$）。进入消化道的 $NaCl$ 以离子形式被吸收，人体每天 $NaCl$ 需要量为 $4.5\sim9.0g$。Na^+ 主要通过肾脏排泄，少量通过汗液排出。Na^+ 的平衡主要通过细胞外液量和血浆钠的浓度变化进行调节。细胞外液 Na^+ 浓度的改变可由钠、水任一含量的变化而引起，因此钠平衡紊乱常伴有水平衡紊乱。

411. 为什么有多种水平衡紊乱

答：水平衡由水增加和水排出两部分的调节来维持。当两者平衡失调时，水平衡被打破。水平衡紊乱包括脱水、水过多或水中毒。机体总体水量减少称为脱水，包括来源减少或排出过多。根据细胞外液中水和电解质（主要是 Na^+）丢失的比例和性质，临床上将脱水分为高渗性脱水（hyperosmotic dehydration）、等渗性脱水（isotonic dehydration）和低渗性脱水（hypotonic dehydration）三种。当机体摄入水过多或排出减少，使体液中水增多、血容量增多以及组织器官水肿，若过多的水进入细胞内，可导致水中毒。一般水增加使体液超过体重 10%以上可出现水肿症状。

412. 为什么机体会脱水

答：机体总体水量减少称为脱水，分为来源减少或排出过多两类。临床上常见的脱水原因有：①消化道丢失，如呕吐、腹泻等丢失大量体液；②肾脏丢失，如尿崩症、肾小管疾病、糖尿病等增加尿液排出量；③肺丢失，如呼吸道、神经系统疾病造成的呼吸加快、加深，从而排出水分增多；④皮肤丢失，如高热、剧烈运动大量出汗排出水分增加，烧伤、烫伤、电击伤等造成大范围皮肤受损，使水分从创面渗出丢失；⑤各种原因造成的水摄入不足。根据细胞外液中水和电解质（主要是 Na^+）丢失的比例和性质，可将脱水分为高渗性脱水、等渗性脱水和低渗性脱水三种。

413. 为什么机体需要维持酸碱平衡

答：细胞发挥正常生理功能依赖于适宜的内在环境，如酸碱度、渗透压、电解质等相对稳定，以保证不同酶系发挥催化作用和物质代谢的正常进行。正常人细胞外液的 pH 变动范围很小，如动脉血 pH 在 $7.35\sim7.45$ 之间。机体通过各种调节机制将体液酸碱度维持在一定范围内，即为酸碱平衡。当酸碱度超出正常范围，机体处于酸碱平衡紊乱状态，发生酸中毒或碱中毒。

414. 为什么临床需检测血气

答：血气指血液中的气体，主要是氧气（O_2）和二氧化碳（CO_2）。呼吸过程中机体

从外界环境摄取 O_2，并将代谢过程中产生的 CO_2 排出体外。血液的功能是将肺吸入的 O_2 运至组织，同时将组织代谢过程中产生的 CO_2 运至肺部而排出体外。血气分析（analysis of blood gas）与酸碱指标测定对呼吸衰竭和酸碱平衡紊乱患者的诊断和治疗起着关键作用。利用血气分析仪可测定血液氧分压（partial pressure of oxygen，PO_2）、二氧化碳分压（partial pressure of carbon dioxide，PCO_2）和 pH 三个主要指标，并由这三个指标值计算出其他酸碱平衡诊断指标，从而全面判断和分析患者体内酸碱平衡、气体交换及氧合作用。

415. 为什么二氧化碳可在血液中运输

答：血液中 CO_2 由组织代谢产生，在血液中以三种形式存在：①物理溶解（占总量的 8.8%）；②与 HCO_3^- 结合（占总量的 77.8%）；③与血红蛋白（heamoglobin，Hb）结合成氨基甲酸血红蛋白（占总量的 13.4%）。CO_2 从组织进入血液后溶解于血浆中，其中少量 CO_2 与水作用生成 H_2CO_3（血浆中无碳酸酐酶），大部分 CO_2 向红细胞内扩散。进入红细胞的 CO_2 有 2 种代谢方式：①在碳酸酐酶（carbonic anhydrase）作用下，与 H_2O 反应生成 H_2CO_3，H_2CO_3 再迅速解离成 H^+ 和 HCO_3^-，HCO_3^- 通过红细胞膜进入血浆，它是血液运输 CO_2 的最主要形式；②与 Hb 结合成氨基甲酸血红蛋白（HbNHCOOH）。

416. 为什么血液可调节酸碱平衡

答：正常人动脉血 pH 能够维持在 7.35~7.45 之间，依赖于血液中酸性和碱性物质按一定比例构成缓冲体系。血液中存在多种缓冲对参与调节酸碱平衡，血浆中有 $NaHCO_3/H_2CO_3$、Na_2HPO_4/NaH_2PO_4 等；红细胞中有 $KHbO_2/HHbO_2$、KHb/HHb、$KHCO_3/H_2CO_3$、K_2HPO_4/KH_2PO_4 等。其中以 $[HCO_3^-]/[H_2CO_3]$ 缓冲体系最为重要，其理由是：①HCO_3^- 含量较其他缓冲体系高；②HCO_3^- 浓度与 H_2CO_3 浓度比值为 20：1，缓冲酸的能力远远比缓冲碱的能力大；③HCO_3^- 与 H_2CO_3 的浓度易于通过肾脏和肺调节。

417. 为什么肺可调节酸碱平衡

答：机体除了血液缓冲体系，酸碱平衡的调节体系还包括呼吸调节机制。当 pH 下降、PCO_2 上升、PO_2 降低时，通过颈动脉窦、主动脉弓等感受器刺激呼吸中枢，促使呼吸加深加快，排出更多的 CO_2，从而降低血液中酸的含量。当 pH 上升、PCO_2 下降时，通过使呼吸减慢减少 CO_2 排出，升高血液中酸的含量。H_2CO_3 能通过肺以 CO_2 气体形式排出体外，因此肺部通过呼吸调节参与酸碱平衡。

418. 为什么肾脏可调节酸碱平衡

答：体内多个器官参与到酸碱平衡调节，如肌肉组织、肝脏、骨骼组织等，其中主要调节器官是肾脏。肾脏主要通过三个方面实现调节作用：①肾小管分泌 H^+（在尿液中与固定酸根结合而排出），回收 Na^+（重吸收 $NaHCO_3$）；②肾小管分泌 NH_3，NH_3 在尿液中与 H^+ 形成 NH_4^+ 而排出；③当 HCO_3^- 浓度超过肾阈值（28mmol/L）时，肾可直接排出多余的 HCO_3^-。因此，肾的作用主要是调节 HCO_3^- 及排泄固定酸（如 $H_2PO_4^-$、乳酸等）。

419. 为什么食物的酸碱性不影响血液酸碱平衡

答：日常生活中食物品种多样，对其酸碱性的区分主要在于食物本身含有的成分及经机体代谢后的产物性质。"成酸性食物"多指米面杂粮等谷物、肉鱼禽蛋等动物性食物以及一些坚果，本身含有较多磷、硫、氯等微量元素，其代谢产物溶水后生成酸性溶液；"成碱性食物"多指各类蔬果、豆类及奶制品，本身含有较多钾、钠、钙、镁等元素，其代谢产物溶水后生成碱性溶液。人体代谢过程复杂，食物经人体消化吸收后，在生物转化的过程中代谢产物繁多，原有的酸碱性物质真正影响血液酸碱平衡的成分极少。此外，正常人体有一整套完善调节酸碱平衡的机制，如血液缓冲体系、肺呼吸功能调节和肾脏排泄与重吸收调节。所以，不可简单地认为单纯摄入碱性食物或酸性食物即可影响体液酸碱性。

（倪培华 陈 宁）

第二节 生 化 检 验

420. 为什么临床实验室可用多种体液样品检测酸碱平衡

答：临床实验室针对电解质平衡和酸碱平衡的项目可采用多种来源或途径的体液样品。静脉血清（浆）常用于测定钠离子、钾离子和氯离子。利用毛细管从受测者指尖收集毛细血管全血后可用于床旁检测仪。血气分析的样品则主要采用肝素化的动脉全血。血清、血浆或全血都可以用于电解质测定，但是血清与血浆、动脉血与静脉血之间的测定值都存在一定差异，因而参考范围设定需要区别化。其中最经典的事例为血清与血浆钾离子含量之间的差异被认为是有临床意义的。此外，用血浆或全血测定时，样品应使用肝素锂或铵盐抗凝。使用血浆或全血样品测定时，无需等待样品凝固，从而缩短检测时间。

421. 为什么评估水和电解质平衡紊乱有多种检验项目

答：水平衡指每天机体代谢时各部分体液保持动态平衡。人体内可检测的水主要为ECF中的组织液和血管内液。临床实验室检测水平衡时常以血液为标本，包括血管内液（血浆或血清）和全血。此外，组织液（包括脑脊液、胸腹腔积液、关节液、胃液等）、排出体外的液体（如尿液）也常作为标本进行分析。

体液中的无机离子称为电解质，判断机体电解质平衡通过检测体液中的主要阳离子和主要阴离子浓度。这类离子具有维持体液渗透压、保持体内液体正常分布的作用。正常人体液电解质分布及浓度见表6-1。

表6-1 体液中各种电解质的浓度

电解质	细胞内液	细胞外液	血液
阳离子			
Na^+（mmol/L）	15	147	142
K^+（mmol/L）	150	4	5

续表

电解质	细胞内液	细胞外液	血液
Ca^{2+}（mmol/L）	2	2.5	2.5
Mg^{2+}（mmol/L）	27	2	2
阴离子			
Cl^-（mmol/L）	1	114	103
HCO_3^-（mmol/L）	10	30	27
$H_2PO_4^-$（mmol/L）	100	2	2
SO_4^{2-}（mmol/L）	20	1	1

422. 为什么常采用离子选择电极法检测电解质

答：离子选择电极法（ion selective electrode，ISE）是检测电解质最常用的方法，其原理是采用对被测离子选择性响应的敏感膜，利用电极电位和离子活度测定离子浓度的电化学技术。测定体液 Na^+ 时，钠电极离子交换膜的主要成分是硅酸锂，对 Na^+ 选择性比 K^+ 高数千倍；检测 K^+ 时，钾电极采用含有缬氨霉素的中性载体膜，对 K^+ 具有很高的选择性。离子选择电极只对水相中活化离子产生选择性响应，与标本中脂肪、蛋白质所占体积无关。ISE 分为直接 ISE 和间接 ISE 两种检测方法。血浆中固体物质部分（血脂和蛋白质）约占总体血浆的 7%，而水相占 93%，电解质都存在于水相中。间接 ISE 法需要稀释样本，高脂样本由于脂蛋白占有大量体积，测定结果易出现假性降低；直接 ISE 法无需样本稀释，测定结果不受高脂样本的影响。

423. 为什么电解质会产生排斥效应

答：血脂、蛋白质等固体物质部分约占血浆总体 7%，水相占 93%，电解质均存在于水相中。因固体物质比重改变，引起水相改变，造成电解质测定结果出现偏差称为电解质排斥效应。电解质排斥效应多见于临床检测。正常情况下如将血浆体积视为 100，水相占 93%，电解质只是溶解在 93% 的水相中，实际上只测定了水相中的电解质，而结果表述为全部血浆中电解质的浓度，等同于样本进行了稀释。因此，测定结果低于真实值。病理状态下，如多发性骨髓瘤，血浆总蛋白等固体组分体积增加时，此类影响将会更加明显。间接法使用了高离子强度的稀释液来稀释样本，这种稀释液可以控制粒子的活度系数，使之成为一个常数。间接法测定结果与参考方法火焰光度法高度一致（两者存在相同的电解质排斥效应）。直接法测定时，无需稀释样本，血清样本直接接触电极表面而进行测定，因其浓度直接与水相中浓度相关。该法分析需考虑到水相在血浆中的比例，即电解质排斥效应，若要保证直接法测定结果与火焰法或间接法相同，直接法测定值需乘以 0.93（总体血浆中水的平均分数）。

424. 为什么火焰发射分光光度法可检测电解质

答：火焰发射分光光度法（flame emission spectrophotometry，FES）测定钠、钾的原理

是以火焰作为激发光源的原子发射光谱分析法。火焰光度计由喷雾燃烧系统、分光系统和光度测量系统三部分组成。含有 Na^+、K^+ 等离子的溶液，由燃气吸入雾化室雾化燃烧。Na^+、K^+ 等离子获得能量后，由基态原子转变成激发态原子，激发态原子回到基态时发射出各自特有的波长谱线（Na^+ 585nm、K^+ 767nm）。各波长的光通过各自的检测器进行检测，信号的强度与标本中 Na^+、K^+ 等的浓度成正比。因此，临床实验室可利用火焰发射分光光度法检测电解质。

425. 为什么库仑滴定法可检测体液氯

答：库仑滴定法作为体液氯的检测方法，在于利用库仑电量分析仪测定从银电极上游离出来的银离子与血清中氯离子反应形成不溶解的氯化银。当到达化学计量终点后，混合液中过量的银离子会立即切断仪器传感器和计时器电流，计时器记录下反应所需的时间，该时间与血清中氯离子含量相关，其计算方法为：

$$Cl^-（mmol/L）=（时间样本-时间空白）/（时间标准-时间空白）\times 浓度标准$$

标本中溴离子和碘离子可对测定存在一定干扰，但含量极低故可忽略不计。

426. 为什么酶法可检测体液氯

答：氯离子（Cl^-）是淀粉酶的激动剂，可活化淀粉酶原。活化的淀粉酶水解 2-氯-4-硝基酚-α-半乳糖基麦芽糖苷生成 2-氯-4-硝基酚，在 405nm 处检测产物生成速率可计算出 Cl^- 含量。正常人脊髓液中 Cl^- 浓度一般比血清 Cl^- 浓度高 15%；尿液中 Cl^- 浓度因人而异，与饮食有关，大多在 $110\sim250$mmol/L 范围内；粪便中一般为 $2.5\sim3.9$mmol/L。酶法测定血清中 Cl^-，反应温和，特异性、精密度和线性范围均较好，测定结果与库仑滴定法和离子选择电极法均有较好的相关性。

427. 为什么血钾检测报告需注明样本种类

答：血清钾测定是临床常见检测项目之一，有助于对水、电解质和酸碱平衡紊乱的判断。血清、血浆或全血都可以用于电解质测定，但血清与血浆之间，动脉血与静脉血之间的参考区间有一定差异。例如，全血和血浆中 K^+ 浓度会比血清中低 $0.1\sim0.7$mmol/L，源于血浆在析出血清时，血小板凝固时释放出 K^+ 造成。因此，测定血钾时要求注明所用样本的类型，并选择正确的参考区间。

428. 为什么不能用溶血标本检测血钾

答：检测 K^+ 浓度的血清或血浆样本必须把溶血降至最低。样本中每当有 0.5% 的红细胞发生溶血时，K^+ 浓度将会上升 0.5mmol/L。当溶血使血红蛋白达 1g/L 时 K^+ 上升 0.6%，因此发生轻微溶血（Hb=5g/L）时，K^+ 浓度会升高约 3%；显著溶血（Hb=20g/L）时上升 12%；严重溶血（Hb=50g/L）时上升 30%。因此，临床检测 K^+ 浓度的样本发生溶血时，需要对样本进行标注，最后重新采血进行分析，保证结果的准确性。

429. 为什么标本储存温度会影响血钾检测结果

答：人体正常体温一般在 36.7℃，此时体内各生物功能保持正常运作。而细胞内外

K^+浓度梯度的维持依靠钠钾ATP酶。若样本在离心前保存于$4\sim25℃$，糖酵解能力降低，钠钾ATP酶活性下降无法像正常情况下维持细胞内外K^+浓度梯度，因此，细胞内K^+会溢出引起细胞外K^+浓度假性升高。在25℃保存条件下，样本K^+浓度上升速度为每1.5小时0.2mmol/L，而在4℃下会迅速增高至每小时0.5mmol/L。而样本采集后未经离心长期保存于37℃，则会因糖酵解作用，细胞外K^+持续进入细胞而导致K^+检测值假性降低。

430. 为什么要检测体液中的钠离子

答：钠离子（Na^+）是细胞外液中的主要阳离子，约占血浆阳离子总体的90%，在维持水的正常分布和细胞外液渗透压中发挥了重要作用。当血清Na^+浓度>145.0mmol/L称为高钠血症（hypernatremia）；当血清中Na^+浓度<135.0mmol/L称为低钠血症（hyponatremia）。通过检测体液中Na^+浓度可以判断机体电解质平衡是否发生紊乱，并为患者疾病诊断提供依据。高钠血症可因摄入钠增多或体液中水丢失增多引起。低钠血症分肾性和非肾性原因两大类。肾性原因低钠血症主要为肾排钠过多所致，见于肾上腺功能低下、渗透性利尿、肾素生成障碍以及急、慢性肾衰竭等；非肾性原因的稀释性低钠血症，常见于①循环血容量减少继发抗利尿激素大量分泌导致水潴留引起，如肝硬化腹水患者；②心衰患者、肝硬化腹水患者等使用排钠性利尿剂；③其他，如腹泻、大量出汗、出血、呕吐、肠瘘和烧伤等患者，体液大量丢失而仅补充水分时。

431. 为什么要检测体液中的钾离子

答：人体钾离子（K^+）主要来自食物，成人每天需$2\sim3g$。人体中K^+98%存在于细胞内，细胞外液仅占2%。体内钾的主要生理功能有：①参与酸碱平衡的调节；②维持细胞内液的渗透压；③维持肌肉、神经的应激性；④参与细胞内物质的合成代谢。钾平衡紊乱与否，要考虑钾总量和血钾浓度，在正常情况下血清钾浓度为3.5~5.5mmol/L，细胞内液中K^+浓度为150.0mmol/L，两者相差约40倍，维持这种梯度平衡，主要依赖于细胞膜上的"钠-钾泵（Na^+-K^+ATP酶）"的作用。体液钾检测有助于判断患者是否存在电解质平衡紊乱，以及肾脏功能是否存在异常。

432. 为什么要检测体液中的氯离子

答：氯（Cl^-）是细胞外液的主要阴离子，具有调节机体渗透压和酸碱平衡、参与胃液中胃酸生成的功能。Cl^-主要来源于食物中的NaCl，而肾脏是氯的主要排出途径。氯在体内的变化基本与钠一致，但血清Cl^-浓度水平多与碳酸氢盐水平呈反向关系。因为Cl^-和碳酸氢盐同是细胞外液中的主要阴离子，机体为重吸收和再生更多的碳酸氢盐就必须排出多余的Cl^-以维持电解质平衡。正常血清Cl^-为$96\sim108$mmol/L。血清Cl^-增高常见于高钠血症、高氯性代谢性酸中毒、过量注射生理盐水等；而血清氯减低在临床上较为多见，常见原因为氯化钠摄入不足或丢失增加。

433. 为什么血气分析常用动脉血

答：血气分析标本要求为全血，临床上常用动脉血作为分析样本，测定出患者血液氧分压（partial pressure of oxygen，PO_2）、二氧化碳分压（partial pressure of carbon dioxide，

PCO_2）和 pH 三个主要指标，并由这三个指标计算出其他酸碱平衡相关的诊断指标，从而对患者体内酸碱平衡、气体交换及氧合作用作出全面的判断和分析。血气分析样本的采集和处理对分析结果影响较大。采血部位可选桡动脉、肱动脉、股动脉和足背动脉，以桡动脉最常见；静脉血一般在动脉血采集困难时才采用。血气分析时，动脉血与静脉血的 PO_2 有明显的差异。静脉血因 O_2 已被组织所利用，PO_2 较低，PCO_2 要高 2~8mmHg，pH 要低 0.02~0.05。所以，临床多采集患者动脉血进行血气分析。

434. 为什么血气分析需选用合适的采血器材

答：空气中 PCO_2 大约为 0.25mmHg，比血液中（40mmHg）低很多，血液暴露在空气中会降低 CO_2 含量和 PCO_2，pH 会升高。空气中 PO_2（155mmHg）要比动脉血高 60mmHg，比静脉血高 120mmHg。血气分析的目的在于获得患者体内 pH、PCO_2 和 PO_2 的真实情况。若标本暴露在空气中，PO_2 会升高，而当患者以氧治疗时，可能会使实际 PO_2 降低。因而，血气标本收集推荐使用专用动脉采血器，临床上也采用无菌、含肝素（每 ml 血 0.05mg 肝素）的 1~5ml 注射器。同时，采集标本时应避免血液与空气接触。

435. 为什么血气分析标本抗凝推荐使用冻干肝素

答：血气分析采集动脉血标本时最佳的器材选择是无菌、含肝素干粉涂壁的专用动脉采血器。而目前大多数医院使用的采集器材为 1~5ml 注射器。此时，抗凝剂的选择同样推荐冻干肝素。因为液体肝素常为酸性，并含有空气的 PO_2、PCO_2 值，同时还会造成采集的样品被稀释。若只可选择液体肝素对样品抗凝时，首先要保证抗凝剂量，一般为每 1ml 血样 0.05mg 肝素。将液体肝素尽可能湿润注射器整个内表面，然后排空，只留下针头连接处的肝素（约 0.1ml），抽 1ml 血液将被肝素溶液稀释 10%。

436. 为什么需正确采集血气分析标本

答：血气分析的标本为全血，通过血气分析仪测定 pH、PCO_2 和 PO_2。临床上常用动脉血作为分析样本，样本的采集和处理对分析结果影响较大。采集血气标本时，患者应处于安静舒适状态，要求患者处于静息状态 30 分钟后采血。穿刺时要尽量减轻患者的紧张感和疼痛感，短暂急促的呼吸或屏气都会使测定结果发生改变。当患者正进行氧吸入而不能停止吸氧时，需注明氧气流量，以便计算该患者每分钟吸入的氧量，而对于可暂停吸氧的患者，在停止吸氧后 20 分钟再进行采血。

437. 为什么血气分析标本不能有气泡

答：血气分析各项指标旨在测定样本中所含气体。标本大多采用桡动脉血，连续采血的过程中不应产生气泡。若标本中含有气泡，则存在标本与大气接触的可能。血气标本采集所使用的氧隔离技术是让血液尽可能少与大气接触，还原体内真实酸碱情况。血液暴露在空气中会降低 PCO_2，升高 pH，同时，PO_2 可升高；若采血管空气未排空，带入标本中，则会引起 PCO_2 测定值假性降低，PO_2 测定值假性升高。

438. 为什么必须充分混匀血气分析标本

答：血气分析反映血液中 pH、PCO_2 和 PO_2 等相关指标，是临床上常用来判断机体是否存在酸碱平衡紊乱以及评价缺氧程度的检验手段。由于血气分析标本大多采用动脉血，需要进行抗凝处理。常用的肝素钠抗凝剂与血液标本量存在直接精确计量关系。肝素钠的 pH 是 6.56，若在采集动脉血标本后未充分混匀采集器内的血液，不仅会引起血气标本抗凝不均、含量改变，还可直接导致检测结果偏酸。所以，采集血气分析标本后必须充分混匀容器内的血液。

439. 为什么血气分析标本采集后应尽快检测

答：血气分析的对象主要是血液中的 O_2 和 CO_2。全血标本采集后，因血细胞仍继续进行代谢，O_2 不断被消耗，CO_2 不断产生，故应尽可能在短时间内测定，不宜存放。如果血标本采集后 30 分钟内不能检测，应将标本放入冰水中保存，使标本温度降至 0℃~4℃，但最久不能超过 2 小时。

440. 为什么可通过计算获得多项血气分析指标

答：血气分析包括多项指标，其中 pH、PCO_2 和 PO_2 为测定指标，测定方法均为电极法，可直接获得测定值。但反映酸碱平衡紊乱的指标还包括氧饱和度、实际碳酸氢盐及标准碳酸氢盐、缓冲碱、碱剩余、阴离子间隙、肺泡-动脉氧分压差、二氧化碳总量和渗透压等。这些指标无法通过仪器直接获得，但依据机体正常代谢反应，可以通过参数调整，推算出指标值。

441. 为什么酸碱度检测结果正常也无法确认机体酸碱平衡

答：正常人体动脉血 pH 恒定维持在 7.35~7.45 之间，依赖于人体完善的酸碱平衡调节机制，血液中酸性与碱性物质按一定的比例构成缓冲体系。酸碱平衡调节体系主要包括血液缓冲体系、呼吸和肾脏调节机制，体内其他器官也有一定的调节作用，如肌肉组织、肝脏、骨骼组织等。pH 是反映酸碱平衡紊乱最直接的指标。血气酸碱度检测结果正常，其适应的机体状态有三种：①正常酸碱平衡；②有酸碱平衡紊乱，存在完全代偿；③同时存在强度相等的酸中毒和碱中毒，即 pH 正常不代表机体没有酸碱平衡紊乱发生。故在无其他项目的辅助判断下，无法即刻确认机体处于酸碱平衡。

442. 为什么临床要测定二氧化碳分压

答：二氧化碳分压（partial pressure of carbon dioxide，PCO_2）指物理溶解在血液中的 CO_2 所产生的压力。PCO_2 是反映呼吸性酸、碱中毒的重要指标。$PCO_2 < 35mmHg$ 提示肺通气过度，多发生于呼吸性碱中毒或代谢性酸中毒的代偿期。$PCO_2 > 45mmHg$ 则提示肺通气不足，见于呼吸性酸中毒或代谢性碱中毒代偿期。

443. 为什么一氧化碳中毒时氧分压不一定改变

答：氧分压（partial pressure of oxygen，PO_2）指血浆中物理溶解的 O_2 所产生的压力。

PO_2 是判断机体是否缺氧及患者呼吸功能的重要指标。$PO_2 < 55mmHg$ 时，提示呼吸功能衰竭；$PO_2 < 30mmHg$ 可危及生命。正常人动脉血 PO_2 一般为 $75 \sim 100mmHg$（$9.98 \sim 13.3kPa$）。发生一氧化碳中毒时，CO 经呼吸入肺后，通过肺泡壁弥散入血与血红蛋白结合成碳氧血红蛋白（Hb-CO）。由于 CO 与 Hb 的亲和力比氧大 300 倍，而 Hb-CO 离解却比正常 Hb 慢 3600 倍，因此血液中 CO 与 O_2 竞争 Hb 时，大部分血红蛋白成为 Hb-CO。Hb-CO 携氧能力差，易引起组织缺氧，氧含量降低。此时，氧离解曲线左移，血氧不易释放更加重组织缺氧。但若肺功能不受累及，呼吸没明显改变时，氧分压不一定发生改变。所以，不可单一通过 PO_2 指标评判一氧化碳中毒程度。

444. 为什么氧饱和度不单纯指血液中氧含量

答：氧饱和度（oxygen saturation，SO_2）指血液在一定 PO_2 下，氧合血红蛋白（HbO_2）占全部 Hb 的百分比。SO_2 可判断 Hb 与 O_2 亲和力，降低时表明 Hb 与 O_2 亲和力下降，此外，PO_2、PCO_2 和 2，3-二磷酸甘油酸（2，3-diphosphoglycerate，2，3-DPG）对 SO_2 有影响。而血液氧含量指血液中溶解的 O_2 和血红蛋白结合的 O_2 的总和，两者与血液氧分压一起应用可判断组织缺氧程度和呼吸功能。一般来说，动脉血氧饱和度（saturation of arterial blood oxygen，SaO_2）为 $95\% \sim 98\%$，静脉血氧饱和度（saturation of venous blood oxygen，SvO_2）为 $60\% \sim 85\%$。而动脉血氧含量（oxygen content of arterial blood，CaO_2）为 $6.7 \sim 9.8mmol/L$，静脉血氧含量（oxygen content of venous blood，CvO_2）为 $4.9 \sim 7.1mmol/L$。氧饱和度与血液氧含量并不一定同时改变，如发生一氧化碳中毒、高铁血红蛋白血症时，血红蛋白和氧结合的能力降低，PaO_2 正常，而 SaO_2、CaO_2 下降。

445. 为什么临床使用氧饱和度之前应估计异常血红蛋白含量

答：临床上使用血红蛋白氧饱和度解释受测者的血红蛋白对 O_2 的亲和力。Hb 氧饱和度（oxygen saturation，SO_2）指 O_2 饱和时有功能的 Hb 的量（%），是间接了解 PO_2 的方法。Hb 氧饱和度可通过测定氧合血红蛋白（O_2Hb）和还原血红蛋白（HHb）后计算获得：

$$SO_2 = O_2Hb\ 浓度/(O_2Hb\ 浓度 + HHb\ 浓度)$$

其中 O_2Hb 浓度与 HHb 浓度之和即为血红蛋白结合 O_2 的能力。常用的血氧定量法只测定 O_2Hb 浓度与 HHb 浓度，未测定碳氧血红蛋白、正铁血红蛋白或硫化血红蛋白。因此 Hb 氧饱和度在患有异常血红蛋白病时，会产生误差。所以，当临床测定 Hb 氧饱和度之前，应先估计异常血红蛋白的百分含量。

446. 为什么半饱和氧分压可判断血红蛋白亲和力

答：半饱和氧分压（half saturated oxygen partial pressure，P50）为血红蛋白与 O_2 呈半饱和状态时的 PO_2，其测定值与在标准状态下（pH = 7.40、$PCO_2 = 40mmHg$、体温 = 37℃、2，3-DPG = 5.0mmol/L）的值往往不同。在血红蛋白氧解离曲线图中可见 P50 能完全显示血红蛋白在温度、pH、PO_2、2，3-DPG 浓度以及少数异常血红蛋白存在的情况下对 O_2 的亲和力差异。P50 增加，氧解离曲线右移，血红蛋白与 O_2 的亲和力降低，常见于高热、酸中毒、慢性缺氧以及异常血红蛋白存在；P50 降低，氧解离曲线左移，血红蛋白与 O_2 的亲和力增加，常见于急性碱中毒、碳氧血红蛋白或正铁血红蛋白增加等情况。

447. 为什么实际碳酸氢盐同时受到呼吸和代谢因素影响

答：实际碳酸氢盐（actual bicarbonate，AB）指血浆中 HCO_3^- 的实际浓度。动脉血 AB 虽是代谢性酸、碱中毒的指标，但也受呼吸因素影响而改变。AB＞标准碳酸氢盐（standard bicarbonate，SB）为呼吸性酸中毒；AB＜SB 为呼吸性碱中毒；AB 和 SB 同时增高为代偿型碱中毒；AB 和 SB 同时降低为代偿型酸中毒。通过计算公式：AB＝10［pH＋log（PCO_2）－7.608］获得，正常人 AB 值一般为 22～27mmol/L。

448. 为什么标准碳酸氢盐只反映代谢因素

答：标准碳酸氢盐（standard bicarbonate，SB）指在标准条件下（37℃，经 PCO_2 为 40mmHg，PO_2 为 100mmHg 的混合气体平衡后）测得的血浆 HCO_3^- 含量。SB 不受呼吸因素的影响，是反映代谢性酸、碱中毒的可靠指标。SB 升高为代谢性碱中毒；SB 降低为代谢性酸中毒。通过计算公式：SB＝25＋0.78×BE＋0.002×［Hb］×（［O_2Hb］－100）获得，正常人 SB 一般为 22～27mmol/L。

449. 为什么碱剩余不受呼吸因素影响

答：碱剩余（base excess，BE）指在 37℃、PCO_2 为 40mmHg 时，将 1 升全血的 pH 调整到 7.4 所需加入的酸或碱的量。当需要加入酸时，BE 为正值，表示碱过量；若需要加入碱时，BE 为负值，表示酸过量。BE 是诊断代谢性酸、碱中毒平衡紊乱的指标。BE 正值为代谢性碱中毒；BE 负值为代谢性酸中毒。通过计算公式：BE ＝［HCO_3^-］－24.8＋16.2×(pH－7.4) 获得，正常人 BE 值一般为－3～＋3mmol/L。所以，碱剩余不受呼吸因素影响。

450. 为什么可通过计算获得阴离子间隙

答：阴离子间隙（anion gap，AG）为未测定阴离子（unmeasured anion，UA）与未测定阳离子（unmeasured cation，UC）之差。UA 指除经常测定的 Cl^- 和 HCO_3^- 外其他阴离子，如某些无机酸（硫酸、磷酸等）、有机酸（乳酸、β-羟丁酸、乙酰乙酸等）；UC 指除 Na^+ 外其他阳离子如 K^+、Ca^{2+}、Mg^{2+} 等。在血液中阴阳离子的当量数相等。AG 计算公式为：

$$AG（mmol/L）=(UA-UC)=[Na^+]-([Cl^-]+[HCO_3^-])$$

参考区间为 8～16mmol/L。AG 增高为代谢性酸中毒，即固定酸增加，如肾衰竭、酮症酸中毒和乳酸中毒等，此时可测定的 HCO_3^- 被未测定阴离子代替而 Cl^- 大多数情况下正常，即为高 AG 型代谢性酸中毒。但并非所有的代谢性酸中毒 AG 值均升高，如肠瘘、胆瘘、肾小管病变等由于 HCO_3^- 丢失而引起的代谢性酸中毒，此时 HCO_3^- 减少由 Cl^- 增加代偿，而 AG 值变化不大，即为高氯型代谢性酸中毒。

451. 为什么肺泡-动脉氧分压差可用作肺换气功能指标

答：肺泡-动脉氧分压差（alveolar-arterial PO_2 difference，A-aDO_2 或 PA-aO_2）指肺泡气氧分压与动脉血氧分压之间的差值，是判断肺换气功能的指标，在心肺复苏中是反映预后的一项重要指标。A-aDO_2 依据测得的 PO_2、PCO_2 及吸入氧浓度（fraction of inspiration O_2，FIO_2）数据通过公式计算而来。A-aDO_2 升高表明存在肺换气障碍。其计算公式为：A-aDO_2 = PAO_2 − PO_2 = FiO_2 × (BP − 47 × PCO_2) − PO_2，其中：FiO_2 为氧吸入浓度，BP 为大气压强。正常情况下存在一定的 A-aDO_2，并随年龄增长而上升。参考区间：儿童期为 5mmHg（0.66kPa）；青年期为 8mmHg（1.06kPa）；60 以上人群为 24mmHg（3.2kPa）。

452. 为什么临床需测定二氧化碳总量

答：二氧化碳总量（total carbon dioxide content，TCO_2）指血浆中各种形式存在的 CO_2 总量，由 HCO_3^-、物理溶解的 CO_2 及 H_2CO_3 组成。TCO_2 是代谢性酸碱中毒的指标之一，但受体内呼吸及代谢两方面因素影响。通过计算公式：TCO_2 = [HCO_3^-] + PCO_2 × 0.03 获得。正常人 TCO_2 一般为 23 ~ 28mmol/L。TCO_2 增高见于代谢性碱中毒或呼吸性酸中毒；TCO_2 降低见于代谢性酸中毒或呼吸性碱中毒。

453. 为什么溶质颗粒浓度与溶液渗透压相同

答：渗透压（osmotic pressure，Osm）指支配生物膜两侧水穿过膜从而达到一定平衡的压力。溶液的渗透压与溶解在其中带电荷或不带电荷的颗粒数成比例。对尿素、葡萄糖等非离子状态的溶质，1mol 固体物质产生 1mol 的溶质颗粒。由于 NaCl 分子解离成两个带电荷的颗粒，故 1molNaCl 的渗透压就包括 Na^+ 和 Cl^- 两个颗粒所起的作用。因此，溶质颗粒的浓度与溶液的渗透摩尔浓度相同。根据血浆渗透压变化，结合患者的病史和临床资料，可判断患者是否有电解质及水平衡紊乱，并能分析其紊乱的性质。

（倪培华　陈　宁）

第三节　临床应用

454. 为什么中暑患者会发生脱水

答：中暑主要原因为大量水分从皮肤丢失。高热后大量出汗，排出水分增加；同时，又伴有各种原因造成的水摄入不足。因此，机体发生高渗性脱水，即细胞外液中水丢失多于 Na^+ 丢失，细胞外液渗透压升高，水从细胞内液向细胞外液转移，使细胞内液减少，表现出细胞内脱水。临床表现因失水程度而异，通常中暑初期表现为口渴、体温上升、尿液减少及各种神经症状，进而出现体重下降。以中暑为代表的高渗性脱水特点为：①细胞外液量和细胞液量均减少，尿量减少；②血液中电解质浓度增加，血浆 [Na^+] >150mmol/L。

455. 为什么烧伤患者会发生脱水

答：烧伤、烫伤造成大范围皮肤受损时，机体内的水分从创面大量渗出丢失，可造成患者发生脱水。这类脱水称为等渗性脱水，即丢失水分的同时带走等量的电解质，细胞外液丢失而细胞内液量不变。等渗性脱水常见于大面积烧伤、消化液丢失、胸腔积液或腹腔积液引流等，其特点为：①细胞外液量减少，细胞内液正常，血浆渗透压正常；②血浆 Na^+ 浓度为 $130\sim150mmol/L$；③由于细胞外液量减少，造成有效循环血容量减少和循环障碍，表现出尿少、口渴等症状，严重者血压下降。所以，烧伤患者在大面积创伤未及时处理时会发生等渗性脱水。

456. 为什么高血压患者会发生脱水

答：高血压患者治疗中往往伴有利尿剂的使用，这一类药物主要作用于排钠利尿。而一旦药物浓度高于机体调节平衡，或不适于机体体液调节时，患者会出现过度排尿脱水症状。这类因素造成的脱水称之为低渗性脱水，即细胞外液中电解质（主要为 Na^+）丢失多于水的丢失，造成细胞外液的渗透压降低，细胞外液中水分向细胞内转移，表现出细胞内水肿。低渗性脱水常见于过量使用排钠性利尿剂的情况，该类型的脱水患者因细胞内水肿，临床多表现为恶心、呕吐、四肢麻木、无力以及神经精神症状。低渗性脱水的特点为：①血浆 $[Na^+]<130mmol/L$；②严重者因循环血量急剧减少易发生肾衰竭。所以，高血压患者过量使用排钠性利尿剂时可发生低渗性脱水。

457. 为什么高原生活的人群血液中红细胞数量偏多

答：血红蛋白在氧含量高的地方，容易与氧结合；在氧含量低的地方，容易与氧分离，这一特性使红细胞具有运输氧的功能。高原地区由于海拔高，大气中含氧量较平原地区低。所以，居住在高原地区的人会处于缺氧的状态中。而缺氧会导致体内红细胞的数量代偿性增多，以提高红细胞与大气中吸入氧的结合量，同时参与运输氧的红细胞的数量也相应增多，以便运输更多的氧来满足机体对氧的需求。长此以往，生活在高原上的人群相比生活在平原地区的人缺氧耐受力增强，血液中红细胞数量升高。

458. 为什么肾衰竭患者容易发生代谢性酸中毒

答：肾衰患者由于肾脏受疾病累及，代谢功能病理性改变或衰退。酸性物质虽然产生正常，但排泌减少，若固定酸持续摄入增加，超过了肾脏排泄酸的能力，则可导致体内滞留大量酸，原发性 $[HCO_3^-]$ 降低，$[HCO_3^-]/[H_2CO_3]$ 比值降低，血液 pH 下降。一般发生代谢性酸中毒后，机体会通过呼吸和肾脏进行代偿调节。但肾仅在非肾病所致的酸中毒时才能发挥调节作用。因此，肾衰患者只能单纯依靠呼吸调节启动代偿。体内 H^+ 浓度增加刺激呼吸中枢，加大通气量，通过深而快的呼吸使 CO_2 排出，维持 $[HCO_3^-]/[H_2CO_3]$ 比值接近正常，使 pH 恢复到正常范围。所以，肾衰竭的患者容易发生代谢性酸中毒。

459. 为什么胃溃疡患者会发生代谢性碱中毒

答：胃溃疡患者由于疾病原因，会出现呕吐、胃肠减压等胃液大量丢失的现象，这样导致大量酸性物质也随之丢失，肠液 HCO_3^- 因未被胃酸中和而吸收增加，导致 $[HCO_3^-]/[H_2CO_3]$ 比值升高。此外，治疗溃疡时碱性药物服用过多，会促使机体摄入过多的碱。

胃液丢失，Cl^-大量丢失，肾小管细胞的Cl^-减少，导致肾近曲小管对HCO_3^-重吸收增加；肾小管K^+-Na^+交换减弱，H^+-Na^+交换增强，使$NaHCO_3$重吸收增多。原发性$[HCO_3^-]$升高，$[HCO_3^-]$/$[H_2CO_3]$比值升高，血液pH升高，最终发生代谢性碱中毒。一般机体可通过增加血液中的H^+中和过多的HCO_3^-，调节呼吸升高PCO_2及通过肾脏促进HCO_3^-排出，代偿性维持pH在正常的范围。

460. 为什么哮喘患者会发生呼吸性酸中毒

答：哮喘患者发作时常表现为喘息、气急、胸闷或咳嗽等症状，严重时哮喘反复发作可导致慢性阻塞性肺疾病、肺气肿、肺心病、心功能衰竭、呼吸衰竭等并发症。该类患者由于呼吸中枢抑制，有些伴肺纤维化，呼吸功能无法完全平衡体内酸与碱的浓度，使原发性CO_2潴留增多，H_2CO_3水平增高，$[HCO_3^-]$/$[H_2CO_3]$比值降低，血液pH下降，引发呼吸性酸中毒。对于发生呼吸性酸中毒的哮喘患者在急性期发作10~15分钟内增加血浆HCO_3^-浓度可维持pH在正常的范围。同时，通过加快加深呼吸，肾小管加强排H^+保Na^+作用，增加HCO_3^-的重吸收，使血浆中HCO_3^-增多，可起到辅助代偿功能。

461. 为什么严重贫血患者也会出现呼吸性碱中毒

答：贫血患者体内运输氧的血红蛋白含量病理性偏低，随着病程的发展，组织缺氧程度逐步加重，这类非肺部性因素导致的氧供给不足可刺激呼吸中枢致呼吸过度。体内原发性CO_2排出增多，使H_2CO_3水平降低，$[HCO_3^-]$/$[H_2CO_3]$比值增高，血液pH升高，导致呼吸性碱中毒发生。一般发生呼吸性碱中毒后，可通过血液缓冲作用，在急性期由红细胞内Hb和组织中缓冲对提供H^+，消耗HCO_3^-，使HCO_3^-浓度降低，亦可由肾脏调节，减少肾小管H^+分泌，使H^+-Na^+交换减少，肾小管对HCO_3^-的重吸收减少，从而增加HCO_3^-排出。所以，对于严重贫血的患者需观察体内HCO_3^-浓度以防止出现呼吸性碱中毒。

462. 为什么甲醇中毒患者会出现代谢性酸中毒合并呼吸性酸中毒现象

答：甲醇进入消化道后在体内醇脱氢酶催化下代谢为甲醛，后生成甲酸。甲醇中毒患者由于一时性摄入大量甲醇，经生物转化后，血液中酸性物质瞬间增多，$[HCO_3^-]$原发性降低，PCO_2代偿减少，血液pH下降，导致代谢性酸中毒。同时，高浓度甲醇会刺激呼吸中枢，呼吸加深，CO_2排出减缓，PCO_2原发增高，$[HCO_3^-]$经代偿升高，使患者伴发呼吸性酸中毒。甲醇中毒导致的代谢性酸中毒合并呼吸性酸中毒有明显的pH降低，该现象也常见于严重肺水肿、心搏骤停和严重肺心病等。

463. 为什么发热呕吐患者会出现代谢性碱中毒合并呼吸性碱中毒现象

答：发热患者机体可出现缺氧症状，而通过加快呼吸频率、通气过度，是机体对缺氧的代偿，但这可造成CO_2排出过多，原发性PCO_2降低，血浆H_2CO_3下降，发生呼吸性碱中毒。若患者同时出现呕吐现象，大量酸性物质伴随胃液丢失，肠液HCO_3^-因未被胃酸中和而吸收增加，原发性$[HCO_3^-]$增高，经代偿出现PCO_2增高，导致$[HCO_3^-]$/

[H_2CO_3] 比值升高，引起代谢性碱中毒。两型碱中毒合并存在时，[HCO_3^-] 与 PCO_2 的变化因相互抵消而变化不如单纯性碱中毒明显，出现反向变化，如 [HCO_3^-] 升高，PCO_2 降低，或者 [HCO_3^-] 下降，PCO_2 升高。类似发热呕吐患者出现的代谢性碱中毒合并呼吸性碱中毒多为血 pH 明显升高，这也常见于临终患者、严重肝病伴呕吐或利尿失钾者、败血症、中枢神经系统疾病伴呕吐或明显利尿者。

464. 为什么严重肝病患者会出现代谢性酸中毒伴呼吸性碱中毒现象

答：严重肝病患者往往处于缺氧、造血功能衰退状态。组织缺血缺氧，导致糖类无氧酵解增强。肝脏不能利用乳酸，因而乳酸累积增多，酸性物质浓度升高，形成代谢性酸中毒。缺氧同时刺激呼吸中枢，患者易发生呼气过度，结果大量 CO_2 在呼气中排出，使血液 pH 上升，引发呼吸性碱中毒。随着中枢性病理生理变化，由于呼吸性碱中毒的存在，肾脏发生代偿，钠随尿液大量排出，肝功能丧失造成糖类代谢紊乱，最终导致酮体浓度上升，进一步加重代谢性酸中毒。临床上代谢性酸中毒伴呼吸性碱中毒还见于水杨酸中毒、肾衰竭或糖尿病酮症伴有高热呼吸过度、败血症者。该型紊乱的 pH 可高、可低或正常，取决于两种紊乱的不同程度，而 [HCO_3^-] 与 PCO_2 都明显降低，表现为同向显著降低。

465. 为什么呼吸衰竭患者使用利尿剂会发生呼吸性酸中毒伴代谢性碱中毒

答：慢性 II 型呼吸衰竭患者 CO_2 潴留发散缓慢，肾脏通过减少 HCO_3^- 的排出来维持血液 pH 恒定，体内代偿性升高碳酸氢盐浓度。与此同时，临床上也会采用补碱治疗提高血液 pH，但补碱不容易控制量，可导致患者体内碳酸氢盐的含量过高，在呼吸性酸中毒的基础上发生代谢性碱中毒。虽然机械通气可迅速纠正呼吸性酸中毒，但代偿增加的碳酸氢盐却不能迅速消除，体内碳酸氢盐维持在一个较高水平，导致呼吸性酸中毒合并代谢性碱中毒状态加深。此时使用利尿剂可抑制 Na^+、Cl^- 重吸收，促进 K^+ 排出，细胞外液中 K^+ 减少，细胞 H^+-K^+ 交换增加，H^+ 进入细胞内导致细胞外液碱中毒程度加深，故使用利尿剂容易在原有的呼吸性酸中毒基础上诱发低钾低氯性碱中毒。临床上这类呼吸性酸中毒伴代谢性碱中毒还常见于慢性肺功能不全患者及呕吐、利尿剂使用患者。呼吸性酸中毒由于 CO_2 潴留而 [HCO_3^-] 代偿升高，代谢性碱中毒通过呼吸抑制使 PCO_2 继发增高，结果 [HCO_3^-] 与 PCO_2 增高，表现为同向明显升高，而 pH 变化不明显。

466. 为什么肾衰患者发生酮症酸中毒时会出现代谢性酸中毒合并代谢性碱中毒

答：糖尿病酮症酸中毒（diabetic ketoacidosis，DKA）是糖尿病最常见的急性并发症，其主要生化异常为高血糖症、高血酮症和代谢性酸中毒。由于患者胰岛素严重缺乏，胰岛素拮抗激素如胰高血糖素、儿茶酚胺、生长激素等相对或绝对增多，使脂肪分解加速，脂肪酸在肝脏内经 β 氧化产生的酮体大量增加，当酮体生成大于组织利用和肾脏排泄时，可以使血液中酮体浓度显著升高。大量有机酸聚积消耗体内碱贮备，超过体液缓冲系统和呼吸系统代偿能力，发生代谢性酸中毒。由于患者肾衰竭，尿渗透压升高，大量水分、钠、钾、氯丢失，易引起脱水。若临床针对 DKA 采取过早、过多地给予 $NaHCO_3$ 的治疗措施，对机体酸碱平衡有害无益。因为 $NaHCO_3$ 生成的 CO_2 会弥散入细胞内，使细胞内 pH 反常性降低，同时血 pH 升高，血红蛋白对氧的亲合力显著升高，加重组织缺氧，并增加脑水肿的发生，血钾含量进一步降低，从而造成糖尿病酮症酸中毒患者继发性代谢性碱中毒。代谢性酸中毒合并代谢性碱中毒的 DKA 患者血液生化特征为 pH 变化不明显，$[HCO_3^-]$ 与 PCO_2 呈相反变化，出现高阴离子间隙（AG）。当患者 AG 增高，$[HCO_3^-]$ 增高、正常或 $[HCO_3^-]$ 降低小于 AG 增高，可能为混合性代谢性酸、碱中毒。

467. 为什么酸中毒不等同于酸血症

答：酸中毒指体内血液和组织中酸性物质的堆积，其本质是血液中 H^+ 浓度上升、pH 下降。在病理情况下，当体内 $[HCO_3^-]$ 减少或 $[H_2CO_3]$ 增多时，均可使 $[HCO_3^-]$/ $[H_2CO_3]$ 比值减少，引起血液 pH 降低，即为酸中毒。而酸血症的发生与机体 PCO_2 的改变相关，临床上常见的有呼吸性酸中毒引起的高碳酸血症，肺部排 CO_2 减少，PCO_2 增高，同时还并发原发性 CO_2 过剩，$[HCO_3^-]$ 与 PCO_2 均增高，而两者比值反而降低，pH 下降。酸中毒与高碳酸血症（俗称"酸血症"）虽然同有血液 pH 下降，呈酸性的表现，但两者的发生机制截然不同，因而不可将酸中毒等同于酸血症。

468. 为什么肺心病患者易出现低氯血症

答：慢性肺源性心脏病（简称肺心病）患者易出现内环境紊乱，其中低氯血症十分常见。肺心病患者发生低氯血症的原因主要有：①呼吸性酸中毒引起的细胞内、外离子交换。肺心病患者急性发作期，气道阻塞加重，机体内 CO_2 弥散进入红细胞，并在碳酸酐酶的作用下生成碳酸（H_2CO_3），碳酸解离为 HCO_3^- 与 H^+，H^+ 不断与血红蛋白或蛋白质结合，而 HCO_3^- 自红细胞进入血浆，以缓解细胞外液的酸中毒状态。与此同时，血浆中的 Cl^- 进入红细胞，造成低氯血症；②利尿所致 Cl^- 丢失。一部分肺心病患者，由于使用某些利尿剂（如噻嗪类、呋塞米等），抑制肾髓袢升支粗段对 Cl^- 的主动吸收，而导致 Cl^- 丢失；③消化道丢失 Cl^-。合并有胃部疾患或因药物引起胃肠道反应的患者，由于呕吐导致胃液丢失，引起血 Cl^- 下降。④从皮肤丢失。肺心病患者由于呼吸窘迫，大量出汗，导致从皮肤丢失水分和盐，其中也包括 Cl^- 的丢失。血浆 Cl^- 浓度下降（血浆 $[Cl^-]$ <80mmol/L）容易造成代谢性碱中毒，加重机体缺氧，故肺心病患者可出现严重低氯血症。

469. 为什么需实时监测脑外伤患者脑脊液 pH

答：严重脑外伤后由于脑缺血缺氧糖酵解增加，大量乳酸进入脑脊液消耗缓冲物质，而脑脊液中除 HCO_3^- 外几乎不含其他缓冲性阴离子，故脑脊液 HCO_3^- 减少直接导致脑脊液 pH 下降，呈代谢性酸中毒。当脑脊液代谢性酸中毒时，H^+ 浓度增高刺激延髓呼吸中枢，引起自发性过度换气，使 CO_2 呼出过多，动脉血 pH 增高，呈呼吸性碱中毒。脑组织急性损害的患者过度换气是脑脊液酸中毒时的一种代偿性反应，即通过减少 PCO_2 使脑 pH 恢复正常。除脑脊液酸中毒外，低氧血症和中枢神经损伤也可直接导致自发性过度换气。脑外伤后由于颅内压增高或自主神经冲动增加，常可引起心血管和肺功能的改变而导致低氧血症。动脉血 PCO_2 水平与预后存在密切关系，若伴有呼吸急促，PCO_2 水平偏低，则预后差。低氧血症时动脉血 PO_2 降低，其严重程度与死亡率相关。脑脊液 pH 与血液 pH 无关，因此血的酸碱指标不能反映脑脊液的酸碱状态。脑脊液 PCO_2 与动脉血 PCO_2 密切相关，CO_2 可以通过血脑屏障迅速弥散，因此脑脊液 PCO_2 变化可以从血中反映出来。颅内压水平与脑脊液 pH 呈密切负相关。颅内压增高可以直接作用于脑组织，使脑内正常氧化还原状态受到破坏，出现脑代谢性酸中毒或通过减少脑血流量以及肺功能改变所致的低氧血症引起脑代谢性酸中毒。无氧酵解增加使能量产生减少，钠泵功能减弱，致使脑细胞肿胀。脑的酸碱状态对脑血管的自动调节功能影响深远，当细胞外液酸中毒时，脑血管麻痹和扩张使颅内压增高。颅内压增高和脑代谢性酸中毒互为因果形成一个恶性循环。因此，有效地控制颅内压增高和纠正中枢神经系统酸中毒是抢救严重脑外伤的重要一环，脑外伤患者需实时检测其脑脊液 pH。

470. 为什么高血钾引起的酸中毒会产生反常性碱性尿

答：高钾血症是引起代谢性酸中毒原因之一。正常新鲜尿液大多呈弱酸性至中性，pH 为 5.0～7.0。血清 K^+ 浓度增加可升高血浆中 H^+ 浓度，产生阴离子间隙正常型代谢性酸中毒。细胞外液 K^+ 浓度增高促使 K^+ 进入细胞内，并以 H^+-K^+ 交换方式将细胞内的 H^+ 移出，细胞内 H^+ 下降，细胞内碱中毒；细胞外液中 H^+ 增加，细胞外液酸中毒。另一方面，肾小管上皮细胞泌 K^+ 功能增强，通过 K^+-Na^+ 交换的增强而抑制 H^+-Na^+ 交换，使远曲小管上皮细胞泌 H^+ 减少，致使血液中 H^+ 浓度升高，而尿液呈碱性，引起反常性碱性尿。

471. 为什么低血钾引起的碱中毒会产生反常性酸性尿

答：低钾血症是引起代谢性碱中毒原因之一。低钾血症时，细胞内液的 K^+ 向细胞外液转移以部分补充细胞外液的 K^+ 不足，为了维持电荷平衡细胞外液的 H^+ 则向细胞内转移，从而导致细胞外液的 H^+ 减少引起代谢性碱中毒。此外，低钾血症时，肾小管上皮细胞向肾小管腔分泌 K^+ 减少，而分泌 H^+ 增加，即 K^+-Na^+ 交换减少，H^+-Na^+ 交换增加，肾小管对 $NaHCO_3$ 的重吸收加强，导致血浆 HCO_3^- 浓度增加，由于肾脏 H^+ 泌增多，尿液呈酸性故称为反常性酸性尿。

472. 为什么低氯血症会引起碱中毒

答：低氯血症时肾小球滤过的 Cl^- 减少，肾小管液中的 Cl^- 相应减少，髓袢升支粗段对 Na^+ 的主动重吸收因此减少，导致流经远曲小管的小管液中 Na^+ 浓度增加，使肾小管重吸收 $NaHCO_3$ 增加，引起低氯性碱中毒。

473. 为什么代谢性碱中毒严重时可发生昏迷

答：碱中毒时因 pH 升高导致氧解离曲线左移。此时，PaO_2、SaO_2 等在正常范围，但由于氧合血红蛋白结合的氧不易释放，因而可造成组织缺氧。缺氧导致腺苷三磷酸（adenosine triphosphate，ATP）生成减少，如脑 ATP 减少既可使脑细胞钠钾 ATP 酶活性下降而引起脑细胞水肿，也可引起其他脑功能障碍，严重时甚至发生昏迷。代谢性碱中毒加重可引起烦躁不安、精神错乱、有时甚至发生谵妄等中枢神经系统兴奋症状。这与碱中毒时中枢神经系统抑制性神经递质 γ-氨基丁酸减少有关。碱中毒时，谷氨酸脱羧酶活性降低使 γ-氨基丁酸生成减少，而 γ-氨基丁酸转氨酶活性增高使 γ-氨基丁酸分解加强，其含量进一步减少。γ-氨基丁酸减少导致对中枢神经系统的抑制作用减弱，因而使中枢神经系统兴奋作用加强。但同时，由于血浆 pH 增高使血红蛋白氧解离曲线左移，氧合血红蛋白解离，释放氧的能力降低，而此时脑组织对缺氧十分敏感，故易引起精神症状，甚至昏迷。

474. 为什么腹泻患儿会发生代谢性酸中毒

答：患儿由于腹泻丢失大量碱性物质。同时，进食减少，摄入热量不足，肠营养吸收不良，机体因得不到正常热能供应而动员体内脂肪分解增加，产生大量酮体。腹泻易引起患儿脱水，此时机体血容量减少，血液浓缩，循环减慢，组织缺氧，乳酸滞留；肾血流量不足，尿量减少，酸性代谢产物在体内堆积。因此，腹泻时绝大多数患儿都存在代谢性酸中毒，而且脱水越重，酸中毒也越严重。轻度酸中毒时症状不明显，仅有呼吸加快；较重时可出现呼吸深长、口唇樱红、恶心、呕吐、疲乏无力、烦躁不安，进而嗜睡、昏迷、心率增快。严重酸中毒时心率缓慢、血压下降、心力衰竭、心室颤动危及生命。

475. 为什么糖尿病患者血浆渗透压普遍偏高

答：糖尿病患者常见症状为"三多一少"，其中多尿与多饮存在因果关系。患者水排出长期过多而无相应的钠丢失，易引发高钠血症。血浆中主要渗透物质是 Na^+、Cl^-、葡萄糖和尿素，这些物质在生物膜两侧分布可形成压力，支配水透膜达到平衡。糖尿病患者血浆中含有高浓度的 Na^+ 和葡萄糖，因此细胞外液渗透压增高，患者出现口渴症状，同时因细胞内水向细胞外转移，导致细胞内脱水。临床上以严重高血糖、高血浆渗透压、脱水为特点，无明显酮症酸中毒，患者伴有不同程度的意识障碍或昏迷的现象称为高血糖高渗状态，是糖尿病急性代谢紊乱的另一临床类型。

476. 为什么糖尿病患者并发感染时易发生高钠现象

答：糖尿病患者在平时可维持血糖水平基本正常，但一旦并发感染，糖尿病患者就容易发生严重高血糖和高钠血症。机体受应激反应，肾上腺糖皮质激素、生长激素、胰高血糖素等水平显著升高，并抑制胰岛素的作用，导致血糖显著升高；同时，组织细胞对胰岛素的敏感性下降，分解代谢增强，合成糖原，降低血糖的能力下降。患者可于短时间内出现严重高血糖，但不一定发生酮症酸中毒，继续应用口服降糖药和一般的胰岛素治疗多不能控制。显著的高血糖导致血浆渗透压升高，产生渗透性利尿作用，这时电解质的丢失量少于水分的丢失量，产生浓缩性高钠血症，伴一定程度的钠丢失。重症感染患者多合并高热和高分解代谢，呼吸道和皮肤大量失水，进一步加重浓缩性高钠血症。若糖尿病患者为老年人，糖尿病和老年两种因素皆容易合并肾小管浓缩功能减退，导致排水量进一步超过排钠量，加重浓缩性高钠血症。抗感染或降血糖等输液治疗常输入生理盐水或5%葡萄糖生理盐水，导致血钠水平真性增高。所以，糖尿病患者并发感染时易发生高钠现象。

477. 为什么慢性肾病患者多伴随低钾现象

答：钾主要在消化道以离子形式被吸收，而体内钾的主要排出途径是经肾脏从尿液中排出。肾对钾的排泄受多种因素的影响，如酸碱紊乱可影响肾脏对钾的排泄。碱中毒时尿钾排泄减少；酸中毒时尿钾排泄增多。另外，肾脏排 K^+ 量受 K^+ 的摄入量、远端肾小管钠浓度、血浆醛固酮和皮质醇的调节。血清钾浓度低于 3.5mmol/L 时，称为低钾血症（hypokalemia）。临床上引起低钾血症的原因有：①钾摄入不足；②钾排出增多；③钾由细胞外进入细胞内；④血浆稀释。慢性肾病属于慢性消耗性疾病，患者一般长时间进食不足，钾来源减少，而肾脏却持续排钾，造成 K^+ 摄入不足，排出过多。同时，肾上腺皮质激素的使用也可能促进排钾作用，长期应用亦可引起低钾血症。对于出现低钾现象的肾病患者，由于失钾，往往会引发机体出现代谢性碱中毒。

478. 为什么库存血钾离子浓度普遍偏高

答：人体中的 K^+ 98%存在于细胞内，细胞外液 K^+ 仅占 2%。在正常情况下血清钾浓度为 3.5~5.5mmol/L，细胞内液中 K^+ 浓度为 150.0mmol/L，两者相差约 40 倍，维持这种梯度平衡，主要依赖于细胞膜上的"钠钾泵"的作用。库存血在采集后一般会储存于血库的低温设备中，在需要使用时才会恢复到机体适宜温度。而放置过久的全血中，红细胞会衰老破裂。此时，红细胞内中的 K^+ 大量释放到血液中，导致血中 K^+ 含量增高。所以库存血 K^+ 浓度普遍偏高。若需要输入大量放置过久的全血制品或者红细胞，则需监测输血者电解质浓度，避免引起高钾血症。

479. 为什么接受胰岛素注射后血液中钾的浓度会下降

答：钾平衡紊乱与否，要考虑钾总量和血钾浓度，总体钾含量不变，而 K^+ 在体液的不同部位发生转移对血钾浓度产生影响。影响血钾浓度的因素有：①血液酸碱紊乱造成细胞内外的 H^+-K^+ 交换，从而影响血钾浓度；②细胞外液稀释时血钾降低，浓缩时血钾增高；③当葡萄糖进入细胞时，K^+ 伴随葡萄糖进入细胞中，造成血钾降低。对于糖尿病患者来说，血液中原有的葡萄糖含量较高，将胰岛素注射入体内后胰岛素发挥其生物学功能，促进葡萄糖进入细胞合成糖原，而这促进 K^+ 也进入细胞内，导致血液中 K^+ 浓度下降。

480. 为什么小儿比成人更易发生脱水

答：正常人体内水的出入量与体液保持动态平衡，每日所需水量与热量消耗成正比。由于小儿新陈代谢旺盛，每日所需水量相对较高，故水的需要量按体重计算高于成人。正常小儿每日所需水量约为 120ml/100kcal，除出生后数日的新生儿出入水量较少外，年龄越小，出入水量（体内外水的交换量）相对越多。婴儿每日的水交换量约等于细胞外液总体积的 1/2，而成人仅为 1/7，此外，婴儿体内水交换率比成人快 3~4 倍，所以小儿，尤其是婴儿，对缺水的耐受力比成人差。在病理情况下，如果进水不足，而水分连续缺失，小儿比成人更易出现脱水。

481. 为什么新生儿尤其是早产儿易发生钠平衡紊乱

答：新生儿较成人易发生电解质平衡紊乱，主要由小儿生理特点所决定。人体内钠主要存在于细胞外液，细胞内液含量很少。足月新生儿每天钠需要量约 $1\sim2mmol/kg$，早产儿约 $3\sim4mmol/kg$。外源摄入的水和钠量是不恒定的，正常血清钠的维持是肾脏在抗利尿激素（antidiuretic hormone，ADH）、醛固酮、利尿激素（心钠素）和交感神经系统等综合作用下增减钠、水的排泄而完成的。肾脏是调节水、电解质和酸碱平衡的重要器官。小儿年龄越小，肾脏调节功能越不成熟。新生儿肾小球滤过率（glomerular filtration rate，GFR）低于成人按单位体表面积计算的水平，早产儿 GFR 更低，但摄入水量多。又因为肾小管上皮细胞对 ADH 反应低下、髓襻短、肾髓质高渗区的浓度梯度较低，足月儿和早产儿的肾浓缩功能和调节功能都很低。若出现外界因素造成的摄入不足（如禁食、喂养困难）或丢失过多（如小儿腹泻），则极易发生低钠血症。所以，新生儿尤其是早产儿需监测体内电解质平衡指标。

482. 为什么新生儿呼吸窘迫综合征可导致呼吸性酸中毒

答：新生儿呼吸窘迫综合征指新生儿出生后不久即出现进行性呼吸困难和呼吸衰竭等症状，主要是由于缺乏肺泡表面活性物质导致肺泡进行性萎陷。患儿于生后 $4\sim12$ 小时内出现进行性呼吸困难、呻吟、发绀、吸气三凹征，严重者发生呼吸衰竭。由于通气不良，患儿体内 CO_2 潴留累积，H_2CO_3 水平增高，PO_2 降低，PCO_2 增高，$[HCO_3^-]/[H_2CO_3]$ 比值降低，血液 pH 下降，呼吸性酸中毒发生。因此，对于新生儿呼吸窘迫综合征患儿应该尽可能使用经鼻持续气道正压通气或鼻腔通气，尽量避免机械通气，防止呼吸性酸中毒的发生。

483. 为什么小儿长时间哭闹易发生呼吸性碱中毒

答：当小儿哭闹时，机体对于非肺部性呼吸中枢刺激较成人敏感，呼吸频率迅速加快，精神亢奋紧张。由于无法自身进行情绪调整，呼吸节奏随时间延长进一步发生紊乱，可导致肺部功能失常，呼吸过度。这时体内原发性 CO_2 排出增多，H_2CO_3 水平降低，$[HCO_3^-]/[H_2CO_3]$ 比值增高，血液 pH 升高，发生呼吸性碱中毒。若长时间剧烈哭闹，呼吸性碱中毒逐步加深，可引起小儿手足搐搦，甚至昏厥。因此，对于小儿哭闹应及时给予安抚，以避免呼吸性碱中毒发生。

484. 为什么新生儿重症肺炎所致的酸中毒不宜盲目补碱

答：新生儿由于机体调节功能有限，极易发生酸碱平衡紊乱，使原发病更为复杂严重。重症肺炎是导致新生儿死亡的重要原因，临床治疗时往往注重肺炎及肺外脏器的衰竭诊断与治疗，而忽略对水、电解质和酸碱平衡紊乱的纠正。新生儿重症肺炎主要病理是毛细支气管周围淋巴细胞浸润，腺体增生，上皮细胞坏死脱落堵塞管腔，造成严重的通气功能障碍。发病后也极易导致和加重肺通气功能障碍，且呼吸膜水肿、通透性增大，导致肺换气功能障碍。所以重症肺炎患儿多随病情进展出现进行性呼吸性酸中毒，单纯吸氧难以纠正其低氧血症和高碳酸血症。患儿体内 CO_2 潴留，PCO_2 明显升高。由于严重缺氧，无氧糖酵解增加，加之组织灌注不良及肾脏功能代偿失调，使乳酸、丙酮酸等酸性代谢产物在体内潴留产生代谢性酸中毒，从而导致混合性酸中毒状态。重症肺炎患儿更易发生 AG 增高型酸中毒。AG 增高的原因是重症肺炎患儿常有进乳少或不能进乳，加之由于缺氧，通过下丘脑-神经垂体系统使抗利尿激素（ADH）分泌增加，导致钠水潴留，引起稀释性低钠血症。若此时过多补充低张液体，由于缺氧，细胞代谢缺乏能量，钠泵功能失衡，Na^+ 向细胞内弥散，进一步加重低钠血症，导致血清 Na^+ 水平降低，因此 AG 值增高。因此，新生儿重症肺炎所致的酸中毒不宜盲目补碱。

（陈 宁 倪培华）

第七章 心血管疾病生物化学检验

第一节 基本知识

485. 为什么心脏是人体循环系统的重要器官

答：心脏是一个处于循环系统中心的中空器官，其内部分为左、右心房和心室 4 个腔，此外还包括房室瓣和半月瓣 4 组瓣膜。心脏和血管组成了机体的血液循环系统。心脏有节律地收缩和舒张提供了血液循环的动力，推动血液在血管内流动，在血液循环过程中起着泵的作用；将自上、下腔静脉回流来的含氧量低的静脉血泵入肺动脉；又将自肺静脉回流来的、在肺泡壁毛细血管氧合后、含氧量高的血液泵入主动脉，供应全身脏器。血管则是血液流动的管道，具有运输、分配血液和物质交换的作用。循环系统最基本的生理功能就是完成机体内的物质运输，通过血液循环把消化道吸收的营养物质和由肺吸入的氧运送到全身各组织，同时将组织内的代谢产物、CO_2 等分别运送到相应器官并排出体外，以保证机体新陈代谢的正常进行。这些均离不开心脏的泵血功能，因此心脏是人体循环系统的重要器官。

486. 为什么用"心动周期"来描述心脏跳动

答：心脏一次收缩和舒张，构成一个机械活动周期，称为心动周期（cardiac cycle）。在一个心动周期中，心房和心室的机械活动可分为收缩期和舒张期。心动周期是心率的倒数。如果心率是每分钟 75 次，那么每个心动周期则平均为 0.8 秒。在心房的活动周期中，先是左、右心房收缩，持续约 0.1 秒，继而心房舒张，持续约 0.7 秒。在心室的活动周期中，也是左、右心室先收缩，持续约 0.3 秒，随后心室舒张，持续约 0.5 秒。当心房收缩时，心室仍处于舒张状态，心房收缩结束后不久，心室开始收缩。心室舒张期的前 0.4 秒期间，心房也处于舒张状态，这一时期称为全心舒张期。在一个心动周期中，心房和心室的活动按一定的次序和时程先后进行，左、右两个心房和左、右两个心室的活动都是同步进行的，心房和心室的收缩期都短于其舒张期。由于心室在心脏泵血活动中起主要作用，故心动周期通常也指心室的活动周期。

487. 为什么心肌细胞能够收缩

答：心肌主要由心肌纤维细胞组成，每一肌纤维外有一层薄的肌膜，内有 1～2 个细胞核和多个线粒体，中央是肌原纤维。肌原纤维由许多蛋白微丝组成，分粗细两种。粗肌丝由肌球蛋白组成；细肌丝由肌动蛋白、原肌球蛋白和肌钙蛋白组成。当 Ca^{2+} 进入心肌细胞后，肌钙蛋白复合体构型发生变化拉动覆盖在表面的原肌球蛋白，暴露肌动蛋白，使粗肌丝肌球蛋白的横桥在肌动蛋白表面移动，细肌丝在粗肌丝中滑动，使得肌节间距离缩短，从而引发心肌收缩。和骨骼肌一样，心肌细胞也有粗、细肌丝的规则排列，因而也呈现横纹，但心肌收缩还有其自身的特点，表现在：①同步收缩：在心肌，由于细胞之间存在缝隙连接，兴奋可在细胞间迅速传播，心肌一旦兴奋可使整个心房的所有心肌细胞、整个心室的所有心肌细胞先后发生同步收缩；②不发生强直收缩：心肌发生一次兴奋后，其兴奋性的有效不应期特别长，在此有效不应期内，无论多么强大的刺激都不会使心肌细胞再次兴奋而产生收缩；③对细胞外 Ca^{2+} 的依赖性：心肌细胞的兴奋收缩偶联过程高度依赖于细胞外 Ca^{2+}，当细胞外 Ca^{2+} 浓度很低甚至无 Ca^{2+} 时，心肌细胞仍能产生动作电位但不能引起收缩。

488. 为什么心肌细胞周围的钙离子浓度可影响心肌细胞的收缩

答：心肌细胞的质膜含有与骨骼肌相似的 T 管，但其肌质网不如骨骼肌发达，贮 Ca^{2+} 量少，在 T 管与肌质网之间形成二联管而非三联管。因此，心肌细胞的兴奋收缩偶联过程高度依赖于细胞外 Ca^{2+}。经 L 型钙通道内流的 Ca^{2+} 主要起触发肌质网释放 Ca^{2+} 的作用，在心肌，由肌质网释放的 Ca^{2+} 占 $80\% \sim 90\%$，经 L 型钙通道内流的 Ca^{2+} 占 $10\% \sim 20\%$。细胞外 Ca^{2+} 浓度在一定范围内增加，兴奋收缩偶联时与肌钙蛋白结合的越多，心肌细胞收缩就越强；反之，细胞外 Ca^{2+} 浓度降低，兴奋收缩偶联时与肌钙蛋白结合的越少，则心肌细胞收缩力越弱，当细胞外 Ca^{2+} 浓度很低甚至无 Ca^{2+} 时，心肌细胞此时虽然能产生动作电位，但并不能引起心肌细胞收缩，这一现象称为兴奋-收缩脱偶联。

489. 为什么将心脏功能分为 4 级

答：心脏的主要功能是收缩射血，为血液循环提供动力。心脏舒缩能力的正常与否反映了心脏功能的好坏：当收缩功能障碍时，心排出血量下降并有循环淤血的表现即为收缩性心力衰竭；舒张功能障碍时，心脏充盈障碍表现为舒张性心力衰竭。

临床上采用心脏功能分级（cardiac function classification）评价心力衰竭（heart failure，HF）的严重程度。美国纽约心脏病学会（New York Heart Association，NYHA）提出按照患者能胜任多少体力活动对心脏功能进行分级：

Ⅰ级：患者患有心脏病，体力活动不受限制，一般体力活动不引起症状；

Ⅱ级：心脏病患者体力活动稍受限制，不能胜任一般的体力活动，可引起呼吸困难、心悸等症状；

Ⅲ级：心脏病患者体力活动显著受限制，不能胜任较轻的体力活动，可引起呼吸困难、心悸等症状；

Ⅳ级：心脏病患者体力活动能力完全丧失，休息时仍有 HF 症状和体征，体力活动后加重。

490. 为什么心血管系统的调节是一个复杂的生理过程

答：心脏虽有自律性，但整个循环系统受神经体液因素的调节，以满足机体组织代谢的需要，表现在：①神经调节：交感神经通过兴奋心脏肾上腺素能 β_1 受体，使心率加速、传导加快和心脏收缩力增强，血管平滑肌 α 肾上腺素能受体兴奋后使周围血管收缩（$β_2$ 受体兴奋使冠脉血管和骨骼肌内血管舒张）；心脏迷走神经兴奋乙酰胆碱能受体，使心率减慢、传导抑制、心脏收缩力减弱。副交感神经通过兴奋胆碱能 M 受体使周围血管扩张；②体液调节：激素、电解质和一些代谢产物是调节循环系统的体液因素。儿茶酚胺和 Na^+ 使心率加快和心收缩力增强，而乙酰胆碱、K^+ 和 Mg^{2+} 等起负性心率和心脏收缩的作用；儿茶酚胺、肾素、血管紧张素、精氨酸加压素等使血管收缩，而腺苷三磷酸、环磷酸腺苷、激肽、前列腺环素等起舒张血管的作用。除上述调节外，心脏尚有内分泌功能。心钠素是脊椎动物心脏分泌的激素，主要在心房肌细胞合成，具有利尿、利钠、舒张血管和降低血压的作用，参与体内水电解质平衡、体液容量和血压的调节。

心血管系统的神经体液调节是一个复杂的过程，有多项机制参与其中。每一种机制都在其中发挥调节作用，但任何一种机制都不能完成全部的、复杂的调节。神经调节一般是快速、短期内的调控。而长期调节主要是通过多种激素参与的体液调节实现的。

491. 为什么有些人会罹患动脉粥样硬化

答：目前认为动脉粥样硬化是一种多病因疾病，即多个危险因素作用于不同环节所致。主要危险因素有：①年龄、性别：本病临床上多见于 40 岁以上中、老年人，49 岁后进展较快。但近年来临床发病年龄有年轻化趋势。与男性相比，女性发病率较低，这与雌激素的抗动脉粥样硬化作用有关，故女性绝经期后发病率迅速增加；②血脂异常：脂类代谢异常是动脉粥样硬化最重要的危险因素。总胆固醇（total cholesterol，TC）、甘油三酯（triglyceride，TG）、低密度脂蛋白胆固醇或极低密度脂蛋白胆固醇增高，相应的载脂蛋白 B 增高；高密度脂蛋白胆固醇、载脂蛋白 A 降低都被认为是危险因素。此外，脂蛋白（a）增高也是其独立的危险因素；③高血压：高血压患者动脉粥样硬化发病率明显增高。可能由于高血压时，动脉壁承受较高压力，内皮细胞损伤，低密度脂蛋白胆固醇易于进入动脉壁并刺激平滑肌细胞增生从而引发动脉粥样硬化；④吸烟：吸烟者血中碳氧血红蛋白增高，动脉壁内氧合不足，内膜下层脂肪酸合成增多，前列环素释放减少，血小板易在动脉壁黏附聚集。此外，吸烟可使血中 TC 增高以致易患动脉粥样硬化，尼古丁可引起动脉痉挛和心肌受损；⑤糖尿病和糖耐量异常：糖尿病者多伴有高甘油三酯血症或高胆固醇血症，还常有凝血Ⅷ因子增高及血小板功能增强，加速动脉粥样硬化血栓形成和引起动脉管腔的闭塞。胰岛素抵抗也与动脉粥样硬化的发生密切相关；⑥肥胖：肥胖可导致血浆 TG 及 TC 水平的增高，并常伴发高血压或糖尿病，肥胖者常有胰岛素抵抗从而导致动脉粥样硬化的发生；⑦家族史：有冠心病、糖尿病、高血压、血脂异常家族史者，冠心病的发病率增加。常染色体显性遗传所致的家族性血脂异常是这些家族成员易患本病的因素。

492. 为什么冠状动脉粥样硬化可发展为心绞痛甚至心肌梗死

答：冠状动脉是供应心肌营养的主要血管，由于种种原因，冠状动脉发生粥样病变、血管硬化、管腔狭窄，导致心肌供血减少。在冠状动脉狭窄早期由于冠状动脉有较强的储备能力，心肌血供尚可代偿，患者无症状；当狭窄接近 70% 时，患者出现活动后心肌供血不足，表现为一过性心绞痛；在冠状动脉狭窄的基础上伴不完全血栓形成，则出现不稳定型心绞痛，这时患者即使在休息时也会出现心绞痛，而且持续时间较长（但<20 分钟），

研究发现此时已有少数心肌纤维坏死。疾病继续进展，一旦血管完全堵塞或在冠状动脉硬化基础上的血管痉挛，造成局部心脏无血供，大面积心肌坏死，进展为急性心肌梗死（acute myocardial infarction，AMI），而此亦为心源性猝死的主要原因。据病变检出率和统计结果显示，冠状动脉粥样硬化以左冠状动脉前降支为最高，其余依次为右主干、左主干或左旋支、后降支。

493. 为什么渗入内皮下的血浆脂蛋白主要为低密度脂蛋白和极低密度脂蛋白

答：血液在流动过程中给予血管壁以相当高的侧压。正常情况下，血液中有些小分子物质可经动脉壁的内皮间隙渗入内皮下层，再经内弹力膜进入中膜，最后至动脉的外膜被淋巴系统清除。如血管壁渗透性改变，渗入血管壁的物质增多，而排出相对较少时，渗入的有形成分将滞留于内膜下。一般认为血液中的低密度脂蛋白（low density lipoprotein，LDL）便是如此沉积于内膜下逐渐形成动脉粥样硬化斑块的。

血浆中的脂蛋白有4种类型，即高密度脂蛋白（high density lipoprotein，HDL）、低密度脂蛋白（low density lipoprotein，LDL）、极低密度脂蛋白（very low density lipoprotein，VLDL）和乳糜微粒（chylomicron，CM）。HDL体积小，进入内膜后容易经过中膜和外膜进入淋巴系统，不在内皮下滞留；CM体积大，不容易渗入内皮下；渗入内皮下的脂质主要是LDL和VLDL，这与动脉粥样硬化斑块内的脂质成分很相似。

494. 为什么动脉粥样硬化斑块内的细胞成分主要为单核巨噬细胞

答：氧化型低密度脂蛋白有细胞毒性，在动脉粥样硬化早期，高脂血症氧化型脂蛋白和高胆固醇血症可引起内皮损伤，增加单核细胞对内皮细胞的亲和力。单核细胞黏附在内皮细胞的数量增多，通过趋化吸引，在内皮细胞间迁移。低密度脂蛋白（low density lipoprotein，LDL）经内皮损伤处进入内皮下，单核细胞也随之进入内膜，并转化成有清道夫作用的巨噬细胞，通过清道夫受体吞噬脂质。巨噬细胞过度吞噬脂质，便成为泡沫细胞，并进一步发生破裂死亡，死亡而破裂的泡沫细胞构成动脉粥样硬化斑块内的细胞外脂质和纤维成分。与此同时，平滑肌细胞也向内皮下移动，而后和单核细胞一样也转化成巨噬细胞，继而成为泡沫细胞最终死亡。因此动脉粥样硬化斑块内细胞成分主要为单核巨噬细胞。

495. 为什么冠心病合并支气管哮喘的患者禁用 β 受体拮抗剂

答：β受体拮抗剂能选择性地与β肾上腺素受体结合，从而拮抗神经递质和儿茶酚胺对β受体的激动作用。肾上腺素受体分布于大部分交感神经节后纤维所支配的效应器细胞膜上，其受体分为3种类型，即 $β_1$ 受体、$β_2$ 受体和 $β_3$ 受体。$β_1$ 受体主要分布于心肌，可激动引起心率加快和心肌收缩力增加；$β_2$ 受体存在于支气管和血管平滑肌，可激动引起支气管扩张、血管舒张等；$β_3$ 受体主要存在于脂肪细胞上，可激动引起脂肪分解。这些效应均可被β受体拮抗剂所阻断和拮抗。β受体拮抗剂能抑制心脏β肾上腺素受体，减慢心率、减弱心肌收缩力、降低血压，从而降低心肌耗氧量以减少心绞痛发作和增加运动耐量。但由于β受体拮抗剂对支气管平滑肌 $β_2$ 受体的阻断作用，可使支气管平滑肌收缩，支气管管腔内径缩小，呼吸道阻力增加。因此有明显支气管痉挛或支气管哮喘的患者，禁

用 β 受体拮抗剂。

496. 为什么心功能可由代偿最终发展为心力衰竭

答：心脏的主要功能是收缩射血，为血液循环提供动力。心脏舒缩能力的正常与否反映了心功能的好坏。心肌收缩力受损和（或）心室超负荷血流动力学因素存在时，机体可通过代偿机制使心功能在短期内维持相对正常的水平。此后，除了因为代偿能力有限、代偿机制的负面影响外，心肌细胞的能量供应不足及利用障碍导致心肌细胞坏死、纤维化以及伴随出现的一系列复杂的神经体液变化都是导致失代偿的重要因素。最终心脏的收缩功能和（或）舒张功能发生障碍，不能发挥其应有的射血效应、将静脉回心血量充分排出心脏，导致静脉系统血液淤积，动脉系统血液灌注不足等终末阶段，从而引起心脏循环障碍症候群，此种障碍症候群集中表现为肺和腔静脉淤血，发展到此终末阶段为心力衰竭（heart failure，HF）。

497. 为什么心力衰竭可导致呼吸困难、体力活动受限以及体液潴留

答：心力衰竭（heart failure，HF）简称心衰，是指由于心脏的收缩功能和（或）舒张功能发生障碍，不能将静脉回心血量充分排出心脏，导致静脉系统血液淤积，动脉系统血液灌注不足，从而引起心脏循环障碍症候群，此种障碍症候群集中表现为肺和腔静脉淤血。HF 并不是一个独立的疾病，而是心脏疾病发展的终末阶段。其中绝大多数的 HF 都是以左心衰开始的，即首先表现为肺循环淤血。由于肺循环淤血，HF 早期即可出现疲乏，运动耐力明显减低，心率增加等症状，继而出现劳力性呼吸困难、夜间阵发性呼吸困难、高枕睡眠等；检查两肺底有湿啰音、干啰音和哮鸣音。由于慢性持续性淤血可出现腹部或腿部水肿，颈静脉充盈，肝大、压痛、发绀、下垂性水肿和胸腹水等体液潴留体征。

498. 为什么高血压可诱发并加重心脑血管疾病

答：高血压的主要危害是通过血流动力学改变和对内皮细胞的直接损害作用，促使动脉粥样硬化的发生和发展，诱发和加重心脑血管疾病。心脏和血管是高血压病理生理作用的主要靶器官，早期可无明显病理改变。长期高血压引起的心脏改变主要是左心室肥厚和扩大。而全身小动脉病变则主要是壁/腔比值增加和管腔内径缩小，导致重要靶器官如心、脑、肾组织缺血。长期压力负荷增高，儿茶酚胺与血管紧张素 Ⅱ 等生长因子都可刺激心肌细胞肥大和间质纤维化引起左心室肥厚和扩张，称为高血压心脏病。高血压性心脏病常可合并冠状动脉粥样硬化和微血管病变。长期高血压使脑血管发生缺血与变形，形成微动脉瘤，一旦破裂可发生脑出血。高血压促使脑动脉粥样硬化，粥样斑块破裂可并发脑血栓形成。脑小动脉闭塞性病变可引起针尖样小范围梗死病灶，称为腔隙性脑梗死。此外高血压还可诱发肾脏、视网膜等器官的病变。

499. 为什么肾素-血管紧张素系统紊乱可导致高血压

答：肾素血管紧张素系统（renin angiotensin system，RAS）或肾素-血管紧张素-醛固酮系统（renin-angiotensin-aldosteronesystem，RAAS）是人体内重要的体液调节系统。RAS

既存在于循环系统中，也存在于血管壁、心脏、中枢、肾脏和肾上腺等组织中，共同参与对靶器官的调节。正常情况下，它对心血管系统的正常发育，心血管功能稳态，电解质和体液平衡的维持以及血压的调节均有重要作用。肾素可催化血管紧张素原转化为血管紧张素 Ⅰ，后者在血管紧张素转化酶作用下转化为 8 肽的血管紧张素 Ⅱ。RAS 类似于一个链条，环环相扣，任何一个环节被干扰，均能使该系统发生紊乱。血管紧张素 Ⅱ 作用于血管平滑肌细胞引起血管收缩，也可作用于交感神经末端和肾上腺从而促进儿茶酚胺的释放，继而引起血管收缩，导致血压升高。血管紧张素 Ⅱ 引起的肾动脉和肾小球动脉硬化、狭窄，导致肾小球萎缩、肾功能损害，继而引起肾性高血压，而高血压又加重血管硬化和肾损害，形成恶性循环。RAS 通过对中枢神经的影响促进肾上腺髓质释放儿茶酚胺，增加心排出量，增加口渴感，刺激饮水并促进水的吸收，最终导致血压升高。在对肾脏的影响中，RAS 促进持续性醛固酮的释放而造成钠潴留，参与调节肾小球-肾小管平衡，致小血管血流减少和钠重吸收增加从而增加血容量，导致血压升高。

（王　倩）

第二节　生化检验

500. 为什么血液胆固醇值并非越低越好

答：血液胆固醇（CH）是一种生理必需物质，水平过高可使冠心病等心血管疾病发生的危险性增高，过低亦可能影响细胞的结构和功能。CH 是否促进动脉粥样硬化的发生发展，是否会触发心血管事件，除与其血液中的浓度有关外，还与动脉粥样硬化的进程是否已经启动、现存的动脉粥样硬化程度、合并的心血管危险因素的数量与程度等因素有关。加上 CH 主要由低密度脂蛋白（LDL）和高密度脂蛋白（HDL）两种脂蛋白转运，而两者在脂类疾病发病机制中作用相反。故血 CH 水平并不是越低越好。临床实践中，降脂也一定要注意患者的年龄组，有无高血压以及机体自身代谢功能，如老年高血压若给予强化降脂可能没有太多的益处，反而会使出血性脑卒中增加。

501. 为什么甘油三酯水平在个体内和个体间的差异较大

答：受生活习惯、饮食条件、年龄、性别等影响，甘油三酯（TG）水平在个体内和个体间差异较大。如高脂饮食后 TG 升高，一般餐后 2~4 小时达高峰，8 小时后基本恢复空腹水平；运动不足、肥胖可使 TG 升高；成年后随年龄增加 TG 水平上升（中青年男性高于女性，50 岁后女性高于男性）。目前包括我国在内的许多国家均已提出统一的血脂异常的诊断标准和治疗目标，使用这些标准和目标时需考虑到个体内变异的存在，并通过一定的手段将个体内变异降低至适当水平，否则将有可能做出错误的医学判断和决定。由于造成生物学变异的原因是多方面的，有些因素根本无法人为控制。严格规定生活方式等可减小生物学变异，但实施起来困难较大。实用而有效地减小个体内变异的方法是在保持生活基本稳定的情况下，以一定的时间间隔，多次取样测定血脂，测定过程的不精密度大时还应增加每份标本的重复测定次数。此外进行血脂分析时，还应注意其他造成分析前变异的因素，如患者准备（生活基本稳定，无急性病、创伤、手术等，采血样前无剧烈运动，根据情况禁食等）、采血过程与方式、标本处理与贮存等。

502. 为什么超敏 C 反应蛋白的检测可用于心血管疾病评估

答：C 反应蛋白（CRP）是一种能与肺炎球菌荚膜 C 多糖物质反应的敏感的急性时相反应蛋白。在感染应答中，细胞因子尤其是白细胞介素-6、白细胞介素-1β、肿瘤坏死因子-2α 刺激肝脏合成 CRP。在 Ca^{2+} 存在时，CRP 能识别配体并与配体结合，激活补体系统；CRP 具有重要的免疫调节作用，能增加巨噬细胞的活性和运动，促进对各种细菌和异物的吞噬，刺激单核细胞表面的组织因子表达及其他免疫调节功能。由于常规 CRP 检测不能很好地反映低水平的 CRP 浓度的变化，随着检验技术的发展，超敏 C 反应蛋白（hs-CRP）的测定已成为可能，可检测出低水平（0.1～10 mg/L）的 CRP 浓度，该水平的微小变化与心血管疾病及部分其他疾病密切相关，因此心血管疾病的生物化学检测中引入 hs-CRP 的检测。

503. 为什么冠心病患者 C 反应蛋白升高有别于感染时 C 反应蛋白升高

答：C 反应蛋白（CRP）激活补体系统，促进中性粒细胞黏附，吸引冠状动脉斑块中的补体，在动脉硬化的形成和发展中起重要作用。超敏 C 反应蛋白（hs-CRP）的升高反映了动脉硬化存在低度的炎症过程和粥样斑块的脱落。与严重全身感染时的 CRP 不同，冠心病患者的 CRP 仅轻度升高，通过冠状动脉造影发现，造影阳性患者的 hs-CRP 比阴性患者高，但始终处于基线水平。

504. 为什么超敏 C 反应蛋白的检测易受脂血的影响

答：超敏 C 反应蛋白（hs-CRP）的测定以免疫比浊法居多。免疫比浊法原理：体液中的某种蛋白质与其特异性抗体在特殊缓冲液中快速形成抗原-抗体复合物，使反应液出现浊度。当反应液中保持抗体过量时形成的复合物随抗原量增加而增加，反应液的浊度亦随之增加，与一系列的标准品对照，即可计算出受检蛋白质的含量。比浊法受脂血影响较大，尤其是低稀释度，脂蛋白的小颗粒可形成浊度，使测定值假性升高。

505. 为什么脂蛋白相关磷脂酶 A2 能促进动脉粥样硬化的发生发展

答：脂蛋白相关磷脂酶 A2（lipoprotein-associated phospholipase A2，Lp-PLA2）作为一种新的炎性反应标志物，在动脉粥样硬化的几个主要阶段均起作用。Lp-PLA2 主要由巨噬细胞和淋巴细胞产生，在早期关于 Lp-PLA2 与动脉粥样硬化的研究中因 Lp-PLA2 能水解致炎因子如血小板活化因子及结构相关的氧化磷脂，因此曾被认为能抑制炎性反应，甚至能抑制动脉粥样硬化的形成。但是近年来研究已证实 Lp-PLA2 可促进动脉粥样硬化的发生与发展。Lp-PLA2 主要结合于低密度脂蛋白（LDL），而 LDL 尤其是氧化低密度脂蛋白沉积于动脉壁是一个关键步骤。LDL 氧化的早期结果之一就是氧化卵磷脂的快速降解，产生大的溶血卵磷脂和游离氧化脂肪酸。这一反应产生的 2 个新脂质产物都是强有力的炎症介质，能引起单核细胞趋化性改变，引起内皮功能障碍，诱导表达内皮细胞黏附分子，增加表达血小板源生长因子和表皮生长因子类蛋白，从而导致慢性炎症的形成，加速动脉粥样硬化的进程。Lp-PLA2 是唯一能水解氧化磷脂的酶，被运输到动脉壁与脂蛋白结合，因此，在从 LDL 氧化潴留到动脉粥样硬化损伤形成的病理过程中，LDL 相关的 Lp-PLA2 发挥了重要作用。

506. 为什么脂蛋白相关磷脂酶 A2 参考区间存在性别差异

答：脂蛋白相关磷脂酶 A2（Lp-PLA2）男性参考区间与女性参考区间不同。国外报道 Lp-PLA2 水平受性别和种族影响，成人血清 Lp-PLA2 参考区间男性为 $131\sim376\mu g/L$（平均 $251\mu g/L$），女性为 $120\sim342\mu g/L$（平均 $174\mu g/L$）。女性血清 Lp-PLA2 水平要低于男性可能与女性分泌雌激素有关。研究发现绝经后女性血清 Lp-PLA2 水平要明显高于绝经前女性血清 Lp-PLA2 水平，且绝经后女性在接受雌激素替代治疗 2 周后，其血清 Lp-PLA2 水平可降低 26%。

507. 为什么临床要检测血浆纤维蛋白原

答：血浆纤维蛋白原（fibrinogen，Fib）是血浆黏度及诱导红细胞聚集的主要决定因素，可降低血液的流动性从而易于血栓的形成．在内源性及外源性凝血途径中，凝血酶将 Fib 裂解产生纤维蛋白单体，后者在 XⅢ 因子的作用下形成稳定的纤维蛋白凝块。纤维蛋白沉积在动脉粥样硬化的起始及发展中也起重要作用。在动脉粥样硬化斑块中含有较高含量的纤维蛋白、Fib 及其降解产物。一旦纤维蛋白进入动脉内膜，即可刺激平滑肌细胞增殖及移动，吸引白细胞、影响内皮细胞通透性及血管张力，并通过与低密度脂蛋白（LDL）或脂质结合，参与动脉粥样硬化病变脂质核心的形成。

508. 为什么血浆纤维蛋白原水平与冠心病严重程度有关

答：已有证据表明血浆纤维蛋白原（Fib）水平与冠心病严重程度有关。不稳定型心绞痛患者血浆 Fib 水平高于稳定型心绞痛患者，重度血管痉挛心绞痛患者血浆 Fib 水平高于轻度血管痉挛心绞痛患者。多变量回归分析揭示血浆 Fib 水平是心血管疾病死亡及非致死性心肌梗死的独立预测因子。血浆纤维蛋白原每增加 1g/L，心肌梗死的危险性增加 45%。

509. 为什么同型半胱氨酸代谢障碍可导致其血清水平增高

答：同型半胱氨酸（Hcy）是一种含硫氨基酸，是甲硫氨酸代谢过程中的中间产物。Hcy 代谢途径的物质及相关酶如叶酸、维生素 B_{12} 和维生素 B_6 的缺乏，甲硫氨酸合成酶、胱硫醚 β 合成酶的缺陷都可引起 Hcy 血症。由于维生素 B_{12} 是甲硫氨酸合成酶的辅酶，叶酸是体内甲基的供体，当两者缺乏时可导致胱硫醚 β 合成酶活性的降低，阻碍甲硫氨酸的再生成，从而造成了 Hcy 在体内的蓄积。血清叶酸和维生素 B_{12} 水平与 Hcy 水平呈负相关，叶酸和维生素 B_{12} 水平越低，血清 Hcy 水平越高。除营养、遗传因素外，年龄、种族、生活习惯（吸烟、饮酒、喝咖啡、高甲硫氨酸饮食等）、地区、药物（氨甲蝶呤、卡马西平、苯妥英钠等）和其他疾病（如慢性肾功能不全）等因素均可导致血清 Hcy 水平升高。

510. 为什么同型半胱氨酸可促进动脉粥样硬化

答：同型半胱氨酸（Hcy）促进动脉粥样硬化的形成有多种机制：①游离的硫基基团

介导 H_2O_2 生成，产生细胞毒作用；②Hcy 的二聚体可活化凝血Ⅶ因子，促进凝血反应；③Hcy 抑制蛋白 C 活化；④生理水平的 Hcy 可增加内皮细胞组织因子的促凝活性；⑤Hcy 可增加脂蛋白（a）与纤维蛋白的结合能力。

511. 为什么同型半胱氨酸水平与冠状动脉病变程度有关

答：同型半胱氨酸（Hcy）是甲硫氨酸代谢过程中的中间产物，可通过游离的硫基基团介导 H_2O_2 生成，产生细胞毒作用；活化凝血Ⅶ因子，促进凝血反应；抑制蛋白 C 的活化；增加内皮细胞组织因子的促凝活性；增加脂蛋白（a）与纤维蛋白原（Fib）的结合能力等机制促进冠状动脉粥样硬化。多项前瞻性及病例对照研究表明 Hcy 是预测远期罹患冠心病的独立危险因素，并且这种相关性即使在 Hcy 处于正常范围时依然存在，呈剂量依赖性。血清 Hcy 水平愈高，冠状动脉病变累及的范围愈广，其水平与冠状动脉的病变程度有关，因此 Hcy 是反映冠状动脉病变严重程度的良好指标。

512. 为什么血清天门冬氨酸转氨酶不适用于急性心肌梗死的诊断

答：天门冬氨酸转氨酶（AST）又称谷草转氨酶（glutamic oxaloacetic transaminase, GOT），广泛分布于人体各组织。肝脏、骨骼肌、肾脏、心肌内含量丰富，红细胞 AST 约为血清的 10 倍，轻度溶血会使测定结果升高。AST 在急性心肌梗死（AMI）发生后 6~12 小时升高，24~48 小时达峰值，持续 5 天或 1 周，随后降低。但由于 AST 不具备组织特异性，单纯血清 AST 升高不能用于诊断心肌损伤。

513. 为什么乳酸脱氢酶对急性心肌梗死的诊断具有一定的参考价值

答：乳酸脱氢酶（LDH）是葡萄糖无氧酵解中调节丙酮酸转化为乳酸的酶，广泛存在于肝脏、心脏、骨骼肌、肺、脾脏、脑、红细胞、血小板等组织细胞的胞质和线粒体中。发生心肌损伤时，心肌细胞膜破裂，线粒体、胞质内物质外漏到细胞间液及外周血中。LDH 在急性心肌梗死（AMI）发作后 8~12 小时出现在血中，48~72 小时达峰值，LDH 的半衰期为 57~170 小时，7~12 天恢复正常，如果连续测定 LDH，对于就诊较迟、肌酸激酶（creatine kinase，CK）已恢复正常的 AMI 患者有一定的参考价值。

514. 为什么乳酸脱氢酶同工酶检测有助于心肌梗死的诊断

答：乳酸脱氢酶（LDH）是相对分子量为 135000 的四聚体，由 M 型和 H 型亚单位构成 5 种同工酶：H_4（LDH_1）、MH_3（LDH_2）、M_2H_2（LDH_3）、M_3H（LDH_4）和 M_4（LDH_5）。LDH 在不同组织中有其特异性同工酶。心脏、肾脏和红细胞所含的 LDH 同工酶比例相近，以 LDH_1 和 LDH_2 为主。LDH 同工酶测定可提高诊断特异性，有学者认为急性心肌梗死（AMI）时不仅 LDH_1 升高，往往还有 LDH_2 相对降低，故 LDH_1/LDH_2 比值（>0.76）更敏感和特异。LDH_1/LDH_2 对急性心肌梗死诊断灵敏度为 75%~86%，特异性为 85%~90%。

515. 为什么乳酸脱氢酶不适用于溶栓疗法的评估

答：乳酸脱氢酶（LDH）可广泛存在于肝脏、心脏、骨骼肌、肺、脾脏、脑、红细胞、血小板等组织细胞的胞质和线粒体中。发生心肌损伤时，心肌细胞膜破裂，线粒体、胞质内物质外漏到细胞间液及外周血中，使 LDH 水平升高。连续测定 LDH，对于就诊较迟、肌酸激酶（CK）已恢复正常的急性心肌梗死（AMI）患者有一定的参考价值。但由于红细胞内含有丰富的 LDH，溶栓疗法常可导致溶血，使 LDH 水平升高，因此 LDH 无法用于溶栓疗法的评估。

516. 为什么肌酸激酶是心肌中重要的能量调节酶

答：肌酸激酶（CK）又称为腺苷三磷酸肌酸磷酸转移酶，是心肌中重要的能量调节酶。在腺苷三磷酸（ATP）提供的能量下，CK 催化肌酸生成磷酸肌酸和二磷酸腺苷（adenosine diphosphateADP），磷酸肌酸含高能磷酸键，是心肌收缩时能量的直接来源。肌酸激酶催化合成的磷酸肌酸可以运送至细胞质中并储存，这种能量的储存形式比直接储存 ATP 好，其在线粒体可以通过氧化磷酸化获取能量，供心肌细胞收缩。因此 CK 是心肌细胞重要的能量调节酶。

517. 为什么肌酸激酶参考范围存在性别差异

答：肌酸激酶（CK）主要存在于骨骼肌、脑和心肌组织中，此外还存在于一些含平滑肌的器官如胃肠道、子宫内。而在肝、红细胞中含量极微或者没有。正常情况下，绝大多数 CK 位于肌细胞内，血液中 CK 升高一般提示已有肌肉损害或正发生肌肉损害。生理性变异如年龄、性别和种族对 CK 水平均有一定的影响。CK 水平与人体肌肉总量有关，男性肌肉含量较女性高，因此 CK 参考区间也存在性别差异，即男性高于女性。根据 WS/T 404.7-2015《临床常用生化检验项目参考区间第 7 部分：血清乳酸脱氢酶、肌酸激酶》推荐，成人（20~79 岁）男性参考区间为 50~310U/L，女性为 40~200U/L。

518. 为什么心肌梗死的诊断除肌酸激酶外还需检测肌酸激酶同工酶 MB

答：肌酸激酶（CK）具有四种同工酶形式：肌酸激酶肌肉型（CK-MM）、肌酸激酶脑型（CK-BB）、肌酸激酶杂化型（CK-MB）和肌酸激酶线粒体型（CK-MiMi）。CK-MM 型主要存在于各种肌肉细胞中，CK-BB 型主要存在于脑细胞中，CK-MB 型主要存在于心肌细胞中，CK-MiMi 型主要存在于心肌和骨骼肌线粒体中。不同肌肉同工酶的比例不同，CK-MM 占骨骼肌中 98%~99%，CK-MB 占 1%~2%；CK-MM 占心肌内 80% 左右，但 CK-MB 占心肌总 CK 的 15%~25%。心肌中 CK-MB 相对含量在所有组织中最高，分别是骨骼肌和脑的 18 倍和 7.5 倍。CK-MB 的特异性和敏感性均高于总 CK，在临床诊断中具有重要意义，因此目前临床采用 CK-MB 替代 CK 作为心肌损伤的常规检查项目。

519. 为什么肌酸激酶可用于心肌再灌注的疗效监测

答：肌酸激酶（CK）和肌酸激酶同工酶 MB（CK-MB）在 AMI 发生后 4~6 小时即可超过正常上限，溶栓后几小时内，CK-MB 还会继续升高，称"冲洗现象"，此后 CK 下降（见图 7-1）；且红细胞中无 CK，测定 CK 不受溶血的干扰。因此 CK 也常用于观察再灌注的效果。

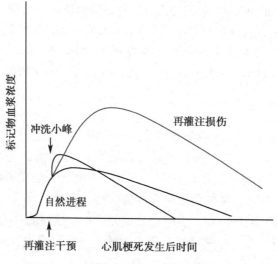

图 7-1 心脏标志物随梗死后时间的变化趋势

520. 为什么急性心肌梗死发病 6 小时内和 36 小时后肌酸激酶的敏感度较低

答：肌酸激酶（CK）通常存在于动物心脏、肌肉以及脑等组织的胞浆和线粒体中。在肌肉萎缩和心肌梗死发生时，血清中 CK 水平迅速升高。急性心肌梗死（AMI）时，CK 在起病后 4~6 小时超过正常范围上限，24 小时达峰值，48~72 小时恢复正常，半衰期为 10~12 小时（图 7-2）。因此在 AMI 发作后 6 小时内和 36 小时以后其诊断敏感度较低，所以临床需关注 AMI 发病 6 小时的 CK 值。

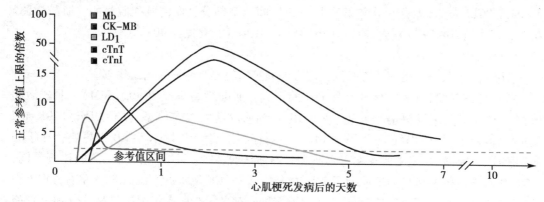

图 7-2 心肌梗死后血液中主要心脏标志物的动态变化

521. 为什么血清心肌肌钙蛋白 T 检测可用于不稳定型心绞痛的实验室诊断

答：心肌肌钙蛋白（cardiac troponin，cTn）是由 3 个亚单位，即肌钙蛋白 C、肌钙蛋白 I 及肌钙蛋白 T 组成的复合物。cTn 被认为是目前用于急性冠脉综合征（ACS）诊断最特异的生化标记物。肌钙蛋白 T（troponin T，TnT）相对分子质量为 37000，是原肌球蛋白结合亚基。心肌肌钙蛋白 T（cTnT）的大部分是以 C-T-I 的复合物形式存在于细丝上，6%~8% 以游离形式存在于心肌细胞浆中。临床上作为心肌损伤检测标志物的 cTn 有心肌肌钙蛋白 I（cTnI）和 cTnT 两种。因 cTnT 与骨骼肌 TnT 的基因编码不同，骨骼肌中无

cTnT 的表达。cTnT 相对于两种骨骼肌亚型有 40% 不同源性。cTnT 分子稳定、亲水、特异性抗原决定簇的反应性好。cTnI 在不同检测系统之间的测定值可能存在差别，临床应用时应充分注意。血清 cTnT 在判断微小心肌损伤方面具有重要价值。不稳定型心绞痛患者常发生微小心肌损伤，对于这种微小的心肌损伤，CK-MB 常不敏感，阳性率仅为 8%，TnT 对不稳定型心绞痛阳性率可达 39%，这种损伤只有检测血清 TnT 才能确诊。

522. 为什么心肌肌钙蛋白用于诊断近期发生的再梗死效果较差

答：心肌肌钙蛋白（cardiac troponin，cTn）被认为是目前诊断急性冠脉综合征最特异的生化标记物，最早可在症状发作后 2 小时出现，具有较宽的诊断窗口期：肌钙蛋白 T（troponin T，TnT）（5~14 天），肌钙蛋白 I（troponin I，TnI）（4~10 天）。在无心肌损伤时肌钙蛋白血液含量很低，因此可用于微小心肌损伤的鉴别诊断。此外肌钙蛋白还可对冠脉综合征患者进行预后评价以及溶栓再灌注的监测。然而由于两者均具有较长的窗口期，TnI 长达 10 天，TnT 平均长达 7 天，最长至 14 天，因此用于诊断近期发生的再梗死效果较差。

523. 为什么心肌肌钙蛋白 T 和肌钙蛋白 I 均可用于溶栓后再灌注的监测

答：溶栓成功的病例肌钙蛋白 T（troponin T，TnT）呈双峰，第一个峰高于第二个峰。研究表明，用 TnT 评估复通，90 分钟时优于肌酸激酶同工酶 MB（creatine kinase-MB，CK-MB）和肌红蛋白（myoglobin，Mb），如果结合其他诊断急性心肌梗死（acute myocardial infarction，AMI）指标如 12 导联心电图的 S-T 段变化，效果则更好。和 TnT 一样，TnI 可用于溶栓后再灌注的判断，在成功的溶栓疗法使冠状动脉复通后 30~60 分钟，TnI 还会继续升高，其敏感性约为 80%，高于 CK-MB 和 Mb。

524. 为什么肌红蛋白可用于急性心肌梗死的早期诊断

答：肌红蛋白（myoglobin，Mb 或 MYO）相对分子质量小，仅为 17 800，小于肌酸激酶同工酶 MB（creatine kinase-MB，CK-MB）（84 000），更小于乳酸脱氢酶（lactate dehydrogenase，LDH）（135 000），且位于细胞质内，故心肌损伤后出现较早。当急性心肌梗死（acute myocardial infarction，AMI）患者发作后，细胞质中的 Mb 释放入血，2 小时即升高，目前，它是 AMI 发生后出现最早的可检测的心肌梗死标志物之一。因此，Mb 能用于 AMI 的早期诊断。

525. 为什么肌红蛋白是判断心肌再梗死的良好指标

答：肌红蛋白（myoglobin，Mb 或 MYO）是一种氧结合血红素蛋白，主要分布于心肌和骨骼肌。急性心肌损伤时，Mb 最先被释放入血液，2 小时即可升高，6~9 小时达高峰，24~36 小时恢复至正常水平，因此可作为诊断急性心肌梗死（acute myocardial infarction，AMI）早期最灵敏的指标。由于 Mb 升高很快，消除也很快，因而也是判断再梗死或持续梗死的良好指标。再梗死发生后，血清可出现新的 Mb 浓度峰。

526. 为什么检测肌红蛋白可迅速排除急性心肌梗死

答：肌红蛋白（myoglobin，Mb 或 MYO）主要分布于心肌和骨骼肌。急性心肌梗死

（acute myocardial infarction，AMI）患者发病后，Mb 最先被释放入血液，血中 Mb 2 小时即可升高，6~9 小时达高峰，24~36 小时恢复至正常水平。Mb 的阴性预测价值较高，阳性虽不能确诊，但可用于早期心肌梗死的排除诊断，在胸痛发作 2~12 小时内，如 Mb 阴性基本可排除 AMI。

527. 为什么心脏型脂肪酸结合蛋白对于早期急性心肌梗死的实诊断敏感度较高

答：心脏型脂肪酸结合蛋白（heart fatty acid-binding protein，hFABP）在心肌损伤后释放入血液的特点与肌红蛋白（myoglobin，Mb 或 MYO）类似，在心肌缺血或损伤 0.5~2 小时内即可显著升高，6 小时达峰值，24~36 小时内恢复正常水平。在早期（胸痛发生 6 小时内）诊断急性心肌梗死（acute myocardial infarction，AMI）的敏感度等于甚至优于 Mb，可能与心肌细胞 hFABP 比 Mb 含量高、血浆 hFABP 含量远低于 Mb 有关，心肌损伤后，血浆 hFABP 升高的速率高于 Mb 及 TnT/TnI。

528. 为什么肌红蛋白和心脏型脂肪酸结合蛋白均可用于早期急性心肌梗死鉴别诊断

答：肌红蛋白（myoglobin，Mb 或 MYO）是一种小分子蛋白质。人体心肌和骨骼肌中含有大量的 Mb，当心肌或横纹肌损伤时，Mb 被释放入血液，血清 Mb 即可明显升高。急性心肌梗死（acute myocardial infarction，AMI）时，血中 Mb 2 小时即可升高，可作为 AMI 早期诊断最灵敏的指标。

心脏型脂肪酸结合蛋白（heart fatty acid-binding protein，hFABP）在心肌损伤后释放入血液的特点与 Mb 类似，在心肌缺血或损伤 0.5~2 小时内即可显著升高，研究表明在早期（胸痛发生 6 小时内）诊断 AMI 的敏感度等于甚至优于 Mb。

由于两者的阴性预测价值较高，阳性虽不能确诊 AMI，但可用于早期筛查诊断。在胸痛发作早期，若检测结果为阴性则基本排除心肌梗死。

529. 为什么糖原磷酸化酶同工酶 BB 可用于心肌缺血性损伤的早期诊断

答：糖原磷酸化酶同工酶 BB（glycogen phosphorylase isoenzyme，GPBB）主要存在于脑和心肌，相对分子量为 18800，脑组织逸出的不能透过血脑屏障，因此血中的 GPBB 主要来自心肌。生理条件下，GPBB 主要以 GPBB-糖原复合物形式与肌浆网紧密结合。心肌细胞缺血（氧）状况下糖原分解活跃，使与之结合的 GPBB 游离，扩散入胞质积聚，一旦细胞膜因缺氧导致通透性增加即大量溢出。在急性心肌梗死（acute myocardial infarction，AMI）发病后 0.5 小时后 GPBB 即可显著升高，尤其是 AMI 发作后 2~3 小时内，GPBB 的敏感性略高于 Mb。在胸痛发生 4 小时内，GPBB 的阳性预测值达 94%，阴性预测值达78%。因此，GPBB 是反映心肌缺血（氧）的良好指标，可用于发现早期心肌缺血性损伤。

530. 为什么缺血修饰白蛋白可用于急性冠脉综合征的辅助诊断

答：健康人的白蛋白 N 端能和部分金属元素结合，在缺血发生时，由于自由基等破坏了血清白蛋白的氨基酸序列，导致白蛋白与过渡金属的结合能力改变，这种因缺血而发生与过渡金属结合能力改变的白蛋白称为缺血修饰白蛋白（ischemia modified albumin，

IMA）。2003 年 2 月，美国食品药品管理局（Food and Drug Admistraton，FDA）已批准 IMA 测定作为早期心肌缺血的生化标志物，用于对低危患者急性冠脉综合征的辅助诊断。IMA 可作为心电图正常的胸痛患者心肌缺血的排除诊断，但 IMA 不能鉴别心肌梗死和心肌缺血，因此现在主张对急性冠脉综合征患者同时检测 IMA 和 TnT，两者联合使用可提高心肌梗死的灵敏度并使确诊时间提前。

531. 为什么血清（浆）B 型利钠肽激素或其前体片段可用于心力衰竭的实验室诊断

答：心力衰竭（heart failure，HF）是指由于心脏收缩功能和（或）舒张功能发生障碍，不能将静脉血回心血量充分排出心脏，导致静脉系统血液淤积，动脉系统血液灌注不足，从而引起心脏循环障碍症候群，主要表现为肺淤血、腔静脉淤血等。

由于利钠肽家族是调节体液、体内钠平衡及血压的重要激素。B 型利钠肽（B-type natriuretic peptide，BNP）广泛分布于脑、脊髓、心肺等组织，其中以心脏含量最高，能调节血压和血容量的自稳平衡，并具有利尿的作用。BNP 主要在心室合成，在心室负荷过重或扩张时增加。HF 时，心脏内血容积增加、左心室压力超负荷使得 BNP 或其前体片段大量分泌，故血清（浆）BNP 或其前体片段可用于 HF 的实验室诊断。

532. 为什么 B 型利钠肽/N 末端-B 型利钠肽前体有多种检测方法

答：B 型利钠肽（B-type natriuretic peptide，BNP）/N 末端-B 型利钠肽前体（N terminal-pro-B type natriuretic peptide，NT-proBNP）存在于心室肌，当受到物理牵张（心室机械牵张）、化学暴露（暴露于肾素系统）以及代谢刺激（缺氧、缺血）时可促使其分泌。BNP/NT-proBNP 经历了三代检测方法：一代为放射免疫法，缺点为准确性和精密度均不高，容易受到多种因素的影响。随着检验需求的提高逐渐被二代检测方法淘汰：免疫比浊法和酶联免疫法，其灵敏度、精密度和特异性均比放射免疫法好，线性范围较宽。二代检测法由于采用双抗体夹心的方法，分析过程无需萃取，抗体特异性较高，但缺点是该反应耗时较长，难以自动化。随着检测技术的发展以及仪器自动化程度的提高，开发出第三代检测方法为荧光免疫分析技术，其检测范围可达 5~1300ng/L，准确度高、精密度好，测定直接采用血浆或血清，可在自动化分析仪上使用，更适用于临床检验。

533. 为什么 N 末端-B 型利钠肽前体可反映 B 型利钠肽的分泌状况

答：心室肌和脑细胞可表达 134 个氨基酸的前 B 型利钠肽前体（pre-proBNP），在细胞内水解信号肽后变为 108 个氨基酸的 B 型利钠肽前体（pro-B type natriuretic peptide，proBNP）被释放入血。血液中的 proBNP 在肽酶的作用下进一步水解，生成等摩尔的 32 个氨基酸的 B 型利钠肽（B-type natriuretic peptide，BNP）和 76 个氨基酸的 N 末端-B 型利钠肽前体（N terminal-pro-B type natriuretic peptide，NT-proBNP），故两者均可反映 BNP 的分泌状况。

534. 为什么某些情况下 N 末端-B 型利钠肽前体对心力衰竭的诊断优于 B 型利钠肽

答：B 型利钠肽（B-type natriuretic peptide，BNP）的清除主要通过与 BNP 清除受体结合，继而被胞吞和溶酶体降解，只有少量 BNP 通过肾脏清除；而 N 末端-B 型利钠肽前体（N terminal-pro-B type natriuretic peptide，NT-proBNP）主要通过肾小球滤过清除。因此，肾功能对循环中 NT-proBNP 水平的影响远大于 BNP。BNP 的半衰期为 22 分钟，NT-proBNP 的半衰期为 120 分钟，因此 NT-proBNP 在心力衰竭（heart failure，HF）患者血中的浓度较 BNP 高 1~10 倍，因此在某些情况下更有利于 HF 的诊断。

535. 为什么高血压患者要进行肾素活性、血管紧张素、醛固酮联合检测

答：肾素-血管紧张素-醛固酮系统是人体血压、水和电解质平衡重要的调节系统，对维持人体内环境的稳态起着十分重要的作用。肾素在生理和许多病理情况下，其数量和活性决定了整个体系的活性，测定肾素活性因此成为肾素-血管紧张素-醛固酮系统活性的标志。实际工作中肾素活性的测定是通过测定血管紧张素Ⅰ的量和在 37℃条件下 1 小时血管紧张素Ⅰ的增加量（即肾素原被肾素催化转化为血管紧张素Ⅰ的量）来计算肾素活性的。肾素的主要生理功能是将血管紧张素原分解成血管紧张素Ⅰ，血管紧张素Ⅰ在血管紧张素转移酶作用下转变成血管紧张素Ⅱ，并可引起醛固酮分泌以此发挥对机体血压的调节作用。当出现肾动脉狭窄、肾动脉硬化症、肾动脉血栓、肾小球肾炎和肾盂肾炎等时，肾皮质血流量减少，肾小球滤过率下降，刺激肾素分泌可引起高血压。文献报道约 50% 的肾血管性高血压患者肾素活性增加。

536. 为什么血和尿儿茶酚胺的检测需特别注意检测前应激状态、标本储存等因素的影响

答：儿茶酚胺（catecholamine）是一种含有儿茶酚和胺基的神经类物质，包括肾上腺素、去甲肾上腺素和多巴胺。儿茶酚胺的主要生理作用是使血管收缩，主要是小动脉和小静脉收缩。儿茶酚胺增高可见于嗜铬细胞瘤、成纤维细胞瘤、神经母细胞瘤、心肌梗死及剧烈运动后；降低见于胶原病、营养不良、神经节药物封闭等。尿儿茶酚胺检测时标本必须新鲜。试验前 48 小时禁食茶、水果、咖啡、茄子，另外如奎宁等药物也可导致假阳性。儿茶酚胺浓度可因运动、寒冷、不安、激怒、疼痛、高温而增高，因此采血应处于安静状态下进行。一些疾病可升高血儿茶酚胺水平，如脱水、阻塞性肺部疾病、心绞痛、心力衰竭、肾衰竭、一过性脑缺血发作、抑郁、甲状腺功能减退或酸中毒等。

537. 为什么皮质醇的检测需注明采血时间

答：血清皮质醇（cortisol）能直接反映糖皮质激素的分泌水平。由于皮质醇的分泌有昼夜节律变化，故在测定血清皮质醇时要注意选择合适的时间。目前多选择清晨 8 点、午后 16 点及夜间 0 点时采血。正常人应是 8 点值最高，16 点次之，0 点值最低。测定方法可用免疫化学发光定量测定法。因在应激时血清皮质醇浓度会升高，故采血测定时应注意避免剧烈活动、感染、外伤及过度精神紧张等因素。测定水平过高或过低反映了肾上腺皮质功能亢进或不足。由于此结果受到血清类固醇结合球蛋白含量的影响，故在结果判断时要注意有关影响因素，如妊娠、服用女性避孕药或极少数先天性类固醇结合球蛋白增高的患者，可因类固醇结合球蛋白过多致血皮质醇水平增高；而严重肝病、应用雄激素治疗及大剂量服用苯妥英钠、水杨酸等药物或肾病综合征低蛋白血症患者，可因类固醇结合球蛋白过少致血皮质醇水平降低。这种情况下因血游离皮质醇水平正常，故临床无肾上腺皮质功能异常征象，实际上肾上腺皮质功能亦无异常。

538. 为什么缺血修饰白蛋白可以辅助判断心肌早期缺血

答：缺血修饰白蛋白（ischemia modified albumin，IMA）在血液中浓度升高就提示发生了组织缺血。与传统的心肌坏死指标不同，IMA 在心肌缺血发生后 5~10 分钟血中浓度即可升高，即早在心肌细胞发生不可逆损伤前，能够辅助临床医生早期明确缺血的诊断，早期干预治疗，改善患者的预后和减少病死率。

539. 为什么采用钴比色法测定缺血修饰白蛋白

答：正常血清白蛋白以活性形式存在，加入钴试剂后，Co^{2+} 与血清白蛋白 N 末端结合，溶液中存在的游离 Co^{2+} 浓度较低；而心肌缺血患者血清标本中含有较多的缺血修饰白蛋白（ischemia modified albumin，IMA），其氨基末端的金属结合位点在组织缺血产物的作用下，与金属离子的结合能力下降。此时加入同等量的钴试剂后，由于 IMA 与 Co^{2+} 的结合能力降低，溶液中存在较高浓度的游离 Co^{2+}，加入二巯基苏糖醇试剂后可与游离的 Co^{2+} 产生络合反应，生成红褐色产物，在 470nm 处测定吸光度大小，其吸光度与 Co^{2+} 浓度成正比，吸光度高者表示血清中存在较多 IMA。

540. 为什么心脏型脂肪酸结合蛋白可作为急性心肌梗死、心肌损伤的早期标志物

答：心脏型脂肪酸结合蛋白（heart fatty acid-binding protein，hFABP）是心脏中富含的一种新型小胞质蛋白。它具有高度心脏特异性，但在心脏以外的组织中也有低浓度表达。心肌缺血性损伤出现后，hFABP 可以早在胸痛发作后 1~3 小时在血液中被发现，6~8 小时达到峰值而且血浆水平在 24~30 小时内恢复正常。hFABP 的几个生物学特性表明它可能是一种可用于心肌损伤早期诊断的生物标志物：①在心肌中高表达；②在细胞质中表达较少；③分子量小；④相对组织特异性；⑤与心脏以外组织中肌酸激酶同工酶 MB（creatine kinase-MB，CK-MB）的分布相似；⑥在心肌损伤后较早释放进入血浆和尿液。

541. 为什么肿瘤生成抑制素 2 可作为心力衰竭的标志物

答：肿瘤生成抑制素 2（ST2）也称为生长刺激表达基因 2 蛋白，是白细胞介素-1 受体家族成员，有两个亚基直接与心脏疾病的进程密切相关：可溶性形式（sST2）和跨膜受体形式（ST2L）。在心脏应激状态下，sST2 的表达上调，IL-33 与 ST2L 结合，在心脏疾病或损伤时保护心脏功能，sST2 竞争性地结合 IL-33，从而减少 IL-33 和 ST2L 的结合，降低对心脏的损害。ST2 已应用于评估急、慢性心力衰竭患者的为危险分级、预后及指导临床治疗。

542. 为什么高敏肌钙蛋白检测有利于更早期发现急性冠状动脉综合征患者和急性心肌梗死患者

答：高敏肌钙蛋白（high sensitivity Troponin T，hs-TnT）的检测有利于更早期发现急性冠脉综合征患者和急性心肌梗死（acute myocardial infarction，AMI）患者，其原因可归结于以下几点：①hs-TnI 检测将阈值提高了 10~100 倍，并且完全符合关于检测精确度的要求，因此，hs-TnI 检测可更多且更早的在胸痛患者中发现 AMI；②对于胸痛发作早期的患者，hs-TnI 的优势更为明显；③单次 hs-TnI 检测 AMI 的阴性预测值可达 95%，可与之前

常规肌钙蛋白连续检测的准确度相当；④3 小时内连续 2 次 hs-TnI 检测 AMI 的敏感性可达 100%。

（王 倩 乔理华）

第三节 临床应用

543. 为什么糖尿病可导致高脂血症

答：正常情况下，人体细胞内能量代谢主要由血糖供给，多余的血糖可转化为糖原、脂肪和蛋白质贮存起来。患糖尿病后，由于胰岛素的绝对或（和）相对不足，机体组织不能有效地摄取和利用血糖，不仅造成血糖浓度增高，而且组织细胞内三大营养物质的消耗增加，以满足机体的功能需要。在脂肪代谢上，脂肪组织摄取葡萄糖及从血浆清除三酰甘油（triglyceride，TG）减少，脂肪合成减少；脂蛋白脂肪酶活性增加，脂肪分解加速，血浆游离脂肪酸和 TG 浓度升高；当胰岛素极度不足时，脂肪组织大量动员分解产生大量酮体，当超过机体对酮体的氧化利用能力时，酮体堆积形成酮症。以上原因导致糖尿病患者发生高脂血症。

544. 为什么血液高密度脂蛋白水平与动脉粥样硬化性心脑血管疾病有关

答：血液高密度脂蛋白（high density lipoprotein，HDL）水平与动脉粥样硬化性心脑血管疾病的发病率呈负相关，主要是通过参与体内胆固醇酯逆转运起抗动脉粥样硬化作用。在胆固醇酯逆转运中，HDL 与载脂蛋白 AI 将外源的总胆固醇（total cholesterol，TC）运出，转运给 HDL，再运至肝脏，最后 TC 通过转变为胆汁酸从胆道排出，维持血液中 TC 的正常水平。HDL 的作用分为两种，即脱泡沫化作用和抗泡沫化作用。前者是指形成的泡沫细胞脱去 TC；后者是在修饰低密度脂蛋白（low density lipoprotein，LDL）处理巨噬细胞时加入 HDL，使泡沫细胞的形成受到抑制。

545. 为什么超敏 C 反应蛋白可用于冠心病发生的危险性评估

答：超敏 C 反应蛋白（hypersensitive C-reactive protein，hs-CRP）主要用于心血管疾病一级预防中冠心病发生的危险性评估。hs-CRP < 1mg/L 为低危，1 ~ 3mg/L 为中危，>3mg/L 为高危。多种危险因子干预试验结果表明，在对 12866 名中年男性长期随访中，148 例发生心肌梗死，98 例死于冠心病。分析各种影响冠心病的因素，hs-CRP 和冠心病密切相关。25% 的 hs-CRP 高值者比 25% 的 hs-CRP 低值组的冠心病致死率增加 4 倍，因此 hs-CRP 是冠心病发生的独立危险因素。

546. 为什么乳酸脱氢酶作为心肌梗死的诊断指标具有一定的局限性

答：由于机体内多种组织存在乳酸脱氢酶（lactate dehydrogenase，LDH），非梗死所致的快速性心律失常、急性心包炎、心力衰竭都可使 LDH 轻度升高，单纯用血清 LDH 活力升高诊断心肌损伤的特异性仅为 53%。LDH 的另一缺点是无法用于评估溶栓疗法，红细胞含丰富的 LDH，溶栓疗法常致溶血，使 LDH 升高。此外 LDH 血中出现时间及达峰值时间较迟，不能用作再灌注标志。因此 LDH 作为心肌梗死的诊断指标具有一定的局限性。

547. 为什么要重视心血管疾病的实验室指标

答：在我国，冠状动脉硬化性心脏病和脑血管病是城市人口的前三位死因，严重威胁着人类健康。心肌损伤的标志物，尤其是兼具高敏感性和高特异性的肌钙蛋白，提高了对微小损伤的诊断准确率，同时也建立了急性冠脉综合征等新概念，诊断指标进一步优化。为了配合溶栓疗法的需要，促使一些新标志物的研究和开发，肌红蛋白成为早期诊断指标的代表，生化指标应用开始进入心肌缺血期和血栓形成期。A、B 型利钠肽的开发和利用，为诊断心力衰竭提供了新手段，提高了隐性或轻度心力衰竭的诊断率。心脏标志物的出现使其在心血管病的诊治中发挥越来越重要的作用，必将导致心血管疾病的死亡率明显下降。因此，临床生物化学在研究心血管疾病发生的生化机制及心血管疾病导致的生物化学改变的基础上，为心血管疾病发生的危险性评估提供生物化学指标，并为心血管疾病的诊断、危险性分层、治疗效果评价、预后判断等提供生物化学标志物，同时在心血管疾病的一级与二级预防中，实验室诊断指标也起到了重要的作用。

548. 为什么心脑血管疾病需要多指标联合诊断

答：心脑血管病的诊断需根据病史、临床症状和体征、实验室检查和器械检查等资料作出综合分析。实验室检查主要包括常规血、尿、多种生化检查，例如动脉粥样硬化时血液中各种脂质检测；急性心肌梗死（acute myocardial infarction，AMI）时需检测 TnT/TnI、Mb、心肌酶等。心力衰竭时需进行 BNP 的测定等。此外，微生物和免疫学检查有助于感染所致的心脑血管疾病诊断，如感染性心脏病时体液的微生物培养、血液细菌、病毒核酸及抗体等检查；风湿性心脏病时链球菌抗体和炎症反应（如抗"O"、红细胞沉降率、CRP）的血液检查。因此心脑血管疾病需要多种检查手段联合诊断。

549. 为什么高血压患者要监测肾功能

答：细小动脉硬化是高血压病的主要病变特征，表现为细小动脉玻璃样变，最易累及的是肾的入球动脉，视网膜动脉和脾中心动脉。由于细小动脉因高血压长期痉挛，加之血管内皮细胞受长期的高血压刺激，使内皮细胞及基底膜受损，内皮细胞间隙扩大，通透性增强，血浆蛋白渗入血管壁中。同时血管平滑肌细胞分泌大量细胞外基质，血管平滑肌细胞因缺氧而变性、坏死，使血管壁逐渐由血浆蛋白、细胞外基质和坏死的血管平滑肌细胞产生的修复性胶原纤维及蛋白多糖所代替、正常管壁结构消失，逐渐凝固成玻璃样物质，致细动脉壁增厚，管腔缩小甚至闭塞。相应的肾小管因缺血而萎缩，间质纤维组织增生，淋巴细胞浸润。临床上，早期一般不出现肾功能障碍，晚期由于病变的肾单位越来越多，肾血流量逐渐减少，肾小球的滤过率逐渐降低，患者出现水肿、蛋白尿和肾病综合征，严重者可出现尿毒症。故高血压患者应对其肾功能进行监测。

550. 为什么 B 型利钠肽（N 末端-B 型利钠肽前体）不能作为心力衰竭的唯一诊断指标

答：B 型利钠肽（BNP）/N 末端-B 型利钠肽前体（NT-proBNP）是容量依赖性激素，除心力衰竭（HF）外，其他可产生水钠潴留、血容量增多的病症，亦可导致血浆 BNP/NT-proBNP 水平升高，如库欣综合征、原发性醛固酮增多症、肝硬化、肾衰竭等。因此

BNP/NT-proBNP 不能作为 HF 的唯一诊断指标。此外，在肺气肿、慢性阻塞性肺疾病、肾脏疾病、肾透析、心脏病、服用心脏药物如强心苷或利尿剂等情况下，也会使血浆 BNP/NT-proBNP 浓度发生改变，影响 BNP/NT-proBNP 诊断 HF 的准确性。

551. 为什么要进行心血管疾病的危险性评估

答：根据 Framingham 心脏研究中心的定义，心血管疾病包括冠心病（冠心病猝死、心肌梗死、心绞痛、冠状动脉供血不足）、脑血管病（缺血性脑卒中、出血性脑卒中、短暂性脑缺血）、外周动脉疾病（间歇性跛行）和心力衰竭。心血管疾病对于人类健康的威胁是巨大的，是目前世界范围内致死和致残的主要病因之一，尤其在低收入和发展中国家更加明显，80% 的心血管死亡发生在发展中国家，而我国每死亡 3 人中就有 1 人是死于心血管疾病。所幸心血管疾病发病过程缓慢，为我们进行疾病防治留出了一定的时间。如何评估未来 10 年甚至更长时间心血管事件发生风险？如何筛查心血管疾病高危患者不同危险分层患者？采取何种方式及力度的进行干预？半个多世纪以来，多个国家和地区致力开展和不断完善的心血管危险因素研究，通过将患者的危险等级进行不同程度的划分，以便于为日后的风险评估提供有利的验证依据。

552. 为什么不同人群适用于不同的评估表格

答：疾病风险评估是研究致病因素与特定疾病发病率、死亡率之间数量依存关系及规律的技术，被普遍认为是进行健康管理的基础和核心环节。心血管疾病是是世界范围内致死和致残的主要疾病之一。心血管疾病因其高发病率、高致死率，成为世界范围内最大的疾病负担。近半个多世纪以来，许多国家和地区在心血管疾病危险因素的研究基础上，产生了多种心血管风险评估工具。目前主要有 Framingham 风险评估、美国国家胆固醇教育计划（NCEP）指南修订成人组第三次指南（ATP III）、欧洲系统性冠心病风险评估、英国 QRISK 心血管风险评估、Reynolds 风险评分、WHO/ISH 心血管疾病风险预测图、中国缺血性心血管疾病风险评估等。由于人群心血管疾病谱和危险因素流行特征具有国家与地区的异质性，上述工具并不适用于所有人群；对同一个体应用不同的心血管疾病风险评估工具，10 年心血管疾病风险可有较大差异，甚至被预测在不同的危险分层。因此，不同人群心血管疾病危险性评估应采用不同的评估工具。

553. 为什么心肌损伤标志物需针对不同患者反复筛选

答：心肌损伤标志物主要有肌钙蛋白 T（TnT）、肌钙蛋白 I（TnI）、肌酸激酶同工酶 MB（CK-MB）和肌红蛋白（Mb）。在心肌细胞膜完整时，心肌肌钙蛋白不会透出细胞膜进入血液循环，只有当心肌细胞膜破坏时，TnT/TnI 才能释放入血。其血液循环中 TnT/TnI 的浓度与心肌受损的程度成正比，且具有长达 15 天的半衰期，是回顾性检测的最佳指标。CK-MB 一直是心肌酶谱中诊断心肌损伤最具特异性的酶，用化学发光法测定其浓度后，CK-MB 的敏感度和特异性进一步提高。Mb 因其分子量小，当心肌细胞发生损伤时，Mb 是最早进入血液的生物标志物，其扩散入血的速度比 CK-MB 或 TnT/TnI 更快。但其在骨骼肌中也有表达，故不具有心肌特异性。

在急性心肌梗死（AMI）发生的 6 小时内，通过动态检测二次血清 Mb 水平可早期诊断是否有 AMI 发生。如第二次检测值明显高于第一次检测值，则具有极高的阳性预测值。如动态检测二次测定值间无差异，则具有 100% 的阴性预测值。由于 Mb 窗口期最短，仅为 3~4 天，故在疾病发生后该指标不能用于回顾性分析。由于 TnT/TnI 具有心肌特异性，胸痛发生 4 小时后的患者可直接进行 TnT/TnI 检测，其血清/血浆中水平升高具有诊断特异性。对于一直不能通过心电图改变识别心肌梗死又无典型临床症状的微小心肌损伤患者，TnT/TnI 的检测是目前最佳的辅助诊断指标。TnT/TnI 还可作为临床溶栓治疗后再灌注的监测指标。CK-MB 质量检测敏感性和特异性都远远高于 CK-MB 活性检测，在没有开展 TnT/TnI 检测时，可用 CK-MB 协助临床诊断，其对诊断急性冠脉综合征和评价心肌损伤程度的敏感性和特异性都接近 TnT/TnI。

554. 为什么心肌损伤标志物需在短期内重复检测

答：心肌损伤标志物的敏感性往往和发作后的时间有密切关系，峰值浓度和判断梗死面积有关，这些都有赖于合理的检测频度。

排除急性心肌梗死（AMI）的抽血频率：每个医院的采血频度都不一样，对于想尽快排除 AMI 的患者，在缺少决定性心电图依据时推荐以下抽样频率检测生化标志物以确定有无 AMI，即入院时即刻、入院后 4 小时、8 小时、12 小时或第 2 天清晨各测 1 次。

对已有能确诊 AMI 的心电图改变者的抽血频度：有 50% 的 AMI 患者在送急诊室时已有急性心肌损伤的心电图依据，即心电图示 2 个或 2 个以上连续导联 ST 升高>0.1mV。对这些患者应考虑应用溶栓疗法或经皮冠状血管成形术等应急治疗措施，没有必要为明确诊断再做过多的生化标志物检测。生化标志物的测试频率可减少，以进一步证实诊断、估计梗死范围以及确定有无再梗死。

555. 为什么急性心肌损伤标志物标本周转时间应控制在 1 小时以内

答：周转时间（TAT）指从采集血样标本到报告结果的时间。研究结果表明，从起病到正确干预的时间与心肌坏死面积、并发症、生存率直接相关。缩短心肌标志物报告时间将有助于尽早开始有效治疗、减少心脏病患者的住院时间和医疗费用。有 Q 波的梗死患者早期使用溶栓疗法降低了死亡率，增加了冠状动脉复通率。对最终排除急性冠脉综合征的患者，早期的实验室报告将降低全部住院费用。国际临床化学联合会（IFCC）建议 TAT 应控制在 1 小时以内。影响 TAT 的因素包括标本转送时间、分析前必要的标本预处理时间、分析时间以及发报告的时间。送标本到实验室并非由实验室所掌握。实验室应尽量设在住院处附近，临床部门应缩短送标本的时间，建议实验室为心肌标志物的检测开设绿色通道。标本预处理时间包括必需的血液凝固和离心时间，对于自动免疫仪，可用血浆或抗凝的全血代替血清，免去凝血所需的时间，降低全部分析前时间。心肌标志物的血清浓度和血浆浓度可能有较大差别，厂家的应用指南应清楚表明所用抗凝剂的种类和血浆、全血的参考区间。

556. 为什么心肌损伤标志物的检测须明确标本类型

答：急性心肌梗死（AMI）的疗效和预后与治疗开始的时间密切相关，因此缩短标本周转时间与 AMI 的诊断时间具有重要意义。然而由于血清标本在抽血后需有一定的孵育时间，不仅延长了标本周转时间，而且假阳性率偏高，极大地影响了临床医师对该类疾病的诊治。目前可用抗凝血浆和血清两种标本来对心肌损伤标志物进行检测。有研究认为抗凝剂 EDTA 为 Ca^{2+} 螯合剂，对心肌肌钙蛋白 I-肌钙蛋白 C 复合体的稳定有一定影响，可能影响检测结果的可靠性。因此血浆和血清的分析结果可能有所差异，检测时须明确标本类型，注意试剂盒对标本的要求。

557. 为什么肌钙蛋白 T/肌钙蛋白 I 是诊断心肌梗死的首选标志物

答：心肌肌钙蛋白 T（TnT）/肌钙蛋白 I（TnI）是检测心肌梗死的首选标志物，心肌 TnT/TnI 在急性心肌梗死（AMI）早期诊断中具有较高的敏感性，且有较强的心肌特异性，在血清中出现时间早、组织特异性强、准确率高、持续时间长、诊断窗口期宽等优点，可弥补常规酶学检查的不足，避免漏诊，对于 AMI 的早期诊断和鉴别诊断具有很高的价值，也有利于 AMI 患者治疗效果的观察和预后判断，是当前首选的确诊 AMI 的标志物。

558. 为什么肌钙蛋白 T/肌钙蛋白 I 并非心肌梗死的特异性指标

答：肌钙蛋白 T（TnT）/肌钙蛋白 I（TnI）升高仅能代表心肌细胞受到损伤，而由于冠状动脉粥样硬化斑块破裂引起急性闭塞导致心肌细胞缺血缺氧最终坏死仅仅是心肌细胞损伤的众多原因之一。快速性和（或）缓慢性心律失常导致的心肌缺血氧供失衡，肥厚型心肌病、严重的呼吸衰竭、严重贫血、高血压病（伴或不伴左心室肥大）等导致的心肌损伤、非心肌缺血性心肌损伤如外科手术、心肌炎等，其他原因所致的心肌损伤如心力衰竭、应激性心肌病、严重肺栓塞等均可导致 TnT/TnI 升高，因此 TnT/TnI 并非心肌梗死的特异性指标。

559. 为什么肌红蛋白异常患者需要结合确诊标志物以及心电图变化才能明确诊断

答：肌红蛋白（Mb）相对分子量很小，仅 17 800，广泛存在于骨骼肌、心肌胞浆且位于细胞质内，故当肌纤维损伤时最先在血液中出现，具有较高的敏感性。到目前为止，它是急性心肌梗死（AMI）发生后最早的可测标志物。Mb 阴性有助于排除 AMI 的诊断。但 Mb 无心肌特异性，其水平异常需要结合确诊标志物以及心电图变化才能明确诊断。

560. 为什么心脏标志物检测需包括早期标志物与确诊标志物

答：早期标志物如肌红蛋白（Mb）由于其分子量小，在急性心肌梗死（AMI）时可快速入血，通过动态检测二次血清中早期标志物水平可早期诊断是否有 AMI 的发生。如第二次检测值明显高于第一次检测值，则具有极高的阳性预报价值；如动态检测二次测定值间无差异，则具有 100% 的阴性预报价值，排除 AMI 的可能性。但由于早期标志物窗口期时间较短，在疾病发生后不能用于回顾性分析。确诊标志物如心肌肌钙蛋白 T（TnT）/肌钙蛋白 I（TnI）由于具有心肌特异性，其血清/血浆水平升高具有较高的诊断特异性。对于一直不能通过心电图改变识别，又无临床典型症状的微小心肌损伤患者，确诊标志物的检测是目前最佳的辅助诊断指标。但因确诊标志物窗口期时间较长，不利于区分损伤时峰值与治疗后峰值，故作为判断溶栓后的治疗效果不佳，但可进行回顾性诊断。

因此，临床上早期诊断 AMI、提高 AMI 诊断的准确性，评估溶栓治疗后再灌注的疗效，回顾性诊断未及时应诊患者等可根据需要合理选择并应用早期心肌标志物与确诊标志物。

561. 为什么超敏 C 反应蛋白可用于动脉粥样硬化的辅助诊断及预后评价

答：超敏 C 反应蛋白（hs-CRP）位于动脉粥样硬化斑块内，具有刺激组织因子生成的作用。随后，组织因子启动凝血途径，慢性微量炎症因子激活补体从而引发脂质在血管壁沉积，导致动脉粥样硬化。对冠心病患者的研究结果显示，冠心病患者血清 hs-CRP 水平显著高于正常对照组，且随着病情的加重，血清 hs-CRP 水平呈上升趋势。因此 hs-CRP 检测对冠心病的早期诊断具有重要的临床价值。需要注意的是，hs-CRP 与动脉粥样斑块的稳定性有关，而与冠状动脉的狭窄程度无关，不能作为判断冠状动脉狭窄程度的指标。

研究显示，hs-CRP 在最高组别的患者将来疾病发生的危险性是正常人的 2 倍，发生心肌梗死的危险性是正常人的 3 倍，发生外周动脉血管疾病的危险性是正常人的 4 倍，发生冠状动脉疾病的危险性是正常人的 2.6 倍。因此 hs-CRP 是患者心血管病发病和死亡的一项预测指标，可用于动脉粥样硬化的预后评价。

562. 为什么有些临床实验室通过检查可溶性肿瘤生成抑制素 2 评估心血管疾病患者心力衰竭风险及预后

答：肿瘤生成抑制素 2（suppression of tumorigenicity 2，ST2）是心肌细胞、心肌成纤维细胞受负荷变化时分泌的一种血清蛋白。研究显示，急性心力衰竭（HF）患者 ST2 水平显著升高；心功能Ⅲ～Ⅳ级患者血清 ST2 水平显著高于心功能Ⅱ级患者和心功能正常的对照组，表明随着 HF 的不断加重，心肌细胞缺血缺氧、机械应力和心室内压力不断升高，血清 ST2 水平也逐渐升高。同时，ST2 与心功能分级呈正相关，表明血清 ST2 可反映 HF 的严重程度。因此 ST2 可以作为 HF 诊断的指标之一，反映 HF 的严重程度和心脏功能的损害程度，作为严重 HF 的新指标之一。此外，多因素分析显示 ST2 预测 1 年死亡率具有较高价值。因此可溶性 ST2 具有评估心血管疾病患者 HF 风险及预后的临床价值。

563. 为什么脂蛋白相关磷脂酶 A2 可用于临床冠心病患者严重程度的评估

答：脂蛋白相关磷脂酶 A2（Lp-PLA2）由成熟的巨噬细胞和淋巴细胞合成和分泌，在血浆中主要与低密度脂蛋白（LDL）结合，既能通过水解血小板活化因子、氧化磷脂等炎症介质达到抗动脉硬化的作用，又能通过水解 LDL 分子中的氧化磷脂，使其产生促炎症物质溶血卵磷脂和氧化性游离脂肪酸而起到促动脉粥样硬化的作用，因此 Lp-PLA2 与动脉粥样硬化性心脏病密切相关。

研究表明在脂质核心中心，巨噬细胞和凋亡细胞富集区以及易损斑块周围，Lp-PLA2 水平增加。高水平 Lp-PLA2 也存在于易破裂斑块中，血浆中 Lp-PLA2 即为斑块释放入循环血中。因此 Lp-PLA2 是一种易损斑块的循环标志物，检测其水平可评估冠心病患者的严重程度。

（乔理华）

第八章　肝、胆疾病生物化学检验

第一节　基本知识

564. 为什么肝脏被称为"物质代谢中枢"

答：肝脏是人体内最大的实质性器官，也是维持生命和内环境稳定所必需的器官。它以肝小叶为基本单位，由排列成索状的肝细胞组成，分动脉及门静脉两套供血系统和二条出肝通道，即肝静脉和由毛细胆管-胆小管-左右肝管-总胆管组成的胆道系统，这是肝脏与机体内外环境进行物质交换和代谢的组织结构基础。肝脏几乎参与体内一切物质的代谢。由于肝细胞含有丰富的膜结构及有关酶系，其中还含有为肝细胞所独有的酶系，如鸟氨酸循环中的鸟氨酸氨基甲酰转移酶，生成酮体的 3-羟基-3-甲基戊二酸单酰辅酶 A 还原酶（HMG-CoA）合成酶等，因此它是进行物质代谢和生物转化的主要场所，主要表现为：①合成与分泌：合成除 γ 球蛋白以外的几乎所有的血浆蛋白质，如白蛋白、纤维蛋白原、凝血因子和转运蛋白质等。肝脏还可以合成并分泌胆汁酸，此为肝脏特有的功能，调节体内胆固醇水平并促进脂类和脂溶性物质的消化、吸收；②加工与储存：能将从肠道吸收经门静脉进肝脏的营养物质进行加工，变成人体内自己的成分供应全身，并将多余的物质加以贮存，如氨基酸、糖、脂肪酸、胆固醇、脂类、维生素和矿物质等；③激素灭活：肝脏也是多种激素（如甲状腺素、类固醇激素等）在发挥调节作用后降解的主要部位，借此可以调节血浆激素水平，这一过程称为激素的灭活；④维生素代谢：肝脏可贮存脂溶性维生素，人体95%的维生素 A 都贮存在肝内，肝脏是维生素 C、D、E、K、B_1、B_6、B_{12}、烟酸、叶酸等多种维生素贮存和代谢的场所。综上所述，肝脏被誉为"物质代谢中枢"。

565. 为什么肝脏功能受损时会引起代谢紊乱

答：在炎症刺激、胆道结石、肿瘤或毒物损伤等多种因素造成肝细胞损害或胆管系统受阻时，体内众多物质的生物化学反应将受到不同程度的影响，进而引起相应的病理生理改变和功能障碍，肝脏原本具有的代谢功能出现病理性不协调的供求和不平衡的状态，此时就会出现代谢紊乱，包括：①蛋白质代谢紊乱：主要表现为血浆白蛋白和总蛋白的水平下降，下降程度取决于肝损害的类型、严重程度和持续的时间；血氨升高，血尿素降低，血浆氨基酸比例失调；②糖代谢紊乱：主要表现为丙酮酸含量升高，血糖平衡紊乱，血清半乳糖浓度增高；③脂质代谢紊乱：主要表现为脂质的消化吸收异常和脂质分解、合成和改造的异常；④胆红素代谢紊乱：主要表现为胆红素生成过多，或肝处理胆红素能力下降，或胆红素的排泌存在障碍时，均可导致血中胆红素浓度增高，出现高胆红素血症，最终导致不同类型的黄疸；⑤胆汁酸代谢紊乱：胆汁酸的合成、分泌、重吸收及加工转化等均与肝、胆、肠等密切相关，肝、胆、肠的疾病必然会导致胆汁酸的代谢异常。

566. 为什么肝脏是生物转化的主要器官

答：生物转化（biotransformation）是指机体将来自体内外的非营养物质进行代谢转化的过程，肝脏是体内进行生物转化的主要器官。内源性非营养物质包括体内代谢过程生成的氨、胺、胆色素及激素等物质，外源性非营养物包括摄入体内的药物、毒物、色素、食品防腐剂及有机农药等，这些物质一方面可逆地与血浆蛋白质结合，使其失活；另一方面经肝脏有关酶的作用，通过化学修饰增加其极性或水溶性，使其易于随胆汁或尿液排出体外，起到灭活、解毒作用，但是有些物质经处理后其毒性或药理作用会增强。生物转化的作用分为两相反应，氧化、还原和水解反应为第一相反应；结合反应为第二相反应。生物转化具有连续性、多样性、双重性（失活与活化）的特点。有关生物转化及排泄功能的肝功能实验包括马尿酸合成试验、安替比林试验、吲哚菁绿清除试验（ICG）等。

567. 为什么不能将肝脏的生物转化作用理解为"解毒作用"

答：肝脏是生物转化的主要器官。肝脏通过生物转化作用对内源性和外源性非营养物质进行代谢转化，增加其溶解度、降低毒性，利于其排出体外。大多数毒物、药物等进入肝细胞后，常先进行第一相反应（氧化、还原和水解反应），一般能使非极性的化合物产生带氧的极性基团，从而使其水溶性增加以便于排出，同时也改变了药物或毒物分子上原有的某些功能基团，或产生新的功能基团，使其解毒或活化；有机毒物或药物，不论是否经过氧化、还原和水解反应，大都要与体内其他化合物或基团相结合，从而遮盖了分子中的某些功能基团，使它们的生物活性、分子大小以及溶解度等发生改变，这是生物转化中的第二相反应（结合反应），它在保护有机体不受外来物毒害、维持内环境稳定方面具有重要意义。但是肝脏的生物转化作用具有解毒与致毒双重性：如烟草中 3，4-苯并芘本身并无直接致癌作用，经肝脏生物转化后可生成致癌性很强的物质。因此，有些物质经处理后其毒性或药理作用反而会增强，所以不能将肝脏的生物转化作用简单地理解为"解毒作用"。

568. 为什么肝脏能维持血糖浓度相对稳定

答：肝脏是调节血糖浓度的关键器官，它主要是通过肝糖原的合成与分解、糖异生和其他单糖转化为葡萄糖等途径来维持血糖浓度的稳定，保障全身各组织细胞的能量供应。同时，肝脏也是体内糖转化为脂肪、胆固醇及磷脂的主要场所。肝脏具有较强的糖原合成与分解的能力：在血糖升高时，肝脏可以合成糖原储存，而在血糖降低时，肝糖原可以分解为葡萄糖补充血糖；肝脏是糖异生的主要器官，可将乳酸、甘油等物质异生成糖；肝脏可将果糖，半乳糖等转变为葡萄糖。肝脏维持血糖浓度稳定的作用是通过神经体液机制和一系列酶促反应来实现的。

569. 为什么血浆白蛋白可作为物质运输载体

答：白蛋白（Alb）又称清蛋白，是由肝实质细胞合成和分泌，在血浆中的半衰期为15~19 天，是血浆中含量最多的蛋白质，占血浆总蛋白的 40%~60%。白蛋白为含 585 个氨基酸残基的单链多肽，相对分子质量为 66 458，分子中含 17 个二硫键，不含有糖的组分。在体液 pH 7.4 的环境中，白蛋白为负离子，每分子可以带有 200 个以上负电荷。它是血浆中很多组分的主要载体，许多水溶性差的物质可以通过与白蛋白的结合而被运输，这些物质包括胆红素、长链脂肪酸、胆汁酸盐、前列腺素、类固醇激素、金属离子、药物（如阿司匹林、青霉素等）。具有活性的激素或药物等与白蛋白结合后，可不表现活性；因其结合具有可逆性，当白蛋白含量变化或血液 pH 等因素变化时，这些激素和药物的游离型含量也随之变化，使其生理活性增强或减弱。

570. 为什么肝脏是胆红素代谢的重要器官

答：胆红素是胆汁中的主要成分之一，肝脏是胆红素代谢的重要器官。胆红素的来源主要有：①正常成年人胆红素约 80% 来源于衰老红细胞的破坏和降解；②约 20% 来源于肌红蛋白、细胞色素的分解；③无效红细胞生成。以上来源生成的胆红素呈脂溶性且具有细胞毒性，因此在血液中主要与白蛋白结合形成胆红素-白蛋白复合物，此类胆红素统称为未结合胆红素。胆红素必须经过血液运输到肝内才能进行生物转化。而生物转化过程要经历肝细胞的摄取、结合及排泌 3 个阶段：①胆红素经血浆白蛋白运输至肝脏，在肝窦与白蛋白分离后被肝细胞迅速摄取。在细胞质中胆红素与两种受体蛋白 Y 和（或）Z 结合，并被转运至内质网进一步代谢；②胆红素在滑面内质网中通过葡萄糖醛酸转移酶的催化，与葡萄糖醛酸结合成胆红素葡萄糖醛酸单酯和胆红素葡萄糖醛酸双酯，即水溶性的结合胆红素；③经肝细胞转化生成的结合胆红素被排泌至毛细胆管，随胆汁排入肠道。结合胆红素随胆汁排入肠道后，在肠菌酶的作用下，脱去葡萄糖醛酸基，逐步还原成为胆素原。无色的胆素原在肠道下段接触空气后被氧化为棕黄色粪胆素，为粪便的主要色素并随粪便排出。在小肠下段有 10%～20% 的胆素原被肠黏膜细胞重吸收，经门静脉入肝，其中大部分以原形再排入胆道，构成"胆素原的肠肝循环"，少部分经血液出现于尿中，与空气接触后氧化为尿胆素，成为尿的主要色素。

571. 为什么肝脏功能严重损伤时会发生糖代谢紊乱

答：虽然肝脏能够维持血糖浓度的相对稳定，但是一般轻度的肝脏损害往往很少出现糖代谢紊乱，只有当肝脏功能严重受损，肝细胞发生严重的弥漫性损害时，此时由于肝脏糖原合成障碍，不能及时地将摄入的葡萄糖合成肝糖原，进食后才会发生血糖升高，而空腹时因贮存的肝糖原较少，又会导致血糖降低。肝脏疾病对糖代谢的影响主要表现为：①丙酮酸含量升高：糖分解代谢的磷酸戊糖途径和糖酵解途径相对增强，而有氧氧化三羧酸循环运转失常，从而导致血中丙酮酸和乳酸含量显著上升，血糖浓度不能维持正常水平；②血糖平衡紊乱：血糖浓度难以维持在正常水平，进食后易出现一过性血糖升高，空腹时又易出现低血糖，表现为糖耐量曲线异常，呈现低平型、高峰型、高坡型等；③血清半乳糖浓度增高：半乳糖代谢是肝脏特有的功能，检测半乳糖清除率可反映肝脏代谢能力，也可用于测定肝血流量。因此肝脏功能严重损伤时会发生糖代谢紊乱。

572. 为什么蛋白质代谢紊乱可以提示肝脏功能损伤

答：肝脏在蛋白质代谢中的作用主要为：①合成和分泌血浆蛋白质：除 γ-球蛋白外，

几乎所有的血浆蛋白质均由肝脏合成；②转化和分解氨基酸：除支链氨基酸（亮氨酸、异亮氨酸和缬氨酸）外，其余氨基酸尤其是芳香族氨基酸（苯丙氨酸、酪氨酸和色氨酸）大多在肝内转化；③合成尿素以解氨毒。在肝功能受到损害时，蛋白质代谢发生异常，主要表现为血浆白蛋白和总蛋白的水平下降。下降程度取决于肝损害的类型、严重程度和持续的时间。在急性肝损伤时，由于肝脏的储备能力很强和多数蛋白质的半衰期较长，故血浆总蛋白与白蛋白浓度变化不大。在慢性肝病时，血浆中白蛋白降低，而γ-球蛋白升高，出现白蛋白与球蛋白（A/G）的比值降低，甚至倒置。白蛋白合成不足致使血浆胶体渗透压下降，是肝硬化患者水肿和腹水形成的重要原因。肝脏可合成除血管性血友病因子外的其他凝血因子（如维生素 K 依赖的凝血因子Ⅱ、Ⅶ、Ⅸ、Ⅹ），合成抗凝物质和酶抑制物。肝细胞严重损害时，部分凝血因子合成减少，血液凝固功能降低，患者呈现出血倾向。晚期肝病患者利用血氨合成尿素能力低下，引起血浆尿素水平呈低值，血氨呈高值，是肝性脑病（肝性昏迷）的诱因。大多数氨基酸如芳香族氨基酸、丙氨酸主要在肝脏降解，而支链氨基酸（即异亮氨酸、亮氨酸、缬氨酸）主要在肌肉、肾及脑中降解。肝功能衰竭时芳香族氨基酸在肝中的降解减少，引起血浆芳香族氨基酸含量增高；肝功能受损时，降解胰岛素能力下降，血浆胰岛素水平增高，促使支链氨基酸进入肌肉而降解增多、血浆支链氨基酸浓度降低及支链氨基酸/芳香族氨基酸比值下降。所以可以通过相关蛋白质的检测来对肝脏的代谢功能进行评价。

573. 为什么脂质代谢紊乱可以提示肝脏功能损伤

答：肝脏在脂质的消化、吸收、运输、合成及转化等过程中都有重要作用。肝细胞损伤时，胆汁酸代谢紊乱，引起胆汁中胆汁酸含量下降及分泌量减少，出现脂质消化吸收不良症状，如恶心、厌油腻和水性腹泻或者脂肪泻。在肝功能障碍时，胆固醇的形成、酯化、排泌发生障碍，不仅引起血浆胆固醇含量的变化，胆固醇酯生成也减少，出现血浆胆固醇酯/胆固醇比值下降。肝细胞损伤时，肝内脂肪氧化分解降低或脂肪合成增多或磷脂合成障碍，不能有效地将脂肪输出，过多的脂肪在肝细胞内沉积而形成脂肪肝。在肝功能严重障碍时，肝合成胆固醇和高密度脂蛋白（HDL）减少，极低密度脂蛋白（VLDL）输出减少，由此可引起血浆中总胆固醇、甘油三酯、低密度脂蛋白及高密度脂蛋白减少，尤其以高密度脂蛋白下降最明显。慢性肝内外胆汁郁积患者血浆胆固醇和磷脂明显增高，出现异常的脂蛋白 X（lipoprotein X，LP-X）。所以可以通过相关脂质的检测来对肝脏的代谢功能进行评价。

574. 为什么胆红素代谢紊乱可以提示肝脏功能损伤

答：胆红素是由卟啉类化合物在体内分解代谢生成，其来源主要有：①衰老红细胞破坏、降解；②无效红细胞生成；③组织（特别是肝细胞）中非血红蛋白的血红素蛋白质（如肌红蛋白、细胞色素 P450、细胞色素 b5、过氧化氢酶等）的血红素辅基分解产生。胆红素必须经过血液运输到肝内才能进行生物转化。胆红素在血液内主要以胆红素-白蛋白复合物的形式存在和运输。除白蛋白外，α_1 球蛋白也可与胆红素结合。正常情况下白蛋白结合胆红素的潜力很大，胆红素与白蛋白较紧密地结合成复合体，一方面改变了胆红素的脂溶性，另一方面又限制了它自由通过各种生物膜的能力，阻止了大量游离胆红素进入组织细胞产生毒性作用，此类胆红素称为未结合胆红素。当胆红素随血液运输到肝后，肝细胞能够迅速选择性地从血浆中摄取胆红素，生成胆红素葡萄糖醛酸单酯和双酯。由于肝细胞有亲和力强的胆红素受体蛋白、载体蛋白及葡萄糖醛酸基转移酶，因而不断地将胆红素摄取、结合、转化及排泌，保证了血中的胆红素不断地经肝细胞而被清除。经过肝生物转化、与葡萄糖醛酸结合的胆红素称为结合胆红素（conjugated bilirubin）。结合胆红素能够与重氮试剂直接反应，又称为直接胆红素。极性低、亲脂性强的未结合胆红素在肝细胞内经结合转化成结合胆红素后，极性增强，水溶性明显提高，不易透过生物膜，既起到解毒作用，又有利于胆红素从胆道排泌。结合胆红素被排泌至毛细胆管的过程中，有内质网、高尔基复合体、溶酶体等参与，毛细胆管膜上也存在一种以载体为中介、逆浓度梯度的能量依赖的胆红素主动转运过程。当各种原因导致的肝脏功能受损时，肝脏的白蛋白和相关胆红素受体蛋白、载体蛋白和转移酶含量降低，肝脏摄取和转化胆红素的能力下降，从而导致体内胆红素浓度变化，所以胆红素代谢紊乱可以提示肝脏功能损伤。

575. 为什么高结合胆红素血症患者血清中会出现 δ 胆红素

答：采用高效液相色谱（HPLC）可将高结合胆红素血症患者的去球蛋白血清分离出 4 条胆红素带，被分别命名为 α、β、γ 及 δ。其化学本质已阐明：α 为非结合胆红素；β 为胆红素单葡萄糖醛酸苷；γ 为胆红素双葡萄糖醛酸苷；δ 胆红素又称胆素蛋白（biliprotein），于 1966 年被发现。1981 年分离证实，δ 胆红素仅存在于高结合胆红素血症患者血清中，是一种"与蛋白质紧密结合的胆红素"或"与蛋白质共价结合的胆红素"。通过化学分析发现，δ 胆红素分子中的一个丙酸基与白蛋白多肽链中赖氨酸残基上的 ε 氨基形成酰胺键而共价结合，另一个丙酸基大部分呈游离状态，少数与葡萄糖醛酸结合，故可分为酯型和非酯型两种形式。

576. 为什么血清中的 δ 胆红素具有不会被肾小球滤出等诸多特点

答：δ 胆红素的特点有：①δ 胆红素仅起源于血清中的结合胆红素，如果血清中不存在结合胆红素或结合胆红素含量极低，就不会形成 δ 胆红素；②δ 胆红素由于与白蛋白共价结合，故不会由肾小球滤出；③一旦形成 δ 胆红素，其形式非常稳定，半衰期与白蛋白一致，为 21 天，故在血清中的存在时间明显长于其他胆红素；④约有 80% δ 胆红素与重氮试剂呈直接反应。δ 胆红素的临床意义为①修正了血清总胆红素的含义，在高结合胆红素血症患者血清中的总胆红素包括未结合胆红素、结合胆红素（单、双葡萄糖醛酸苷）和 δ 胆红素。正常人和高未结合胆红素血症患者的血清中不存在 δ 胆红素，而仅高结合胆红素血症（即阻塞性黄疸和肝细胞性黄疸）患者的血清中存在 δ 胆红素，其含量可占血清总胆红素的 8%~90%，其中 95% 患者的 δ 胆红素含量为 20%~40%；②解决了长期以来临床上难以解释的一些现象：由于 δ 胆红素与白蛋白共价结合不被肾小球滤过，所以有些黄疸患者尽管血清中结合胆红素很高，尿中可以不出现胆红素。此外由于 δ 胆红素半衰期长、代谢慢，因此在肝炎恢复期的患者尿胆红素已消失，而血清中直接胆红素含量仍可以很高。

577. 为什么血清酶浓度会受到多种因素影响

答：酶是能催化人体化学反应的一类特殊蛋白质，酶产生于人体不同的组织，体液中的酶浓度可以反映相应组织或者器官的生理病理状态，因而可以用于临床诊断。正常情况下，除了如性别、年龄、饮食、锻炼和昼夜节律的影响而导致的血清酶生理性变化之外，血清酶浓度保持相对恒定。但一些病理因素可对酶的合成和降解造成影响，从而导致血清酶浓度的变化。常见的导致血清酶浓度变化的原因有酶合成异常、酶释放增加以及酶的排出异常。虽然血浆中大多数酶不受进食的影响，测定酶活性不一定需要空腹采血。但高脂高糖饮食会引起丙氨酸氨基转移酶（ALT）、天门冬氨酸氨基转移酶（AST）、碱性磷酸酶升高。酗酒可引起血清 γ-谷氨酰转移酶升高，这与酒精诱导作用有关。许多药物也可致酶水平升高，如服用大量维生素 C 后，血浆碱性磷酸酶、乳酸脱氢酶活性升高。激烈的肌肉运动可使血清中多种酶，如 AST、ALT、醛缩酶（ALD）和肌酸激酶（CK）、乳酸脱氢酶（LDH）等活性升高，升高幅度与运动量、运动时间、运动频率及骨骼肌所含酶量有关。妊娠时随着胎盘的形成和长大，胎盘组织可以分泌一些酶进入母体血液，如耐热碱性磷酸酶、乳酸脱氢酶和丙氨酸氨基转移酶等，引起血清中这些酶浓度升高。在妊娠后期（7~9月）更为明显。妊娠时孕妇血清肌酸激酶活性仅为月经初潮前的一半。但在分娩时因子宫肌肉强烈收缩，可导致肌酸激酶活性升高，且同工酶分析发现，肌酸激酶 BB 亦增高。

578. 为什么要做血清酶谱和同工酶检测

答：临床上检测血清酶时，有时单凭某一酶的活性变化，很难做出独立诊断。若同时测定一组性质不同的酶，比较各酶活性的变化，就能根据酶增高或降低的"谱型"做出诊断，此种同时检测的一组酶，称为酶谱。临床上常用的包括心肌酶谱、肌酶谱、肝酶谱、肿瘤酶谱和胰酶谱等。以肝酶谱为例，肝脏的病理状态常导致酶血清浓度发生变化，血清酶谱分析可以反映肝脏某些疾病及肝脏功能状态，有无肝实质细胞损伤、肝内外胆汁淤积等肝胆疾病。如血清丙氨酸氨基转移酶（ALT）和天门冬氨酸氨基转移酶（AST）增高可反映肝细胞损害；血清碱性磷酸酶（ALP）水平改变可反映胆汁淤积；血清单胺氧化酶（MAO）增高可反映肝脏纤维化等。

由于酶广泛分布于全身各器官、组织，在血清中的升高机制又不尽相同，因而有些酶测定诊断疾病的特异性并不高，从临床角度很难说存在着所谓器官特异酶。检测同工酶则可以弥补上述不足之处，因为不同同工酶在组织分布、细胞内定位、发生发育方面都可能有所差异，同工酶存在于同一种属或同一个体的不同组织或同一细胞的不同亚细胞结构中，它在代谢调节上起着重要的作用，临床可利用这些差异来增加诊断的特异性。

579. 为什么严重肝损害会出现"胆酶分离"现象

答：各种急、慢性病毒性肝炎的主要实验室指标变化特征是转氨酶显著升高，同时伴有血清胆红素的升高。急性病毒性肝炎时丙氨酸氨基转移酶（ALT）、天门冬氨酸氨基转移酶（AST）均显著升高，可高达参考值上限的 20~50 倍，甚至 100 倍，其中以 ALT 升高更明显。通常 ALT>300U/L、AST>200U/L，AST/ALT<1，是诊断急性病毒性肝炎的重要检测指标。急性肝炎时，如果 AST 持续在高水平，提示有转为慢性肝炎的可能；同时血清胆红素的变化与阻塞性黄疸相似，是以结合胆红素升高为主。当肝炎病情发展到一定的严重程度，肝细胞大量坏死，肝脏生产转氨酶的能力丧失，这时血液中的转氨酶降低，但是黄疸却持续升高，这种现象即所谓"胆酶分离"，多提示病情加重，预后不良，有转为重

症肝炎的可能。

580. 为什么胆汁酸的肝肠循环可促进脂类的消化吸收

答：胆汁酸是脂类食物消化必不可少的物质，是机体内胆固醇代谢的最终产物。初级胆汁酸由肝脏合成后均先与甘氨酸或牛磺酸结合，生成结合胆汁酸再随胆汁排入肠道，在回肠末端约有95%胆汁酸可被肠黏膜细胞主动或被动重吸收。重吸收的胆汁酸经门静脉入肝，在肝细胞内游离胆汁酸被重新合成为次级结合型胆汁酸，与新合成的初级结合型胆汁酸一同再随胆汁排入小肠，这样便构成了胆汁酸的肝肠循环。胆汁酸体内含量约3~5g，餐后即使全部倾入小肠也难达到消化脂类所需的临界浓度，然而由于每次餐后都可进行2~4次肝肠循环。胆汁酸的肠肝循环使限量的胆汁酸被反复利用，最大限度地发挥其促进脂类物质消化、吸收的生理作用。

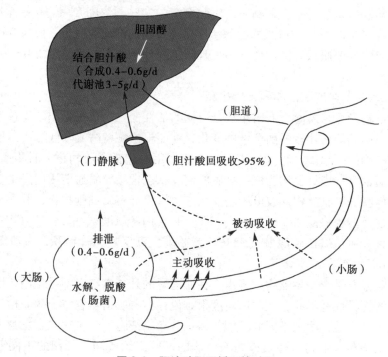

图 8-1　胆汁酸肝肠循环的过程

581. 为什么肝脏具有清除胆固醇的功能

答：在肝细胞内，胆汁酸由胆固醇转变而来，肝脏是体内合成胆汁酸（初级胆汁酸）的唯一器官，是清除胆固醇的主要方式。在肝细胞内以胆固醇为原料合成的胆汁酸称为初级胆汁酸（primary bile acid），包括胆酸（cholic acid，CA）和鹅脱氧胆酸（chenodeoxy-cholic acid，CDCA）。在肝细胞内，胆固醇经7α-羟化酶（7α-hydroxylase）的催化生成7α-羟胆固醇，再经氧化、异构、还原和侧链修饰等，逐步进行12α-羟化和烷基的氧化，生成初级游离胆汁酸（CA、CDCA），两者可以是游离型的，也可与甘氨酸或牛磺酸结合生成相应的初级结合型胆汁酸；初级胆汁酸在肠道中经肠菌酶作用生成次级胆汁酸（secondary bile acid），包括脱氧胆酸（deoxycholic acid，DCA）、石胆酸（lithocholic acid，LCA）等。

在胆汁中，初级胆汁酸和次级胆汁酸均以钠盐或钾盐的形式存在，即为胆汁酸盐。肝脏分泌胆汁中的胆汁酸盐是较强的乳化剂，在小肠内胆汁酸盐可以使胆固醇等脂类物质乳化成细小微团，增加消化酶对脂质的接触面积，有利于脂肪及类脂的消化，从而为肠黏膜细胞所吸收。综上所述，肝脏以胆固醇为原料合成胆汁酸排出体外，是机体从体内清除胆固醇的重要途径。

582. 为什么某些肝胆疾病状态下机体会出现黄疸

答：巩膜、黏膜或皮肤中含有较多的弹性蛋白，弹性蛋白与胆红素有较强的亲和力。故弹性蛋白与胆红素结合会出现巩膜、黏膜或皮肤黄染。当血清中胆红素浓度超过 34.2μmol/L（2mg/dl）时，可出现巩膜、皮肤及黏膜黄染，临床上称其为黄疸（jaundice）。若血清胆红素浓度超过参考值（17.1μmol/L），但未超过 34.2μmol/L，肉眼未见组织黄染，临床上称其为隐性黄疸。黄疸的程度与血浆胆红素浓度有关。黄疸的发生大多是由于机体胆红素代谢紊乱所致（正常的新生儿生理性黄疸除外）。临床上常用的黄疸分类方法：①根据胆红素的来源将其分为溶血性黄疸、肝细胞性黄疸和胆汁淤积性黄疸；②根据病变部位将其分为肝前性黄疸、肝性黄疸和肝后性黄疸；③根据血中升高的胆红素类型将其分为高未结合胆红素性黄疸和高结合胆红素性黄疸或两者并存。产生黄疸的主要原因有：①溶血性黄疸：溶血性黄疸是由于多种原因导致红细胞大量破坏，因而胆红素生成加速，超过了肝脏的处理能力，引起患者出现高未结合胆红素血症。输血不当、药物、某些疾病（如恶性疟疾、过敏等）均可引起溶血性黄疸发生；②肝细胞性黄疸：由于肝细胞被破坏，致使血液中未结合胆红素的摄取、结合和排泌能力出现障碍，因而血中未结合胆红素增多；还可以由于肝细胞肿胀，毛细胆管阻塞或毛细胆管与肝血窦直接相通，导致部分结合胆红素反流进入血液，使血液中结合胆红素浓度升高，尿中胆红素呈阳性。肠道重吸收的胆素原通过受损的肝脏进入体循环，从而尿胆素原排出增多；③胆红素排出障碍：各种原因引起的胆汁排泌障碍，胆小管和毛细胆管内的压力增大而破裂，导致结合胆红素逆流进入血液，造成血液结合胆红素升高，因而从肾脏排出体外，尿胆红素呈现阳性；由于胆管阻塞，肠道胆素原生成减少，尿胆素原水平降低。此种黄疸称为阻塞性黄疸。见于胆管炎症、肿瘤、结石或先天性胆管闭锁等疾病。

583. 为什么新生儿会出现生理性黄疸

答：临床上出生 28 天内新生儿也会出现生理性黄疸，新生儿黄疸是新生儿常见症状，血浆胆红素浓度一般不超过 86μmol/L，其原因有：①新生儿体内红细胞溶解致胆红素产生过多；②肝细胞内胆红素 UDP-葡萄糖醛酸基转移酶活性不高，生成结合胆红素的能力差；③新生儿肝细胞内缺乏 Y 蛋白，胆红素的摄取能力较成人差；④母乳中含有孕二醇，对葡萄糖醛酸基转移酶有抑制作用；⑤无效红细胞生成；⑥肝细胞胆汁分泌功能不完善。新生儿生理性黄疸以血清中未结合胆红素增多为主，如无先天性胆红素代谢缺陷，黄疸可以逐步自然消退。一般而言，生理性黄疸对机体不构成损害。

584. 为什么需鉴别新生儿的生理性黄疸与病理性黄疸

答：医学上把未满月（出生 28 天内）新生儿的黄疸，称之为新生儿黄疸，是新生儿中最常见的临床问题，有生理性和病理性之分。生理性黄疸是在婴儿出生后 2~3 天出现，4~6 天达到高峰，7~10 天消退，早产儿持续时间较长，除有轻微食欲缺乏外，无其他临床症状。延迟喂奶（开奶晚）、呕吐、围产期缺氧、寒冷、胎粪排出晚均可加重生理性黄疸，一般无需进行临床干预。而病理性黄疸一般是指：生后 24 小时即出现黄疸，每日血清胆红素升高超过 85.5μmol/L 或每小时>8.6μmol/L；持续时间长，足月儿>2 周，早产儿>4 周仍不退，甚至继续加深加重或消退后重复出现或生后一周至数周内才开始出现黄疸。新生儿 ABO 溶血、RH 溶血、先天性胆道闭锁、婴儿肝炎综合征、败血症等均可造成病理性黄疸。病理性黄疸的严重并发症为胆红素脑病，甚至会危及生命。因此根据临床表现及胆红素等相关实验室检查来鉴别新生儿的生理性黄疸与病理性黄疸，重点在于识别新生儿病理性黄疸，寻找致病原因，并根据不同黄疸的致病原因选择不同的治疗方案。

585. 为什么肝脏功能严重损害时会有出血倾向

答：肝脏在蛋白质的代谢中起着重要的作用。肝脏是维生素 A、维生素 E、维生素 K 和维生素 B_{12} 的主要合成场所，可合成除血管性血友病因子外的其他凝血因子（如维生素 K 依赖的凝血因子 Ⅱ、Ⅶ、Ⅸ、Ⅹ），合成包括抗凝血酶Ⅲ、α_2-巨球蛋白及 α_1-抗胰蛋白酶等抗凝物质和酶抑制物。在严重的肝细胞损害发生时，可影响部分凝血因子的生成，血液凝固功能降低。同时肝脏功能严重损害的患者常伴有脾功能亢进（血小板大量被破坏，而致血小板减少）和毛细血管脆性增加，在这些因素共同作用下，肝脏功能出现严重损害时就会出现出血倾向。

586. 为什么肝脏疾病时会出现消化系统症状

答：肝脏在脂质的消化、吸收、运输、合成及转化等过程中都有重要作用。膳食中的脂质主要为脂肪，此外还含少量磷脂、胆固醇等。肝脏分泌胆汁中的胆汁酸盐是较强的乳化剂，在小肠内，胆汁酸盐使脂肪及胆固醇酯等疏水的脂质乳化成细小微团，增加消化酶对脂质的接触面积，有利于脂肪及类脂的消化。脂肪及类脂的消化产物包括甘油三酯、脂酸、胆固醇及溶血磷脂等，可与胆汁酸盐反应，乳化成更小的混合微团。这种微团体积更小，极性更大，易于穿过小肠黏膜细胞表面的屏障，为肠黏膜细胞所吸收。

在肝炎、肝硬化等疾病中，肝实质细胞的损伤使胆汁酸合成、结合、代谢紊乱，引起胆汁中的胆汁酸含量下降和胆汁分泌减少；胆囊、胆总管延迟排空或阻塞会导致胆汁排出障碍，肠道内胆汁酸缺乏，因此出现脂质消化、吸收不良，患者出现厌油腻、水性腹泻并伴脂肪泻等临床症状。

587. 为什么要采用多项生化指标辅助诊断临床肝纤维化

答：肝纤维化的病因有很多，在临床上多见有病毒性肝炎、酒精肝、脂肪肝、自身免疫性疾病等。严格地说肝纤维化没有任何临床症状，主要是各种因素损伤肝脏导致肝炎的临床症状或进一步加重发生肝硬化，主要表现为疲乏无力，食欲减退，慢性消化不良，慢性胃炎，出血等临床症状。迄今为止肝纤维化尚没有特异的临床诊断手段，一般依赖于肝活检病理诊断，影像学检查包括 CT 和肝脏超声检查也可以提供这方面的线索。实验室检查包括肝纤维化四项检查：Ⅲ型前胶原（PCⅢ），Ⅳ型胶原（Ⅳ-C），层粘连蛋白（LN），透明质酸酶（HA）。其中，HA又称"小肝穿"，是目前众多纤维化生化指标中较为敏感和特异的指标。虽然迄今为止，还没有任何单项指标能足够敏感、准确地反映肝纤维化程度，但是国内公认肝纤维化四项指标联合诊断的灵敏度已达60%～70%，特异性在90%以上，为临床早期诊断及早期治疗提供了较为有效的监测方法。

588. 为什么要通过众多的生化检测指标来评估肝脏功能

答：用于了解肝脏功能状态、检查和评估肝脏损伤和肝脏疾病的临床化学检测，统称为肝功能试验。常用肝功能试验项目主要有：①蛋白质代谢功能检查，包括血清总蛋白、白蛋白、球蛋白、白蛋白/球蛋白比值、血清蛋白电泳、血清前白蛋白、血浆凝血酶原时间、血氨及其他特殊蛋白测定；②胆红素及胆汁酸代谢功能检查，包括血清总胆红素、结合胆红素、非结合胆红素、尿胆原和总胆汁酸测定；③肝酶学检查，包括反应肝细胞损害的酶如丙氨酸氨基转移酶、天门冬氨酸氨基转移酶、谷胱甘肽S转移酶、胆碱酯酶，反映胆汁淤滞的酶如碱性磷酸酶、γ-谷氨酰基转移酶、5'-核苷酸酶，反映肝纤维化的酶如单胺氧化酶、脯氨酰羟化酶，协助诊断原发性肝细胞癌的酶如 α-L-岩藻糖苷酶等；④胶原等肝脏纤维化相关标志物检测；⑤脂质代谢功能及摄取排泄功能检测。正常情况下，肝胆在食物的消化、吸收及物质代谢过程中发挥着重要的生理生化作用。在肝脏受到体内外各种致病因子侵犯时，其结构和功能将受到不同程度的损害，而引起相应的功能异常和代谢紊乱。所以需要通过众多生化指标来综合评估肝脏的功能状态。

（张广慧）

第二节　生化检验

589. 为什么测定血清总蛋白具有重要的临床意义

答：血清总蛋白是血清固体成分中含量最多的一类物质，可分为白蛋白和球蛋白两类。血清蛋白质则是各种蛋白质的复杂混合物，可利用不同的方法将其分离。血浆中的白蛋白、α_1 球蛋白、α_2 球蛋白、β 球蛋白、纤维蛋白原、凝血酶原和其他凝血因子等均由肝细胞合成。血清总蛋白具有维持血管内正常胶体渗透压和酸碱度，运输多种代谢物，调节被运输物质的生理作用等多种功能，并与机体的免疫功能有着密切的关系，血清总蛋白水平主要反映肝脏合成功能和肾脏病变造成蛋白质丢失的情况。血清总蛋白增高常见于：①血清中水分减少而使总蛋白相对增高如腹泻、呕吐、失水性休克、持续高热等；②血清蛋白质合成增高多见于多发性骨髓瘤等。血清总蛋白降低常见于：①血浆中水分增加血浆被稀释如静脉输入大量低渗液，各种原因引起的水钠潴留；②机体消耗增加，如严重结核病、甲状腺功能亢进和恶性肿瘤等；③合成障碍，主要由肝功能障碍引起；④蛋白质丢失如严重烧伤、大量血浆渗出、大出血、肾病综合征、溃疡性结肠炎等。因此，血清总蛋白的检测可以反映肝脏合成功能。

590. 为什么白蛋白/球蛋白比值是反映肝细胞合成功能损害程度的良好指标

答：白蛋白/球蛋白比值是肝功能检查中的一项重要参考指标，反映的是肝脏的合成功能，在肝病的诊断上有重要意义。白蛋白/球蛋白比值是指白蛋白（Alb，A）和球蛋白

（globulin，G）的比值（A/G）。白蛋白在肝脏内合成，肝功能受损严重时白蛋白减少，降低程度与肝细胞的损伤程度相关。在急性肝炎时，由于白蛋白半衰期相对较长，不能及时反映肝细胞合成蛋白质的能力，单纯检测 A/G 比值并无异常变化。在慢性肝炎、肝脏占位性病变和肝硬化时，由于病程较长，肝细胞合成白蛋白能力持续降低。α_1 球蛋白、α_2 球蛋白和 β 球蛋白是在肝脏内皮系统、肺、肠、骨髓合成；γ 球蛋白是在淋巴系统产生，当细菌或病毒侵入时，机体免疫系统产生更多的球蛋白，因此白蛋白合成减少，球蛋白合成增加。所以，在慢性肝炎、肝脏有占位性病变和肝硬化时，A/G 比值发生变化。测定 A/G 比值，对慢性肝炎、肝脏占位性病变和肝硬化的疗效评价具有重要意义。慢性肝病白蛋白合成率降低，如 Alb 低于 30g/L 则预后不良；如高于 30g/L，球蛋白虽有增高趋势，但预后较佳。阻塞性黄疸时，A/G 比值虽有变化，但不倒置，门脉性肝硬化时，A/G 比值明显倒置，提示预后不佳。A/G 比值对长期阻塞性黄疸、慢性活动性肝炎所导致的肝硬化、门静脉高压和肝功能代偿是否良好等判断具有一定参考价值，并且对此类患者治疗后的效果有追踪评估的价值。

591. 为什么血清蛋白电泳可用于肝脏疾病的诊断和预后评估

答：血清蛋白电泳（serum protein electrophoresis，SPE 或 SPEP）即用电泳方法测定血清中各类蛋白占总蛋白的百分比。尤其对于肝、肾疾病和多发性骨髓瘤的诊断有意义。血清含有的各种蛋白质其等电点均在 7.5 以下，若置于 pH 8 以上的碱性缓冲液电泳时均游离成负离子，向正极移动。由于各种不同类型的蛋白质其等电点、分子量各不相同，其电泳速度也不同，故可利用电泳方法将血清中蛋白质区分开来。分子量小，带电荷多的蛋白，泳动速度最快。按其泳动速度顺序把血清蛋白粗略分为白蛋白、α_1 球蛋白、α_2 球蛋白、β 球蛋白及 γ 球蛋白。临床上血清白蛋白减少与 γ 球蛋白增高为肝病患者血清蛋白电泳所共有的现象，其减少与增加程度和肝炎的损伤程度相关。急性肝炎早期无明显变化，发病第二周后即有血清蛋白含量的改变，慢性肝炎较急性肝炎变化明显，肝硬化时则更为明显，并可出现"β-γ 桥连"。因此，利用电泳技术检测血清蛋白的变化对肝脏疾病辅助诊断及预后评估具有一定的临床价值。

592. 为什么测定血清前白蛋白可反映早期肝脏功能损伤

答：血清前白蛋白（PA）是肝脏合成的一种糖蛋白，由 4 个相同的亚基组成，半衰期为 0.5 天，参与 T3、T4、维生素和视黄醇蛋白的合成，是由肝细胞合成的快速转运蛋白之一。由于分子量小，半衰期短，升高和降低更为明显，可作为早期肝功能损伤的指标，比白蛋白具有更高敏感性。PA 的检测可特异性地反映肝损伤，是药物中毒引起肝损害的敏感指标，其特异性与敏感性高于其他肝功能检测。在病毒性肝炎中，有 30% 患者血清 ALB 正常而 PA 降低，多数患者血清 PA 下降超过 50%。在肝细胞损害较轻，预后良好的病例中，随着病情的好转，血清 PA 迅速恢复正常。肝细胞损害严重时 PA 始终处于低值。肝脏存在疾病时血清 PA 的变化较 ALB 的变化更为敏感。

593. 为什么测定胆红素可反映肝胆功能

答：胆红素是胆汁中的主要成分之一，肝脏是胆红素代谢的重要器官。当肝脏发生病变时，胆红素代谢发生障碍，血清中胆红素成分可出现一系列的变化。胆红素的检测包括：①非结合胆红素（unconjugated bilirubin，UCB），又称为游离胆红素；②结合胆红素（conjugated bilirubin，CB）；③总胆红素（total bilirubin，TBil），为非结合胆红素和结合胆红素的总量。胆红素为脂溶性有毒物质，肝脏对胆红素有较强大的解毒功能，当胆红素代谢功能发生障碍时，根据黄疸的不同类型，可判断是否因肝细胞摄取非结合胆红素能力下降，或是否因肝细胞结合转化胆红素能力下降等所致。总胆红素浓度明显升高一般反映有严重的肝细胞损害。但某些疾病如胆汁淤积型肝炎时，尽管肝细胞受累较轻，血清总胆红素可明显升高。对于新生儿溶血症，血清总胆红素可有助于了解疾病严重程度。结合胆红素与总胆红素比值可用于鉴别黄疸类型：①比值<20%，见于溶血性黄疸、阵发性血红蛋白尿、恶性贫血及红细胞增多症等；②比值40%~60%，主要见于肝细胞性黄疸；③比值>60%，主要见于阻塞性黄疸。因此，胆红素检测可以反映肝胆功能状态。

594. 为什么测定胆红素可以用于黄疸的诊断及黄疸类型的鉴别

答：胆红素检测有助于：①判断有无黄疸及黄疸的程度，血清总胆红素> 17.1μmol/L 表示有黄疸，总胆红素在 17.1~34.2μmol/L 之间为隐性黄疸或亚临床黄疸，在 34.2~171μmol/L 之间为轻度黄疸，在 171~342μmol/L 之间为中度黄疸，>342μmol/L 为重度黄疸；②协助鉴别黄疸类型，通过血清中结合胆红素、未结合胆红素的测定及尿液中的尿胆红素、尿胆原的测定对黄疸诊断与鉴别诊断有重要价值，见表8-1。

表8-1　三种类型黄疸的实验室鉴别诊断

类型	血清		尿液		粪
	结合胆红素	未结合胆红素	尿胆红素	尿胆原	粪便颜色
正常人	无或极微	有	（−）	少量	棕黄色
溶血性黄疸	↑	↑↑↑	（−）	↑↑↑	加深
肝细胞性黄疸	↑↑	↑↑	（+）		变浅
梗阻性黄疸	↑↑↑	↑	（++）	减少或无	变浅或无

注：↑表示轻度增加，↑↑表示中度增加，↑↑↑表示明显增加，（−）表示阴性，（+）表示阳性，（++）表示强阳性

595. 为什么测定血清胆汁酸对诊断肝胆系统疾病有重要价值

答：胆汁酸（bile acids，BA）是胆汁中存在的一大类烷胆酸的总称。正常人体内胆汁酸代谢处于动态平衡。肝细胞合成、摄取和分泌胆汁酸的功能以及胆道、门脉系统和肠道的功能状况都是影响胆汁酸代谢的重要因素。人体内胆汁酸主要以胆酸、鹅脱氧胆酸及脱氧胆酸等为主。肝脏是人体利用胆固醇合成胆汁酸的唯一器官，体内50%的胆固醇以胆汁酸的形式排出，胆汁酸合成减少时会导致肝内胆固醇性和胆色素性结石形成。胆固醇向胆汁酸的转化反应及转化的量受肝细胞内复杂的酶系控制，同时也受激素调节。血清总胆汁酸的检测有层析法、酶法和免疫法等，目前酶法为推荐检测法。胆汁酸的合成、分泌、重吸收及加工转化等均与肝脏、胆囊、肠道等器官密切相关。所以当胆汁酸的合成、分泌、重吸收等过程出现障碍时，可引起胆汁酸含量的变化。

正常情况下，95%胆汁酸经肠肝循环被肝细胞摄取。当肝细胞受损时，肝细胞摄取胆汁酸能力下降，导致血清中胆汁酸浓度升高。肝病时还常伴有肝内胆汁淤积或门脉分流，胆汁酸反流进入体循环，使血清胆汁酸水平增高。因此血清胆汁酸水平可作为肝细胞损伤的敏感和特异性指标。动态检测胆汁酸水平对于判断病毒性肝炎的进展情况、区分活动性和非活动性肝炎及肝病的治疗效果方面都有重要意义。肝内外胆道梗阻时可以引起胆汁分泌减少，胆汁酸分布异常，引起血清和尿液中胆汁酸浓度显著升高。肝病时胆酸和鹅脱氧胆酸的比值多<1，而胆道梗阻性疾病两者比值多>1。因此，血清胆汁酸测定对诊断肝胆系统疾病具有重要价值。

596. 为什么肝胆功能检查中血清酶指标的变化尤为重要

答：在肝胆生化功能检查中常用的酶有丙氨酸氨基转氨酶（ALT）、天冬氨酸氨基转移酶（AST）、γ-谷氨酰基转移酶（GGT）、碱性磷酸酶（ALP）、5′-核苷酸酶（5′-nucleotidase，5′-NT）、腺苷脱氨酶（adenosine deaminase，ADA）等，这些酶都能不同程度地反映肝胆系统的病变。此外，胆碱脂酶（cholinesterase，CHE）和卵磷胆固醇酰基转移酶（LCAT）可以反映肝细胞酶和蛋白质的合成能力。肝胆疾病时导致的血清酶学指标变化见表8-2。

肝胆疾病时血清酶学检查按临床用途分为四类：①反映肝实质细胞损害为主的酶类有ALT、AST、ADA等。这类酶为细胞内功能酶，当肝细胞膜损伤，通透性改变或肝细胞坏死时，细胞内功能酶逸出至血液内，导致血清中酶活性增加，是肝细胞损伤的标志酶；②反映胆汁淤积为主的酶类主要有GGT、ALP和5′-NT等；③反映肝纤维化为主的酶类主要有单胺氧化酶（monoamine oxidase，MAO）和脯氨酸羟化酶（proline hydroxylase，PH）等；④反映肝脏合成能力的酶主要有CHE和LCAT等。

表 8-2　肝胆疾病的血清酶学

	急性肝炎	酒精性肝炎	慢性肝细胞性疾病	肝硬化	肝肿瘤	胆汁淤积
ALT	↑↑	↑	↑	N，↑	↑	↑
AST	↑↑↑	↑	↑	N，↑	↑	↑
GGT	↑	↑↑↑	N，↑	N，↑		↑
ALP	↑	N，↑	N，↑	N，↑	↑	
5′-NT	↑		N，↑	N，↑		
MAO			N，↑	↑↑		

注：N 表示正常，↑↑↑表示显著性升高，↑↑表示升高，↑表示轻微升高。

597. 为什么测定氨基转移酶可以反映肝实质细胞损害

答：氨基转移酶或称转氨酶是一组催化氨基在氨基酸与α-酮酸间转移的酶类，参与体内多种非必需氨基酸合成，血清中转氨酶浓度的测定对于多种疾病的诊断和病情监测具有重要作用。丙氨酸氨基转移酶（ALT）和天冬氨酸氨基转移酶（AST）是其中最重要的两种。转氨酶主要存在于肝细胞内，细胞内/外酶活性为5000/1，只要有1%的肝细胞破坏，其所释放入血的氨基转移酶即足以使血清中氨基转移酶水平升高 1 倍。因此，血清氨基转移酶被认为是反映肝细胞损伤的灵敏指标。急性肝损害时，如各种急性病毒性肝炎、药物或酒精中毒性肝炎，肝细胞坏死，ALT 释放入血，血清 ALT 水平可在临床症状（如黄疸）出现之前就急剧升高。AST 广泛存在于多种器官中，肝中 70%存在于肝细胞线粒体中。血中 AST 升高，多来自于心肌或肝脏损伤。肾脏或胰腺损伤时，AST 也有可能升高。慢性肝炎特别是肝硬化时，AST 升高程度超过 ALT。AST 有两种同工酶：胞质 AST（supernatant AST，ASTs）和线粒体 AST（mitochondrial AST，ASTm），细胞轻度损伤时 ASTs 显著升高；而严重损伤时，血清中则出现大量 ASTm。正常血清所含 AST 的同工酶主要为 ASTs，但在病理状态下，如细胞大量坏死，则血清中以 ASTm 为主。所以通过检测转氨酶可以反映肝实质细胞损害。

598. 为什么要测定天冬氨酸氨基转移酶和丙氨酸氨基转移酶比值

答：天冬氨酸氨基转移酶（AST）和丙氨酸氨基转移酶（ALT）比值，即 AST/ALT 之比，对于急、慢性肝炎的诊断和鉴别诊断以及判断肝炎的转归有意义，正常人比值约为 1.15。如比值有升高倾向，应注意有无发展为慢性肝炎的可能，此比值对判断肝炎的转归特别有价值。患有急性肝炎时，血清 AST/ALT 比值>1；患有肝硬化时，血清 AST/ALT 比值≥2；对于肝癌患者，血清 AST/ALT 比值≥3；重症肝炎患者由于大量肝细胞坏死，血中 AST 逐渐下降，而胆红素却进行性升高，出现"酶胆分离"现象，是肝细胞坏死的前兆。

599. 为什么测定血清 γ-谷氨酰基转移酶可以鉴别不同原因的肝脏损伤

答：γ-谷氨酰转移酶（GGT 或 γ-GT）在人体细胞的微粒体中合成，主要功能是参与体内蛋白质代谢。GGT 广泛存在于人体各组织及器官中，以肾脏最为丰富，其次是胰和肝等部位。GGT 在肝脏主要存在于肝细胞浆和胆管上皮细胞中，某些药物及酒精可使其合成增加。正常成年人血清中 GGT 活性很低，主要来源于肝脏。急性肝炎时，GGT 呈中度升高。慢性肝炎、肝硬化的非活动期，GGT 在正常区间，如 GGT 持续升高，则表示病情可能恶化。嗜酒者血清中 GGT 常升高，酒精性肝炎、酒精性肝硬化者也几乎都增高。酒精性中毒患者若无肝病，戒酒后 GGT 迅速下降；如有肝病存在，即使戒酒 GGT 仍持续升高。脂肪肝、胰腺炎、胰腺肿瘤及前列腺肿瘤等疾病可以导致 GGT 轻度增高。服用某些药物如安替比林、苯巴比妥及苯妥英钠等，血清 GGT 活性亦升高。过度食用高蛋白补品会增加肝脏负担，导致 GGT 活性升高。原发性肝癌时，血清 GGT 活性显著升高，高于正常范围的几倍至几十倍，而其他系统发生肿瘤时多为正常。特别是在诊断患者有无肝转移和肝癌术后有无复发时，GGT 的阳性率可以达 90%。所以可以根据 GGT 的活性变化来帮助鉴别不同原因的肝脏损伤。

600. 为什么测定血清 γ-谷氨酰基转移酶和碱性磷酸酶可反映胆汁淤积

答：碱性磷酸酶（ALP）广泛存在于机体各组织器官中，其含量以肝脏为最多，其次为肾脏、胎盘、小肠、骨骼等。ALP 经肝胆进行排出，当 ALP 产生过多或排出受阻时，均可使血中 ALP 发生变化。ALP 测定主要用于诊断肝胆和骨骼系统疾病，是反映肝外胆道梗阻、肝内占位性病变和佝偻病的重要指标。阻塞性黄疸、急性或慢性肝炎、肝癌等患者血清 ALP 均有不同程度的增高。阻塞性黄疸时血清 ALP 常表现早期明显升高，甚至可达正常上限值的 $10 \sim 15$ 倍。90% 以上的肝外胆道阻塞患者血清 ALP 升高，升高的程度常和阻塞程度及病程成正比。肝性黄疸时 ALP 轻度升高，一般不超过正常上限的 $2 \sim 3$ 倍；在无黄疸肝脏疾病患者血液中发现有 ALP 升高应警惕有无肝癌可能。与 ALP 相比，GGT 不受骨骼疾病和妊娠等的影响。GGT 主要来自肝胆，GGT 是肝胆疾病检出阳性率最高的酶，主要用于胆汁淤积及肝占位性病变的诊断。胆道阻塞性疾病时，肝内阻塞诱使肝细胞产生大量的谷氨酰转移酶，其升高幅度与阻塞程度呈正相关，阻塞越严重，升高越显著，可达正常参考值的 $5 \sim 30$ 倍。GGT 上升程度与 ALP 一致，且 GGT 的检测比 ALP 更敏感，阳性率更高。所以可通过检测 GGT 和 ALP 来反映胆汁淤积程度。

601. 为什么测定碱性磷酸酶活性可以反映肝胆疾病

答：碱性磷酸酶（ALP）是一种含锌的糖蛋白，在碱性环境中（最适 pH 10 左右）能水解很多磷酸单酯化合物。一般认为 ALP 参与成骨作用，此外，还参与胆小管、肠黏膜和肾小管等处物质的吸收和运转过程。正常人血清中的碱性磷酸酶主要来自肝和骨骼，生长期儿童血清内 ALP 大多数来自成骨母细胞和生长中的骨软骨细胞，少量来自肝。ALP 经肝胆系统进行排出，当 ALP 产生过多或排出受阻时，均可使血中 ALP 发生变化。ALP 的测定方法有多种，分为两大类，即化学法和连续监测法。目前国内应用较多的方法为连续监测法。血清 ALP 测定常用于肝胆疾病和骨骼疾病的临床诊断和鉴别诊断，尤其是黄疸的鉴别诊断。阻塞性黄疸、急性或慢性肝炎、肝癌等患者血清 ALP 均有不同程度的增高。阻塞性黄疸时血清 ALP 常早期明显升高，甚至可达正常上限值的 $10 \sim 15$ 倍。90% 以上的肝外胆道阻塞患者血清 ALP 升高，升高的程度常和阻塞程度及病程成正相关。肝性黄疸时 ALP 轻度升高，一般不超过正常上限的 $2 \sim 3$ 倍；在无黄疸肝脏疾病患者血液中发现有 ALP 升高时应警惕有无肝癌可能。

602. 为什么儿童血清碱性磷酸酶会出现生理性升高

答：碱性磷酸酶（ALP）不是单一的酶，而是一组同工酶。ALP 同工酶分为四型：生殖细胞型、胎盘型、肠型和非特异组织型。非特异组织型是在酶蛋白合成后，经过不同形式的修饰和加工，形成的肝型、胆型、肾型、骨骼型等酶的多种形式。ALP 几乎存在于机体的各个组织，但以骨骼、牙齿、肝脏、肾脏含量较多。正常人血清中的 ALP 主要来自肝脏和骨骼。ALP 经肝胆系统进行排出，所以当肝胆系统疾病时，肝细胞合成 ALP 增加，同时由于肝内胆道胆汁排泄障碍，反流入血从而引起血清 ALP 明显升高。处于生长发育期的儿童血清内 ALP 大多来自成骨母细胞和生长中的骨软骨细胞，少量来自于肝脏，所以儿童期血清 ALP 会出现生理性升高。

603. 为什么要区别骨源性和肝源性碱性磷酸酶

答：碱性磷酸酶（ALP）不是单一的酶，而是一组同工酶。ALP 同工酶分为四型：生殖细胞型、胎盘型、肠型和非特异组织型。非特异组织型是在酶蛋白合成后，经过不同形式的修饰和加工，形成的肝型、胆型、肾型、骨骼型等酶的多种形式。ALP 几乎存在于机体的各个组织，但以骨骼、牙齿、肝脏、肾脏含量较多。正常人血清中的 ALP 主要来自肝脏和骨骼。ALP 经肝胆系统进行排出，所以当肝胆系统疾病时，肝细胞合成 ALP 增加，同时由于肝内胆道胆汁出泌障碍，反流入血导致血清 ALP 明显升高。可用热稳定试验区别碱性磷酸酶来自肝脏还是来源于骨骼。将血清在 56℃ 加热 10min，肝病患者的碱性磷酸酶活力保存（43±9）%，；而骨病患者碱性磷酸酶活力仅保存（17±9）%。所以对不明原因升高的碱性磷酸酶，测定时需鉴别骨源性和肝源性。

604. 为什么测定胆碱酯酶活性可反映不同类型的肝脏病变

答：胆碱酯酶（CHE）是一类催化酰基胆碱或胆碱酯水解反应的酶。人体内存在两种胆碱酯酶，一种是乙酰胆碱酯酶，又称"真性胆碱酯酶"或"特异性胆碱酯酶"，主要作用于乙酰胆碱，存在于红细胞及中枢神经系统；另一种为酰基胆碱酯酶，特异性较差，除作用于乙酰胆碱外，还能作用于其他胆碱酯类，故又称"假性胆碱酯酶"，主要由肝脏产生。两种 CHE 有一定底物特异性差异，临床上测定后者。由于血清胆碱酯酶由肝脏合成，是肝脏合成功能的灵敏指标，各种慢性肝脏疾病时多见 CHE 降低，故此酶活性降低常常反映肝脏受损。不同类型的肝脏病变时胆碱酯酶呈现不同程度的变化：①急性病毒性肝炎血清胆碱酯酶降低与病情严重程度有关，若活力持续降低，常提示预后不良；②慢性肝炎酶活力变化不大，慢性活动性肝炎患者酶活力与急性肝炎相似；③肝硬化处于代偿期，血清胆碱酯酶多为正常，失代偿期酶活力明显下降；④亚急性重型肝炎患者特别是肝昏迷患者，血清胆碱酯酶明显降低，且多呈持久性降低；⑤肝外胆道梗阻性黄疸患者，血清胆碱酯酶正常，若伴有胆汁性肝硬化，则此酶活力下降。所以可以通过检测血清胆碱酯酶的活性来反映不同类型的肝脏病变。

605. 为什么测定乳酸脱氢酶同工酶对肝脏疾病有一定的辅助诊断价值

答：乳酸脱氢酶（LDH）存在于所有体细胞的胞质中，以骨骼肌、肾和心肌中含量最为丰富。LDH 是由 M 和 H 两个亚基组成的四聚体，共形成 5 种结构不同的同工酶。由于 LDH 分布广泛且活性高，所以血清中 LDH 升高对任何单一组织或器官都是非特异的。LDH 同工酶的组织分布相对集中，但某些组织器官可存在一种或多种同工酶，一种同工酶的升高可能会不同程度的引起其他同工酶水平的变化。乳酸脱氢酶同工酶测定有电泳法、离子交换层析法、抑制法和酶水解法等多种方法，目前常用的方法是电泳法，按电泳时的泳动速度，分别命名为 LDH_1（H_4），LDH_2（H_3M），LDH_3（H_2M_2），LDH_4（HM_3）和 LDH_5（M_4）。LDH_1 主要分布在心肌，占总 LDH_1 活性的 50% 以上（正常血浆 LDH_2 活性高于 LDH_1），LDH_1 也存在于红细胞中，且活性为心肌 LDH_1 的 100 倍；LDH_5 主要分布在横纹肌和肝脏；LDH_3 主要存在于脾、肺。当这些组织器官受损或病变时，可导致 LDH 逸出，引起血清 LDH 活力增加。所以通过检测乳酸脱氢酶同工酶可以鉴别其来源，对肝脏疾病也有一定的辅助诊断价值。

606. 为什么测定腺苷脱氨酶可以反映肝脏损伤

答：腺苷脱氨酶（ADA）为一种与机体细胞免疫活性有重要关系的核酸代谢酶，其作用是催化水解腺苷生成肌苷和氨。ADA 广泛存在于各组织中，以盲肠、小肠黏膜、脾脏、胸腺中含量较高，肝脏、肺、肾脏、心脏、骨骼肌等部位含量较低，其中肝脏中含量约为小肠中的 7%～10%。肝脏内 90% 的 ADA 存在于细胞浆，其余在细胞核中。此外，血细胞中 ADA 活性约为血浆中的 40～70 倍，因此检测 ADA 时应尽量避免溶血。ADA 的测定主要用于肝胆疾病的诊断，ADA 是反映肝损伤的敏感指标，用于判断急性肝损伤以及残留病变。急性肝炎时 ALT 明显升高，ADA 仅轻度或者中度升高。但当重症肝炎发生胆酶分离时，ALT 升高不明显，此时 ADA 明显升高。在急性感染后期，ADA 升高幅度高于 ALT，其恢复至正常的时间也较后者迟，并与组织学恢复一致，ALT 恢复正常而 ADA 持续升高，提示病情易复发或易迁延为慢性肝炎。

607. 为什么测定 α-羟丁酸脱氢酶/乳酸脱氢酶比值有助鉴别心脏和肝脏疾病

答：α-羟丁酸脱氢酶（α-hydroxybutyrate dehydrogenase，α-HBDH）是乳酸脱氢酶（LDH）同工酶的一种，主要代表 LDH_1 和 LDH_2 活性，以 α-羟丁酸为底物时 α-HBDH 比其他 LDH 同工酶表现出更高活性，血清 α-HBDH 测定有比色法、荧光光度法、速率法等。由于 LDH_1 和 LDH_2 在心脏分布较多，故心脏疾病（心肌梗死、心肌炎等）时血清 α-HBDH 升高。α-HBDH 曾作为心肌酶谱用于心肌梗死的实验室诊断。血清 α-HBDH/LDH 比值可用于心脏疾病和肝脏疾病的鉴别诊断，在心脏相关疾病时 α-HBDH/LDH 比值较高，肝脏相关疾病时 α-HBDH/LDH 比值较低，所以血清 α-羟丁酸脱氢酶/乳酸脱氢酶比值测定可以帮助鉴别心脏疾病和肝脏疾病。

608. 为什么测定谷氨酸脱氢酶可反映肝脏损害程度

答：谷氨酸脱氢酶（glutamate dehydrogenase，GD）是线粒体酶，集中分布在肝小叶的中央区域。在不侵犯线粒体的肝细胞损伤时（如弥漫性炎症期的急性肝炎），GD 向外释放较少，血清中该酶活性多正常或轻度增高。当肝细胞坏死时，线粒体受损而释放出大量 GD，血清酶活性显著增高。所以 GD 是检测线粒体受损程度的指标，亦是肝实质损害的敏感指标，GD 反映肝实质损伤的特异性高于丙氨酸氨基转移酶（ALT）和天冬氨酸氨基转移酶（AST）。由于 GD 与 ALT（或 AST）在肝内分布区域不同，计算 AST/GD 或 ALT/GD 比值，对肝脏疾病的鉴别诊断有一定的参考价值。GD、ALT、AST 三者同时测定，将有助于肝细胞损害及其严重程度的判定。GD 升高较明显时，表明肝小叶中央坏死。在酒精中毒伴肝坏死时，血清中该酶活性升高较其他酶敏感，而肝癌、阻塞性黄疸时血清 GD 无变化。常引起 GD 升高的疾病有酒精中毒伴肝坏死、局部缺血及卤烷中毒等。

609. 为什么测定血清 5′-核苷酸酶可以作为肝脏疾病的诊断依据

答：5′-核苷酸酶（5′-NT）是一种催化核苷-5′-单磷酸水解生成核苷和无机磷酸盐的酶，该酶最适 pH 为 6.6～7.0，受 Mg^{2+} 或 Mn^{2+} 激活，可被 Ni^{2+} 抑制。目前，在哺乳动物中已发现多种 5′-NT。此酶广泛存在于人体各组织，如肝、胆、肠、脑、心、胰等，定位于细胞质膜上。在肝内，此酶主要存在于胆小管和窦状隙膜内。5′-NT 活性检测具有重要的临床价值：①5′-NT 活性增高常见于原发性和转移性肝癌、慢性肝炎、肝硬化、病毒性肝炎、胆结石、胆囊炎等，其活性增高可达 2～6 倍，且与病情严重程度呈正相关；②5′-NT

是诊断肝肿瘤及消化道肿瘤的灵敏酶学指标，在病变早期，当肝功能、肝扫描等有关肝病检查阴性时，本酶活性已明显增高，能提高 AFP 阴性肝癌的检出率；③5′-NT 能协助判断 ALP 升高是肝胆系统疾病还是骨骼系统疾病，5′-NT 在骨骼系统疾病中一般不升高；④有助于鉴别诊断肝细胞性黄疸和阻塞性黄疸，后者 5′-NT 明显高于前者；⑤此外，5′-NT 还在肺癌、白血病、乳腺癌等疾病中具有重要的辅助诊断价值。5′-NT 对肝胆疾病诊断的特异性高于碱性磷酸酶。虽然其分布于多种脏器，但血清中该酶活性升高主要见于肝病患者。

610. 为什么测定血清 α-L-岩藻糖苷酶可用于肝癌的辅助诊断

答：α-L-岩藻糖苷酶（α-L-fucosidase，AFU）为溶酶体酸性水解酶，广泛分布于人体组织（肝、脑、肺、肾、胰、白细胞、纤维组织等）细胞溶酶体中，血清和尿液中含有一定量。AFU 主要生理功能是参与含岩藻糖苷的糖蛋白、糖脂等生物活性大分子物质的分解代谢，该酶缺乏时，上述生物大分子中岩藻糖苷酶水解反应受阻，引起岩藻糖苷贮积病。肝癌时血清 AFU 浓度显著增高，而在其他肝占位性病变时 AFU 阳性率低于肝癌；肝细胞癌手术切除后 AFU 降低，复发时又升高。其活性动态曲线对判断肝癌的治疗效果、估计预后和预测复发有极重要的意义，甚至优于甲胎蛋白（AFP）。AFU 和 AFP 联合应用，可提高原发性肝癌的阳性诊断率。慢性肝炎和肝硬化患者血清 AFU 也升高，但一般仅轻度升高。所以，检测血清 α-L-岩藻糖苷酶是诊断肝癌的一项重要指标。

611. 为什么测定单胺氧化酶活性可以反映肝脏纤维化程度

答：单胺氧化酶（MAO）为一种含铜的酶，分布于肝、肾、胰、心脏等器官，肝中 MAO 来源于线粒体。单胺氧化酶检测方法有比色法、荧光法和生物发光法。血清 MAO 活性与体内结缔组织增生呈正相关，肝纤维化时 MAO 活性明显升高。而在急性肝病时由于肝细胞坏死少，纤维化现象不明显，MAO 活性正常或轻度上升，但在伴有急性重型肝炎时，由于肝细胞中线粒体破坏，血清中 MAO 活性明显升高。另外，某些肝外疾病如糖尿病、甲状腺功能亢进、系统硬化症等 MAO 测定也可升高。因此临床上常测定 MAO 活性来反映肝脏纤维化的程度。

612. 为什么测定脯氨酰羟化酶活性对肝纤维化的辅助诊断以及慢性肝病的疗效观察和预后判断具有参考价值

答：脯氨酰羟化酶（PH）是胶原纤维合成的关键酶，该酶在肝活检组织中首先发现，能将胶原肽链上的脯氨酸羟化为羟脯氨酸，羟化后的前胶原才能形成稳定的螺旋结构。可见，该酶与纤维组织的形成有关。在脏器发生纤维化时，PH 在该器官组织内的活性增加。当肝纤维化时，肝脏胶原纤维合成增加，血清中 PH 升高，因此，测定血中 PH 活性可作为肝纤维化的指标。此外，PH 活性测定还可以为肝脏病变随访及预后诊断提供依据，慢性肝炎、肝硬化患者 PH 活性进行性增高，提示肝细胞坏死及纤维化状态加重，若治疗后 PH 活性逐渐下降，提示治疗有效，疾病在康复过程中。PH 活性检测对了解慢性肝病的病理过程、疗效和预后判断有参考价值。

613. 为什么测定血氨有助诊断肝性脑病

答：肝性脑病，又称肝性昏迷，是严重肝病引起的、以代谢紊乱为基础的中枢神经系统功能失调的综合征。体内各组织氨基酸分解代谢产生的氨以及由肠道吸收的氨进入血液，形成血氨，即内源性氨（体内代谢产生）和外源性氨（由消化道吸收）。血氨测定在诊断和治疗肝性脑病中有重要作用。引起体内血氨浓度上升的主要原因有血氨生成过多和血氨清除下降两大类。血氨生成过多：①肝硬化致门静脉高压，使肠黏膜淤血，引起消化吸收不良及蠕动减慢，细菌大量繁殖，氨生成过多；②肝硬化患者常有上消化道出血，血中蛋白质在肠道细菌的作用下产氨；③肝硬化患者常合并有肝肾综合征，肾脏排泄尿素减少，大量尿素弥散至胃肠道而使肠道产氨增加；④肝性脑病的患者，早期躁动不安，肌肉活动增强，产氨增加。血氨清除下降：①肝功能严重受损时，由于代谢障碍使腺苷三磷酸（ATP）供给不足，肝内酶系统遭到破坏，导致鸟氨酸循环障碍，使尿素合成减少而使氨清除不足；②慢性肝硬化时，形成侧支循环，使来自肠的血液绕过肝脏，直接进入体循环，也使氨清除不足。体内血氨含量上升，高氨有神经毒性，容易引起肝性脑病，所以临床上常通过检测血氨来诊断肝性脑病。

614. 为什么测定甲胎蛋白有助诊断肝癌

答：甲胎蛋白（alpha fetoprotein，AFP）是半衰期为4.5天的糖蛋白，是早期发现和诊断肝癌最特异的检验项目。AFP正常情况下主要存在于胎儿组织中，由胚胎期肝细胞、卵黄囊合成，胃肠道也能合成少量的AFP。出生后AFP的合成降低，一周岁后血清AFP降至成人水平。在细胞癌变过程中，原来已丧失合成AFP能力的细胞又开始合成AFP。有80%原发性肝癌患者血清中AFP升高，若AFP持续1个月>500μg/L或持续2个月>200μg/L，AFP含量由低值逐渐升高，可诊断为肝癌或生殖腺胚胎癌，AFP含量越高，恶性程度越高，病情越重，术后长期生存率越低。病毒性肝炎、肝纤维化患者血清AFP有不同程度的升高，但大多<100μg/L。其他如胃癌、胰腺癌、结肠癌、胆管细胞癌及妊娠等血清AFP含量也有可能升高。所以临床上常常通过检测甲胎蛋白来辅助诊断原发性肝癌。

615. 为什么甲胎蛋白存在异质体

答：甲胎蛋白（AFP）异质体是不同组织细胞合成AFP的糖链结构不同，对植物凝集素的结合力亦不相同，这种不同糖链结构的AFP称为AFP异质体。常用检测AFP异质体的植物凝集素有刀豆素A（concanavalin A，ConA）和扁豆凝集素（lens culinaris agglutinin，LCA）。人血清AFP分为LCA（或ConA）结合型和非结合型两种。LCA结合型AFP电泳时速率较慢，而非结合型电泳速率较快。血清AFP异质体含量与AFP浓度无关。AFP异质体的检测有助于鉴别原发性肝癌和良性肝病，有助于检测小肝癌及AFP低浓度增高的原发性肝癌。

616. 为什么测定精氨酸代琥珀酸裂解酶可以反映肝胆疾病

答：精氨酸代琥珀酸裂解酶（argininosuccinate lyase，ASAL）又名精氨酸代琥珀酸酶主要分布在肝脏，少量存在于小肠和肾。在心、肺、脾等组织中含量甚微，肌肉几乎无此酶活性。它是肝脏合成尿素重要酶系之一，催化精氨酸代琥珀酸与精氨酸及延胡索酸之间的双向反应。肝 ASAL 主要促进精氨酸代琥珀酸的裂解，ASAL 属肝特异性酶之一，实质性肝病时血清酶活性显著增高，急性黄疸性肝炎时，ASAL 阳性率可达 90% 以上，升高幅度可超过参考值上限 30~40 倍，且升高的时间较 ALT 长。阻塞性黄疸时，该酶含量可正常，故 ASAL 可用于黄疸的鉴别。无黄疸性肝炎急性期，血清 ASAL 阳性率较高，慢性活动性肝炎和慢性迁延性肝炎的阳性率较急性肝炎低。ALT 正常或轻度升高的乙肝患者血清 ASAL 明显升高。肝硬化、肝癌和肝移植患者排异期，ASAL 均明显升高。所以临床上可检测精氨酸代琥珀酸裂解酶来反映肝胆疾病。

617. 为什么测定亮氨酸氨基肽酶可反映肝胆疾病

答：亮氨酸氨基肽酶（leucine aminopeptidase，LAP）是一种蛋白质分解酶，它能水解肽链 N 端由亮氨酸与其他氨基酸间的肽键，LAP 广泛分布于人体各组织，以肝、胰、胆、肾、小肠及子宫肌层内含量较丰富。大多数肝胆疾病时 LAP 与 ALP 呈平行改变，两者的阳性率和敏感性相似。此外，LAP 是反映胆汁淤积的酶类。肝内胆汁淤积时，LAP 活力显著增高，且酶活力随着病情进展而持续增高，亮氨酸氨基肽酶在临床上可用于鉴别诊断黄疸。原发性肝癌时，由于癌细胞逆分化，类似胚胎期酶生成增多，早期肝脏功能指标正常时，LAP 可增高。所以检测亮氨酸氨基肽酶可用于辅助诊断肝胆疾病。

618. 为什么测定谷胱甘肽硫转移酶可以反映急性肝损伤

答：谷胱甘肽硫转移酶（glutathione S-transferase，GST）是一组具有解毒和结合功能的同工酶，在肝细胞中主要分布于胞浆。人体肝脏内至少含 8 型以上 GST，GST 曾有 Y 蛋白（Y protein）、连接蛋白或配体素之称，它具有谷胱甘肽过氧化酶活性，可保护细胞免受氧化损伤，借助反应性氧类媒介物参与细胞解毒。可与胆红素、胆汁酸、靛青绿等分子结合，摄取和转运这些物质，使之参与机体正常生理活动。GST 分子质量较氨基转移酶小，更易透过肝细胞膜，肝脏损伤时血清峰值出现比氨基转移酶早，因此血清 GST 是反映急性肝细胞损伤的敏感指标。由于 GST 半衰期短，所以峰值出现后迅速下降，比氨基转移酶早降至正常，有助于识别肝细胞损伤，当 GST 活性下降时，即使氨基转移酶仍高，肝细胞损伤不再继续。目前认为血清 GST 活性是反映肝细胞坏死最敏感的指标，其敏感性优于氨基转移酶。

619. 为什么测定 α-谷胱甘肽硫转移酶可以反映肝移植后肝缺血再灌注损伤

答：α-谷胱甘肽硫转移酶（alpha glutathione S-transferase，α-GST）是人体内肝脏中谷胱甘肽硫转移酶的主要形式之一，是肝切除术后反映肝脏功能的早期标志物，α-GST 分子质量较转氨酶小，更易透过肝细胞膜，肝脏损伤时血清峰值出现比转氨酶早，且由于其半衰期短，α-GST 在外周血中的半衰期仅为 1 小时，血清 α-GST 在灌注损伤恢复时可很快降至正常，提示损害终止。因此，血清 α-GST 监测移植肝缺血再灌注损伤较常规肝功能指标更具敏感性，肝移植术后早期血清 α-GST 水平下降迟缓或降而复升，都应警惕排斥反应等其他并发症的发生。所以可以通过检测 α-谷胱甘肽硫转移酶来反映肝移植后是否发生肝缺血再灌注损伤。

（汪 萍）

第三节 临 床 应 用

620. 为什么血清白蛋白降低可引起水肿症状

答：白蛋白（Alb）由肝实质细胞合成，是血浆中含量最多的蛋白质，占血浆总蛋白的57%~68%。其合成率主要由血浆中白蛋白水平调节，并受食物中蛋白质的影响。当白蛋白降低，使血浆胶体渗透压下降，引起水分和小分子的可扩散溶质由血浆转入组织间隙，血浆容量减少，促进交感神经兴奋，儿茶酚胺释放，肾素血管紧张素醛固酮系统活性增加，又激发抗利尿激素分泌增多，排钠因子受抑，致使水和钠潴留，水肿进一步加剧。导致血清白蛋白降低的常见原因有：①白蛋白合成降低，见于急性或者慢性肝病，但由于血清白蛋白半衰期较长，部分急性肝病患者浓度降低不明显；②营养不良或吸收不良；③组织外伤（外科手术或创伤）或炎症（感染性疾病）引起的白蛋白分解代谢增加；④白蛋白的异常丢失，肾病综合征、慢性肾小球肾炎等疾病导致的白蛋白在尿中丢失，肠道疾病时可因黏膜炎症坏死等胃肠道蛋白丢失，烧伤及渗出性皮炎可使皮肤丧失大量蛋白质。以上原因导致血清白蛋白含量降低均可引起水肿症状。

621. 为什么测定甘胆酸对妊娠期妇女有重要意义

答：血清甘胆酸（cholyglycine，CG）是胆酸与甘氨酸结合而成的结合型胆酸之一，是胆固醇在肝细胞内代谢的产物。甘胆酸正常代谢途径为：甘胆酸由肝细胞合成，经毛细胆管、胆管排入胆囊，随同胆汁进入十二指肠，帮助食物消化。95%的胆酸在回肠末端重吸收，通过肠-肝循环，经门静脉再回肝脏，由肝细胞摄取再利用。当肝细胞受损时，肝细胞摄取甘胆酸能力下降，导致血中甘胆酸含量增高；胆汁淤积时，肝脏排泄胆酸发生障碍，而反流血液循环的甘胆酸含量增高，也使得血甘胆酸含量增高，因此，测定血清甘胆酸是评价肝细胞功能以及肠肝循环功能的敏感指标之一。妊娠期肝内胆汁淤积症（intrahepatic cholestasis of pregnancy，ICP）是妊娠中、晚期特有的并发症，临床上以皮肤瘙痒和胆汁酸升高为特征，它对妊娠最大的危害是发生难以预测的胎儿突然死亡，该风险与病情程度成正相关。血清甘胆酸检测是早期诊断ICP最直接的方法，也是ICP最主要的特异性证据。对判断病情严重程度，降低围产期胎儿死亡率有重要意义。

622. 为什么测定总胆汁酸对诊断肝脏疾病有重要意义

答：胆汁酸是胆固醇在肝脏分解代谢的产物，胆汁酸是由肝脏分泌到胆汁中，并随胆汁排入肠腔。胆汁酸在肠腔经细菌作用后，95%以上的胆汁酸被肠壁吸收经门静脉血重返肝脏利用。胆汁酸的合成、分泌、重吸收及加工转化等均与肝、胆、肠等密切相关，因此肝、胆或肠道疾病必然影响胆汁酸代谢，而胆汁酸代谢异常势必影响到上述脏器功能及胆固醇的代谢水平。血清总胆汁酸的测定是反映肝细胞损害的一个敏感指标，它不仅用于临床诊断，而且还能反映病情和估计疾病预后。生理性胆汁酸增高见于进食后一过性升高；病理性胆汁酸增高见于肝细胞损害（急慢性肝炎、肝硬化、肝癌、酒精肝及中毒性肝病）、胆道梗阻（肝内外胆管梗阻）、门脉分流（肠道中次级胆汁酸经分流的门脉系统直接进入体循环）。血清胆汁酸测定可作为一项灵敏的肝清除功能试验，尤其适用于怀疑有肝病但其他生化指标正常或有轻度异常的患者诊断。此外，动态监测总胆汁酸水平可以反映急性肝炎的慢性演变过程或慢性肝炎的纤维化过程。

623. 为什么测定胆碱酯酶可作为判断肝损伤程度的指标

答：人体组织中有两种胆碱酯酶，一种是分布在红细胞和神经组织中的乙酰胆碱酯酶（又称真性胆碱酯酶或胆碱酯酶Ⅰ）分布于红细胞、肺、脾、神经末梢、大脑灰质等细胞或组织；另一种是广泛分布于血浆及许多非神经组织中的假性胆碱酯酶（又称非特异性胆碱酯酶或胆碱酯酶Ⅱ），分布于肝、胰、心脏、脑白质和血清等组织或体液。胆碱酯酶是一种生物酶，具有降解胆碱酯并在自主神经系统和肌肉运动系统中起神经传递的功能，对其检测常被用于有机磷中毒患者的辅助诊断和肌松药响应预测等。由于胆碱酯酶是由肝脏生成后分泌入血，所以它还能反映肝实质细胞损害的程度。因此，胆碱酯酶对评价肝功能，判断肝损伤严重程度具有重要临床意义。胆碱酯酶在肝脏受损时活力下降，是肝脏病变后唯一下降的酶，特别是蛋白质合成受损时的肝病，其降低幅度与血清白蛋白大致平行。因此，胆碱酯酶可作为肝病的诊断、判断肝损伤程度的重要指标。

624. 为什么测定δ胆红素可作为判断严重肝病预后的指标

答：胆红素是胆色素的一种，是人胆汁中的主要色度，呈橙黄色。它是体内铁卟啉化合物的主要代谢产物。胆红素是临床上判定黄疸的重要依据，也是肝功能的重要指标。高结合胆红素血症患者血清中的一部分胆红素与白蛋白共价结合，生成一种与蛋白质共价结合的胆红素，因为在采用高效液相色谱分离时，它在δ峰上故称为δ胆红素。δ胆红素存在于高结合胆红素患者的血清中，δ胆红素与白蛋白共价结合后，分子量变大，不易通过肾小球滤出，在血液中滞留的时间较长，故临床上可以出现血清中总胆红素和结合胆红素增高，而尿中却不出现结合胆红素的现象。δ胆红素同白蛋白一样，半衰期较长，为21天。因此，肝炎恢复期的患者尿胆红素即使消失，血清中δ胆红素仍很高。所以δ胆红素可作为判断严重肝病预后的指标，严重肝功能不全患者血清δ胆红素常小于总胆红素的35%，死前可降至20%以下，患者恢复后δ胆红素可达总胆红素的40%~90%。

625. 为什么测定肝脏功能相关血清酶学指标可作为急性肝损伤的诊断依据

答：急性肝损伤是指患者在无慢性肝病基础上由于各种病因所导致的肝脏细胞损伤，临床上轻者表现为血清氨基转移酶和胆红素升高，严重者可发生肝衰竭、凝血功能障碍、肝性脑病等。病毒感染、药物、缺血、妊娠、放射线损伤等均可导致急性肝损伤。血清氨基转移酶（ALT、AST）、胆碱酯酶（CHE）等血清酶学指标均可作为急性肝损伤的诊断依据。急性缺血性肝损伤及毒性肝损伤时血清氨基转移酶常超过其参考值上限的100倍以上，AST峰值常>3000U/L。急性病毒性肝炎ALT、AST均显著升高，可高达参考值上限的20~50倍，甚至100倍，以ALT升高更明显，通常ALT>300U/L、AST>200U/L，AST/ALT<1，是诊断急性病毒性肝炎的重要检测指标。急性肝炎时如果AST持续在高水平，提示有转为慢性肝炎的可能。轻、中度急性肝炎患者血清中AST升高是以胞质AST（ASTs）为主，线粒体AST（ASTm）正常；重症肝炎时则是ASTm大量出现于血清中。另外碱性磷酸酶（ALP）活性可同时升高，但一般不会超过其参考值上限的3倍。若ALP显著升高多提示

肝外梗阻性黄疸，有助于与肝细胞型黄疸的鉴别。在无并发症的酒精性肝炎，AST 显著升高，ALT 接近正常。所以可以通过肝功能相关血清酶的检测作为急性肝损伤的诊断依据。

626. 为什么血浆凝血酶原时间是反映急性肝损伤的预后指标

答：血浆凝血酶原时间（PT）是指在缺乏血小板的血浆中加入过量的组织因子后，凝血酶原转化为凝血酶，导致血浆凝固所需要的时间。凝血酶原时间是反映肝脏合成功能、储备功能、病变严重程度及预后的重要的指标。凝血酶原时间也是外源凝血系统较为敏感和最为常用的筛选试验。肝脏合成六种凝血因子：Ⅰ（纤维蛋白原）、Ⅱ（凝血酶原）、Ⅳ、Ⅴ、Ⅵ和Ⅶ，这六种凝血因子决定着 PT 的水平。当它们单独或联合缺乏时，PT 即延长。肝病时 PT 时间长短与肝损害程度呈正相关。普通型急性肝炎患者，PT 仅有轻度延长（与对照者相比不超过 3 秒）；较重者 PT 进一步延长或持续延长，多是病情加重及预后不良的征兆。在急性病毒性肝炎患者，如果血清总胆红素>257μmol/L，PT 延长在 4 秒以上，预示有严重肝损伤发生，应警惕肝功能衰竭发生的可能性；如果 PT 延长在 20 秒以上，则预示着患者具有死亡的高度危险性。对于对乙酰氨基酚引起的急性毒性肝损伤，如果 PT 时间持续升高超过 4 秒以上，同样预示着严重肝损伤的发生。所以血浆凝血酶原时间可作为判断急性肝损伤预后的指标。

627. 为什么测定肝脏功能血清酶学指标可作为慢性肝损伤的诊断依据

答：慢性肝损伤一般无症状或症状轻微，但是急性发作时与急性肝炎表现相同，重度慢性肝炎持续时间长，症状重，有肝功能失代偿的表现。引起慢性肝损伤的病因主要有病毒感染，肥胖引起的脂肪肝，酒精和药物的长期使用以及一些自身免疫性肝病，另外有不到10%的急性肝损伤会发展为慢性迁延性或活动性肝病，导致慢性肝损伤。血清蛋白电泳、血清转氨酶（ALT 和 AST）、γ-谷氨酰基转移酶（GGT）、谷氨酸脱氢酶（GDH）等生化指标可以反映不同程度的慢性肝损伤。ALT 在肝细胞浆内含量最为丰富，当肝细胞损伤时释出细胞外，是非特异性肝损害指标，血清 ALT 的检测是诊断病毒性肝炎的灵敏指标。对于无黄疸型的肝炎，ALT 的升高可能是诊断慢性肝炎唯一的依据。GGT 在反映慢性肝细胞损伤时较 ALT 敏感。GGT 存在于肝细胞微粒体中，当慢性肝病活动性病变时，微粒体 GGT 合成增加。急性肝炎恢复期 ALT 的活性已正常，如果 GGT 活性持续升高，提示肝炎慢性化；慢性肝炎即使 ALT 正常，如果 GGT 持续不降（在排除胆道疾病的情况下），提示病变仍处在活动期。慢性持续性肝炎 GGT 轻度增高，慢性活动性肝炎 GGT 明显增高。当肝细胞严重损伤时，微粒体功能受损，GGT 合成减少。因此，重症肝炎晚期或者肝硬化时 GGT 反而降低。所以可以通过一系列血清酶的变化对慢性肝炎活动程度进行评估。

628. 为什么白蛋白/球蛋白比值可作为慢性肝损伤的诊断依据

答：肝脏在蛋白质代谢过程中起重要作用，血清蛋白电泳可以表现出病理状态下的电泳图形，出现白蛋白降低，α_1 球蛋白、α_2 球蛋白和 β 球蛋白有减少倾向的肝病图形时，可提示慢性肝炎。白蛋白水平明显降低、且白蛋白/球蛋白比值（A/G）倒置，这是慢性肝炎的重要特性。血浆白蛋白水平反映肝脏合成功能。γ-球蛋白增高的程度可评价慢性肝病的演变及预后。慢性持续性肝炎的 γ-球蛋白正常或基本正常；慢性活动性肝炎及早期肝

硬化时 γ-球蛋白呈轻、中度升高；若 γ-球蛋白增高达 40% 时提示预后不佳。

629. 为什么测定肝脏功能生化指标可辅助肝硬化的诊断

答：肝硬化是由一种或多种病因长期或反复作用形成的弥漫性肝损害，所以肝硬化时，在肝脏分泌、代谢产生的酶、蛋白质，以及体内在肝脏循环降解的代谢产物均有不同程度的变化，由于病理组织学上肝硬化有广泛的肝细胞坏死、结节性再生、结缔组织增生与纤维化，因此纤维化指标也有不同程度上升。肝硬化的临床生化检验项目包括：①肝功能代偿期轻度异常，失代偿期白蛋白降低，球蛋白升高，A/G 倒置，凝血酶原时间延长，氨基转移酶和胆红素升高，总胆固醇尤其胆固醇酯下降，血氨可升高，氨基酸代谢紊乱，支链氨基酸/芳香族氨基酸比例失调，尿素与肌酐升高，电解质紊乱（低钠、低钾）；②纤维化检查，Ⅲ型前胶原蛋白肽（PⅢP）水平上升，脯氨酰羟化酶（PH）上升，单胺氧化酶（MAO）上升，血清层连黏蛋白（LN）上升。

630. 为什么肝硬化患者的血清蛋白电泳会出现 β-γ 桥

答：肝硬化是临床常见的慢性进行性肝病，是由一种或多种病因长期或反复作用形成的弥漫性肝损害。大多数为肝炎病毒感染后导致的肝硬化，少部分为酒精性肝硬化或血吸虫性肝硬化。肝硬化早期由于肝脏代偿功能较强常无明显症状，肝硬化后期则以肝功能损害和门脉高压为主要表现，并有多系统受累，晚期常出现上消化道出血、肝性脑病、继发感染、脾功能亢进、腹水、癌变等并发症。血清蛋白电泳中，β 区域中含有转铁蛋白、血红素结合蛋白、β 脂蛋白、C3 补体，γ 区域含 IgG、IgA、IgM、IgD、IgE。如果患者患有酒精性肝硬化，常见血清蛋白电泳 β 区升高且出现 β-γ 桥连。肝硬化患者的血清蛋白电泳时免疫球蛋白的多克隆 IgG、IgA 均可增高，一般以 IgG 增高最为显著，与 γ 球蛋白的升高相平行，因此，肝硬化时 γ 球蛋白区带明显增高。肝硬化失代偿时，γ 带明显增高，并出现快 γ 球蛋白，使 β 和 γ 区带分离不开，称为"β-γ 桥"，见图 8-2（箭头处）。

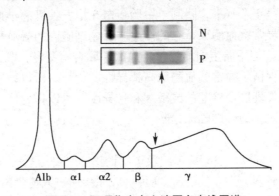

图 8-2　肝硬化患者血清蛋白电泳图谱

631. 为什么有些肝硬化患者需做腹水生化检测

答：健康人腹腔内会有少量液体，液体量一般<200ml，它们对肠道蠕动起着润滑作用。病理状态下导致腹腔内液体量增加>200ml 时，就可称之为腹水。导致腹水出现的病因很多，肝硬化出现腹水主要由以下 3 个原因：①肝血流输出道梗阻，肝硬化时，肝脏汇管区结缔组织增生，肝内假小叶增生形成结节，均能使得肝血流受到阻碍，这种阻碍达到一定程度时可产生腹水；②门脉压高，门脉压增高时，门脉血管毛细血管壁的通透性增强，门脉压增高而产生腹水；③肝细胞功能损害，肝硬化导致肝细胞功能受损，肝脏合成蛋白质的能力降低，血浆蛋白含量下降，因而血液胶体渗透压降低，当血浆白蛋白低于30g/L时，就会产生腹水。根据腹水的性状、特点通常分为漏出性和渗出性两大类：①漏出性腹水，蛋白定量<30g/L，常见原因有肝源性、心源性、静脉阻塞性肾源性营养缺乏性、乳糜性等；②渗出性腹水，蛋白定量>30g/L，常见原因有原发性细菌性腹膜炎、继发性腹膜炎（包括癌性腹水）、结核性腹膜炎、胰源性腹膜炎、胆汁性腹膜炎、乳糜性真菌性腹膜炎等。依据腹水的外观，又可以将腹水分为浆液性、血性、脓性或乳糜性等类型。所以对腹水进行常规生化检查，可以明确导致腹水的原因，并进行有效的治疗。

632. 为什么测定肝脏生化功能有助于鉴别肝硬化代偿期和失代偿期

答：肝硬化代偿期往往症状较轻，患者营养状态一般，肝轻度肿大，肝功能检查结果正常或者轻度异常。肝硬化失代偿期一般症状显著，主要为肝功能减退和门静脉高压症两大类临床表现，同时有全身多系统症状，重症患者血清胆红素有不同程度升高，转氨酶常有轻、中度增高，一般以丙氨酸氨基转移酶（ALT）增高较为显著，当肝细胞大量坏死时，则天冬氨酸氨基转移酶（AST）活力常高于丙氨酸氨基转移酶（ALT）。血清总蛋白可正常、降低或增高，但白蛋白降低，球蛋白增高。凝血酶原时间在代偿期内可正常，失代偿期则有不同程度延长，经注射维生素K不能纠正。细胞外基质增加，血清III型前胶原肽、透明质酸、层粘连蛋白等浓度常随肝细胞受损情况而有不同程度的改变。所以，检测肝脏生化功能指标有助于鉴别肝硬化代偿期和失代偿期。

633. 为什么联合检测异常凝血酶原与甲胎蛋白更有助于诊断原发性肝癌

答：甲胎蛋白（AFP）是一种胚胎性相关蛋白，作为诊断原发性肝癌的首选指标，但仍有部分患者甲胎蛋白呈正常水平，限制了甲胎蛋白在原发性肝癌早期诊断中的价值。肝脏会合成无凝血活性的异常凝血酶原，它的产生与肝癌细胞内的凝血酶原前体的羧基化异常和维生素K缺乏有关。当甲胎蛋白与异常凝血酶原联合检测时，既弥补了各自单独检测时低灵敏度的缺陷，又保留了异常凝血酶原高特异性的优势。所以，甲胎蛋白和异常凝血酶原联合检测提高了原发性肝癌诊断的灵敏度和特异度，可以作为区分原发性肝癌和肝硬化的良好血清学指标，更好地辅助临床诊断。

634. 为什么测定III型前胶原和IV型胶原可辅助诊断肝纤维化

答：胶原蛋白种类较多，迄今发现有19种。胶原蛋白占人体蛋白总量的1/3，在肝脏约占蛋白总量的5%~10%。肝脏内存在的胶原主要为I、III、IV、V和VI型等，其中含量最多的是I、III型，I/III型之比约为1。目前临床广泛使用的有I型前胶原（PCI）和III型前胶原（PCIII）、III型前胶原肽和IV型胶原。血清III型前胶原水平与肝纤维化病变程度呈密切相关，反映肝纤维合成状况和炎症活动性，早期即显著升高。持续PCIII升高的慢活肝提示病情可能会恶化并向肝硬变发展，PCIII降至正常预示病情缓解。PCIII不仅在肝纤维化早期诊断上有价值，在慢性肝病的预后判断上亦有价值。陈旧性肝硬化、部分晚期肝硬变、肝萎缩患者血清 PC Ⅲ 不一定增高。其他器官纤维化时，PC Ⅲ 也升高，无明显特异性。血清 Ⅳ 型胶原（Ⅳ-C）是构成基底膜的主要成分，反映基底膜胶原更新率，其含量增高可较灵敏反映肝纤维化的过程，是肝纤维化的早期标志之一。在肝纤维化时出现最早，用于肝纤维化的早期诊断。反映肝纤维化的程度，随着慢迁肝→慢活肝→肝硬化→肝癌病程进展，Ⅳ-C 在血清中的含量逐步升高。重症肝炎和酒精性肝炎也呈高值。Ⅳ-C 可作为治疗肝纤维化的药物疗效和肝纤维化预后观察的重要依据，其水平与肝组织学改变一致。一些其他疾病如甲状腺功能亢进、中晚期糖尿病及硬皮病等，也可能出现Ⅳ-C 水平异常。所以临床上常联合应用Ⅲ型前胶原和Ⅳ型胶原辅助诊断肝纤维化。

635. 为什么测定层连黏蛋白可辅助诊断肝纤维化

答：层连黏蛋白（laminin，LN）主要来源于肝星状细胞（HSC），其在细胞粘连、分化和基因表达中起重要作用。当肝纤维化发生时，LN 大量沉积于肝窦内皮细胞间隙，降低内皮细胞的通透性使其毛细血管化，并使门脉压升高，故可反映肝窦毛细血管化和汇管区纤维化。LN 也可以反映肝纤维化的进展及病情严重程度，LN 为基底膜中特有的非胶原性结构蛋白，与肝纤维化活动程度及门静脉压力呈正相关。所以检测血清 LN 水平是反映肝损害严重程度，判断有无活动性肝纤维化的指标之一。在肝纤维化或肝硬化时，血清 LN 增高，且与其纤维化程度和门脉高压呈正相关，纤维化后期增高尤为明显。慢性活动性肝炎和肝硬化患者血清 LN 水平明显高于慢性迁延性肝炎，有门静脉高压者高于无门静脉高压者。酒精性肝病、肝癌患者血清 LN 水平也明显升高。此外，大部分肿瘤，尤其是肿瘤浸润、转移的患者，血清 LN 水平亦升高。

636. 为什么测定血清透明质酸可辅助诊断肝纤维化

答：血清透明质酸（hyaluronic acid，HA）是较好地反映肝内间质细胞合成 HA 增加的标志，血清 HA 增高源于星状细胞合成增加和肝血窦内皮细胞受损对血清中 HA 摄取和降解减少所致。在急性肝炎、慢性迁移性肝炎时轻度升高，在慢性活动性肝炎时显著升高，在肝硬化时极度升高。血清 HA 水平是反映肝损害严重程度，判断有无活动性肝纤维化的定量指标。慢性迁移性肝炎 HA 浓度与正常人无差别，而慢性活动性肝炎明显升高。因此，可以通过检测 HA 对慢性迁移性肝炎与慢性活动性肝炎鉴别诊断。血清 HA 的检测有助于评估肝病发展趋势，在急性肝炎→慢性活动性肝炎→肝硬化发展中，血清 HA 逐步升高，并优于其他肝硬化诊断指标。HA 水平与血清胆红素、丙氨酸氨基转移酶、γ-球蛋白呈正相关；与血清白蛋白、凝血酶原时间呈负相关。

637. 为什么测定肝细胞能量代谢可判断肝脏的储备功能

答：肝细胞能量由肝细胞内线粒体产生，肝脏线粒体产能能力亦即代表了肝功能的储备。肝细胞能量代谢测定试验包括：①动脉血酮体比值（arterial ketone body ratio，AKBR）测定，即乙酰乙酸和 β-羟丁酸之比，酮体比值与线粒体的氧化还原状态即 NAD/NADH 的比值呈正相关，因此，两酮体比值可以评估肝线粒体能量产生的能力，故可应用 AKBR 来评价肝脏储备功能；②口服葡萄糖耐量试验（OGTT），肝脏进行糖代谢需要正常的肝细胞结构和功能，肝脏合成糖原为耗能的过程，OGTT 曲线图形可反映肝细胞线粒体能量代谢的状态和糖原合成能力；③胰高血糖素负荷试验（glucagon loading test，GLT），胰高血糖素主要在肝脏内代谢，其与肝细胞膜上的受体结合后，激活腺苷酸环化酶，将腺苷三磷酸（ATP）转化为cAMP，在外源性胰高血糖素负荷下，血中增加的cAMP主要来自肝脏，肝脏中有功能的肝细胞数量减少可导致对胰高血糖素的反应降低，反应程度与受体和ATP量密切相关，因此测定胰高血糖素刺激后血中cAMP值，可以较准确地反映肝储备功能。

638. 为什么通过肝细胞代谢清除功能试验可判断肝脏的储备能力

答：肝细胞代谢清除功能试验包括：①氨基比林呼吸试验（aminopyrine breath test，ABT），氨基比林是一种完全在肝脏内经细胞色素P450酶作用，生成氨基安替比林和二氧化碳，通过检测呼出的CO_2来反映肝脏的功能，ABT值与肝组织学损害严重程度和病情严重程度密切相关，肝细胞损害后，其ABT值明显降低，且ABT值随着肝功能损害的加重下降愈明显，由于影响细胞色素P450的功能因素很多，所以ABT在反映肝脏储备功能方面有一定的局限性；②利多卡因试验，利多卡因经静脉注入后，能很快被细胞色素P450酶代谢产生单乙基甘氨酰二甲苯胺，该试验从检测肝细胞色素P450酶活性的角度来反映肝脏的储备功能，它对判断肝硬化的敏感性、特异性和正确性均较好，对指导肝脏移植有一定的参考意义，所以可以通过肝细胞代谢清除功能测定来判断肝脏的储备能力。

639. 为什么通过肝脏排泄功能试验可判断肝脏的储备能力

答：肝脏排泄功能试验又称吲哚菁绿（indocyanine green，ICG）清除试验，是用于反映肝细胞排泄功能改变的试验，ICG排泄的快慢取决于肝细胞受体的量和肝细胞的功能，可反映肝脏血流量和主动转运功能，从而间接地推测有效肝细胞总数，是判断肝脏储备功能的敏感指标。通常用脉搏光度法（用组织中动脉血造成的组织透光的搏动，以光谱分析技术测量血液中两种色素的浓度比）进行色素密度测定，对注入体内的ICG进行实时分析，快速定量检测肝脏的储备功能。ICG清除试验是目前国际上公认的评估肝功能比较准确、简便和可靠的方法，尤其是在其他生化指标检测正常时，ICG清除试验可能首先出现异常。

640. 为什么可以通过测定肝功能相关生化指标来判断肝脏的储备功能

答：用于评价肝脏功能储备的相关指标主要有：①血清前白蛋白（PA）的检测，血清前白蛋白是肝脏合成的一种糖蛋白，其半衰期短，当肝细胞受损后，外周血中PA迅速下降，是反映肝脏储备功能的敏感指标。血清前白蛋白不仅能反映肝功能的损害，还与吲哚菁绿（ICG）清除试验和肝功能Child分级呈负相关；②总胆汁酸（TBA）的检测，总胆汁酸的合成是肝脏的一项重要功能，它是唯一可同时反映肝脏合成、代谢、分泌及肝细胞损害三种功能状态的非酶学指标。对于肝炎引起的肝硬化，总胆汁酸的敏感性明显高于丙氨酸氨基转移酶，它是反映早期肝硬化的敏感指标，且有助于肝移植后早期（3天内）肝功能不全的诊断；③胆碱酯酶（CHE）的测定，胆碱酯酶主要在肝脏内合成，合成后立即释放入血，随着肝组织炎症改变或纤维化程度的加重，血清胆碱酯酶、血浆白蛋白和血浆凝血酶原活动度降低。

641. 为什么肝脏储备功能需要结合多种试验进行综合评价

答：反映肝脏储备功能的指标很多，但每种指标都有其局限性。血清前白蛋白是一个反映肝脏储备功能较理想的指标，并且检测方便、简单和实用。吲哚菁绿（ICG）清除试验已在大医院广泛应用，利用指尖的光学传感器可在体外对体内的 ICG 浓度进行连续检测，使 ICG 的测定更加准确、简捷，但影响该试验的因素很多，且易出现结果偏差。利多卡因试验同样是评价肝脏储备功能的较理想指标，尤其对供肝和移植后受体肝功能的判断更具意义，但有些患者不适宜做此项检查。而常用的肝功能生化指标检测只能对肝脏组织损伤及程度作出基本判断，但不能作为肝脏手术术前精确评估肝脏储备功能和预测手术后肝脏功能衰竭的可靠指标。所以，虽然目前用于评估肝脏储备功能的方法很多，但很难依据单一方法进行准确判断，目前倾向于同时应用多种方法进行综合评定，以提高对肝脏储备功能评估的准确性。

（杜 坤）

第九章 胃肠胰疾病生物化学检验

第一节 基本知识

642. 为什么胃肠胰是人体主要的消化器官

答：胃肠胰在食物的消化吸收过程中发挥着重要的作用。人体所需的各种营养成分均通过消化道对食物进行消化吸收来获取。胃肠胰等消化器官精致的结构与功能和独特的生物化学过程，为各种外源性食物消化和吸收得以利用提供了条件。消化系统的基本功能是摄入食物并将其消化分解成小分子，从中吸收营养成分，后者经肝脏加工成为体内自身的物质供机体所需，未被吸收的残余物则被排出体外，这些生理功能的完成有赖于消化系统的协调运动和各种物质的分泌。尤其现已发现胃肠胰广泛存在内分泌细胞，它既是内分泌器官，又是局部或他处释放的各种激素作用的靶器官。这些激素在完成消化器官与机体的局部与整体功能的协调统一发挥了极其重要的神经和体液的调节作用。因此，胃肠胰是人体主要的消化器官。

643. 为什么胃液对食物消化有重要作用

答：正常人胃液每天分泌量为 1.5~2.5L，pH 为 0.9~1.5。胃液成分主要含有盐酸、各种消化酶（胃蛋白酶、凝乳酶、乳酸脱氢酶等）、碱性黏液和内因子、电解质以及一些肽类激素等。主要作用有：①胃酸即壁细胞分泌的盐酸（HCl），其排泌量受神经体液调节，并与壁细胞数目直接相关。胃酸主要功能为激活胃蛋白酶原，并提供最适 pH。同时具有杀菌作用。进入小肠的胃酸还可促进胰液和胆汁的分泌。胃酸分泌过多对胃和十二指肠黏膜有侵蚀作用；②胃蛋白酶（pepsin，PP）由胃蛋白酶原在 pH<5 的酸性环境中激活而成，是胃中最主要的消化酶之一，其最适 pH 为 2~3；③黏液由胃表面上皮细胞、泌酸腺的黏液颈细胞、贲门腺和幽门腺共同分泌，主要成分为黏蛋白。与胃黏膜非泌酸细胞分泌的 HCO_3^- 组成覆盖于胃表面的黏液- HCO_3^- 屏障，保护胃黏液免受 H^+ 的侵蚀，对黏膜起保护作用；④内因子（intrinsic factor，IF）是由壁细胞分泌的一种糖蛋白，相对分子量为 50 000~60 000，它可与维生素 B_{12} 结合形成复合物，保护维生素 B_{12} 在小肠不被破坏，并在维生素 B_{12} 与回肠细胞刷状缘特异受体介导的结合、摄取过程中发挥作用。因此，胃液各成分对食物消化发挥了重要作用。

644. 为什么胃液分泌的调节与壁细胞密切相关

答：多种因素影响胃液的分泌，有的起兴奋性作用，有的则起抑制性作用。可刺激胃液分泌的内源性物质，既可以单独作用于壁细胞，又可相互协同起到加强作用；激活其中一种受体，可加强另一种受体引起的反应。主要有：①乙酰胆碱（acetylcholine，Ach）是支配胃的迷走神经节后纤维末梢释放的递质，作用于壁细胞的胆碱受体，促进 HCl 分泌。阿托品可阻断这一作用；②胃泌素（gastrin，GAS）由胃和十二指肠黏膜内的 G 细胞分泌，释放后主要通过血液循环作用于壁细胞，刺激 HCl 分泌；③正常情况下胃黏膜中的肠嗜铬样细胞（enterochromaffin-like cell，ECL cell）恒定释放少量组胺（histamine），经细胞间液弥散到邻近的壁细胞，以旁分泌的形式作用于邻近壁细胞膜上的 II 型组胺受体（H$_2$受体），促进胃酸分泌。西咪替丁等 H$_2$ 受体阻断剂可阻断组胺的作用，减少胃酸分泌；④精神情绪因素、HCl、脂肪亦可抑制胃液分泌；⑤生长抑素、前列腺素以及上皮细胞生长因子通过抑制壁细胞的腺苷酸环化酶，降低胞质中的 cAMP，抑制胃酸分泌。生长抑素还可以通过抑制 G 细胞及 ECL 细胞释放胃泌素和组胺，间接抑制壁细胞分泌 HCl。因此，壁细胞密切参与调节了胃液分泌。

645. 为什么胰液成分有消化蛋白质、脂肪和糖的作用

答：胰液为无色无臭，略带黏性的碱性液体，pH 7.8~8.4，渗透压与血浆相似，正常每天分泌量为 1~2L。主要成分有：①电解质包括多种阳离子（如 Na$^+$、K$^+$、Ca^{2+}、Mg^{2+}）和阴离子（如 HCO$_3^-$、Cl$^-$、SO$_4^{2-}$、HPO$_4^{2-}$）。Na$^+$、K$^+$的浓度与血浆相近，比较恒定；阴离子主要为 HCO$_3^-$ 及一定量的 Cl$^-$。HCO$_3^-$ 由小导管的上皮细胞分泌，主要作用是中和进入十二指肠的胃酸，避免强酸对肠黏膜的侵蚀，并为消化酶在小肠内进行化学消化提供适宜的 pH 环境；②消化酶由腺泡细胞分泌，多种消化酶能对食物中的成分分别进行消化。胰淀粉酶为 α-淀粉酶，最适 pH 为 6.7~7.0，能将食糜中的淀粉及糖原消化为糊精、麦芽糖、麦芽寡糖等，不能水解纤维素。胰液中的蛋白水解酶分为内肽酶和外肽酶。胰蛋白酶、糜蛋白酶、弹性蛋白酶属内肽酶，在肽链特定部位从内部对蛋白质进行水解；外肽酶为羧肽酶，从肽链的末端水解蛋白。蛋白水解酶均以无活性的酶原形式分泌。小肠液内的肠激酶可以激活胰蛋白酶原，胰蛋白酶也可自我激活胰蛋白酶原，并可激活糜蛋白酶原为有活性的糜蛋白酶。脂类消化酶主要有脂肪酶、磷脂酶 A2 等。脂肪酶可将甘油三酯分解为脂肪酸、甘油一酯和甘油。磷脂酶 A2 以酶原形式存在，必须经胰蛋白酶作用激活后，水解磷脂生成溶血磷脂及脂肪酸。因此，胰液排入十二指肠后有消化蛋白质、脂肪和糖的作用。

646. 为什么胰腺有重要的内分泌功能

答：胰腺的内分泌腺由大小不同的细胞团—胰岛所组成。胰岛是散布于胰腺的腺泡组织之间呈岛状的细胞群，其分泌的肽类激素在糖类、脂类、蛋白质代谢调节及正常血糖水平维持中发挥重要作用。人胰腺中约有 100 万~200 万个胰岛。胰岛细胞至少可分为 5 种功能不同的细胞类型：①A 细胞，占胰岛细胞的 20%，分泌胰高血糖素；②B 细胞数量最多，约占 75%，分泌胰岛素；③D 细胞占胰岛细胞的 5% 左右，分泌生长抑素（生长激素释放抑制素）；④D1 细胞可能分泌血管活性肠肽（vasoactive intestinal peptide，VIP）；⑤胰多肽细胞数量很少，分泌胰多肽（pancreatic polypeptide）。胰岛素能促进组织摄取、贮存和利用葡萄糖，抑制糖异生；促进脂肪的合成（抑制分解）和核酸、蛋白质的合成和

贮存。胰高血糖素能促使肝糖原分解，糖异生，促进脂肪分解，酮体生成和抑制蛋白质合成。生长抑素能抑制生长素及全部消化道激素的分泌，抑制消化腺外分泌，促进肠系膜血管收缩。血管活性肠肽能扩张血管，增强心肌收缩力；扩张支气管和肺血管，增加肺通气量；降低消化管肌张力，抑制胃酸分泌。胰多肽能调节胃液和胰液的分泌。因此，胰腺发挥了重要的内分泌作用。

647. 为什么胰液分泌的调节受神经和体液的双重控制

答：胰液分泌可分为：①头期和胃期胰液分泌，食物色、香、味及食物对口腔、食管、胃和小肠的刺激，均可通过神经反射引起胰液分泌。反射的传出神经主要为迷走神经。迷走神经可直接通过释放乙酰胆碱或增加胃泌素释放，间接促进胰腺分泌。迷走神经主要作用于胰腺泡细胞，对导管细胞作用较弱，引起胰液分泌的特点为 H_2O 和 HCO_3^- 含量很少，而酶含量却很丰富。头期和胃期胰液分别占消化期胰液分泌量的 20% 和 5%~10%；②肠期胰液分泌，食糜进入十二指肠和上段空肠后，食糜中的 HCl 可刺激小肠黏膜释放促胰液素（secretin，Sec）和胆囊收缩素（cholecystokinin，CCK），引起胰液分泌。肠期的胰液分泌量占整个消化期胰液分泌量的 70%。在小肠上段分泌 Sec 的细胞含量较多，距幽门越远则含量越少。Sec 作用于胰腺导管上皮细胞上的特异性受体，通过 cAMP 信号转导途径引起细胞分泌大量的 H_2O 和 HCO_3^-，从而中和进入十二指肠的 HCl，保护小肠不被 HCl 侵蚀，并给胰酶作用提供适宜的环境。CCK 作用于胰腺，促进胰液的分泌和促进胆囊强烈收缩而排出胆汁。CCK 对胰组织还有营养作用，促进胰组织 DNA 和蛋白质的合成。胃窦分泌的胃泌素和小肠分泌的血管活性肠肽作用分别与 CCK 和 Sec 相似。因此，胰液分泌的调节受神经和体液的双重控制。

648. 为什么胆囊收缩素对胰液分泌有重要作用

答：在肠期胰液分泌过程中，由于食糜进入十二指肠和上段空肠，食糜中的 HCl 可刺激小肠黏膜释放促胰液素和胆囊收缩素（CCK），引起胰液分泌。分泌 CKK 的细胞位于十二指肠及上段小肠黏膜内。肠期的胰液分泌量最多，占整个消化期胰液分泌量的 70%。CCK 通过血液循环作用于胰腺，促进胰液的分泌和促进胆囊强烈收缩而排出胆汁。CCK 对胰组织还有营养作用，促进胰组织 DNA 和蛋白质的合成。因此，胆囊收缩素对胰液分泌有重要作用。

649. 为什么食物中的糖、淀粉、蛋白质、脂类和核酸不能直接被肠道吸收利用

答：小肠是食物消化吸收的主要部位。在小肠内，食糜中的糖（淀粉）、蛋白质、脂肪和核酸等物质受到胰液、胆汁和小肠液的化学消化及小肠运动的机械消化。许多营养物质也都在小肠内被吸收。食物通过小肠后，消化过程基本完成，未被消化和吸收的物质则从小肠进入大肠。食物在小肠内停留的时间随食物的性质不同而异，一般为 3~8 小时。糖和淀粉在消化道被分解为各种单糖后主要依赖糖转运载体在小肠上部吸收，这是一个耗能的过程。蛋白质在消化道被分解为氨基酸、二肽、三肽后主要依赖氨基酸转运载体或 γ-谷氨酰基循环转运至小肠被吸收。脂类在消化道被分解为脂肪酸、甘油、甘油一酯、胆固醇、溶血磷脂后主要在空肠部位与胆汁酸乳化成混合微团（mixed micelles），混合微团体

积小，极性大，易被肠道吸收。核酸在消化道被分解为核苷酸及其水解产物后，主要吸收部位在小肠。吸收的机制为嘌呤、嘧啶主要被分解，戊糖可再利用。因此，以上物质均不能直接被肠道吸收利用。

650. 为什么水溶性和脂溶性维生素在小肠内的吸收机制不同

答：维生素分为水溶性维生素和脂溶性维生素两大类。水溶性维生素包括维生素 C、维生素 B_1、维生素 B_2、维生素 B_6、维生素 B_{12}、维生素 H、维生素 PP、叶酸、泛酸，主要吸收的部位在小肠。各水溶性维生素吸收机制有所不同：维生素 C、维生素 B_1、维生素 B_2、维生素 H、叶酸、泛酸为 Na^+ 依赖的主动转运；叶酸亦可易化扩散；维生素 B_6 为简单扩散；维生素 B_{12} 内因子复合物经受体介导在回肠主动吸收。脂溶性维生素包括维生素 A、D、E、K（K_1 和 K_2），主要吸收的部位在小肠。维生素 A、维生素 D、维生素 E、维生素 K_2 吸收机制为被动扩散，维生素 K_1 为载体介导的摄入。因此，水溶性维生素不同于脂溶性维生素在小肠内的吸收机制。

651. 为什么某些胃肠激素亦称为神经递质

答：胃肠激素（gastrointestinal hormone）是胃肠道黏膜散布有数十种内分泌细胞分泌的激素统称。其作用包括影响胃肠道的运动、分泌、消化和吸收，调节胆汁和胰腺激素分泌，影响血管壁张力、血压和心输出量等。此外，某些胃肠激素亦是神经递质。第一个胃肠激素促胰液素由 Baliss 和 Starling 于 1902 年发现。经过近一个世纪的探索，至今已发现众多胃肠激素。这些激素几乎都是肽类，相对分子量在 2000~5000 左右。它们之间存在着明显的同源性，有 50% 的激素可根据其同源性归类为各种家族，每一个家族起源于一个共同的祖先基因，同族激素的氨基酸序列有许多相同，故功能也近似。因此，某些胃肠激素亦称为神经递质。

652. 为什么胃肠激素有调节胃肠功能和物质代谢的重要作用

答：胃肠激素释放后，通过不同方式作用于相应的靶细胞而产生效应。作用方式包括：①内分泌：胃肠激素分泌释放后，经血液循环运输至靶细胞发挥作用；②旁分泌：胃肠激素释放入细胞间液，弥散至邻近的靶细胞起作用；③外分泌：胃肠激素随外分泌液由管道排出而发挥作用；④神经分泌：一些消化道激素还是胃肠道肽能神经的递质，由神经末梢释放后，发挥作用；⑤腔分泌：胃肠激素由内分泌细胞释放后，沿着细胞与细胞之间的缝隙弥散入胃肠腔而起作用；⑥自体分泌：胃肠激素从内分泌细胞分泌后，直接作用于自身细胞。调节胃肠功能及协同其他激素调节物质代谢有重要作用的胃肠激素见表 9-1。

表 9-1　5 种主要胃肠激素的分布、作用及释放的刺激物

激素名称	分布部位	主要作用	引起激素释放的刺激物
促胃液素	胃窦、十二指肠 G 细胞	促进胃酸和胃蛋白酶原分泌，使胃窦和幽门括约肌收缩，延缓胃排空，促进胃肠运动和胃肠上皮生长	蛋白质消化产物、迷走神经递质，扩张胃

续表

激素名称	分布部位	主要作用	引起激素释放的刺激物
胆囊收缩素	十二指肠、空肠 I 细胞	刺激胰液分泌和胆囊收缩，增强小肠和结肠运动，抑制胃排空，增强幽门括约肌收缩，松弛括约肌，促进胰外分泌部的生长	蛋白质消化产物、脂肪酸
促胰液素	十二指肠、空肠 S 细胞	刺激胰液及胆汁中 HCO_3^- 分泌，抑制胃泌素释放和胃肠运动，收缩幽门括约肌，抑制胃排空，促进胰外分泌部生长	盐酸、脂肪酸
抑胃肽	十二指肠、空肠 K 细胞	刺激胰岛素分泌，抑制胃酸、胃蛋白酶和胃液分泌，抑制胃排空	葡萄糖、脂肪酸、氨基酸
促胃动素	胃、小肠、结肠 Mo 细胞、肠嗜铬细胞	在消化期间促进胃和小肠运动	迷走神经、盐酸、脂肪

653. 为什么会发生胃泌素瘤

答：胃泌素瘤是由 Zollinger 和 Ellison 于 1955 年首次报道，以显著的高胃酸分泌、严重的消化性溃疡和非胰岛 β 细胞瘤为特征的综合征。1960 年，Gregory 等在卓-艾综合征（Zollinger-Ellison syndrome）患者的胰腺肿瘤中成功提取出胃泌素样物质，因而本病亦称胃泌素瘤。卓-艾综合征系由发生在胰腺的一种非 β 胰岛细胞瘤或胃窦 G 细胞增生所引起的上消化道慢性难治性溃疡。由前者所引起的消化性溃疡称之为卓-艾综合征 Ⅱ 型，而由后者引起的称之为 Ⅰ 型。原发的胃泌素瘤可以发生在胰腺（40%）、十二指肠壁（40%）或淋巴结（5%~15%）。大约 90% 的胃泌素瘤发生于由肝门、胰腺颈部和十二指肠第三部分构成的"胃泌素瘤三角"中。大多数胃泌素瘤为孤立的多中心的结节。超过 2/3 的胃泌素瘤为恶性，且 1/3 在有临床表现之初已转移至肝脏。超过 90% 的卓-艾综合征患者患有消化性溃疡。在大多数病例中，这些症状与其他原因引起的消化性溃疡之间不能区别开，胃泌素瘤可能常会很多年不被发现。

654. 为什么胃黏膜屏障损害会导致溃疡

答：胃黏膜屏障损害是溃疡发生的病理基础。胃黏膜由于其独特的结构和功能，可在持续极高氢离子浓度的情况下，保护自身不受酸性胃液的消化侵蚀和食物中刺激因素的损伤，称胃黏膜屏障（gastric mucosal barrier）。该屏障的结构包括胃黏膜上皮细胞顶部的类脂质细胞膜及紧密连结的上皮细胞构成的脂蛋白层（细胞屏障），和覆盖于黏膜表面的碱性黏液（黏液屏障）。胃黏膜上皮的胃黏膜脂蛋白、胃黏液、充足的胃黏膜血流、胃黏膜生成的前列腺素是胃黏膜屏障的保护机制的重要因素，避免胃黏膜受损伤。损害胃黏膜屏障的因素包括内因和外因。内因如应激因素，外因包括某些食物和许多药物。正常情况下，胃黏膜屏障的保护机制与各种损害因子之间保持着一种平衡。当损害因子过强和（或）保护机制减弱时，将引起黏膜损害而形成溃疡。临床常见的胃溃疡主要有两种类型，消化性溃疡和应激性溃疡。虽然两者病因不同，但均有共同的胃肠道黏膜损伤的病理特征和共同的黏膜屏障损害病理机制。因此，胃黏膜屏障损害会导致溃疡。

655. 为什么多种病因可导致急性胰腺炎

答：急性胰腺炎（acute pancreatitis，AP）由于胰酶逸入胰腺组织内，使胰腺自我消化而引起的急性出血性坏死。临床特点为突然出现的上腹部深部疼痛、恶心、呕吐、出汗、休克等。实验室检查可见血液淀粉酶和脂酶升高。急性胰腺炎的病因很多，常见的有胆道疾病，大量饮酒和暴饮暴食。其他病因有损伤（外科手术及逆行性胰胆管造影所致损伤等）、胰管堵塞或胰导管先天性畸形、感染、中毒（如异烟肼、氯丙嗪等药物）、内分泌紊乱（如甲状旁腺功能亢进等）、代谢紊乱（高钙血症、高脂血症等）。急性胰腺炎的病理变化不一，一般分为水肿型和出血坏死型。急性胰腺炎常在饱食、脂餐或饮酒后发生，部分患者无诱因可查。因此，多种病因可导致急性胰腺炎。

656. 为什么正常情况下胰腺可避免胰酶在胰腺内激活而防止自身消化

答：在正常情况下，胰腺依赖以下三种保护机制以避免酶在胰腺内激活而防止自身消化：①蛋白水解酶类和磷脂酶 A 均以无活性的酶原形式分泌；②蛋白酶原由内质网和酶原颗粒的膜与细胞内其他蛋白质隔开；③胰组织及胰分泌物中含有蛋白水解酶的抑制物，如胰蛋白抑制物、存在于血浆中的 α_1-抗胰蛋白酶和 α_2-巨球蛋白等。因此，正常情况下胰腺可避免胰酶在胰腺内激活而防止自身消化。

657. 为什么急性胰腺炎会发生多器官的损害

答：急性胰腺炎会发生多器官损害的原因是：胰腺在各种病因的作用下，其自身防御机制中的某些环节受到破坏后，会发生胰腺自身消化。其中起主要作用的活化酶有磷脂酶 A、激肽释放酶、弹性蛋白酶和脂肪酶。磷脂酶 A2 在少量胆酸的参与下分解细胞膜的磷脂，产生溶血磷脂酰胆碱和溶血脑磷脂，后两者具有引起胰实质凝固性坏死和脂肪组织坏死及溶血的作用。激肽释放酶可使激肽原转变成缓激肽和胰激肽，从而使血管舒张和通透性增加，引起水肿和休克。弹性蛋白酶则可溶解血管弹性纤维引起出血和血栓形成。脂肪酶参与胰腺及周围脂肪的坏死和液化作用。这些消化酶的共同作用造成胰腺实质及邻近组织的病变。胰腺组织的损伤和坏死又促进消化酶释放，形成恶性循环。消化酶和坏死组织又通过血液循环和淋巴管运送至全身，引起多脏器损害，成为急性胰腺炎的多种并发症和致死原因。

658. 为什么巨淀粉酶血症多无临床症状

答：巨淀粉酶血症指血中淀粉酶和免疫球蛋白（IgG 或 IgA）形成大分子免疫复合物，临床表现为血中淀粉酶持续升高，尿中淀粉酶正常或下降。进一步实验室检查可发现血中淀粉酶分子量增高，但增高者多无临床症状，注意应与病理性淀粉酶升高相区分。1% ~ 2% 的人群中可出现巨淀粉酶血症。

659. 为什么人体营养不良与多种病理特征的改变密切相关

答：严格的营养不良是指营养物供应不足，但当消化和吸收功能障碍时均可致营养物摄入不足，最终呈现共同的病理特征：机体营养缺乏（nutrition deficiency）及功能异常。营养不良的主要病理改变如下：①营养物不足导致体重减轻、乏力，并可伴继发性垂体功能低下和闭经；②低白蛋白血症致周围性水肿；③维生素 D、钙和镁缺乏导致骨质脱钙和手足搐搦；④铁、叶酸、维生素 B_{12} 缺乏出现贫血；⑤维生素 K 缺乏和低凝血酶原导致出血倾向；⑥B 族维生素缺乏继发外周神经病、舌炎和口角炎；⑦维生素 A 缺乏继发夜盲症、皮肤过度角化等。因此，人体营养不良与多种病理特征的改变密切相关。

660. 为什么吸收不良综合征多出现脂肪泻

答：吸收不良综合征（malabsorption syndrome）是指各种原因引起的小肠消化、吸收功能障碍，造成营养物质不能正常吸收而从粪便中排泄，引起营养物质缺乏的临床综合征。吸收不良综合征的病因很多，主要病因有：①肝、胆、胰疾病导致的胆盐及胰消化酶缺乏；②胃大部切除术后、短肠综合征、消化道 pH 改变及小肠疾病或肠系膜疾病等影响小肠的吸收功能和消化功能的疾病；③全身性疾病及部分免疫性缺陷所致的消化吸收功能不全，如麦胶性肠病和热带口炎性腹泻等。腹泻及其他胃肠道症状可作为主要诊断依据。腹泻为主要症状，每天排便 3~4 次或更多，粪量多不成形，色淡，有油脂样光泽或泡沫，有恶臭，也可为水样泻。因此，吸收不良综合征多出现脂肪泻。

661. 为什么吸收不良综合征不是仅消化酶缺乏所致

答：消化和吸收关系十分密切。消化不良是指由于消化酶缺乏或胃肠功能紊乱，以致肠腔内营养物不能被很好地裂解或水解为适合吸收的物质。吸收不良从广义上讲应包括消化和吸收两个方面。各种疾病所致小肠对营养物的消化和吸收不良可造成临床和实验室检查相类似的表现，即对脂肪、蛋白质、糖类、维生素和矿物质等吸收不足而造成的临床综合征，称为吸收不良综合征。吸收不良综合征的主要病理机制有三个方面：肠腔内消化不良，各种原因致吸收不良和淋巴血运障碍致运送异常。因此，吸收不良综合征不是仅消化酶缺乏所致。

662. 为什么胰内分泌肿瘤称为多种激素产生性肿瘤

答：胰内分泌肿瘤是消化系统最常见的内分泌肿瘤。在 20 世纪中叶，胰腺内分泌肿瘤分为功能性胰岛细胞瘤（分泌胰岛素）和无功能性胰岛细胞瘤。随着研究和检测技术的发展，新的分泌产物和新的临床综合征不断发现，许多原以为"无功能"的肿瘤现在已知是分泌其他激素的肿瘤。利用特异和敏感的放射免疫测定和免疫组织化学方法已能正确鉴定许多胰岛细胞瘤的性质。目前，一般按照肿瘤所分泌的激素对其命名，或称为"多种激素产生性肿瘤"，如体内存在多种内分泌肿瘤并分泌多样激素，则称为"多发性内分泌腺肿瘤"。因此，胰内分泌肿瘤称为多种激素产生性肿瘤。

663. 为什么胰岛素瘤与Ⅰ型多发性内分泌腺疾病关系密切

答：胰岛素瘤（insulinoma）又称胰岛 β 细胞瘤，它是一种以分泌大量胰岛素而引起一系列发作性低血糖综合征为特征的疾病。本病约 90% 以上为胰岛 β 细胞的良性肿瘤，10% 为癌。90% 以上的肿瘤位于胰腺，在胰腺各部位发生的概率相同。此外也可发生在胰腺外脏器如网膜、脾门、胃壁、肝胃韧带、十二指肠、胆囊、肠系膜、空肠、回肠等。本病可与其他内分泌腺瘤如肾上腺瘤、甲状腺瘤、垂体瘤同时存在。与甲状腺瘤和垂体瘤组成Ⅰ型多发性内分泌腺疾病（multiple endocrine neoplasia type Ⅰ，MENⅠ），又称 Wermer综合征。本病可发生在各个年龄段，但 90% 发病在 30 岁以后，无性别差异，部分有家族史。

664. 为什么胰腺生长抑素瘤可引起糖尿病、胆石症以及吸收不良综合征

答：生长抑素瘤（somatostatinoma，SS）是胰岛 D 细胞肿瘤，因释放大量生长抑素，从而使胰岛素、胰升糖素、胃泌素和促胰液素的分泌受到抑制，引起以糖尿病、胆石症及吸收不良为主的综合征。本病甚为罕见。Larsson 首次于 1977 年报道，患者有腹痛、腹泻、阵发性头痛、心动过速、皮肤潮红等症状，化验血中胰岛素、胰升糖素、胃泌素及胰多肽浓度下降，肿瘤静脉导管插管取血用放射免疫法测定发现生长激素释放抑制激素含量增高，病理切片发现肿瘤组织类似胰腺 D 细胞组织。本病肿瘤所在部位主要为胰腺，也可见于十二指肠降段。肿瘤基本上为恶性，易发生转移。

665. 为什么Ⅰ型多发性内分泌肿瘤患者激素分析可用于患者家族的谱系调查

答：Ⅰ型多发性内分泌肿瘤（MENⅠ）患者有明显的遗传倾向，男女发病率相近。由于 MENⅠ患者大多产生数种激素，因此，激素分析不仅有助于 MENⅠ的诊断，而且还能用于患者家族的谱系调查。例如，在 MENⅠ家族中，血清胃泌素升高者占 78%，胰多肽升高者占 67%，说明它们对筛选 MENⅠ很有价值。

666. 为什么血 5-羟色胺显著升高是类癌综合征的特征性实验室检查结果

答：类癌综合征是一类起源于肠嗜铬细胞（enterochromaffin cell，EC）和肠嗜铬样细胞的 APUD 肿瘤（即类癌）所引起的临床综合征。由于肿瘤分泌 5-羟色胺等多种生物活性介质和激素，使病症呈复杂多样的临床表现，包括腹泻、腹痛、皮肤潮红、支气管痉挛、心瓣膜病变等，许多类癌也同时产生肽类激素。因此，血中 5-羟色胺显著升高为本病的特征性实验室检查结果。

（李怀远　蒋黎敏）

第二节　生化检验

667. 为什么有时胃肠疾病需测定胃酸分泌量

答：胃酸就是壁细胞分泌的 HCl。胃液中的胃酸有两种形式：游离酸和与蛋白结合的盐酸蛋白盐（结合酸），两者统称总酸。在纯胃液中，绝大部分胃酸是游离酸。胃肠疾病可进行基础胃酸分泌量、最大胃酸分泌量和高峰胃酸分泌量测定，测定临床意义有：①胃酸增高，可见于十二指肠球部溃疡、胃泌素瘤、幽门梗阻、慢性胆囊炎等；②胃酸减低，可见于胃癌、萎缩性胃炎、继发性缺铁性贫血、口腔化脓感染、胃扩张、甲状腺功能亢进和少数正常人；③胃酸缺乏，指注射五肽胃泌素后仍无盐酸分泌，常见于胃癌、恶性贫血及慢性萎缩性胃炎。

668. 为什么胃酸分泌量测定是胃酸分泌功能的主要客观评价指标

答：胃酸分泌量测定方法：先将晨间空腹残余胃液抽空弃去。连续抽取 1 小时胃液后，一次皮下注射五肽胃泌素 6μg/kg 体重。后每 15 分钟收集一次胃液标本，连续 4 次，分别测定每份胃液标本量和氢离子浓度。计算：①基础胃酸分泌量（basic acid output，BAO），注射胃泌素前 1 小时胃液总量与胃酸浓度的乘积（胃酸量）即为 BAO（mmol/h）；②最大胃酸分泌量（maximum acid output，MAO），注射五肽胃泌素后，每隔 15 分钟连续收集 4 次胃液，分别计算其胃液量和胃酸浓度的乘积（胃酸量），4 份标本胃酸量之和即为 MAO（mmol/h）；③高峰胃酸分泌量（peak acid output，PAO），取 MAO 测定中最高分泌量之和乘以 2 的胃酸分泌量，即为 PAO（mmol/h）。对胃酸分泌量测定评价：①胃酸分泌量测定是胃酸分泌功能的主要客观评价指标，有助于胃内疾病的诊断；②在胃酸分泌量试验各方法中，以五肽胃泌素刺激法最佳。PAO 比 MAO 更有价值，因为有的患者在刺激后 1 小时才出现最大分泌；③BAO 随生理节律变化，其全天分泌高峰在 14：00～23：00；④影响胃液分泌量有多种原因，如药物、患者精神状态、神经反射、烟酒嗜好、便秘及采集方法等，解释试验结果应综合分析。

669. 为什么要关注胃酸分泌量测定的注意事项

答：胃酸分泌量测定需注意的方面：①患者准备，患者须停用所有影响试验结果的药物，试验前一天的晚餐清淡的流质，试验前 12 小时内不再进食或饮水。服用 H_2 受体拮抗剂或抗胆碱能药和抗酸剂的患者必须分别在 72 小时或 24 小时之前停用；②胃液分泌刺激剂及用法，胃酸测定包括基础胃酸排量与给刺激后的最大胃酸排量两部分，后者尤为重要，故须给五肽胃泌素作为刺激剂。取完基础胃液后，皮下或肌内注射五肽胃泌素 6μg/kg 体重，然后抽取 1 小时胃液做最大胃酸排量测定；③胃液抽取，禁食 12 小时后，咽插管或鼻腔插管。与管端相距 50～60cm 时抽空全部空腹胃液胃残余物，然后连续抽取胃液 1 小时。插胃管或抽胃液受阻时，可在荧光屏下观察，以纠正胃管位置。抽胃液遇到阻力时，可用清洁注射器注入适量空气，冲去堵塞物切不可猛力抽取，以免损伤胃黏膜；④体位影响，体位对抽取的胃液量有很大的影响，坐、卧位时相差悬殊。为尽量取得全部胃液，患者应采取左侧卧位。抽取过程中要求患者不要吞咽唾液，并应避免引起恶心、呕吐以免使十二指肠液逆流入胃。凡食管静脉曲张、食管狭窄、食管肿瘤或有严重心脏病、晚期妊娠以及身体虚弱者均不适于进行此检查。

670. 为什么在胃酸分泌量检测中要皮下注射五肽胃泌素

答：胃酸分泌量测定是胃酸分泌功能的主要客观评价指标。在胃酸分泌量试验中，以五肽胃泌素刺激法最佳。胃酸测定包括基础胃酸排量与给刺激后的最大胃酸排量两部分，后者尤为重要，故须给五肽胃泌素作为刺激剂。取完基础胃液后，皮下或肌内注射五肽胃泌素 6μg/kg 体重，然后抽取 1 小时胃液做最大胃酸排量测定。

671. 为什么胃蛋白酶原具有重要的生物学作用

答：胃蛋白酶原（pepsinogen，PG）是胃蛋白酶的前体，分泌进入胃腔的 PG 在胃液的酸性环境中转化为有活性的胃蛋白酶（pepsin），发挥其消化蛋白质的作用。人胃蛋白酶原可根据生化和免疫活性特征分为两种不同的胃蛋白酶原亚群：胃蛋白酶原Ⅰ（pepsinogen Ⅰ，PG Ⅰ）和胃蛋白酶原Ⅱ（pepsinogen Ⅱ，PG Ⅱ），它们均为相对分子量 42 000 的单链肽链。PG Ⅰ 和 PG Ⅱ 均由分布于胃底腺的主细胞及颈黏液细胞分泌，PG Ⅱ 还由胃窦黏液细胞及近端十二指肠的 BRUNNER 腺等合成。大部分 PG 经细胞分泌后直接进入消化道，约 1% 经胃黏膜毛细血管进入血液，除血清外，PG 还可在胃液和 24 小时尿液中测定，但血清最为方便快捷，应用最广泛。PG Ⅰ 是检测胃泌酸腺细胞功能的指标，PG Ⅱ 与胃底黏膜病变的相关性较大。PG Ⅰ 和 PG Ⅱ 没有日内变化和季节变化，不受饮食的影响，个体有较稳定的值。因此，胃蛋白酶原具有重要的生物学作用。

672. 为什么胃蛋白酶原可作为高危人群早期胃癌的筛查指标

答：胃蛋白酶原已成为早期胃癌的筛查指标，日本筛查胃癌的最佳临界值为胃蛋白酶原Ⅰ（pepsinogen Ⅰ，PG Ⅰ）≤70μg/L 和胃蛋白酶原Ⅰ与胃蛋白酶原Ⅱ（pepsinogen Ⅱ，PG Ⅱ）比值（rate of pepsinogen，PGR）≤3，其灵敏度和特异度分别为 84.6% 和 73.5%。我国目前没有确定的临界值。有学者认为采用时间分辨荧光免疫分析法情况下，PG Ⅰ≤60μg/L、PGR≤6 为胃癌和慢性萎缩性胃炎筛查临界值。如应用乳胶增强免疫比浊法进行测定，则以 PG Ⅰ≤70μg/L 和 PGR≤4 为临界值筛查胃癌。血清胃蛋白酶原（pepsinogen，PG）水平在短时间内较为稳定，可每 5 年左右重复进行检测。因此，胃蛋白酶原可作为高危人群早期胃癌的筛查指标之一。

673. 为什么胃蛋白酶原可作为幽门螺杆菌根除治疗效果的评价指标

答：幽门螺杆菌感染与血清胃蛋白酶原水平间存在相关性。感染者初期，血清胃蛋白酶原Ⅰ和Ⅱ均高于非感染患者（尤其是胃蛋白酶原Ⅱ），胃蛋白酶原Ⅰ与胃蛋白酶原Ⅱ比值（rate of pepsinogen，PGR）下降；根除幽门螺杆菌后则显著下降，PGR 变化率（治疗前/治疗后）在治疗结束后即升高，且持续时间长。因此，胃蛋白酶原可作幽门螺杆菌根除治疗效果的评价指标。

674. 为什么胃蛋白酶原可作为胃肠疾病复发的评价指标

答：胃蛋白酶原Ⅰ（PG Ⅰ）和胃蛋白酶原Ⅱ（PG Ⅱ）无日内变化和季节变化，不受饮食的影响，个体有较稳定的值。时间分辨荧光免疫分析法（TR-FIA）：血清 PG Ⅰ>240μg/L 或 PG Ⅰ≤60μg/L 且（PG Ⅰ/PG Ⅱ）≤6 考虑胃肠癌，PG Ⅰ>240μg/L 为胃溃疡临界值。乳胶增强免疫比浊法：PG Ⅰ≤70 μg/L 和 PGR≤4 为胃癌筛查临界值。消化性溃疡患者中，初发胃溃疡患者 PG Ⅰ升高明显，复发者则 PG Ⅱ升高明显；十二指肠溃疡复发患者 PG Ⅰ、PG Ⅱ均显著升高；胃癌切除术后患者的血清 PG 水平显著低于术前，胃癌复发者 PG Ⅰ、PG Ⅱ升高，未复发者无明显改变。因此，胃蛋白酶原可作为胃肠疾病复发的评价指标。

675. 为什么胃蛋白酶原检测的临床应用有优点也有局限性

答：主要有以下几个原因：①与胃镜检查比较，胃蛋白酶原（PG）检测是一种经济、快捷的胃癌高危人群大规模筛查方法，曾称为血清学的胃活检。对于筛查阳性的人群，应进一步行胃镜等检查，明确最终诊断，实现胃癌的早诊断、早治疗；②PG检测如能够与其他胃癌特异性标志物联合检测，可能会获得胃癌筛查更高的灵敏度与特异性，提高其应用价值；③胃蛋白酶原Ⅰ/胃蛋白酶原Ⅱ受质子泵抑制剂、H_2受体抑制剂的影响，故检测时有必要确认有无上述用药史；④胃切除患者会引起胃蛋白酶原呈阳性，不适合做此项检查。因此，胃蛋白酶原检测临床应用有优点也有局限性。

676. 为什么胃泌素具有多样生物学作用

答：胃泌素（GAS）按其氨基酸残基组成数目可分为大胃泌素（G-34）、小胃泌素（G-17）、微胃泌素（G-14）三类，它们是由胃窦和十二指肠黏膜G细胞分泌的多肽类激素，2/3的G细胞分布在胃窦黏膜腺体的颈部和基底之间，产生的胃泌素约90%是G-17。胃泌素几乎对整个胃肠道均有作用：它可促进胃肠道的分泌功能；促进胃窦、胃体收缩，增加胃肠道的运动，同时促进幽门括约肌舒张，故其净作用是促进胃排空；促进胃及上部肠道黏膜细胞的分裂增殖；促进胰岛素和降钙素的释放。胃泌素还能刺激胃泌酸腺区黏膜和十二指肠黏膜的DNA、RNA和蛋白质合成，从而促进其生长。由此可见，胃泌素具有多样生物学作用。

677. 为什么检测血清胃泌素有重要临床意义

答：检测血清胃泌素的重要临床意义：①高胃酸性高胃泌素血症，为胃泌素瘤（卓-艾综合征）的诊断指标。卓-艾综合征具有下列三联症：高胃泌素血症，可高达1000ng/L；高胃酸排出量，基础胃酸>15mmol/h，可达正常人的6倍；伴有反复发作的胃、十二指肠多处溃疡，且多为难治性溃疡，伴慢性腹泻。除胃泌素瘤外，高胃酸性高胃泌素血症还见于胃窦黏膜过度形成、残留旷置胃窦、慢性肾衰竭等；②低胃酸性或无酸性高胃泌素血症，见于胃溃疡、A型萎缩性胃炎、迷走神经切除术后和甲状腺功能亢进等；③低胃泌素血症，见于B型萎缩性胃炎、胃食管反流等；④胃泌素反应性增强见于贲门失弛缓症、十二指肠溃疡病；胃泌素反应性减弱见于皮硬化症；⑤胃癌时，胃泌素的变化与病变部位有关，胃体癌时血清胃泌素明显升高，而胃窦癌时，胃泌素分泌减少。

678. 为什么需注意血清胃泌素检测的应用评价

答：由于多种病因均可使血清胃泌素增高，如恶性贫血、胃窦G细胞增生、肾衰竭、甲状腺功能亢进、萎缩性胃炎、残留胃窦及H_2受体阻断剂、酸泵抑制剂的治疗，因此进行血清胃泌素检测时，临床上应注意鉴别诊断。十二指肠溃疡患者空腹血清胃泌素含量与正常人相似，但试餐后其血清胃泌素含量比正常人高。这可能与十二指肠溃疡患者的反馈机制发生障碍有关。胃泌素瘤、无胃酸的萎缩性胃炎和恶性贫血的患者，血清胃泌素也会很高，测定血清胃泌素有助于上述疾病的鉴别诊断。

679. 为什么血清胃泌素测定标本采集前需空腹

答：胃泌素是由胃窦和十二指肠黏膜G细胞分泌的多肽类激素，胃泌素的释放受迷走神经的兴奋影响，亦受食物刺激、胃幽门窦扩张、体液因素等因素影响。同时胃肠内容物的pH对胃泌素的释放有很大影响，胃窦、空肠pH下降，可引起胃泌素分泌增加。进食后胃泌素的水平可增高 2~3 倍，因此检查前尽量避免食用食物，采集清晨安静状态下空腹静脉血。

680. 为什么血清胃泌素测定常用放射免疫法

答：目前虽然也有应用生长抑素受体闪烁成像技术定位诊断胃泌素瘤，但对于直径<1cm 肿瘤敏感度较低，因此主要还是采用血清胃泌素的测定用于辅助诊断胃泌素瘤。由于正常人的血清胃泌素水平为 15~100pg/ml，常规的酶联免疫吸附试验方法的灵敏度只能达到 ng/ml，而放射免疫法的敏感度较高，可满足要求。检测时标本（血样等）中的胃泌素和 ^{125}I-胃泌素与限量胃泌素抗血清进行竞争性免疫反应，待反应达平衡后，利用免疫分离剂分离出抗原-抗体结合物，并测定结合物中的放射性，对照胃泌素标准浓度可得竞争抑制曲线，便可查知标本中胃泌素的含量。

681. 为什么碘过敏者和肝功能损伤者禁忌做 ^{131}碘标记脂肪消化吸收试验

答：进行 ^{131}I 标记脂肪消化吸收试验时，需在试验前口服复方碘溶液（Lugol 溶液）以封闭甲状腺吸收 ^{131}I 功能，如患者为碘过敏者，可发生过敏反应，轻者会有轻度恶心、呕吐等症状；中度反应如晕眩、严重呕吐、发冷、全身广泛性荨麻疹、面部或喉头水肿、支气管痉挛、气急胸痛、腹痛、头痛和肢体抽搐等反应；重度反应如严重虚脱、知觉丧失、肺水肿等威胁生命的症状，因此碘过敏者禁忌做 ^{131}I 标记脂肪消化吸收试验。由于碘的代谢在肝脏内进行，口服复方碘溶液后会加重肝脏的负担，因此肝功能损伤者也禁忌做 ^{131}I 标记脂肪消化吸收试验。

682. 为什么 ^{131}碘标记脂肪消化吸收试验能提示胰性或肠性消化吸收不良

答：患胰性或肠性消化吸收不良时，对各种物质的正常消化和吸收都会造成影响，其中以脂肪的消化吸收障碍最敏感。甘油三酯等中性脂肪的正常消化过程是在肠管内经胆汁乳化，受胰酶消化后才由肠黏膜细胞吸收，所以肝、胆、胰功能异常时也会影响其吸收。根据这一原理，当受试者口服 ^{131}I 标记的甘油三酯后，测定血及粪中的放射强度，若均正常，则表明胆汁、肠管壁、胰液对脂肪的消化吸收均无异常；如结果有异常，则提示为胰性或肠性消化吸收不良。

683. 为什么需注意 ^{131}碘标记脂肪消化吸收试验的应用评价

答：^{131}I 标记脂肪消化吸收试验对各种吸收不良综合征的诊断最敏感，当 ^{131}I-甘油三酯试验异常时，只能提示为胰性或肠性消化吸收不良，如需鉴别是由于胰腺等不足所致还是由肠管异常所致，还需进一步做 ^{131}I 油酸吸收试验。因脂肪酸可被小肠黏膜直接吸收而与胰液、胆汁等作用无关，如果 ^{131}I 油酸吸收试验结果正常，则脂肪消化吸收试验异常系由胰液、胆汁分泌异常所致。若 ^{131}I 油酸试验不正常，则考虑为小肠黏膜吸收障碍。

684. 为什么右旋木糖吸收试验有助于鉴别消化功能障碍

答：右旋木糖是一种单糖，无需进行消化即可被直接吸收，其吸收的主要部位是小肠，约有 40%不在体内代谢直接经肾脏排出，右旋木糖吸收试验时，患者先服用木糖，然后检测尿液中木糖量的变化，即可对吸收不良综合征与胰腺等疾病引起的消化功能障碍进行鉴别诊断。如果尿液中的木糖排泄量减少，表明是小肠吸收功能不良引起的消化功能障碍，如果检测结果显示正常，则是胰腺等相关疾病引起的消化功能障碍。

685. 为什么右旋木糖吸收试验可反映小肠的吸收能力

答：糖类（淀粉）的消化吸收主要在小肠中进行，糖类经过消化变成单糖后，才可以被肠黏膜上皮细胞直接吸收。右旋木糖与淀粉不同，不需要消化即可在小肠直接吸收，肾小管不重吸收，约有40%从尿液中排出。右旋木糖在小肠中被动吸收的能力很大程度上依赖于胃肠道黏膜的完整性，一旦吸收则相当大的一部分迅速由尿排出。口服木糖后尿中排出的右旋木糖与小肠的被动吸收能力成正比，因此，右旋木糖吸收试验可反映小肠的吸收能力。

686. 为什么右旋木糖吸收试验推荐采用血浆标本而非尿液标本测定木糖

答：使用尿液标本进行右旋木糖吸收试验时推荐使用25g右旋木糖口服剂量，收集5小时内尿液作测定。但由于右旋木糖不需要消化即可在小肠直接吸收，肾小管不重吸收，因此尿液木糖浓度容易受肾功能等因素的影响，尿液标本留取也比较麻烦，且留取的尿量需准确，否则会对结果产生影响。因此近年来发展了多种测定血浆木糖的方法，直接了解其吸收状况，其中对溴苯胺法因结果稳定作为推荐方法，间苯三酚直接显色法操作方法简便，所需标本量少，结果较为准确、灵敏。

687. 为什么乳糖耐量试验能明确有些人喝牛奶导致的腹泻

答：正常人小肠黏膜内有多种双糖酶，如乳糖酶能将乳糖分解为半乳糖及葡萄糖；麦芽糖酶能将麦芽糖分解为葡萄糖及异麦芽糖；异麦芽糖酶能将异麦芽糖分解为两个分子的葡萄糖；蔗糖酶能分解蔗糖为葡萄糖及果糖；海藻糖酶能分解海藻糖为两个分子的葡萄糖。因为某些原因使双糖酶缺乏，从而双糖的消化吸收发生障碍导致腹泻。牛奶中的主要碳水化合物是乳糖。有乳糖不耐受症的人喝牛奶后，由于身体里缺少乳糖酶，乳糖未被分解为葡萄糖和半乳糖即到达下部肠道，会造成肠道的渗透压增高，同时肠道内的细菌把乳糖分解产生大量的氢和二氧化碳等，这些都会刺激肠道，引起腹泻。对此类人进行乳糖耐量试验时血糖浓度升高0.56mmol/L以上，可明确是乳糖酶缺乏导致的腹泻。

688. 为什么乳糖耐量试验可用于评价乳糖不耐受性

答：正常情况下，饮食中摄入的乳糖在小肠乳糖酶的作用下分解为葡萄糖和半乳糖，乳糖酶活性下降会造成乳糖的不耐受。乳糖不耐受症患者在摄入一定量的乳糖后，就可能出现肠鸣、腹部不适、腹痛、腹泻等症状。究其原因为小肠黏膜缺乏乳糖酶，乳糖未被分解为葡萄糖和半乳糖即进入肠道下部从而引发发酵性或高渗性腹泻，乳糖耐量试验是服用一定量的乳糖后检测血糖的增加量，若血糖不出现升高，但给予乳糖酶制剂后血糖升高，提示乳糖酶缺乏，即可诊断为乳糖不耐受症。

689. 为什么检测血清β-胡萝卜素有助于鉴别胰源性还是肠源性消化不良

答：β-胡萝卜素属于脂溶性的维生素，其消化吸收在小肠内进行，因此小肠疾患等因素引起的肠源性消化不良可造成 β-胡萝卜素的吸收障碍，进而引起血清 β-胡萝卜素检测下降，而胰源性消化不良是由于胰腺疾病导致胰腺外分泌功能不足，出现腹痛、腹胀、恶心、呕吐、脂肪泻等消化与吸收不良的症状，血清 β-胡萝卜素检测则可能正常或轻度减低。因此，检测血清 β-胡萝卜素可有助于鉴别胰源性还是肠源性消化不良。

690. 为什么血清 β-胡萝卜素是脂肪消化不良的间接指标

答：胡萝卜素具有与维生素 A 相似的化学结构，能在体内转化为维生素 A，故又称维生素 A 原。β 胡萝卜素在人体内平均吸收率为摄入量的 1/3，在体内转化为维生素 A 的转换率为吸收量的 1/2。β-胡萝卜素是脂溶性的，脂肪对 β-胡萝卜素起运输作用。日常饮食中脂肪的含量会影响 β-胡萝卜素的吸收，摄入的脂肪经胰酶和胆盐作用形成胶粒，β-胡萝卜素溶于其中而一同被吸收。同时脂肪也可刺激胆汁分泌乳化脂肪，从而促进 β-胡萝卜素的吸收。在轻度脂肪泻时 β-胡萝卜素不易吸收，血清 β-胡萝卜素下降，因此可用作脂肪消化不良的间接指标。

691. 为什么需注意血清 β-胡萝卜素的临床应用评价

答：虽然血清 β-胡萝卜素是用来检测脂肪消化不良的间接指标，脂肪消化不良常降至 $1\sim2\mu g/L$，且结果不受维生素 A 摄入量的影响，但在临床应用时还需注意以下情况：①受试者在抽血前食用较多含有 β-胡萝卜素的绿色、黄色蔬菜和水果，如菠菜、草头、豌豆苗、韭菜、红心甘薯、胡萝卜、南瓜等的病儿可出现假阴性；②不食用这类食物的患病儿，如 8 个月以下婴儿可呈假阳性。

692. 为什么评价维生素 B_{12} 缺乏时还需进行维生素 B_{12} 吸收试验

答：维生素 B_{12} 可在动物体内由微生物合成，营养性缺乏很少见，肠道吸收不足是其缺乏的主要原因。在脂肪和氨基酸代谢过程中，甲基丙二酰 CoA 变位酶和同型半胱氨酸甲基转移酶为维生素 B_{12} 依赖酶，维生素 B_{12} 缺乏时酶活性被抑制，甲基丙二酸和同型半胱氨酸水平升高。测定两者的水平可以反映维生素 B_{12} 缺乏，但由于维生素 B_{12} 需与胃黏膜分泌的内因子相结合，形成维生素 B_{12}-内因子复合物才能被回肠吸收，如果内因子缺乏也可引起维生素 B_{12} 的吸收障碍，因此不具备特异性，血清维生素 B_{12} 不作为维生素 B_{12} 缺乏的指标。放射性排出低者还需进行维生素 B_{12} 吸收试验（Schilling 试验），以鉴别内因子引起的吸收障碍。

693. 为什么肠 α_1-抗胰蛋白酶清除率有助于诊断蛋白丢失性肠病

答：蛋白丢失性肠病是指各种原因所致的血浆蛋白质从肠道丢失所致低蛋白血症的一组疾病。见于黏膜溃疡、淋巴引流障碍、小肠和大肠的炎症反应、寄生虫细菌或病毒性肠病、肠黏膜缺血等。临床表现因原发病的症状和体征而各不相同。可表现为下肢水肿、消化不良、免疫功能降低、低蛋白血症等。α_1-抗胰蛋白酶主要由肝脏合成，单核细胞、肺泡巨噬细胞和上皮细胞也少量合成，既不被胰蛋白酶消化，也不在小肠和大肠吸收，主要以原形从粪便中排出。其分子量与白蛋白相当，因此肠 α_1-抗胰蛋白酶清除率可以代表肠蛋白的丢失，可以作为丢失在胃肠道的白蛋白的间接指标，有助于诊断蛋白丢失性肠病。

694. 为什么麦芽五糖苷是 α-淀粉酶检测最理想的底物

答：国际临床化学联合会提出理想的 α-淀粉酶测定方法应是直接测定法，而以对硝基苯麦芽庚糖苷（p-nitrophenyl maltoheptaoside，PNP-麦芽庚糖苷）为底物的亚乙基-4-硝基苯-麦芽庚糖苷法需要辅助酶，与理想的参考方法还有差距。目前用 2-氯-4-硝基苯酚-α-麦芽三糖（2-chlorine-4-nitrophenol-α-maltotriose，CNP-G3）作为底物，由于淀粉酶对 CNP-G3 的水解速度是麦芽三糖（G3）的 10 倍，因而不需要辅助酶，直接由淀粉水解产生 2-氯-4-硝基苯（2-chlorine-4-nitrophenol，CNP），在 405nm 监测 CNP。从酶学理论上说这是一种较为理想的酶测定方法，但易受内源性 α-葡萄糖苷酶的影响。由于人淀粉酶的活性中心是 5 个葡萄糖结合的位点，因此，国际临床化学联合会酶学小组认为，在 α-淀粉酶检测中最理想的底物是麦芽五糖苷。

695. 为什么血清淀粉酶升高不一定是胰腺疾病

答：引起淀粉酶升高的最常见病因是胰腺疾病，但淀粉酶升高的病因众多，有些较为少见，如肠梗阻、胃十二指肠溃疡穿孔、肠系膜梗死和异位妊娠等急腹症，均可导致血清淀粉酶升高；1%~2%的人群中可出现巨淀粉酶血症，血中淀粉酶和免疫球蛋白（IgG 或 IgA）形成大分子免疫复合物，临床表现为血中淀粉酶持续升高，尿中淀粉酶正常或下降。胆囊炎、胆结石、胃肠炎等非胰源性消化系统疾病也可导致不同程度的血清淀粉酶升高；卵巢癌、肺癌、多发性骨髓瘤等许多恶性肿瘤也可引起血清淀粉酶升高，经有效治疗后血淀粉酶可以明显下降，复发后又可以重新回升；90%的腮腺炎患者的血清淀粉酶也均有轻度和中度的升高；家族性高淀粉酶血症的患者血清淀粉酶也高于正常人；糖尿病酮症酸中毒、肺炎等其他少见的病因均有可能引起血清淀粉酶升高。因此淀粉酶升高不一定是胰腺疾病，还需进行鉴别诊断。

696. 为什么检测血清脂肪酶对急性胰腺炎的诊断更优于淀粉酶

答：人体脂肪酶主要来源于胰腺，而淀粉酶除来源于胰腺外，还来源于唾液腺及许多其他组织，如腮腺炎等疾病均可造成淀粉酶的增高，因此脂肪酶的特异性高于淀粉酶。急性胰腺炎时血清脂肪酶和淀粉酶均可增高，但血清淀粉酶增高的时间较短，2~5 天下降至正常；而脂肪酶增高可持续 10~15 天，其增高的程度高于淀粉酶，因此，血清脂肪酶对急性胰腺炎的实验诊断更优于淀粉酶。

697. 为什么检测十二指肠液脂肪酶有助于诊断儿童囊性纤维化

答：囊性纤维化（cystic fibrosis）是一种侵犯多脏器的遗传性疾病。主要表现为外分泌腺的功能紊乱，黏液腺增生，分泌液黏稠，汗液氯化钠含量增高。临床上有肺、气道、胰腺、肠道、胆道、输精管、子宫颈等的腺管被黏稠分泌物堵塞所引起一系列症状，而以呼吸系统损害最为突出。黏稠分泌物阻塞胰腺外分泌管，早期出现胰管扩张、腺泡扩大形成囊肿，继以广泛纤维化伴细胞浸润、萎缩，引起糖尿病。外胰腺管阻塞，胰腺酶包括胰蛋白酶、脂肪酶的分泌不足或缺乏，导致十二指肠液中的脂肪酶水平过低，所以检测十二指肠液脂肪酶有助于诊断儿童囊性纤维化，提示此病的存在。

698. 为什么尿胰蛋白酶原Ⅱ可作为筛查急性胰腺炎的可靠指标

答：胰蛋白酶原是胰蛋白酶的非活性前体，相对分子量为24000，由胰腺泡细胞分泌进入胰液。人体有两种形式的胰蛋白酶原，胰蛋白酶原Ⅰ与胰蛋白酶原Ⅱ。尿胰蛋白酶原由于分子量比较小，很容易由肾小球滤出，但是肾小管对两者的回收却不同，对胰蛋白酶原Ⅱ的回收低于胰蛋白酶原Ⅰ，故尿中前者的浓度较大。急性胰腺炎时胰腺蛋白酶过早激活，胰蛋白酶原大量释放入血，由于肾小管对胰蛋白酶原Ⅱ的重吸收率比胰蛋白酶原Ⅰ低，尿中多为胰蛋白酶原Ⅱ，使得急性胰腺炎时尿胰蛋白酶原Ⅱ浓度明显升高。所以，尿胰蛋白酶原Ⅱ可作为筛查急性胰腺炎的可靠指标。

699. 为什么需有评价胰腺外分泌功能的试验

答：各种原因引起胰腺实质受损，如炎症（慢性胰腺炎）、纤维化（囊性纤维化），均可以引起胰腺分泌功能减退；或结石、肿瘤、损伤等病变压迫胰管，影响胰液排入肠腔，也可导致胰腺外分泌功能紊乱。应当注意的是，胰腺外分泌功能障碍可能是慢性胰腺炎及胰腺癌等疾病最重要的临床表现。因此，为了诊断慢性胰腺炎及胰腺癌等病变所致的胰外分泌功能障碍，需有多种评价胰外分泌功能的试验，可分为两大类：①直接胰功能试验，通过静脉给予1种或几种促胰分泌激素，收集胰液测定体积、成分和酶活性，如胰泌素试验、胆囊收缩素试验、胰泌素加胆囊收缩素试验；②间接法，通过试验检测十二指肠引流物标本中胰酶的量，相关胰酶催化底物生成的产物，或测定血浆中相关激素的浓度及其他反映胰分泌功能不足的标志物，如Lundh餐试验、必需氨基酸十二指肠灌注试验、粪便脂肪试验、N-苯甲酰基-L-酪氨酰对氨基苯甲酸（N-benzoyl-L-tyrosyl-p-aminobenzoic acid，NBT-PABA）试验等。

700. 为什么目前未普遍应用评价胰腺外分泌功能的试验

答：胰外分泌有着非常大的功能贮备，如用胆囊收缩素刺激消化酶分泌试验检测胰功能，只有当该功能降至正常的10%时，才会出现吸收不良。所以，只有在中、重度胰外分泌功能紊乱时，一些依赖消化酶将底物转化为产物的试验才会出现异常的结果。间接试验方法可提供较敏感和特异的检测，但该方法的主要缺点是需要十二指肠插管，操作要求高。此外，由于影像技术的改进和发展，使用这些试验来诊断胰腺疾病大为减少，因此临床上未普遍应用评价胰腺外分泌功能的试验，但胰外分泌功能试验仍然是一种不可替代的功能评价试验方法。

701. 为什么双标记维生素 B$_{12}$ 吸收试验可反映胰功能不全

答：食物中的维生素 B$_{12}$ 与唾液中 R 蛋白相结合（B$_{12}$-R），进入消化道，在胰蛋白酶的作用下，维生素 B$_{12}$ 被释放，并与胃黏膜细胞分泌的一种糖蛋白内因子（IF）相结合，形成维生素 B$_{12}$-IF 复合物而被回肠吸收。由于胰功能不全者的胰蛋白酶分泌不足，导致维生素 B$_{12}$ 吸收不良，根据上述原理设计了双标记维生素 B$_{12}$ 吸收试验来反映胰功能不全。试验时患者分别服用 ^{57}Co 标记的维生素 B$_{12}$-IF 和 ^{58}Co 标记的维生素 B$_{12}$-R，根据维生素 B$_{12}$-IF 和维生素 B$_{12}$-R 的相对吸收率，测定尿内两者比值（维生素 B$_{12}$-R ／维生素 B$_{12}$-IF），即可推测胰功能情况。胰功能不全者由于维生素 B$_{12}$-R 吸收不良，以致 ^{58}Co/^{57}Co 比值下降，胰外分泌功能减退者的$^{58}Co/^{57}Co$比值仅为 0.02~0.15。

702. 为什么双标记维生素 B_{12} 吸收试验有助于鉴别诊断脂肪泻

答：脂肪泻是指各种原因引起的小肠消化、吸收功能降低，以致营养物质不能完全吸收，而从粪便中排出，引起营养缺乏的临床综合征群。典型脂肪泻的粪便为色淡，量多，油脂状或泡沫状，常浮于水面，多具恶臭。主要原因有：①肠源性脂肪泻，如各种肠道感染、小肠广泛切除，原发性小肠淋巴瘤、动脉硬化引起的小肠缺血、肠道脂代谢障碍综合征以及嗜酸性粒细胞性胃肠炎、食物过敏症等，都有可能损伤小肠黏膜上皮细胞的消化功能发生脂肪泻；②胰源性脂肪泻，如胰腺病变中的慢性胰腺炎和胰腺癌。主要是由于胰腺外分泌不足或缺乏，分泌的胰脂酶明显下降而引起的肠消化和吸收不良，导致脂肪消化不良，造成大量的脂肪类物质从大便中排出。可用双标记维生素 B_{12} 吸收试验对肠源性脂肪泻和胰源性脂肪泻进行鉴别诊断，肠源性脂肪泻时双标记维生素 B_{12} 吸收试验结果正常，而胰源性脂肪泻时则结果下降。

（李怀远 蒋黎敏）

第三节 临床应用

703. 为什么实验室检查可辅助诊断胃溃疡

答：胃溃疡指发生于贲门与幽门之间的炎性坏死性病变。机体的应激状态、物理和化学因素的刺激、某些病原菌的感染都可引起胃溃疡病。因此可以使用相关的实验室检查进行辅助诊断：①胃酸测定，基础胃酸分泌量（BAO）>5mmol/h 考虑可能为十二指肠溃疡，BAO>7.5mmol/h 建议手术治疗。BAO>20mmol/h，最大胃酸分泌量（MAO）>60mmol/h，或 BAO/MAO>0.6 者怀疑为胃泌素瘤，建议进一步行胃泌素测定；②血清胃泌素及血清钙测定，血清胃泌素>200ng/L 则考虑有胃泌素瘤可能，胃泌素>1000ng/L 并伴有相应的临床症状者，则确定为胃泌素瘤。甲状旁腺功能亢进患者易并发消化性溃疡，因此血清钙的测定亦有一定的帮助；③大便隐血试验，胃溃疡活动期时粪隐血试验可为阳性，治疗背景下 1~2 周内转阴，如持续阳性，应怀疑有胃恶性病变；④胃溃疡合并出血的相关检查：血红蛋白、血细胞比容、网织红细胞计数、出血和凝血时间；⑤幽门螺杆菌检查，血清抗幽门螺杆菌 IgG 抗体检测结合 ^{13}C 或 ^{14}C 尿素呼气试验，结果阳性者，需进行抗幽门螺杆菌感染治疗。

704. 为什么可选择多种方法诊断幽门螺杆菌感染

答：幽门螺杆菌（*Helicobacter pylori*，HP）感染是消化道溃疡的重要致病因子，胃溃疡和十二指肠溃疡的幽门螺杆菌检出率在 70% 以上，目前有以下几种方法用来诊断幽门螺杆菌感染：①黏膜组织染色法，胃黏膜组织切片用 Warthin-Starry 法染色或 Giemsa 染色，HE 染色也可，此法检测 HP 阳性率高，阳性者表示胃黏膜中有 HP 存在；②尿素酶快速试验，将胃黏膜活检投入加上指示剂酚红的尿素液中，若胃黏膜有 HP 存在，则 HP 分泌的尿素酶分解尿素，产生 NH_3，后者使酚红变成红色，此法简单，阳性则初步判定胃黏膜中有 HP，但需其他方法证实；③血清 HP 抗体测定，是间接检查 HP 感染的方法，阳性表明受试者感染了 HP，但不表示目前仍有 HP 存在，不能作为判断幽门螺杆菌根除的检验方法，最适合于流行病学调查；④尿素呼吸试验，是一种非侵入性诊断法，口服 ^{14}C 标记的尿素，被胃黏膜上 HP 产生的尿素酶水解成 CO_2 或 $^{14}CO_2$，从肺排出，阳性表示目前有 HP 感染，结果准确；⑤活组织幽门螺杆菌培养（分离培养法），从胃黏膜活检标本分离培养获得纯菌，再用形态学和生物化学等方法鉴定，这是诊断 HP 感染的"金标准"，但要求具有一定的厌氧培养条件和技术，不宜作为常规诊断手段推广。

705. 为什么检测幽门螺杆菌有助于诊断十二指肠溃疡及胃溃疡

答：消化性溃疡（peptic ulcer）是胃或十二指肠的黏膜缺损，是由于正常黏膜的防御能力下降或胃酸及胃蛋白酶等攻击因子作用过强造成的。目前已认识到消化性溃疡的主要病因有：服用非甾体抗炎药、慢性幽门螺杆菌感染及高胃酸状态，如卓-艾综合征。对绝大多数十二指肠溃疡及非甾体抗炎药相关性胃溃疡而言，幽门螺杆菌是重要的致病因素。幽门螺杆菌与胃溃疡的关系并不十分密切，但无非甾体抗炎药服药史的胃溃疡患者中，绝大多数存在幽门螺杆菌感染。研究表明，幽门螺杆菌感染者中有 1/6 将会发生消化性溃疡，胃溃疡和十二指肠溃疡的幽门螺杆菌检出率在 70% 以上，所以检测幽门螺杆菌可有助于诊断十二指肠溃疡及胃溃疡。

706. 为什么实验室检查可辅助诊断吸收不良综合征

答：吸收不良综合征表现出多方面的症状，如腹泻及其他胃肠道症状、营养缺乏症状、维生素及电解质缺乏症状等，可进行相应的实验室检查：①血液检查，贫血常见，多为大细胞性贫血，也有正常细胞性贫血，血浆白蛋白减低，低钾、钠、钙、磷、镁、低胆固醇，碱性磷酸酶增高，凝血酶原时间延长。严重者叶酸、胡萝卜素和维生素 B_{12} 水平亦降低；②粪脂定量试验，绝大多数患者都存在脂肪泻。粪脂定量试验是证实脂肪泻存在的唯一方法，试验阳性只能提示有吸收不良综合征存在，而不能说明其病理生理及作出有针对性的诊断；③右旋木糖吸收试验，肾功能正常者尿 D-木糖排泄<3g 者可确定为小肠吸收不良；④维生素 B_{12} 吸收试验，正常人 24 小时尿内排出放射性维生素 B_{12}>7%。肠内细菌过度繁殖，回肠吸收不良或切除后，尿内排出量减低；⑤呼气试验，小肠细菌过度繁殖，回肠切除或功能失调时，粪内 $^{14}CO_2$ 和肺呼出 $^{14}CO_2$ 明显增多，可达正常的 10 倍以上，乳糖 H_2 呼吸试验可检测乳糖酶缺乏；⑥双标记 Schilling 试验，肠内细菌过度繁殖，回肠吸收不良或切除后，尿内排出量减低；⑦促胰液素试验，通过直接或间接法检测胰腺外分泌功能，由胰腺功能不全引起的吸收不良显示异常；⑧粪便常规检查，应注意性状、红白细胞、未消化食物、寄生虫（卵），苏丹Ⅲ染色检查脂肪球。

707. 为什么急性胰腺炎时测定血淀粉酶同工酶更有价值

答：血清淀粉酶除来源于胰腺外，还来源于唾液腺及许多其他组织，因此急性胰腺炎和腮腺炎时均可导致血清淀粉酶的活性升高，淀粉酶同工酶的测定则有助于疾病的鉴别诊断。血清中的淀粉酶主要有两种同工酶，同工酶-P 来源于胰腺，同工酶-S 来源于唾液腺和其他组织，同工酶-P 升高或降低时，说明可能有胰腺疾患；而同工酶-S 的变化可能是源于唾液腺或其他组织。急性胰腺炎时同工酶-P 升高，而同工酶-S 无变化，因此检测血清淀粉酶同工酶对急性胰腺炎的诊断更有价值。

708. 为什么急性胰腺炎需同时检测血和尿淀粉酶

答：淀粉酶分为 α、β 两类。β 淀粉酶又称淀粉外切酶，仅作用于淀粉的末端，每次分解一个麦芽糖。人体中的淀粉酶属 α-淀粉酶，又称淀粉内切酶，不仅作用于末端，还可随机地作用于淀粉分子内部的 α-1，4 糖苷键，降解产物为葡萄糖、麦芽糖及含有 α-1，6 糖苷键支链的糊精。急性胰腺炎时，因胰组织的破坏，胰液渗漏于组织间隙，造成血淀粉酶活性增高，由于淀粉酶易通过肾小球滤膜，所以相应的尿淀粉酶活性也增高，但尿淀粉酶活性与血淀粉酶活性并不一定平行，尿淀粉酶可能会略迟于血淀粉酶。一般认为血清淀粉酶活性反应较特异和敏感，但在急性胰腺炎时，血淀粉酶上升的窗口期短，尿淀粉酶则缓慢上升，因此，同时检测血和尿淀粉酶更有助于诊断急性胰腺炎。

709. 为什么急性胰腺炎后期检测尿淀粉酶更有价值

答：血清淀粉酶测定具有重要的临床意义，尿淀粉酶变化仅作参考，但血清淀粉酶活性高低与病情不呈相关性。急性胰腺炎发病 8~12 小时血清淀粉酶开始升高，可为参考值上限的 5~10 倍，12~24 小时达高峰，可为参考值上限的 20 倍，2~5 天下降至正常。如超过 500U 即有诊断意义。尿淀粉酶在发病后 12~24 小时开始升高，达峰值时间较血清慢，当血清淀粉酶恢复正常后，尿淀粉酶可持续升高 5~7 天，故在急性胰腺炎的后期测尿淀粉酶更有价值。

710. 为什么检测血清脂肪酶有助于急性胰腺炎的诊断

答：脂肪酶（lipase，LPS）相对分子量约为 38 000，是一群低度专一性的酶。主要来源于胰腺，其次为胃及小肠，能水解多种含长链（8~18 碳链）脂肪酸的甘油酯。胰液中含有碳酸氢钠、胰蛋白酶、脂肪酶、淀粉酶等。胰腺在各种病因的作用下，其自身防御机制中的某些环节受到破坏后，会发生胰腺自身消化。其中起主要作用的活化酶有磷脂酶 A、激肽释放酶、弹性蛋白酶和脂肪酶。脂肪酶参与胰腺及周围脂肪的坏死和液化作用。胰腺组织的损伤和坏死又促进消化酶释放，形成恶性循环。血清脂肪酶增高常见于急性胰腺炎及胰腺癌，偶见于慢性胰腺炎，因此特异性高。急性胰腺炎时脂肪酶和淀粉酶均可增高，但血清淀粉酶增高的时间较短，而脂肪酶增高可持续 10~15 天，其增高的程度高于淀粉酶，因此，检测血清脂肪酶有助于急性胰腺炎的诊断。

711. 为什么尚无诊断慢性胰腺炎的"金标准"

答：慢性胰腺炎临床表现轻重不一，且无特异性，诊断常有一定困难。至今尚无有关诊断慢性胰腺炎的"金标准"。一些国家及地区已制订出区域性诊断规范，但大都是依据计算机断层扫描（CT）及经内镜逆行胰胆管造影术（ERCP）等影像改变来制订，缺乏权威性。典型的慢性胰腺炎五联症即持续性上腹部疼痛、胰腺钙化、胰腺假性囊肿、脂肪泻和糖尿病，可作为诊断依据，但仅少数患者具有五联症表现。目前，临床上诊断的慢性胰腺炎大多数是中至重度胰腺结构与外分泌功能障碍者，早期轻型的慢性胰腺炎诊断仍较困难。因为胰腺有较大的储备代偿功能，至今尚无敏感的胰腺外分泌功能试验。凡有反复上腹疼痛发作史或已证实为复发性胰腺炎的患者，特别是伴有糖尿病或脂肪泻者，均应考虑有慢性胰腺炎的可能性，需进一步检查胰腺外分泌功能及有关检查以确定诊断。

712. 为什么实验室检查可辅助诊断慢性胰腺炎

答：慢性胰腺炎（chronic pancreatitis，CP）是由于各种因素造成的胰腺组织和功能的持续性、永久性损害。出现不同程度的胰腺外分泌和内分泌功能障碍，从而出现相应的临床表现轻重不一，且无特异性，诊断常有一定困难。实验室检查可辅助诊断：①苯甲酰-酪氨酰-对氨基苯甲酸（BT-PABA）试验，亦称为胰功肽试验，是一种间接测定胰腺外分泌功能的方法，其敏感性和特异性均较高；②Lundh 餐试验，国外自 20 世纪 40 年代已应用至今，国内在 1981 年首次由吴云林教授报道其临床应用；③促胰液素试验或促胰酶素-促胰液素试验（P-S 试验），此试验比较精确，但需要特别的双腔管（Dreiling 管），试剂需进口，仅在科研上采用，临床尚未推广；④^{131}I-三油酸酯和^{131}I-油酸对比吸收试验，可反映胰脂肪酶的含量。本试验虽不如化学测定法敏感，但方法简便，且可用于随访病情和观察药物疗效，故在临床上可推广采用；⑤粪便中脂肪球检测，CP 时，粪便经苏丹Ⅲ染色后，高倍视野下脂肪球超过 100 个，可考虑脂肪吸收不良；⑥胰腺内分泌功能测定，CP 晚期，如胰岛 β 细胞分泌功能受损，胰岛素分泌不足时，可导致继发性糖尿病。表现为空腹血糖多次>7.2mmol/L，或餐后 2 小时血糖>11.1mmol/L 及口服葡萄糖耐量试验（oral glucose tolerance test，OGTT）异常。

713. 为什么生化标志物可辅助诊断胃肠胰神经内分泌肿瘤

答：胃肠胰神经内分泌肿瘤（gastrointestinal pancreatic neuroendocrine tumor，GEP-NET）是一组起源于胃肠道及胰腺肽能神经元和神经内分泌细胞的异质性肿瘤，约占全身所有神经内分泌肿瘤的 55%~70%。尽管该病较其他消化系统肿瘤进展缓慢，但大多数为恶性，具有肿瘤侵袭行为，且诊断时往往已存在转移。GEP-NET 的诊断主要基于临床症状、激素水平、各种影像学检查以及病理学检查。但由于绝大多数 GEP-NET 的临床表现缺乏特异性，早期诊断比较困难。因此可检测一些生化标志物来辅助诊断，如：①使用酶联免疫法或放射免疫测定法检测血中嗜铬粒蛋白 A（chromogranin A，CgA），CgA 是一种相对分子质量 49 000 的酸性多肽，广泛存在于神经内分泌细胞的分泌颗粒中，60%~100% 患者的血清 CgA 升高，其水平与肿瘤大小、患者预后及其恶性进展有关；②检测尿中的 5-羟基吲哚乙酸的水平，升高常见于回肠神经内分泌肿瘤；③血清 CgA 联合胰腺多肽检测，可以使胰神经内分泌肿瘤的诊断灵敏度从 74% 提高到 90%。

714. 为什么检测多种激素有助于诊断胃肠胰神经内分泌肿瘤的类型

答：胃肠胰神经内分泌肿瘤能产生多种胃肠激素，检测这些激素水平有助于确定肿瘤类型。例如：①胃泌素瘤患者的血清胃泌素水平增高；②胰岛素瘤患者有高胰岛素血症；③血管活性肠肽瘤患者血中可检测到高水平的血管活性肠肽；④生长抑素瘤可以检测到高水平的生长抑素；⑤胰生长激素释放因子瘤可以检测到高水平的生长激素；⑥胰高血糖素瘤可以检测到高水平的胰高血糖素；⑦促肾上腺皮质激素瘤可以检测到高水平的促肾上腺皮质激素；⑧分泌甲状旁腺激素相关肽瘤可以检测到高水平的甲状旁腺激素相关肽；⑨此外一些无功能性的肿瘤可检测高水平的嗜铬粒蛋白 A、胰多肽等。

715. 为什么用母乳和（或）牛乳喂养婴幼儿会出现腹泻

答：母乳和（或）牛乳喂养的婴幼儿会出现腹泻的情况，是由于乳糖酶活性下降造成的乳糖不耐受引起的。分为以下两种情况：①原发性乳糖不耐受，这种情况很少见，就是婴儿肠道生来就缺乏乳糖酶；②继发性乳糖不耐受，婴儿出生后由于种种原因对肠道的损伤导致乳糖酶减少或不足，比如使用了抗生素，或者其他感染、过敏导致肠道损伤，就可能出现乳糖不耐受。由于母乳和（或）牛乳中含有乳糖，正常情况下，摄入的乳糖在小肠乳糖酶的作用下分解为葡萄糖和半乳糖而被人体吸收。而乳糖不耐受症患儿因为小肠黏膜缺乏乳糖酶，在摄入一定量的乳糖后，乳糖未被分解为葡萄糖和半乳糖即进入肠道下部，引起发酵性或高渗性腹泻。

716. 为什么呼吸试验有助于小儿迁延性和慢性腹泻的病因诊断

答：腹泻病程 2 周~2 个月称为迁延性腹泻，超过 2 个月称为慢性腹泻。而世界卫生组织及国外有的将病程 2 周以上的腹泻病例统称为迁延性腹泻，也就是说其中包括了慢性腹泻。自 20 世纪 60 年代，临床陆续开展了一些有应用价值的呼吸试验，通常经过试餐后收集受试者呼出气，经过仪器对特定成分进行分析测定，有助于小儿迁延性和慢性腹泻的病因诊断。如：①氢呼气试验，如乳糖氢呼气试验可用于诊断乳糖吸收不良。蔗糖氢呼气试验可用于诊断原发性蔗糖-异麦芽糖缺乏，诊断小肠细菌过度生长的氢呼气试验，正常情况下小肠相对无菌，在某种病理情况下，如空肠憩室，胃酸缺乏，胃大部切除后，回盲瓣切除，肝硬化，免疫缺陷等情况下，结肠细菌可在小肠上部生长，引起一系列症状，如腹痛，腹泻，脂肪泻等。本试验有利于上述疾病的确诊；②二氧化碳呼吸试验，如 ^{14}C 标记的三油酸甘油酯呼吸试验，是检测脂肪吸收不良简便可靠的方法，可以鉴别胰腺功能不全与非胰腺功能不全引起的脂肪泻，检测糖类吸收可应用天然富含 ^{13}C-乳糖呼吸试验，可以用来诊断乳糖吸收不良，以及 ^{14}C-甘氨胆酸试验可用于诊断小肠细菌过度生长。

（李怀远　蒋黎敏）

第十章 肾脏疾病生物化学检验

第一节 基本知识

717. 为什么肾脏是人体主要排泄器官

答：从解剖角度来说肾脏（kidney）为成对略呈蚕豆形的实质性器官，位于腹膜后脊柱两侧。肾脏外表面由被膜包裹，内侧缘中央凹陷成肾门，是血管、淋巴管、神经和输尿管出入的部位。而肾单位（nephron）是肾脏的基本结构和功能单位。每个肾单位由肾小体和肾小管组成。肾小体由中央部的肾小球（glomerulus）和包绕其外的肾小囊组成。肾小球是由入球小动脉反复分支形成的一团盘曲的毛细血管袢。肾小管（renal tubule）长而弯曲，分为3段：①近端小管；②髓袢细段；③远端小管。多个肾单位汇集于一支集合管，多支集合管汇入一乳头管，而后开口于肾盂，最后形成的尿液，经肾盂、肾盏、输尿管而进入膀胱。

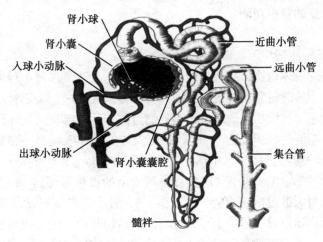

图 10-1 肾单位结构

肾动脉由腹主动脉分出，经逐级分支后形成肾小球毛细血管袢，然后再汇集、分支形成二级毛细血管网，包绕于肾小管和集合管，最后逐级汇合成肾静脉进入体循环。肾脏丰富的血液供应，以及肾血管的双毛细血管网结构，对于肾脏泌尿功能的发挥有着重要意义。

718. 为什么生物化学检验对指导肾脏疾病的诊断和治疗有重要价值

答：因为肾脏不仅是机体内重要的排泄器官，而且是重要的内分泌器官，在维持机体内环境稳定方面起着极为重要的作用。肾脏最重要的功能是：①泌尿功能；②体液平衡的调节；③内分泌功能。此外还具有降解一些生物活性物质，参与氨基酸和糖代谢的功能，调节机体物质代谢，影响生命活动。

各种原因引起肾功能损害时，肾脏泌尿功能减退或丧失，出现代谢废物潴留，水、电解质和酸碱平衡失调，以及肾脏内分泌功能失调等临床表现，并导致血液和尿液生物化学的改变，常见的临床生物化学变化有：①蛋白质及其代谢物异常；②血脂异常；③凝血因子异常；④水平衡失调；⑤电解质平衡失调；⑥酸碱平衡失调。这些改变都可以通过生物化学检验来证实，所以生物化学检验对指导肾脏疾病的诊断和治疗有重要价值。

719. 为什么尿液检查可反映肾脏功能

答：肾脏最主要的生理功能之一是泌尿功能（urinary function），肾脏能根据各种物质在机体中的作用，对流经肾脏血液中的物质采用肾小球滤过、肾小管重吸收和排泌方式进行处理，并生成尿液排出体外。一方面肾脏对物质有选择性排泄作用，通过泌尿作用，肾脏对血液中物质有选择性排泄，包括：①排泄机体代谢的终产物，如蛋白质代谢产生的尿素、核酸代谢产生的尿酸、肌肉肌酸代谢产生的肌酐和血红素的降解产物等；②排泄进入体内的外源性异物，如绝大部分药物、影像学检查的造影剂、食品添加剂和毒物等；③排泄摄入量超过机体需要的物质，如葡萄糖等；④保留体内所需的物质，如蛋白质、氨基酸、葡萄糖、血细胞等。另一方面肾脏对体液平衡有调节作用，正常情况下，肾脏可通过多种调节方式影响尿液生成，精细调节机体水、电解质、酸碱平衡和渗透压平衡。一旦肾脏出现异常，这些功能也会相继出现异常，最终表现为尿液理化性状及所含成分的变化，所以尿液检测可以反映肾脏功能。

720. 为什么正常尿液中无血液大分子物质

答：因为肾小球对体内物质有选择性滤过作用，当血液流过肾小球毛细血管网时，血浆中的水和小分子溶质通过肾小球滤过膜滤入肾小囊形成原尿。决定肾小球滤过作用的主要因素是滤过膜的总滤过面积和通透性、有效滤过压和肾血流量。人体两侧肾脏的肾单位总数达 200 万个，总滤过面积可达 $1.6m^2$，接近人体的总体表面积，有利于血浆滤过。单位时间内两肾生成的滤液量称为肾小球滤过率（glomerular filtration rate，GFR）。据测定，体表面积为 $1.73m^2$ 的人体，24 小时内从肾小球滤出的血浆量可达 180 升，约为体重的 3 倍，相当于肾小球每天滤过血浆 60 次。由此可见，肾小球的滤过功能在肾的排泄功能中占有重要位置。肾小球滤过膜是肾小球滤过功能的结构基础，由毛细血管内皮细胞层、非细胞性基膜层和肾小囊上皮细胞组成。滤过膜独特的结构使之具有一定的孔径屏障和电荷屏障作用，进而有选择的排泄，既对相对分子质量<40 000 的小分子物质有极高的通透性，又对相对分子质量>70 000 的中大分子物质有高度的截留作用。因此通过肾小球滤过后的原尿除不含血细胞和中大分子血浆蛋白质外，其余成分和血浆相同。

721. 为什么正常尿液中一般不出现葡萄糖等物质

答：因为肾小管对体内物质（如葡萄糖、氨基酸、水等）转运存在着重要作用，在泌尿过程中，肾小球滤过生成的原尿需经肾小管和集合管进行物质转运，最后形成终尿。物质转运过程包括重吸收和排泌。重吸收是肾小管上皮细胞将原尿中的水和某些溶质，部分或全部转运回血液的过程。肾小管和集合管的上皮细胞将其产生的或血液中的某些物质转运到肾小管腔中的过程称为分泌或排泌。肾小管的重吸收部位和功能：①近曲小管是物质重吸收最重要的部位，原尿中的葡萄糖、氨基酸、维生素及微量蛋白质等几乎全部在近曲小管重吸收，水、Na^+、K^+、Cl^-、HCO_3^-、磷酸盐等也绝大部分在此段重吸收；②髓袢主要继续重吸收一部分水和氯化钠等，在尿液的浓缩、稀释等功能中起重要作用；③远曲小管和集合管在抗利尿激素和醛固酮的调节下，继续重吸收部分水和 Na^+、HCO_3^- 等，参与机体对水、电解质及酸碱平衡等的调节，在维持机体内环境的稳定中起主要作用。所以，通过肾小管对体内物质转运的作用后，正常尿液中一般不出现葡萄糖等物质。

722. 为什么肾脏疾病影响血液激素水平

答：因为肾脏除了形成尿液的重要功能外，还有内分泌的重要功能，能合成分泌一些激素以及活性物质，以调节机体功能。肾脏分泌的物质包括：①血管活性物质：主要包括肾素-血管紧张素-醛固酮系统、前列腺素-激肽缓激肽系统等，它们参与全身血压和水、电解质代谢的调节；②非血管活性物质：主要包括1，25-$(OH)_2D_3$、促红细胞生成素等，它们参与钙、磷代谢的调节和红细胞生成的过程等。此外，肾脏是许多肽类激素和内源性活性物质，如胰岛素、胰高血糖素、甲状旁腺素、泌乳素、生长激素、胃泌素等的降解场所，肾脏还是糖原异生的重要场所。由此可见肾脏的内分泌作用非常重要，如果肾脏出现疾病将会引起相关血液激素水平的改变。

723. 为什么肾损伤时可出现氮质血症

答：因为肾脏在蛋白质代谢过程中承担着排泄代谢产物的过程，所以肾脏损伤时会影响这个过程，进而转变为氮质血症。氮质血症（azotemia）指血液中尿素、肌酐、尿酸等非蛋白含氮物质含量显著升高。氮质血症是肾衰竭的重要临床表现之一。氮质血症发生的主要病因和机制一方面是肾脏排泄功能障碍，各种原因引起的肾脏泌尿功能障碍，均可造成体内蛋白质代谢产物堆积，出现氮质血症。常见发病病因有：①肾前性：多继发于肾脏灌流不足，肾小球滤过率降低，水、钠重吸收相对增加，尿液生成减少，如休克、严重脱水等；②肾性：多见于各种肾脏疾病引起的肾衰竭，如各种肾小球疾病、肾小管间质性疾病等；③肾后性：由各种原因所致的尿路梗阻，如结石、肿瘤压迫等。另一方面是体内蛋白质分解增加，如肾衰竭、感染、组织创伤等情况，使体内蛋白质分解代谢加强，血非蛋白氮物质含量增加。

724. 为什么尿液泡沫多不一定是蛋白尿

答：正常新鲜尿液为透明、琥珀色的液体，表面张力很低，形成泡沫少。如果尿液中含有一些有机物和无机物，使尿液张力增强而出现泡沫。所以出现泡沫尿不一定就是蛋白尿或者提示肾脏疾病。产生泡沫尿的原因有很多，比较常见的原因有：①肾脏疾病，尿液中蛋白质含量多使得表面张力增大，就容易出现泡沫；②肝脏疾病时，尿液中的胆红素增多使得表面张力增大；③糖尿病时，尿液中糖或酮体含量升高，尿液酸碱度改变，也会使得表面张力增大；④痛风或者高尿酸血症患者在使用了促尿酸排泄的药物时，尿液中尿酸排泄增多也会使得表面张力增大；⑤膀胱疾病、男性尿道球腺、前列腺分泌的黏液增多等都会引起尿液成分的改变而出现泡沫增加。所以，尿液泡沫多不一定就是蛋白尿，需要通过检测尿液来确定是否由于尿液中蛋白质多了引起的泡沫。

725. 为什么肾脏疾病可导致蛋白尿

答：因为在肾脏正常的情况下不会出现蛋白尿，正常生理情况下，肾小球滤过膜对蛋白质的滤过具有选择性，其滤液中的蛋白质主要为小分子蛋白质，且95%以上被肾小管重吸收，所以正常人的尿液中只有极少量的蛋白。但是在肾脏疾病的病理情况下，尿液中会出现蛋白，若尿蛋白量>150mg/24 小时，则称为蛋白尿（proteinuria）；若尿蛋白>3.5g/24 小时，则称为大量蛋白尿。蛋白尿形成的主要类型有肾小球性蛋白尿、肾小管性蛋白尿。此外，临床还可见组织性蛋白尿、溢出性蛋白尿、假性蛋白尿、功能性蛋白尿、体位性蛋白尿等。

726. 为什么肾损伤可导致水肿

答：肾损伤所致水肿，称为肾性水肿，是肾脏疾病时与水平衡失调症状之一。肾性水肿：一般分为两类，一类是肾小球滤过下降，而肾小管对水钠重吸收尚好，从而导致水钠潴溜，此时常伴全身毛细血管通透性增加，因此组织间隙中水分潴溜，此种情况多见于肾炎。另一类是由于大量蛋白尿导致血浆蛋白过低所致。在肾脏疾病中，低蛋白血症（hypoproteinemia）是很常见的，低蛋白血症即血浆总蛋白低于 60g/L，或白蛋白浓度低于 30g/L。肾脏疾病引起的低蛋白血症的主要病因是长期大量蛋白质丢失，如肾病综合征、狼疮性肾炎、糖尿病性肾病以及终末期肾病腹膜透析治疗时均可丢失蛋白质。此外，肾脏疾病（如尿毒症等）引起的蛋白摄入不足或吸收不良、肝脏蛋白质合成障碍和蛋白质分解加速也是引起低蛋白血症重要病因。另一个相关方面是尿量异常：①各种原因造成的肾脏泌尿功能障碍而引起少尿或无尿；②肾小管功能障碍如慢性肾炎后期、肾性尿崩症、急性肾小管坏死多尿期等引起的多尿；③夜尿增多常视为肾小管功能不全的早期症状。所以，肾脏损伤时有多种原因可以引起水肿。

727. 为什么肾脏疾病可导致血脂异常

答：肾脏疾病主要是肾病综合征时，血脂异常较为明显，高脂血症是其主要临床表现之一，关于肾病综合征血脂代谢异常的发生机制目前尚未完全阐明。研究认为由于低白蛋白血症，肝细胞周围胶体渗透压下降可以导致肝脏合成极低密度脂蛋白（VLDL）、低密度脂蛋白（LDL）及载脂蛋白 B100（ApoB 100）增加。同时，脂蛋白分解代谢异常，血管内皮脂蛋白脂酶的含量下降，LDL 受体下降均导致有关脂蛋白如 LDL、VLDL、中间密度脂蛋白（IDL）的分解及清除下降。肝脏合成脂蛋白增加被认为与大多数患者胆固醇水平升高有关，清除减少也在高胆固醇血症的发生、发展中起作用。而高甘油三酯血症主要是由于代谢削弱所致，脂蛋白酯酶（LPL）活性降低，甘油三酯（TG）分解减少，TG 分解下降与白蛋白的丢失一致，与患者肾功能的损伤程度相关，与胶体渗透压的改变无关。卵磷脂胆固醇酰转移酶（LCAT）活性受抑，则高密度脂蛋白（HDL）合成不足，HDL 代谢异常使 TG 水平升高。肾脏疾病时血脂异常的主要特点为：①血浆中各种脂蛋白成分均增

加；②各脂质成分的增加在疾病过程中的时间不同；③各脂质成分的比例发生改变；④HDL
亚型分布异常；⑤常有 Apo B100、载脂蛋白 C（Apo C）、载脂蛋白 E（Apo E）升高。

728. 为什么肾衰竭时会出现凝血功能异常

答：血栓和栓塞是肾病综合征比较常见和致死性并发症之一，发生率占肾病综合征的
8%~50%，大多数为亚临床型，也可发生严重的蛋白尿、血尿、甚至肾功能不全，其机制
主要是：

（1）血小板功能障碍：尿毒症患者血中某些毒性物质的蓄积，使血小板第Ⅲ因子含量
及活性降低，释放障碍，功能降低，凝血酶原消耗及凝血活酶生成不佳，血小板黏附性及
凝聚性降低。

（2）纤溶活力降低：尿毒症时，由于尿激酶抑制剂显著增加或由于血浆凝血酶的显著
减少，所以纤溶活力降低，纤维蛋白原增高引起各脏器纤维蛋白沉着。沉着在肾脏局部的
纤维蛋白可降解产生大量的纤维蛋白降解产物（fibrin degradation product，FDP），FDP 的
大分子碎片具有强烈的抗凝血酶作用，抑制血小板功能，干扰凝血活酶的形成；FDP 的小
分子碎片可以抑制纤维蛋白单体聚合，抑制凝血块的形成。因而 FDP 的出现加重尿毒症
的出血倾向。

（3）部分凝血因子的改变：尿毒症时凝血酶原时间可轻度延长，这种延长可能由于尿
毒症毒性物质抑制了因子Ⅱ、Ⅴ、Ⅶ、Ⅹ等的活力。同时，长期应用抗生素造成肠道杀菌
综合征，使维生素 K 的吸收及合成障碍。这些因素也是造成出血倾向的部分原因。

（李甲勇）

第二节 生化检验

729. 为什么有多种检测肾小球功能的生化指标

答：对于肾小球功能检查要涵盖肾小球滤过功能检查和屏障功能这两个主要生理功能
方面，可以通过对于患者血液和尿液成分的生物化学检测进行评估。肾小球滤过功能检查
主要有肾小球滤过率、血液中小分子代谢终产物（如血肌酐、血尿素等）和血液中小分子
蛋白质（如血胱抑素 C 等）等检测；其中，肾小球滤过率尚不能用生化方法直接测定，
临床常应用肾清除试验原理，通过检测肌酐清除率的方法间接反映肾小球滤过率（GFR），
或以血肌酐为基础估算肾小球滤过率（estimate glomerular filtration rate，eGFR）。肾小球屏
障功能检测方法主要是尿中蛋白质的检查（如尿总蛋白、尿微量白蛋白、免疫球蛋白等）。
所以有多种生化指标来检测肾小球不同的功能。

730. 为什么要做肾脏清除试验

答：肾小球的重要生理功能之一是肾小球滤过（glomerrular filtration），指血液流经肾
小球毛细血管网时，血浆中的水、电解质、一些小分子物质（如低分子量蛋白）以及蛋白
质、核酸、糖等物质的代谢产物通过滤过膜进入肾球囊形成原尿的过程。单位时间内两肾
生成原尿的量称为肾小球滤过率（GFR），用微穿刺法测定体表面积为 $1.73m^2$ 健康成年人
的 GFR 为 125ml/min 左右，但此方法不适合在临床上应用。临床只能用肾清除率（clear-

ance，C）来间接反映 GFR，Cx 表示肾脏在单位时间内将某物质（x）从一定量血浆中全部清除并由尿排出时被处理的血浆量，它是衡量肾脏清除血浆中物质，生成尿液能力的指标。肾清除试验是反映肾脏泌尿功能最直接、最敏感的试验。应用不同物质进行肾清除试验，可测定肾小球滤过率、肾小管对各物质的重吸收和排泌量、肾血流量等。所以进行肾脏的清除试验是为了间接地评估肾小球滤过功能。

731. 为什么临床不用菊粉清除率检查肾小球功能

答：虽然目前测定 GFR 的"金标准"是菊粉清除试验，但菊粉是外源性物质，输入体内后部分患者会发生不适反应，所以临床上检测血液和尿液中的其他一些特定物质的含量来代替菊粉如：肌酐、免疫球蛋白 G（IgG）、白蛋白（Alb）、β_2 微球蛋白、葡萄糖、对氨基马尿酸等，依据某物质单位时间从血浆中被清除的总量＝某物质单位时间从尿中排出的总量，推导公式表示如下：

$$C_X = (U_X \times V_X)/P_X$$

式中：Cx 为某物质清除率（ml/min），V 为每分钟尿量（ml/min），Ux 为尿中某物质的浓度（mmol/L），Px 为血浆（清）中某物质的浓度（mmol/L）。由于个体的大小、高矮、胖瘦、年龄等均存在较大的差异，影响结果的判断，因此，应将其结果以标准体表面积 $1.73m^2$（中国人为 $1.61m^2$）进行标准化计算。

标准化的肾清除率：$C_X' = [(U_X \times V)/P_X] \times (1.73/A)$

个体体表面积（A）：$\lg A\ (m^2) = 0.425\lg[体重(kg)] + 0.725\lg[身高(cm)] - 2.144$

732. 为什么血清肌酐可反映肾滤过功能

答：肌酐（creatinine，Cr）为肌肉中磷酸肌酸的代谢产物。每 20g 肌肉代谢可产生 1mg 肌酐，人体肌肉以 1mg/min 的速度将肌酐排入血中，若严格控制饮食后，血浆内生肌酐浓度比较稳定。肌酐主要从肾小球滤过，仅少量由近端小管排泌，不被肾小管重吸收。在控制外源性肌酐来源、无剧烈运动等条件下，血肌酐浓度主要取决于 GFR，虽然敏感性和特异性不是很高，但检测简便，一定程度上可反映肾小球滤过功能，是临床常用的肾功能指标。血清肌酐检测的临床意义在于：①血肌酐增高：见于各种肾病、肾衰竭、心肌炎、肌肉损伤等。肾功能不全的代偿期肌酐可不增高或轻度增高；肾衰竭失代偿期肌酐中度增高（可达 $442.0\mu mol/L$）；尿毒症时肌酐可达 $1.8mmol/L$，为尿毒症的诊断指标之一；②血肌酐减低：见于进行性肌肉萎缩、白血病、贫血、肝功能障碍及妊娠等。尿肌酐排泄量增高也可导致血肌酐降低，如甲状腺功能减退等。

虽然血肌酐可以反映肾小球的滤过功能，但是在肾脏疾病早期，血清肌酐通常不升高，只有在肾脏病变较为严重时才会升高。在正常肾脏血流量的条件下，血肌酐值如升高至 $176\sim353\mu mol/L$，提示中度至严重的肾损害。因此，血肌酐测定对晚期肾脏疾病的临床意义较大。

733. 为什么血清肌酐检测有多种方法

答：血清肌酐常用的测定的方法有 Jaffé 法（苦味酸法）、酶法、高效液相色谱法等。①Jaffé 反应法（苦味酸法），经典方法但目前使用较少。检测原理：血浆或血清样本经除蛋白质处理后，肌酐与碱性苦味酸发生 Jaffé 反应，生成桔红色的苦味酸肌酐复合物，在 510～520nm 波长附近测定吸光度。桔红色化合物的生成量与肌酐含量成正比，通过与同样处理的肌酐标准液比较，即可求出样本中肌酐含量。方法学评价：本实验方法特异性不高，维生素 C、丙酮酸、葡萄糖、乙酰乙酸、丙酮、胍类、蛋白质等均能与苦味酸反应生成红色化合物（假肌酐）。假肌酐存在可导致结果偏高，红细胞中假肌酐物质较多，约有 60%，血浆或血清约 20%，尿液约 5%，故肌酐测定不宜使用全血样本。血清和血浆需制备无蛋白滤液后再测定。②酶法，目前使用广泛。检测原理：血肌酐经肌酐水合酶催化生成肌酸，肌酸与肌酸激酶、丙酮酸激酶、乳酸脱氢酶偶联反应，使 NADH 变成 NAD^+，在波长 340nm 处吸光度（NADH 吸收峰）值降低，其降低程度与血肌酐含量成正比。方法学评价：酶法测肌酐方法特异性高，适用于手工及自动生化分析仪测定。也可采用肌酐酰胺水解酶-肌酸酶-肌氨酸氧化酶-过氧化物酶偶联法，利用 Trinder 反应产生的醌亚胺类物质颜色深浅反映出肌酐浓度高低。肌酐亚氨水解酶法利用肌酐亚氨水解酶水解肌酐生成 N-甲基乙内酰脲和氨，再用电极法测氨，准确性好，特异性高，但易受内源性氨干扰。各实验室宜建立适合的参考范围。

734. 为什么血清尿素检测前需限制蛋白质摄入

答：因为蛋白摄入会影响血清尿素的检测。尿素为体内蛋白质的终末代谢产物，血清尿素（urea）的浓度取决于机体蛋白质的分解代谢速度、食物中蛋白质摄取量及肾脏的排泄能力。人体蛋白质代谢，氨基酸脱氨基产生 NH_3 和 CO_2，两者在肝脏中合成尿素，每 1g 蛋白质代谢产生尿素 0.3g。所以如果在血清尿素检测前过多摄入蛋白质，可能引起检测结果升高，不能真实反映肾脏功能。

735. 为什么血清尿素检测有多种方法

答：血清尿素测定的方法可分为两大类：第一类为尿素酶法：利用尿素酶催化血清尿素水解生成氨，氨可用纳氏试剂、酚-次氯酸盐或酶偶联反应显色测定，也可以用离子选择性电极法测定；第二类为直接法：血清尿素直接和某试剂作用，测定其产物。最常见的方法为二乙酰-肟法。①酶偶联法检测原理：尿素经脲酶催化水解生成氨和二氧化碳。在谷氨酸脱氢酶（GLDH）催化下，氨与 α-酮戊二酸及还原型烟酰胺腺嘌呤二核苷酸（NADH）反应生成谷氨酸与 NAD^+。NADH 在 340nm 波长处有吸收峰，其吸光度下降的速率与待测样本中尿素的含量成正比。脲酶法是利用脲酶催化尿素水解生成氨，然后对其进行测定。指示染料与氨反应的方法可应用于干试剂方法。电导法也是一种很特异、快速的动力学方法，具有很高的应用价值。二乙酰-肟法需强酸、煮沸等反应条件，试剂有腐蚀性，特异性不高，瓜氨酸等对反应有正干扰，精密度差，目前临床实验室已很少使用。脲酶-谷氨酸脱氢酶偶联法采用两点速率法，适合于自动生化分析仪检测。溶血、脂血、胆红素及其他含氮化合物对酶法测定尿素的干扰较小；②脲酶-波氏比色法检测原理：尿素经脲酶催化水解生成氨和二氧化碳。氨在碱性介质中与苯酚及次氯酸钠反应，生成蓝色的吲哚酚，此过程需要用亚硝酸铁氰化钠催化反应。在 630nm 波长下进行比色，蓝色吲哚酚的吸光度与尿素含量成正比。此法的不足在于空气中氨气对试剂或玻璃器皿的污染或使用铵盐抗凝剂可使结果偏高。高浓度氟化物可抑制尿素酶，引起结果假性偏低。各实验室宜建立适合的参考区间。

736. 为什么临床可使用血清尿素评估肾功能

答：血清尿素可自由通过肾小球滤过膜滤入原尿，约50%可被肾小管重吸收。在食物摄入及体内分解代谢比较稳定的情况下，其血浓度取决于肾排泄能力。因此，血清尿素在一定程度上可反映肾小球滤过功能。血清尿素对于评估肾功能的临床意义：①器质性肾功能损伤时血尿素增高，如各种原发性肾小球肾炎、肾盂肾炎、间质型肾炎等所致的慢性肾衰竭。血尿素不能作为早期肾功能损伤的指标，但对慢性肾衰竭，尤其是尿毒症患者，血尿素的增高程度通常与病情严重性一致。肾功能不全的代偿期尿素轻度增高（>7.0mmol/L）；肾衰竭失代偿期尿素中度增高（17.9~21.4mmol/L）；尿毒症时尿素>21.4mmol/L，为尿毒症的诊断指标之一；②血尿素增高还可见于肾前性和肾后性因素，前者包括严重脱水、大量腹水、心脏循环功能衰竭等。后者如输尿管结石等疾病引起的尿路阻塞；③血尿素可作为肾衰竭透析疗效的判断指标。

737. 为什么血清尿素增高不一定是肾小球损伤

答：因为血尿素可以一定程度的反映肾小球的滤过功能，但是还受到其他因素的影响：血尿素浓度除受肾功能影响外，还受到蛋白质分解或摄入的影响。如急性传染病、高热、上消化道大出血、大面积烧伤、严重创伤、大手术后和甲状腺功能亢进症、高蛋白饮食、口服类固醇激素等都可使血尿素浓度增高。但血肌酐一般不升高，故血肌酐测定较血尿素测定更能准确地反映肾小球功能。

738. 为什么血清尿酸检测可以评估肾小管排泌功能

答：尿酸（uric acid，UA）是嘌呤分解代谢的最终产物，是血浆中非蛋白氮重要成分之一。由肾脏随尿液排出体外。排除体内血清尿酸产生增加的疾病如痛风，其含量的增加可能与肾小球滤过率的降低，肾小管排泌减少或肾小管重吸收增加有关。虽然尿酸高在慢性肾病中总是存在，但尿酸浓度与血肌酐、血尿素之间的关系还不清楚。造成血清尿酸增高的原因有：①肾小管排泌受抑制：最为重要的机制之一。由于药物、中毒、或内源性代谢产物抑制尿酸排泄或再吸收增加。当阴离子转运系统受抑制时会出现这种情况，其中两个重要的抑制因子是乳酸和酮酸类；②肾小球滤过减少：也可使尿酸水平增高。其中之一的机制是滤过率降低，这是肾功能不全或衰竭所致高尿酸血症的主要原因。尿酸净重吸收增加可发生在血容量降低的情况下，这是利尿剂引起高尿酸血症的机制之一；③肾小管重吸收增多：高尿酸血症也可由远端重吸收的增强导致。这些可见于糖尿病脱水或利尿治疗的时候。在严重肾脏损害时，血中尿酸可显著升高。而轻度受损时变化不大。所以血尿酸测定是诊断肾重度受损的敏感指标。

739. 为什么临床首选血胱抑素 C 评估肾小球滤过功能

答：胱抑素 C（cystatin C，CysC）亦称半胱氨酸蛋白酶抑制蛋白 C，是一种分子量约为 13kD 的非糖基化碱性蛋白质。机体内几乎所有组织的有核细胞均能持续恒定地产生 CysC。CysC 可自由地透过肾小球滤过膜，在近曲小管全部重吸收并迅速代谢分解；CysC

不与其他蛋白质形成复合物，其血清浓度变化不受炎症、感染、肿瘤及肝功能等因素的影响，与性别、饮食、体表面积、肌肉量无关，是一种反映 GFR 变化的理想的内源性标志物。

胱抑素 C 的临床意义：①血 CysC 浓度与肾功能损害程度高度相关，能够准确反映人体 GFR 的变化；②血 CysC 可用于糖尿病性肾病肾脏滤过功能早期损伤的评价、高血压肾功能损害早期诊断、肾移植患者肾功能的恢复情况评估、血液透析患者肾功能改变监测、老年人肾功能评价、儿科肾病的诊断、肿瘤化疗中肾功能的监测等；③CysC 是低分子量蛋白质中与 GFR 最相关的内源性标志物，血 CysC 浓度与 GFR 呈良好的线性关系，其线性关系显著优于血肌酐，因而能更精确反映 GFR，特别是在肾功能仅轻度减退时，血 CysC 的敏感性高于血肌酐。

740. 为什么要检测氨甲酰血红蛋白

答：血液中的尿素较易进入红细胞内而被分解成铵（NH_4^+）和氰酸盐，Hb 在氰酸盐的作用下可形成氨甲酰血红蛋白（carbaminohaemoglobin，CarHb）。CarHb 可用高效液相层析、气相色谱和免疫学方法检测。成人参考范围为 $25 \sim 35 \mu g$（氨甲酰缬氨酸）/g（Hb），血液 CarHb 浓度虽与血清尿素浓度有关，但它反映的不是即刻的尿素浓度，而是患者近 4 周内尿素的平均水平。在鉴别急、慢性肾衰竭和评估血透析疗效上，较单次血尿素测定更有价值。

741. 为什么内生肌酐清除率相比血清肌酐和尿素能更早反映肾损伤

答：因为血清肌酐在肾脏损伤早期不出现明显升高，对晚期肾脏疾病的临床意义较大，而血清尿素虽然一定程度可以反映肾脏情况，但是受到影响因素多，比血清肌酐更不灵敏，相较之下内生肌酐清除率较两者对于肾脏早期损伤都更灵敏。内生肌酐为人体肌肉中磷酸肌酸的代谢产物，是正常人体内肌酐的主要来源。在严格控制饮食情况下，同一个体每天内生肌酐生成量与尿液排出量相等，且相对恒定。肌酐主要从肾小球滤过，不被肾小管重吸收，仅少量由近端小管排泌。内生肌酐清除率（endogenous creatinine clearance，Ccr）指肾脏在单位时间内（min）将肌酐从一定量血浆中全部清除并由尿排出时被处理的血浆量（ml）。临床上常用 Ccr 来评价肾损伤：①根据 Ccr 结果分级评价肾功能，能较早准确地反映肾小球滤过功能损伤，并估计损伤程度；Ccr<80ml/（min·1.73m²）时，提示有肾功能损伤；Ccr 50 ~ 80ml/（min·1.73m²）提示为肾功能不全代偿期；Ccr25 ~ 50ml/（min·1.73m²）为提示肾功能不全失代偿期；Ccr<25ml/（min·1.73m²）提示为肾衰竭期（尿毒症期）；Ccr≤10ml/（min·1.73m²）提示为尿毒症终末期；②指导临床治疗：临床上常依据 Ccr 结果制订治疗方案并调整治疗手段，如当 Ccr 出现异常时，及时调整由肾脏代谢或以肾脏排出为主的药物。

742. 为什么要同时检测尿液和血液肌酐来计算内生肌酐清除率

答：因为要通过测定血和尿中肌酐含量来计算单位时间（通常指 1min）内有多少毫升血液中的肌酐通过肾脏时被清除，来评估肾脏的清除功能。并且内生肌酐清除率需要用体表面积校正。依据肾清除试验原理，收集一段时间内的尿量（一般为 24 小时尿液），并且同时测定血和尿中肌酐浓度，此为保证血液和尿液体现人体在同一时间点的代谢能力。依据公式可计算出 Ccr。

$$内生肌酐清除值（ml/min）= \frac{尿肌酐浓度（\mu mol/L）}{血肌酐浓度（\mu mol/L）} \times 每分钟尿量（ml/min）$$

标准化 Ccr $[ml/(min \cdot 1.73m^2)]$ = Ccr×标准体表面积（$1.73m^2$）/个体体表面积（A）。

743. 为什么临床更宜用估算肾小球滤过率来评估肾功能

答：肾小球滤过率（GFR）是了解肾脏滤过功能的主要检验指标，观察单位时间中肾脏滤过特定物质（特定标志物）的能力。这类物质（标志物）可以是外源性的（体外注入体内），或是内源性的。外源性的有菊粉等，通常要求在保持一定静脉滴注量的条件下，准确收集一段时间的尿量，同时留取血液标本，测定血液和尿液中的标志物并计算得到GFR。由于这些外源性标志物可全部经肾小球滤除，不被肾小管重吸收，因而可以较准确反映肾小球滤过状态，被认为是了解肾小球滤过能力的金标准。但由于操作繁琐，要求较高，不易在临床常规中应用，因此仅仅在一些规模不大的临床研究中得到使用。内源性标志物主要是血清肌酐。Ccr 是临床评价 GFR 的常规试验，但存在收集尿液时间长（24 小时法）、患者依从性差等缺点。体内肌酐主要由肌肉产生，受肌肉量影响较大，在不同性别、人种、年龄之间存在一定差异；测定肌酐滤过率还需准确留取 24h 尿液，给实际操作带来不便，因此不适宜作为观察标志物在临床大规模常规应用。所以，综上临床需要有操作上简便、影响因素少、可以较真实反映肾小球滤过功能的方法，所以通过计算来估算肾小球滤过率应运而生。

744. 为什么估算肾小球滤过率有多种估算公式

答：因为 GFR 的直接检测较为繁琐，所以为了方便临床应用，研究者们尝试以血清肌酐测定值为基础，结合性别、年龄、人种等一些生理参数，推导出拟合的数学公式来估算 GFR（eGFR）。较早期的有 1976 年发表的 Cockcroft-Gault 公式。随着临床应用要求的提高和检测方法的改进，1999 年肾脏病膳食改善（modification of diet in renal disease，MDRD）工作组发表了 MDRD 公式，并于 2000 年予以简化，eGFR 的准确性明显优于Cockcroft-Gault 公式。2009 年，慢性肾脏疾病流行病学协作组（chronic kidney disease epidemiology collaboration，CKD-EPI）发表了 CKD-EPI 公式，使 eGFR 更接近真实值，适用人群范围更广，检测结果变异更小。2012 年，CKD-EPI 又发表了以血清胱抑素 C 测定值为基础的 CKD-EPI CysC 公式以及联合应用血清肌酐和胱抑素 C 测定值的 CKD-EPI Cr-CysC公式。所以，基于以上不同研究团体以及不同物质，估算肾小球滤过率出现了多种估算公式。

745. 为什么某一个估算肾小球滤过率公式不能适用全部人群

答：因为每个 eGFR 公式的建立都源自于某一特定人群。例如，虽然都是基于血清肌酐检测的结果来估算，但是 MDRD 公式源自年龄 18~85 岁的 GFR<60ml/（min·$1.73m^2$）、非糖尿病肾病的 1628 例白种人；CKD-EPI 公式源自年龄 18~97 岁的 GFR 2~180ml/（min·

$1.73m^2$），包括糖尿病肾病、非糖尿病肾病、白种人、非洲裔美国人和西班牙裔美国人的8254 例人群。如此比较，CKD-EPI 公式的适用人群更广泛，更符合临床实践面临的对象。但是每个 eGFR 公式建立时人群的选择与 eGFR 公式的临床适用性（适用人群）有重要关系。所以 eGFR 不能适用全部人群。

746. 为什么临床要检测肾小球滤过膜屏障功能

答：因为肾小球滤过膜的重要生理屏障功能是孔径屏障和电荷屏障功能。①孔径屏障：肾小球滤过膜的毛细血管内皮细胞间缝隙为直径 50~100nm，是阻止血细胞通过的屏障，称为细胞屏障；基膜是滤过膜中间层，由非细胞性的水合凝胶构成，除水和部分小分子溶质可以通过外，它还决定着分子大小不同的其他溶质的滤过，称为滤过屏障，是滤过膜的主要孔径屏障。正常情况下，肾小球滤过膜只允许相对分子质量<15 000 的小分子物质自由通过；15 000~70 000 的物质可部分通过；而相对分子质量>70 000 的物质（如球蛋白、纤维蛋白原等）几乎不能通过；②电荷屏障：指肾小球滤过膜的内皮细胞层与上皮细胞层带负电荷的结构，可阻止那些带负电荷较多的大分子物质的滤过。

747. 为什么肾小球滤过膜屏障功能能用多种尿蛋白检测

答：因为正常情况下，肾小球可以阻挡蛋白质滤过，但由于肾小球滤过屏障损伤时，那些本不能通过的蛋白质会漏出，产生的蛋白尿称为肾小球性蛋白尿，多为中大分子量蛋白质，如白蛋白、转铁蛋白（TRF）、IgG、免疫球蛋白 A（IgA）、免疫球蛋白 M（IgM）、补体 3（Complement 3，C3）、α_2-巨球蛋白等。因此可以检测多种蛋白，根据不同蛋白分子量的大小来评估滤过膜受损的情况，它们的出现或增多，对各类肾小球病变具有鉴别诊断价值。

748. 为什么尿总蛋白检测可反映肾损伤

答：因为蛋白尿是肾脏疾病最常见表现之一。虽然健康成人约有 10~15kg/24 小时血浆蛋白流经肾循环，但从尿中排出蛋白质总量<150mg/24 小时，青少年可略高，其上限为300mg/24 小时。尿液中蛋白质含量>100mg/L 或>150mg/24 小时尿，则称为蛋白尿（proteinuria）。

尿总蛋白检测的临床意义：①尿蛋白阳性或增高：可见于病理性蛋白尿，如肾小球性蛋白尿、肾小管性蛋白尿、溢出性蛋白尿、组织性蛋白尿、混合性蛋白尿；也可见于生理性蛋白尿，如体位性蛋白尿、运动性蛋白尿、发热等；②通过定量可将蛋白尿分为：轻度蛋白尿（<1g/天）、中度蛋白尿（1~3.5g/天）和重度蛋白尿（>3.5g/天）。

749. 为什么尿总蛋白的检测结果表示形式多样

答：因为尿总蛋白的测定包括尿总蛋白的定性和定量检查。常用方法有：①尿蛋白定性：目前临床上主要用试带法（干化学法），根据阳性程度不同可大致对尿液是否含有蛋白质进行定性，结果一般用"+"或"-"符号来表示；②24 小时尿蛋白定量：留取 24 小时尿液混匀总量后进行检测，目前主要采用双缩脲比色法和邻苯三酚钼络合显色法进行定量，结果为数值；③随机尿蛋白/肌酐比值。

几种方法学的评价：①尿蛋白试带法具有快速、简便的优点，是肾脏疾病诊断常用的粗筛试验。尿蛋白试带法敏感度较低（115～130mg/L），且尿试纸条对球蛋白的敏感度更低，仅为白蛋白的 1/100～1/50，且会漏检本周蛋白；②24 小时尿蛋白定量能更准确地反映每天排泄的蛋白量，有助于对肾脏疾病的诊断、治疗和疗效观察。若收集 24 小时尿存在困难，可用随机尿样的尿蛋白/肌酐比值方法替代 24 小时尿蛋白定量检测，两者有较好的相关性。

750. 为什么肾功能检测尿总蛋白量时需留取 24 小时尿液

答：24 小时尿蛋白定量检验可以较其他方法精确地测出小便中排出的蛋白量。为准确测得 24 小时尿蛋白量，早上 8 时左右把膀胱内的尿排尽并弃去，开始计时，把 24 小时所排出的尿全部贮存在一个容器内（一般需要添加防腐剂如二甲苯等，以防止细菌滋生影响结果），包括第二天早上 8 时前排出的尿液全部送检查。小量尿液也不要遗漏。如果尿量收集不齐全，尿蛋白量的结果就不准确。检测前要先用量杯量总尿量，然后搅匀，取出一小杯测定每 100ml 的蛋白量，再根据实际尿量进行计算，可得出 24 小时的蛋白量。要准确测得 24 小时尿蛋白量必须准确收集 24 小时尿量，检测所取的标本必须是总尿量的混合液。本实验是计算尿蛋白的值，与饮水量并无多大关系，所以检测期间保持正常生活习惯即可。

751. 为什么尿微量白蛋白检测可反映肾脏功能损伤

答：因为正常生理状态下，由于肾小球滤过膜电荷选择性屏障的静电同性排斥作用，仅有一小部分的白蛋白会从肾小球基底膜滤过，其中 95% 还会被近曲小管再重吸收，因此正常人随机尿液中白蛋白<20mg/L。各种炎症、代谢异常和免疫损伤均可导致滤过膜上负电荷减少，静电排斥力下降，肾小球屏障的滤过作用下降，白蛋白的排泄量会相应增加。

20 世纪 60 年代，伦敦流行病学家就研究了尿中白蛋白的排泄情况，在进一步研究之后，使用了"微量白蛋白尿"这个术语来描述一种低于标准试纸条检测法检测限的白蛋白尿。2002 年，美国糖尿病协会（American Diabetes Association，ADA）将微量白蛋白尿定义为尿白蛋白排泄（urinary albumin excretion，UAE）30～299mg/24h（24h 尿）、或 30～299μg/mg 肌酐、或 20～199g/min（随机尿）。这一标准被沿用至今。ADA 在 2010 年发布的糖尿病临床治疗准则中依旧将微量白蛋白尿定义为随机尿 UAE 30～299μg/mg 肌酐，并将低于此范围下限认为是正常，高于此范围上限认为是临床大量白蛋白尿。

752. 为什么尿微量白蛋白检测有多种标本留取要求

答：尿微量白蛋白检测标本留取主要分"随机尿、晨尿、24 小时尿"。饮水量排尿量的变化、运动情况、饮食、体位、肾脏病理改变等多种因素都可能导致尿蛋白排泄量出现变化。随机尿虽然容易取得，研究表明白天尿蛋白排泄在不同标本间的变异可以达到 5 倍之多，所以随机尿的蛋白浓度检测结果仅筛查意义较大。检测尿白蛋白的"金标准"公认为检测 24h 尿液中总白蛋白浓度。但是留取完整的 24h 尿液标本颇为费力，在标本采集过程中容易出现差错，标本也可能因为各种原因流失。曾有研究中出现高达 20% 的标本因为留取不完整而被退回。因此有人认为留取 24h 尿液对于疾病监测而言并不便利。也有报道认为除 24h 尿标本外，次佳的标本类型为夜间尿标本，即根据要求收集夜间一段时间内的所有标本。有实验表明在针对住院糖尿病患者的研究中发现夜间尿（20：00~次日 6：00）与 24h 尿的尿白蛋白水平相关性最好，优于晨尿。但也有人认为这对糖尿病或高血压等特定患者人群更为适用，在普通人群中依然不太适用。

目前临床较为常用的另一种标本类型是晨尿。其优势在于几乎可以固定每天的采集时间，此外它受到饮水稀释和生理活动的影响相对更小，可以降低由这些因素引起的个体内变异。而随机尿依然有着不可忽视的优势，其采集几乎不受时间和地点的影响，也无需专业医护人员帮助。所以，临床对于单次尿液标本通常使用尿肌酐进行校正，以白蛋白/肌酐比值（albumin-creatinine ratio，ACR）来反映白蛋白排泄情况。数据显示，ACR 与 24h 尿白蛋白定量之间呈高度相关。很多研究都表明 ACR 的变异比单一的尿液蛋白浓度变异要小得多，个体蛋白排泄量的变异可高达 96.5%，而使用 ACR 可以使变异减少到 38.6%。

753. 为什么尿白蛋白有多种检测方法

答：目前检测尿白蛋白有许多方法，包括免疫透射比浊法（immunoturbidimetry，ITM）、酶联免疫吸附法（euzymelinked immunosorbent assay，ELISA）、放射免疫分析法（radioimmunoassay，RIA）、免疫荧光法（immunofluorescence，IFR）、化学发光免疫测定法、时间分辨荧光法等。放射免疫法应用早，灵敏度和准确性较好，但仪器昂贵，且存在放射性污染，放射性衰变还会造成检测重复性不佳，在临床应用上有局限性。化学发光法灵敏度和准确性也较好，但缺点在于成本高，试剂仪器多依赖进口。ELISA 法也可以达到与这两者相似的灵敏度和准确性，并且相对较为经济。高效液相色谱法（high performance liquid chromatography，HPLC）通常比免疫法灵敏度高，但是 HPLC 法对色谱柱的要求非常高，色谱柱在使用过程中柱效容易下降，且色谱柱价格昂贵，故此方法的应用受到很大限制。相比前几种方法，免疫比浊法是一种快速简单的定量方法。抗原抗体结合后，形成免疫复合物，在一定时间内复合物聚合出现浊度。当光线通过溶液时，可被免疫复合物反射和散射。免疫复合物量越多，光线透过越少，相当于吸光度值（A）越大。吸光度值的增加在一定范围内与免疫复合物的量成正比。利用比浊计测定吸光度值，复合物的含量与吸光度值成正比，同样当抗体量一定时，吸光度值也与抗原含量成正比。此法已经有自动化检测仪器，检测重现性良好，故更适用于临床实验室。

754. 为什么选择性蛋白尿指数可反映肾功能

答：尿蛋白选择性就是指肾小球滤过膜对血浆中各种不同分子量的蛋白质滤过的状态。正常情况下，肾小球滤膜对血浆蛋白能否通过具有一定的选择性。当肾脏疾病较轻时，尿中仅有少量中、大分子蛋白质，以白蛋白为主，称为选择性蛋白尿。当肾脏疾病较重时，除白蛋白外，尿中还有大量大分子蛋白质排出，称为非选择性蛋白尿。

选择性尿蛋白指数（selective proteinuria index，SPI）可反映肾小球滤过膜的通透性，在某种程度上与肾小球疾病的病理组织学改变有一定关系。临床上常测定两种分子量有较大差距的血浆蛋白的肾清除率，计算其比值得出 SPI。通常用转铁蛋白（相对分子质量 79 000）及 IgG（相对分子质量 170 000），用免疫散射或透射比浊法分别测定其血和尿中浓度。

选择性指数（SPI）＝（尿 IgG／血 IgG）／（尿 Tf／血 Tf）

SPI<0.1 者，表明肾小球损害较轻，治疗反应和预后大多较好，如肾病综合征、肾小球肾炎早期等；SPI>0.2 者，表明肾小球损害较重，预后大多不良，如急性肾炎、糖尿病性肾病等。一般认为，高度选择性蛋白尿患者多较非选择性蛋白尿患者病变轻，对类固醇激素治疗反应敏感，预后较好。

755. 为什么小分子蛋白尿可反映肾小管早期损伤

答：肾脏近端小管上皮细胞受损时，对肾小球正常滤过的尿小分子蛋白（相对分子质量为 5 000~40 000）重吸收障碍，尿中排泄增加，故小分子蛋白尿又称为肾小管性蛋白尿。多为轻度蛋白尿，以 β_2-微球蛋白（β_2-microglobulin，β_2-MG）、α_1-微球蛋白（α_1-microglobulin，α_1-MG）、视黄醇结合蛋白（RBP）等为主，正常情况下这些小分子蛋白由尿排出的量极低，所以小分子蛋白尿可反映肾小管的早期损伤。其中 β_2-微球蛋白相对分子质量为 11 800；$\alpha1$-微球蛋白相对分子质量为 26 000~33 000；视黄醇结合蛋白相对分子质量为 22 000。由于分子量小，通常通过免疫透射或散射比浊法对这些尿中的小分子蛋白进行测定。

756. 为什么测尿 β_2-微球蛋白的同时也需检测血 β_2-微球蛋白

答：β_2-微球蛋白（β_2-MG）是一种几乎在所有体细胞的细胞膜上都存在的低分子量的蛋白质，相对分子质量仅为 11 800。肾脏近端小管上皮细胞受损时，对肾小球正常滤过的尿小分子蛋白 β_2-MG 重吸收障碍，尿中排泄增加，所以尿液 β_2-MG 含量增加可反映近端肾小管功能受损。正常情况下 β_2-MG 由尿排出的量极低，急性肾小管损伤或坏死、慢性间质性肾炎、慢性肾衰竭、肾移植排斥反应期、尿路感染等，尿中 β_2-MG 含量增加。而当肾小球滤过功能降低，血中可出现高浓度的 β_2-MG，GFR 及肾血流量降低时，血 β_2-MG 升高与 GFR 呈线性负相关，并且较血肌酐浓度增高更早、更显著。所以血 β_2-MG 含量增加可反映肾小球滤过功能受损。测尿 β_2-MG 反映肾小管功能，而测血 β_2-MG 反映肾小球功能，所以同时测血和尿 β_2-MG 可以判断是肾脏哪个部位的损伤。

757. 为什么尿 β_2-微球蛋白增加不一定是肾近端小管损伤

答：β_2-微球蛋白（β_2-MG）是由人体有核细胞，特别是淋巴细胞和肿瘤细胞产生的一种小分子球蛋白，系统性红斑狼疮活动期，造血系统恶性肿瘤，如慢性淋巴细胞性白血病、淋巴瘤等疾病时，β_2-MG 生成明显增多，会导致血、尿 β_2-MG 均升高。这种情况导致的尿 β_2-MG 含量增加并不是肾近端小管受损引起的。而当肾脏近端小管上皮细胞受损时，对肾小球正常滤过的尿小分子蛋白 β_2-MG 重吸收障碍，尿中排泄增加，尿液 β_2-MG 含量增加可反映近端肾小管功能受损。除了急性肾小管损伤或坏死，慢性间质性肾炎、慢性肾衰竭、肾移植排斥反应期、尿路感染等，尿中 β_2-MG 含量也可以增加。所以，尿 β_2-微球蛋白增加不一定是肾近端小管损伤。

758. 为什么血液和尿液 α_1-微球蛋白可反映不同的肾损伤

答：α_1-微球蛋白（α_1-MG）是肝细胞和淋巴细胞产生的一种糖蛋白，相对分子质量为 26 000~33 000。α_1-MG 有游离型及与免疫球蛋白、白蛋白结合型。结合型不能通过肾小球滤膜，游离型可自由透过肾小球滤膜，血 α_1-MG 增高见于肾小球滤过率下降所致，如肾小球肾炎、间质性肾炎等，血 α_1-MG、β_2-MG 与血肌酐呈明显正相关。所以血 α_1-MG 含量增加可反映肾小球滤过功能。当肾脏近端小管上皮细胞受损时，对肾小球正常滤过的尿小分子蛋白 α_1-MG 重吸收障碍，尿中排泄增加，尿液 α_1-MG 含量增加可反映近端肾小管功能受损。因此，血液和尿液 α_1-微球蛋白可反映不同的肾损伤。

759. 为什么反映肾脏近端小管早期损伤时尿 α_1-微球蛋白优于尿 β_2-微球蛋白

答：尿 α_1-微球蛋白（α_1-MG）和 β_2-微球蛋白（β_2-MG）增高均见于各种原因所致的肾小管功能损伤。当肾脏近端小管上皮细胞受损时，对肾小球正常滤过的尿小分子蛋白 β_2-MG 或 α_1-MG 重吸收障碍，尿中排泄增加。且肾小管对 α_1-MG 重吸收障碍先于 β_2-MG，因此，尿 α_1-MG 优于 β_2-MG 反映肾近端小管早期损伤，是肾近端小管损伤的标志性蛋白。

760. 为什么血液和尿液视黄醇结合蛋白可反映不同的肾损伤

答：视黄醇结合蛋白（RBP）是肝脏合成分泌至血液中的一种低分子量蛋白（相对分子质量为 22 000）。游离 RBP 可被肾小球滤过，肾小球滤过率降低时则可以引起血中 RBP 增高。所以血 RBP 含量增加可反映肾小球滤过功能。游离 RBP 在近端小管几乎全部被重吸收分解，正常人尿中 RBP 排量极少。当肾脏近端小管上皮细胞受损时，对肾小球正常滤过的尿小分子蛋白 RBP 重吸收障碍，尿中排泄增加，所以尿液 RBP 含量增加可反映肾小管功能受损。尿 RBP 排量与小管间质损害程度明显相关，可作为监测病程、指导治疗和判断预后的一项灵敏的生物化学指标。因此，血液和尿液视黄醇结合蛋白可反映不同的肾损伤。

761. 为什么滤过钠排泄分数可评估急性肾衰竭时肾小管坏死程度

答：尿钠排泄量多少取决于钠的胞外液量及肾小管重吸收的变化。滤过钠排泄分数（fractional excretion of filtrated sodium，FeNa）指尿钠排出部分占肾小球滤过钠总量的比率。尿钠浓度与自由水清除值成反比，而醛固酮和抗利尿激素可使尿钠浓度向相反方向转变。FeNa 则不受上述因素的影响，能正确反映肾小管的功能。分别检测血清钠、肌酐和尿钠、肌酐浓度，按下式计算 FeNa：

FeNa（%）＝尿钠排出量/滤过钠总量＝［（尿钠/血钠）/（尿肌酐/血肌酐）］×100%

式中尿钠和血钠的单位为 mmol/L，尿肌酐和血肌酐的单位为 μmol/L。在急性肾衰竭时，肾小管功能受损，不能很好地重吸收钠，故尿钠浓度>40mmol/L，FeNa>2。所以 FeNa 可作为急性肾衰竭时，评估肾小管坏死程度的指标。

762. 为什么滤过钠排泄分数可鉴别急性肾衰竭和肾前性氮质血症

答：在急性肾衰竭时，肾小管功能受损，不能很好地重吸收钠，故尿钠浓度>40mmol/L，FeNa>2；肾前性氮质血症时肾小管没有损坏，但血容量不足，钠滤过量减少，且肾小管最大限度地重吸收钠，以维持血容量，故尿钠浓度<20mmol/L，FeNa<1。肾前性氮质血症是由于肾血流量灌注不足引起的肾功能损害，若缺血严重或持续时间延长（超过

2 小时），则可引起急性肾小管坏死，是急性肾衰竭的前奏曲。若尿钠在 20~40mmol/L 之间，则表明患者正由肾前性氮质血症向急性肾衰竭发展。所以滤过钠排泄分数（FeNa）可鉴别急性肾衰竭和肾前性氮质血症。

763. 为什么尿酶可反映肾脏近端小管细胞损伤

答：近端小管细胞损伤时，除肾小管重吸收和排泌功能改变外，还可出现尿酶含量的变化。正常人尿液中含酶量极少，可来自血液、肾实质和泌尿生殖道，但主要来源于肾小管，尤其是近端小管细胞。各种肾脏疾病，特别是肾小管细胞受损时，肾组织中的某些酶排出量增加或在尿中出现，从而使尿酶活性发生改变。所以尿酶含量的变化可以反映肾脏近端小管细胞损伤，常用的有尿 N-乙酰-β-D-氨基葡萄糖苷酶、中性粒细胞明胶酶相关脂质运载蛋白和尿溶菌酶等。

764. 为什么尿 N-乙酰-β-D-氨基葡萄糖苷酶含量增加不一定是肾小管病变

答：N-乙酰-β-D-氨基葡萄糖苷酶（NAG）是一种广泛分布于哺乳动物身体各组织细胞中的溶酶体水解酶，与黏多糖类及糖蛋白代谢有关。在近曲小管上皮细胞中含量较高。NAG 相对分子质量约为 140 000，不能通过肾小球屏障，故尿中 NAG 主要来自肾近曲小管上皮细胞。此酶在尿中稳定，是反映肾小管实质细胞损害的指标。某些肾小管疾病如肾小管间质病变、先天性肾小管病变、急性肾衰竭、药物诱发肾毒损害、肾移植排异反应等，均可引起肾小管损伤而使尿 NAG 升高。肾移植出现排异反应前 1~3 天，尿 NAG 即可增高，有助于早期诊断排异反应。但当某些肾小球病变：如肾小球肾炎、糖尿病肾炎等尿 NAG 活性也升高，且与病变程度相关。糖尿病肾炎早期，由于滤过压增高，滤过膜负电荷减少，裂孔变化，血浆白蛋白滤出增加，在近曲小管被重吸收后，尿白蛋白排泄可不增加，但此时因细胞溶酶体被激活，导致尿 NAG 升高，且 NAG/尿肌酐比值增高，先于尿白蛋白排泄量的变化。所以尿 NAG 的含量增加不一定是肾小管病变引起的。

765. 为什么尿溶菌酶可鉴别肾小管和肾小球病变

答：溶菌酶为一种小分子量（相对分子质量为 14 000）能溶解某些细菌的碱性蛋白水解酶，存在于机体的血清、体液（泪液、唾液、痰液、尿液）及细胞（白细胞、组织细胞）等。测定它在血清、体液或分泌物中的含量及其变动情况可作为了解机体防御功能的一个辅助的指标。溶菌酶自肾小球基底膜滤出，90% 以上被肾小管重吸收，所以正常人尿液中很少或无溶菌酶。肾小管疾病如炎症、中毒时，肾小管损害重吸收减少，尿溶菌酶升高。可作为肾小管及肾小球病变的鉴别指标。虽然尿液溶菌酶检测有一定干扰因素，如尿中酶灭活物质、尿液 pH，尿蛋白含量可影响酶排泄及活力。但尿溶菌酶的测定仍是一种较简单、敏感、稳定的肾脏疾病检测方法。

766. 为什么中性粒细胞明胶酶相关脂质运载蛋白可反映急性肾功能损伤

答：中性粒细胞明胶酶相关脂质运载蛋白（neutrophil gelatinase-associated lipocalin, NGAL）是共价结合在中性粒细胞明胶酶的蛋白质（相对分子质量为 250 000）。通常 NGAL 在人体组织（包括肾脏、肺、胃和大肠）中低表达，但是在受损的上皮细胞中表达显著上升。在急性肾衰竭发生早期即可在血液和尿液中被检测出来。NGAL 增高常见于各种急性肾衰竭、儿童心脏手术引起的急性肾衰竭以及有机磷中毒患者和药物性肾损伤，此外原发性肾病综合征患者血清中 NGAL 水平远高于健康体检者。NGAL 是众多肾小管损伤检测指标中最早出现的敏感特异的标志物，测定快捷方便，结果可靠，所以 NGAL 可反映急性肾功能损伤。早期诊断急性肾脏损伤对改善患者的预后和指导治疗方案均具有非常重要的作用。

767. 为什么中性粒细胞明胶酶相关脂质运载蛋白可辅助诊断原发性高血压肾病

答：原发性高血压引起良性小动脉性肾硬化，在长期、持续的高血压基础上出现少量蛋白尿，小管间质损害，肾功能正常或减退，同时伴有高血压眼底和心脏改变，可诊断为良性小动脉肾硬化。其诊断依据之一是肾小管功能损害先于肾小球功能损害。近来研究认为高血压引起全身小动脉硬化，而肾动脉与腹主动脉直接相通，肾血流量大，强大的高血压血流对肾脏小动脉影响最大。肾缺血在损伤过程中更具重要作用。在正常肾组织中，中性粒细胞明胶酶相关脂质运载蛋白（NGAL）呈低水平表达，当接触肾毒性物质或发生缺血性损伤后，皮质肾小管、血液、尿液中会出现 NAGL 大量蓄积，并可在损伤后 3h 的尿液和血清中检测到 NAGL，明显早于尿 N-乙酰-β-D-氨基葡萄糖苷酶、β_2-微球蛋白及血肌酐的改变。所以 NAGL 可用于判断原发性高血压肾病。

768. 为什么衡量肾脏浓缩与稀释功能时尿渗量优于尿比重

答：尿比重是指在 4℃条件下尿液与同体积纯水的重量之比，它取决于尿中溶解物质的浓度，与固体总量成正比。尿比重的高低与饮水量和尿量有关，主要取决于肾脏的浓缩功能。尿比重增高可见于脱水、糖尿病、急性肾炎等；尿比重降低可见于尿崩症、慢性肾炎等。尿比重只作为初筛试验。尿渗量（urine osmolality，Uosm）指溶解在尿液中具有渗透作用的全部溶质微粒总数量（含分子和离子）。尿比重和 Uosm 都能反映尿中溶质的含量，但尿比重易受溶质微粒大小和性质的影响，如蛋白质、葡萄糖等大分子量微粒均可使尿比重显著增高，因而测定 Uosm 比尿比重更能反映肾浓缩和稀释能力。Uosm 下降，反映肾小管浓缩功能减退。尿、血渗量比值（Uosm：Posm）可以直接反映尿中溶质浓缩的倍数；肾小管重吸收水的能力越强，Uosm：Posm 越大；Uosm：Posm 变小往往是肾功能紊乱的指征。

769. 为什么渗量溶质清除率能更准确反映肾脏浓缩功能

答：渗量溶质清除率（osmotic clearance，Cosm）表示单位时间内肾脏能将多少血浆中的渗透性溶质清除出去。Cosm 反映了肾脏维持水及溶质之间的平衡，即渗透压在狭窄范围内波动［280~300mOsm/（kg·H_2O）］的能力。Cosm 降低，说明远端肾小管清除渗透性溶质能力降低。所以 Cosm 比尿渗量更能准确地反映肾脏浓缩功能。依据肾清除试验原理，同时测定血浆和尿渗量，可计算出渗量溶质清除率。

770. 为什么自由水清除率持续等于或接近于 0 提示肾损伤严重

答：自由水清除率（free water clearance，C_{H_2O}）指单位时间内从血浆中清除到尿中不含溶质的水量。依据肾清除试验原理，同时测定血浆和尿渗量，可计算出 C_{H_2O}。计算公式：$C_{H_2O} = [1-(Uosm/Posm)] \times V$。任何尿液可视为等渗尿和纯水两个部分，即尿量 = 等渗尿尿量 + C_{H_2O}。由于正常人排出的均为含有溶质的浓缩尿，故 C_{H_2O} 为负值。C_{H_2O} 持续等于或接近于 0 则表示肾不能浓缩和稀释尿液，排等渗尿，是肾功能严重损害的表现。C_{H_2O} 是判断远端肾小管浓缩与稀释功能的灵敏指标，常用于急性肾衰竭的早期诊断和病情观察。

（丁　慧　李甲勇）

第三节　临床应用

771. 为什么肾小管性酸中毒有多种类型

答：肾小管性酸中毒（renal tubular acidosis，RTA）是由于肾小管尿液酸化功能失常而发生的一种慢性代谢性酸中毒。I 型肾小管酸性中毒又称远端肾小管酸中毒，肾远端小管，特别是集合管病变使分泌 H^+ 能力下降，或已分泌的 H^+ 又回渗入血，使 H^+ 潴留引起酸中毒而导致尿偏碱性；II 型肾小管酸中毒又称近端肾小管酸中毒，近端小管回吸收重碳酸盐能力明显减退，致使大量重碳酸盐离子进入远曲小管，超过其吸收阈，重碳酸盐随尿排出，血重碳酸盐减少，引起酸中毒；III 型肾小管酸中毒又称混合型肾小管酸中毒，I 型和 II 型肾小管酸中毒同时存在。本病主要特征有慢性高氯性酸中毒、盐类调节失衡，而临床上表现为烦渴、多饮、多尿、肾性佝偻病或骨软化症、肾钙化症或肾结石等。

772. 为什么肾小管性酸中毒需检测血尿电解质

答：因为肾小管酸中毒指由于近端肾小管重吸收 HCO_3^- 或远端肾小管排泄 H^+ 功能障碍所致的代谢性酸中毒临床综合征。电解质紊乱是其主要临床表现之一，所以肾小管性酸中毒检查中包含血尿电解质的检查。血电解质的检查，结合尿电解质的含量，加上血气分析等其他检查可以综合判断肾小管酸中毒的情况。I 型肾小管酸中毒时由于远端肾单位的 H^+ 泵及皮质集合管的 H^+-K^+ 泵功能减退，肾脏不能保持钾和浓缩尿液，故发生多尿症、低钾血症及酸中毒。低钾又致多尿，多尿又加重低血钾；酸中毒抑制肾小管对 Ca^{2+} 的再吸收及维生素 D 的活性，引起高钙尿与低钙血症，形成低血钾、低血钠、低血钙和高血氯的"三低一高"电解质紊乱。另外，由于小管液中 H^+-Na^+ 交换减少，亦可引起尿中大量丢失钠。II 型肾小管酸中毒时血浆 HCO_3^- 和 pH 降低、高氯血症，钠、钾正常或下降，低磷血症。尿钾和尿磷可出现升高。

773. 为什么氯化铵负荷试验可用于判断 I 型肾小管酸中毒

答：氯化铵负荷（酸负荷）试验指通过给患者服用一定量的酸性药物氯化铵，模拟机体产生急性代谢性酸中毒，增加远端肾小管排泌 H^+ 的量，如远端肾小管泌 H^+、产生 NH_3 和重吸收 HCO_3^- 障碍，酸性物质不能排出，尿液酸化受损。通过观察尿 pH 的变化，即可判断有无远端小管酸化功能障碍。正常参考区间为服用氯化铵 2 小时后，尿 pH<5.5。尿

pH>5.5 者提示远端肾小管酸化功能减弱，为 I 型肾小管酸中毒。对已有明显代谢性酸中毒者，不宜做此试验；对于肝功能不全者，宜改做氯化钙试验。所以氯化铵负荷（酸负荷）试验可以协助诊断 I 型（远端）肾小管酸中毒。

774. 为什么碱负荷试验可用于判断近端肾小管酸中毒程度

答：正常人经肾小球滤过的 85%～90% HCO_3^- 由近端肾小管重吸收，10%～20%由远端肾小管重吸收。HCO_3^- 负荷（碱负荷）试验指给患者服用一定量的碱性药物碳酸氢盐，使尿液碱化，以增加肾小管重吸收 HCO_3^- 的负担。当近端小管受损时，其重吸收 HCO_3^- 的功能减退。正常人尿液中几乎无 HCO_3^-，其排泄分数 ≤1%。所以通过观察 HCO_3^- 的排泄分数，有助于 II 型（近端）小管酸中毒的诊断。II 型肾小管酸中毒>15%；I 型肾小管酸中毒<5%。

775. 为什么尿 Tamm-Harsefall 糖蛋白检测可用于监测肾远曲小管损伤

答：Tamm-Harsefall 糖蛋白（THP）是肾小管髓袢厚壁升支及远曲小管细胞合成、分泌的一种糖蛋白，具有阻止水的重吸收而参与原尿稀释-浓缩功能。正常情况下，该蛋白只存在于上述细胞管腔面胞膜上，而不暴露于免疫系统。当肾小管间质发生病变时，THP 可漏入组织间质引起免疫反应而产生抗 THP 抗体。所以尿 THP 检测可用于诊断、监测肾远曲小管损伤（如肾毒物、肾移植排异反应）。尿 THP 升高可见于肾盂肾炎、肾病综合征、蛋白尿酸中毒、肾小管损伤、脱水少尿、尿路结石等；尿 THP 降低可见于肝硬化、肾病、尿毒症、多囊肾、遗传性转铁蛋白缺乏症、肾功能减退等；THP 是形成管型的主要基质，尿管型引起肾小管阻塞与急性肾衰竭的发生有关。THP 的检测方法为放射免疫分析法，目前放射免疫分析法正逐步被化学发光法替代。

776. 为什么临床上有多种肾血流量检测方法

答：肾血流量（renal blood flow，RBF）测定是用清除率试验来进行的。某一物质既从肾小球滤过，又从肾小管大量排出，并且不被重吸收，在它 1 次流经肾组织之后，便能完全被清除，该物质的清除率就代表单位时间内流经肾脏的血浆量。常用的方法为静脉注射对氨基马尿酸，定时采取血标本，收集尿标本，记录时间，计算每分钟尿量，测定血浆及尿中对氨基马尿酸浓度及红细胞压积，然后用公式计算出肾血流量。这种方法较为繁琐，现临床已不大采用。现临床上多采用放射性同位素示踪技术，如^{131}碘-邻碘马尿酸钠心前区体表测定法。

777. 为什么推荐选用晨尿进行尿蛋白/尿肌酐比值测定

答：24 小时尿液检测白蛋白是检测尿白蛋白排泄的金标准，但留取完整的 24 小时尿液标本颇为费力，较易在标本采集过程中出现差错，标本也可能因为各种原因流失。晨尿的留取方式为清晨起床、未进早餐和未做运动之前排出，其优点为采样时间恒定，尿液成分也相对恒定，不易受饮食和运动等因素的影响。晨尿标本与 24 小时尿白蛋白排泄量有很好的相关性，所以推荐选用晨尿尿白蛋白/尿肌酐比值更接近 24 小时尿蛋白定量反映肾脏白蛋白排泄情况。

778. 为什么评估肾小球滤过功能早期受损需联合多个指标

答：肾小球滤过功能的检查一般以肾小球滤过率（GFR）和尿白蛋白检测，这两个指标的联合应用对肾小球滤过功能的早期损伤进行评估。由于肾脏有强大的贮备能力，只有当 GFR 下降到正常人的 50%以下时，血尿素及血肌酐浓度才出现增高。所以测定 GFR 比测定血尿素、血肌酐浓度更为灵敏可靠。内生肌酐清除率（Ccr）是临床用来评价 GFR 的一种常用方法，Ccr 降低能较早准确地反映肾小球滤过功能损伤，并估计损伤程度。Ccr<80ml/（min·1.73m^2）时，提示有肾功能损伤。但 Ccr 存在收集尿液时间长（24 小时法）、患者依从性差等缺点。采用公式计算估算肾小球滤过率（eGFR）是目前对 GFR 进行评价更为常用的一种方法。尿白蛋白检测常用 24 小时白蛋白定量检测或随机尿白蛋白/肌酐（ACR）检测。改善全球肾脏病预后组织（Kidney Diseases Improving Global Outcomes，KDIGO）新的 CKD 分期就采用 GFR 和 ACR 的值进行分期。所以通过血液和尿液的联合指标评估肾小球滤过功能早期受损更为全面。

779. 为什么临床多采用非创伤性肾小管标志物监测肾小管间质性疾病

答：肾小管间质性疾病的确诊依赖肾活检组织的病理学检查，但临床上往往采用非创伤性的肾小管损伤标志物包括：尿 β$_2$-微球蛋白、α$_1$-微球蛋白、视黄醇结合蛋白这些小分子蛋白质反映肾小管重吸收功能障碍；尿 NAG 等尿酶反映近端小管损伤；尿 THP 反映肾远曲小管损伤。这些标志物都在肾小管间质受损时，尿液检测中有较高灵敏度，所以可以作为肾小管间质性疾病诊断和监测的手段。

780. 为什么尿蛋白电泳可鉴别肾脏疾病

答：因为尿蛋白 SDS-聚丙烯酰胺凝胶电泳可按分子量大小分离尿中蛋白，尿蛋白类型按分子量分为低分子蛋白、中分子蛋白、高分子蛋白及混合性蛋白四种，通过此测定，可估计尿蛋白的选择性和用来鉴别肾脏病变在肾小球还是在肾小管。中分子以上的蛋白尿（白蛋白 67 000、转铁蛋白 80 000、IgG 160 000、IgA 165 000、结合珠蛋白和 α$_2$-巨球蛋白900 000）多见于肾小球病变；中分子以下的蛋白尿（胱抑素 11 000、β$_2$-微球蛋白 12 000、溶菌酶 15 000、视黄醇结合蛋白 21 000、游离轻链 25 000、α$_1$-微球蛋白 33 000、游离轻链的二聚体 50 000）常见于肾小管病变；而混合性蛋白尿则多见于肾小球与肾小管同时有病变。所以尿蛋白电泳较好地区分生理性、肾小球性、肾小管性及混合性蛋白尿，有助于鉴别肾脏病变是肾小球性还是肾小管性。

781. 为什么肾功能检查正常也不能排除肾脏功能性或器质性损害

答：因为肾脏功能具备强大的贮备能力，所以肾功能检查（常规肾功能血液指标尿素、肌酐、尿酸；常规尿液检查）结果正常时，并不能排除肾脏功能性或器质性损害，需要及时选用有关肾脏早期损伤标志物进行检测，以期早发现、早治疗。比如当 GFR 下降到正常人的 50%以下时，血尿素及血肌酐浓度才出现增加，所以测定 GFR 比测定血尿素、血肌酐浓度更为灵敏可靠。尿常规蛋白检查正常，但尿白蛋白排泄 30～299mg/24h 或 30～

$299\mu g/mg$ 肌酐或 $20\sim199g/min$（时段尿）时，说明有白蛋白的漏出，反映肾小球功能早期受损。

782. 为什么临床重视肾脏早期损伤标志物检测

答：因为一些临床上有可能发生肾脏损害的各种情况，如糖尿病、高血压、感染、药物或化学毒性等，特别是糖尿病和高血压这些慢性疾病对肾脏的损伤，由于肾脏的强大储备能力，传统肾功能血液指标如尿素、肌酐等升高时肾脏功能已经有较大程度的损伤，所以选用有关肾脏早期损伤标志物进行检测，可以做到早发现、早治疗。比如美国糖尿病协会（ADA）建议病程 ≥5 年的 1 型糖尿病患者及所有 2 型糖尿病患者，从确诊开始应该每年评估尿白蛋白排泄率（UAER），和（或）随机尿白蛋白/肌酐比（ACR）以监测糖尿病肾病的发生。

783. 为什么急性肾小球肾炎时出现非选择性蛋白尿

答：尿中除了白蛋白外，还有大量大分子蛋白质排出，称为非选择性蛋白尿，说明肾小球损伤校严重。急性肾小球肾炎（acute glomerulonephritis，AGN）时，以血尿、蛋白尿为主要临床表现，尿液中出现的蛋白质定量通常为 $1\sim3g/24h$，肾小球膜滤过膜损伤较大，除白蛋白外，尿中还有大量大分子蛋白质排出，所以多为非选择性蛋白尿。选择性尿蛋白指数（SPI）≥0.2。

784. 为什么急性肾小球肾炎初期时血肌酐可正常

答：急性肾小球肾炎是以血尿、蛋白尿、高血压、水肿、肾小球滤过率降低为主要表现，并可有一过性氮质血症的肾小球疾病。实验室检查主要有①尿常规检查：尿量减少，尿渗量 $>350mOsm/(kg\cdot H_2O)$，血尿为急性肾炎的重要表现，可见肉眼血尿或镜下血尿，尿蛋白定量通常为 $1\sim3g/24h$，多属非选择性蛋白尿；②血液生化检查：血浆白蛋白轻度下降，因水、钠滞留，血容量增加，血液稀释所致，尿钠减少，一般可有轻度高血钾；③肾功能检查：急性期肾小球滤过一过性受损，而肾血流量多数正常，Ccr 降低。所以在疾病初期，血清肌酐通常不升高，只有在肾脏病变较为严重时才会升高。

785. 为什么大量蛋白尿是肾病综合征的标志

答：肾病综合征（nephrotic syndrome，NS）是以大量蛋白尿、低白蛋白血症、严重水肿和高脂血症为特点的综合征。NS 是许多疾病过程中损伤了肾小球毛细血管滤过膜的通透性而产生的一组症状。所以 NS 最主要的实验室诊断依据就是大量蛋白尿，并通常为肾小球性蛋白尿。尿蛋白（+++）以上，尿蛋白定量 $>50mg/kg/d$ 或 $>3.5g/d$ 或晨尿尿蛋白/尿肌酐比值 >2。选择性尿蛋白指数（SPI）表示尿蛋白选择性，$SPI\leq0.1$ 提示高选择性，$SPI\geq0.2$ 提示非选择性。大量蛋白从尿中的排出导致了肾病综合征患者的低蛋白血症，血清白蛋白 $<30g/L$。

786. 为什么肾病综合征血浆蛋白电泳图谱呈特征性改变

答：由于肾病综合征的患者血浆白蛋白显著下降，所以血浆蛋白电泳呈特征性改变：

白蛋白下降至50%以下，γ-球蛋白也相对减少，α_1-球蛋白可正常或降低，α_2-球蛋白和β_2-球蛋白比例明显升高，出现两端下陷、中间增高的电泳图谱。所以肾病综合征血浆蛋白电泳图谱呈特征性改变。

787. 为什么肾病综合征多出现高脂血症

答：肾病综合征时发生高脂血症的机制尚不十分清楚，目前认为肾病综合征时，低蛋白血症所致的胶体渗透压降低及（或）尿内丢失一种调节因子而引起肝脏对胆固醇、甘油三酯及脂蛋白的合成增加。再者，肾病综合征时脂蛋白脂酶活性降低，致使脂类清除障碍。同时，肾病综合征发现溶血脂酰基转移酶活性增加，此酶可催化溶血卵磷脂乙酰化为卵磷脂，使血中磷脂升高，因而导致了肾病综合征的高脂血症。所以血液中胆固醇或甘油三酯升高，VLDL和LDL升高，且血脂增高程度与血清白蛋白含量成反比。

788. 为什么肾病综合征易发生凝血功能障碍

答：肾病综合征是许多疾病过程中损伤了肾小球毛细血管滤过膜的通透性而产生的一组症状，除了大量白蛋白的丢失，还有抗凝及纤溶因子的丢失，所以高凝状态是肾病综合征的重要并发症，且易发生凝血功能障碍。抗凝血酶Ⅲ为血浆中的主要抗凝因子，分子量与白蛋白相近，可从患者尿中大量丢失而严重减少，是引起高凝状态的重要原因。而肾病综合征患者体内蓄积的毒性物质抑制了血小板的功能，也抑制了血小板和凝血酶原的生成，酸中毒时毛细血管脆性增加等造成出血倾向。抗凝治疗是肾病综合征的重要治疗措施，临床上一般采用纤维蛋白原定量测定、凝血酶原时间和纤维蛋白降解产物测定作为监测指标，二聚体清除率（$C_{D二聚体}$）与IgG清除率（C_{IgG}）之比（即$C_{D二聚体}/C_{IgG}$）测定是指导肾脏局部抗凝治疗更为理想的实验指标。

789. 为什么血清同型半胱氨酸可监测糖尿病肾病

答：糖尿病肾病是糖尿病微血管主要并发症之一，其发病机制仍未阐明，近年的一些研究提示糖尿病肾病与血管内皮损伤有关。同型半胱氨酸是一种血管损伤性氨基酸，它可能通过血管内皮损伤导致糖尿病肾脏病变。同型半胱氨酸致血管内皮损伤的机制尚未明确，有学者认为与同型半胱氨酸在细胞中堆积、诱导氧化应激、抑制一氧化氮的生成、直接毒性作用等因素有关。近年来有研究表明同型半胱氨酸可协同糖尿病患者中的糖基化终末产物，加剧血管内皮损伤，从而促使糖尿病患者微量白蛋白尿的发生。国内外报道糖尿病患者中亦存在高同型半胱氨酸血症，并与其血管病变有关。所以血清同型半胱氨酸可监测糖尿病肾病。

790. 为什么糖尿病肾病早期筛查需检测尿白蛋白

答：20世纪60年代，伦敦流行病学家就研究了尿中白蛋白的排泄情况，在进一步研究之后，使用了"微量白蛋白尿"这个术语来描述一种低于标准试纸条检测法检测限的白蛋白尿。2002年，ADA将微量白蛋白尿定义为尿白蛋白排泄30~299mg/24h或30~299μg/mg肌酐或20~199g/min（随机尿）。这一标准沿用至今。ADA在2010年发布的糖尿病临床治疗准则中依旧将微量白蛋白尿定义为随机尿白蛋白排泄30~299μg/mg肌酐，并将低于此范围下限认为是正常，高于此范围上限认为是临床大量白蛋白尿。KDIGO 在 2012 年发布的慢性肾病治疗指南中也使用了同样的定义。所以尿白蛋白是在临床出现大量蛋白尿前的一种微量蛋白尿，用它作为早期肾小球损伤的筛查指标，敏感性和特异性都很高，而早期糖尿病肾病（diabetic nephropathy，DN）的主要病理损伤就是肾小球的损伤，所以尿白蛋白检查可以作为早期糖尿病性肾病的筛查指标。

791. 为什么间歇性或持续性蛋白尿或尿蛋白定量>500mg/24h 是糖尿病肾病的主要标志

答：根据糖尿病患者肾功能和结构病变的演进及临床表现，将糖尿病肾损害分成 5 期。Ⅰ期：肾小球高滤过期。Ⅱ期：正常白蛋白尿期。Ⅲ期：早期糖尿病性肾病期。Ⅳ期：糖尿病性肾病期或显性糖尿病性肾病期。Ⅴ期：肾衰竭期。因为糖尿病性肾病的蛋白排泄量比早期糖尿病性肾病的量明显大很多，所以使用的蛋白排泄量指标不同，采用间歇性或持续性蛋白尿或尿蛋白定量>500mg/24h 作为糖尿病肾病的主要标志，也是其诊断依据之一。

792. 为什么尿白蛋白可作为糖尿病性肾病预后指标

答：因为尿白蛋白反映肾小球损伤程度的敏感性高，如果糖尿病肾病治疗有效，肾小球损伤程度减轻，尿白蛋白含量就会下降，所以尿白蛋白测定也是糖尿病性肾病预后的重要指标。2012 年 KDIGO 指南中指出，基于 GFR 和白蛋白尿分级判断慢性肾脏疾病（chronic kidney disease，CKD）进展与预后。其中随机尿蛋白/肌酐比值（ACR）的分级指标为：ACR<30mg/g，A1（正常或轻度）；ACR：30~300mg/g，A2（中等程度）；ACR>300mg/g，A3（严重程度）。然而，尿白蛋白对预测糖尿病肾病病情的转归也存在局限性。长期观察结果发现，白蛋白尿的患者在 10 年中仅有 30%~45% 转变为大量白蛋白尿，有 30% 转变为尿白蛋白阴性，该现象在 2 型糖尿病患者中更为显著。因此，尿白蛋白作为预后指标时需进行长期随访、多次检测，结果可重复时方可做出判定，且需排除其他可引起白蛋白尿的病因。

793. 为什么糖尿病性肾病可检测血液和尿液 β_2-微球蛋白

答：β_2-微球蛋白（β_2-MG）可以从肾小球自由滤过，约 99.9% 被近端肾小管上皮细胞重吸收并分解破坏。血清 β_2-MG 可反映肾小球滤过功能，GFR 及肾血流量降低时，血清 β_2-MG 升高与 GFR 呈线性负相关，并且较血肌酐浓度增高更早、更显著。糖尿病性肾病引起肾小球的滤过功能受损，血清 β_2-MG 浓度可以出现升高。β_2-MG 分子量仅为 11.8kD，正常情况下 β_2-MG 由尿排出的量极低，肾脏近端小管上皮细胞受损，尿中 β_2-MG 含量增加。经过多年的临床研究发现糖尿病肾病在肾小球损伤的同时，甚至早在肾小球损伤之前，肾小管就已经发生了损伤。而尿液 β_2-微球蛋白的升高可反映肾小管的损伤。所以糖尿病性肾病患者可检测血液和尿液 β_2-微球蛋白。

794. 为什么估算肾小球滤过率可评价慢性肾脏疾病

答：慢性肾脏病（CKD）的定义为：各种原因引起的慢性肾脏结构和功能障碍（肾脏损伤病史≥3 个月），包括 GFR 正常和不正常的病理损伤、血液或尿液成分异常、影像学检查异常或不明原因的 GFR 下降（GFR<60ml/min/1.73m²）3 个月，称为慢性肾脏病。CKD 的常规实验室检查项目包括血肌酐和肌酐清除率、24 小时尿蛋白定量、尿微量白蛋白、血胱抑素 C、尿沉渣检查等。上述指标中，以血肌酐为基础计算的 eGFR 是评价肾功能的最好指标。2012 年 KDIGO 指南中指出，基于 GFR 和白蛋白尿分级判断 CKD 进展与预后。以血肌酐值为基础，根据患者年龄、性别、身高、体重、种族等参数，采用公式计算的估算肾小球滤过率（eGFR）具有敏感性优于血肌酐值，准确性与肌酐清除率相当，且不需收集尿样本，操作简便、费用低廉、可重复性好的特点，主要适用于肾功能相对稳定的慢性肾衰竭患者，评定 CKD 分期。

795. 为什么慢性肾脏疾病需定量检测 24 小时尿蛋白或随机尿蛋白/肌酐比值

答：2012 年 KDIGO 指南中指出，基于 GFR 和白蛋白尿分级判断 CKD 进展与预后。其中随机尿蛋白/肌酐比值（ACR）的分级指标为：ACR<30mg/g，A1（正常或轻度）；ACR30~300mg/g，A2（中等程度）；ACR>300mg/g，A3（严重程度）。所以 24 小时尿蛋白定量或随机尿蛋白/肌酐比值反映白蛋白排泄量，是随诊中的必选指标，慢性肾脏疾病需定量检测 24 小时尿蛋白或随机尿蛋白/肌酐比值来监测病情。

796. 为什么应重视慢性肾病的早期标志物

答：慢性肾脏病（CKD）患者在出现明显的临床症状之前，存在较长的无症状阶段，不通过筛查，很难发现相对早期的 CKD 患者，CKD 患者常伴有高血压、高血脂、糖尿病、痛风、心脑血管病等各种病变，加重肾脏病并导致患者死亡。CKD 的早期筛查方法是随访和定期检查。随访主要通过问卷调查了解患者的基本信息，包括病史、相关疾病的治疗、服药史、生活习惯等。定期检查主要是实验室检查慢性肾病的早期标志物和肾脏影像学检查。慢性肾病的早期标志物包括肾小球方面：GFR、尿白蛋白排泄检测、胱抑素 C 检测等；肾小管方面：尿小分子蛋白质检测，以 β_2-微球蛋白、α_1-微球蛋白、视黄醇结合蛋白等为主、尿酶检测，包括尿 N-乙酰-β-D-氨基葡萄糖苷酶、中性粒细胞明胶酶相关脂质运载蛋白和尿溶菌酶等。采用积极有效的筛查方法，对 CKD 进行早期诊断，早期治疗，可以避免进入肾衰竭期。所以应该重视慢性肾病的早期标志物。

797. 为什么儿童期血清肌酐浓度和肾小球滤过率变化不同于成人

答：肌酐为肌肉中磷酸肌酸的代谢产物，人体肌肉以 1mg/min 的速度将肌酐排入血中，若严格控制饮食后，血浆内生肌酐浓度比较稳定。肌酐浓度与肌肉含量成正比，儿童期肌肉含量低，所以血清肌酐浓度低。儿童在生长发育期，肌酐浓度逐渐升高，到青春期接近成人水平。成人随着年龄的增加，虽然肾小球滤过率下降，但血清肌酐浓度变化不大。因此各实验室应根据自己实验条件和检测系统建立儿童的肌酐参考区间。相比较而言，胱抑素 C 不受肌肉量的影响，1 岁以上儿童胱抑素 C 含量与成人相同，是一种反映肾小球滤过率变化的理想的内源性标志物。

（丁 慧）

第十一章 妊娠期及其相关疾病生物化学检验

第一节 基 本 知 识

798. 为什么正常妊娠分为早、中、晚三期

答：从末次月经第 1 天开始算起，妊娠期通常持续 280 天（40 周）。全程分为 3 个时期，妊娠 13 周末以前称为早期妊娠，第 14~27 周末称为中期妊娠，第 28 周及以后称为晚期妊娠。卵子在输卵管受精后成为合子，然后从输卵管移向子宫植入内膜。合子分裂成桑椹胚，再分裂发育为 50~60 个细胞的原始卵黄囊，然后再发育成囊胚。大约在受精 5 天后，囊胚侵入子宫壁。囊胚外壁的滋养层细胞能协助囊胚侵入子宫内膜，然后滋养层细胞发育成绒毛膜，继而发育成胎盘。滋养层细胞依据其位置和细胞形态可分为细胞滋养层细胞与合体滋养层细胞。以上这个时期的怀孕产物称为胚胎。在羊水的保护作用和胎盘的营养作用下，胚胎经历快速的细胞分裂、分化和生长。在三种主要的细胞形式的联合作用下，器官开始形成。在 10 周左右时，胚胎已经发育成熟形成大多数重要结构，此时称为胎儿。中期妊娠胎儿生长非常迅速，许多重要的器官开始成熟。在此期末胎儿约重 700g，长约 30cm。晚期妊娠是许多胎儿器官完全成熟的时期，胎儿生长速度减缓。在该期的最后阶段，胎儿重约 3400g，长约 50cm。正常的分娩发生在 37~42 周这段时期内。

799. 为什么需用生物化学方法对母体和胎儿健康状况进行评价

答：妊娠是胚胎及胎儿在母体内发育成长的复杂过程，并且涉及胚胎与母体的相互作用。妊娠期临床实验室检查在妊娠监测、妊娠期相关疾病的诊治以及产前、新生儿筛查方面发挥着极其重要的作用，其目标是关注孕妇及胎儿健康与否。主要是对孕妇和新生儿血液、尿液及羊水等样本进行检测，不仅能做出早孕诊断，还可了解胎儿在宫内发育成熟状态及发现遗传性疾病，以及对各种妊娠并发症做出诊断。妊娠过程中母体的生物化学代谢及各系统的功能发生显著变化。胚胎及胎儿在发育过程中，也会发生一系列生物化学变化，主要包括：血红蛋白、肺功能、肝功能、肾功能等代谢变化。在过去的 20 年中，有关胎儿生长发育、胎儿及母体的相互作用、妊娠与围生期相关疾病的生理及生化机制的研究已取得很多进展，为妊娠及围生期相关疾病的实验室诊断提供了许多敏感性及特异性均较好的诊断指标，在妊娠早期诊断、胎儿异常的早期发现、围生期母体及胎儿监护等方面均发挥了重要作用。

800. 为什么胎盘在整个妊娠过程中对母体及胎儿都有重要意义

答：受精卵形成后约4天，囊胚外包被滋养层将来发育成胎盘。胎盘作为妊娠期的特殊器官，它不仅承担了未成熟胎儿几乎所有器官的功能，同时为胎儿提供了一个适宜的生长发育环境。胎盘由羊膜、叶状绒毛膜和底蜕膜构成，具有多种功能，介于胎儿与母体之间。随着胎儿的成熟，胎儿-胎盘复合体可合成分泌某些激素、妊娠相关蛋白及一些酶，从而影响母体代谢。测定胎盘激素可以直接或者间接反映胎儿宫内状况，目前动态监测胎儿-胎盘功能已成为产前监护的有效措施。①胎盘功能：胎盘具有物质交换、合成、分泌、防御及免疫等多种功能。母体血液循环中的可溶性物质必须穿过滋养层和数层生物膜才能进入胎儿血液循环，胎盘还能有效地阻挡大分子蛋白质和与血浆蛋白结合的疏水化合物通过；②胎盘激素：胎盘蛋白质类激素主要包括人绒毛膜促性腺激素和胎盘催乳素；类固醇激素有孕酮、雌酮、雌二醇和雌三醇等。在妊娠期间胎儿-胎盘复合体与母体之间的激素联系是不可分割的。

801. 为什么检测胎盘激素有重要意义

答：胎盘激素主要包括蛋白质类激素：人绒毛膜促性腺激素（human chorionic gonadotropin，hCG）、胎盘催乳素（placental lactogen，PL）和类固醇激素等。妊娠期雌激素75%～95%来源于胎儿-胎盘复合体。由于母体的血管毗邻胎盘产生激素部位，大部分胎盘激素分泌入母体血液循环，仅少量到达胎儿血液循环。hCG为胎盘中最重要的激素，在早期妊娠末母体外周血已达最大浓度。hCG可作为妊娠时衡量胎盘质量的一个指标。并且可以刺激胎儿睾丸分泌睾酮，促进男胎性分化；促进雌激素、孕酮形成。hCG也可与母体促甲状腺激素（thyroid stimulating hormone，TSH）受体不牢固地结合，所以hCG也可刺激甲状腺激素产生。PL直接或与催乳激素协同发挥作用，可抑制葡萄糖摄取、使游离脂肪酸动员以及正氮平衡，PL减少葡萄糖的消耗有利于提供更多母体葡萄糖给胎儿。类固醇激素主要是雌激素和孕酮。雌激素的主要生理作用是促进和维持子宫发育；促进乳腺发育；分娩时促进子宫收缩，利于分娩；促进女胎生殖器官发育。孕酮的主要作用是促进子宫内膜增厚，抑制子宫收缩，防止流产，利于胚胎及胎儿宫内生长发育；扩增血容量；促进乳腺发育。

802. 为什么要监测孕期母体激素

答：除人绒毛膜促性腺激素（hCG）外，胎盘产生的激素随其质量增大相应增多，在母体外周血中的浓度也上升。通过监测母体激素的变化可以对母体情况进行评估，并且判断胎儿生长发育情况。妊娠期多种激素发生不同程度的改变：①孕酮：在早期妊娠，母体卵巢黄体可分泌足量孕酮来维持妊娠，黄体的这种持续分泌孕酮的功能由hCG刺激产生，一直持续到胎盘能够产生足够孕酮为止；②皮质醇：妊娠时由于皮质醇结合球蛋白增加和皮质醇的代谢清除率降低，可引起血浆中皮质醇增加。妊娠期皮质醇分泌的昼夜节律性仍然存在，同时在妊娠期还有血浆醛固酮和脱氧皮质醇浓度的增加；③甲状旁腺素：妊娠时甲状旁腺素（PTH）增加约40%，在妊娠中降钙素不一定增加，但1，25-$(OH)_2D_3$升高，可促进肠道内钙吸收；④甲状腺激素：甲状腺激素合成和分泌增加，总三碘甲腺原氨酸（total triiodothyronine，TT_3）和总四碘甲腺原氨酸（total tetraiodothyronine，TT_4）浓度升高，游离甲状腺激素水平仍然维持在参考区间之内，游离四碘甲腺原氨酸（free tetraiodothyronine，FT_4）浓度在妊娠中、晚期轻微降低；⑤其他：整个妊娠期雌激素分泌增加，使催乳素分泌增加达10倍，并抑制黄体生成素和促卵泡激素的分泌，使两者的浓度低于检出限。其他垂体激素，如促甲状腺激素基本维持不变，但是生长激素对刺激的反应减弱。

803. 为什么妊娠晚期血液处于高凝状态

答：孕早期血浆内凝血酶原和纤维蛋白原以及凝血因子Ⅶ、Ⅷ、Ⅸ、Ⅻ及激肽释放酶原皆有所增加，在妊娠前3个月末增加达到高峰，其后保持较高水平。如纤维蛋白原可增加2倍，维生素K依赖因子（Ⅱ、Ⅶ、Ⅸ、Ⅹ）增加1.2~1.8倍，凝血因子增加1.5倍，这些均使血液处于高凝状态。子宫肌组织、胎盘、蜕膜等含有大量的组织凝血活酶，当产科手术操作或子宫病变时可大量释放加速血液凝固。另外，胎盘绒毛合体细胞分泌一种胎盘蛋白，妊娠三个月以内达到高峰，可抑制纤溶酶和凝血酶，从而使纤溶酶原消耗减少增加血液凝固。妊娠后期血液中纤维蛋白原降解产物（FDP）增高，抗凝血酶Ⅲ活性有所下降，即纤溶活性下降使血小板黏附性增高，这种妊娠晚期止血机制的变化与分娩后胎盘剥离面需要即刻止血是相适应的。

804. 为什么妊娠过程中羊水的组成发生变化

答：妊娠早期的羊水可被视为母体血浆透析液，组成类似于细胞外液。随着胎儿的生长，尤其在妊娠后期，胎儿肾脏及肺在羊水形成中起到重要作用，羊水组成在多方面发生变化。最显著的是渗透压和钠离子浓度降低，而尿素、肌酐和尿酸浓度增加。羊水蛋白质来源于胎儿皮肤、胃肠道、泌尿道及呼吸道，来源于呼吸道的蛋白质主要为Ⅱ型上皮细胞分泌的脂蛋白，为肺表面活性系统的重要成分。早期妊娠，羊水无色澄清，几乎不存在有形物。妊娠16周时，羊水中出现从羊膜、支气管树脱落的大量细胞及胎儿皮肤，它们在产前诊断上有重要用途。随着妊娠的继续，胎儿胎毛和头发也脱落到羊水中，从而影响羊水的浊度。肺的表面活性剂微粒即薄层小体，可明显增加羊水的浊度。妊娠足月羊水不透明、略混浊，可见其中悬有小片状物质。

805. 为什么可利用羊水做产前诊断项目

答：羊膜腔穿刺术是主要的羊水产前检测手段，该技术是目前最常用的侵袭性产前诊断方法，主要应用于有医学指征的妊娠16~21周的产前诊断。羊水来源主要为胎儿气管支气管分泌物、尿液、母体血清经胎盘渗出液以及羊膜分泌液等。羊水细胞含有不同类型的组织细胞，其中主要是胎儿上皮细胞和胎儿肾细胞。胎儿产生的某些蛋白质存在与母体交换的现象，如甲胎蛋白（AFP）。羊水中已发现有50多种酶，其中乙酰胆碱酯酶可用于诊断胎儿神经管缺陷。羊水脂类中最重要的是磷脂，其种类和浓度可反映胎儿肺成熟度，妊娠晚期可以通过分析肺成熟度，确定胎儿分娩的最早可能时间。羊水中还存在多种甾体类和蛋白质类激素。羊水细胞可培养用以制片染色体核型分析，也可以进行酶测定和DNA分析，可进行胎儿染色体异常及先天代谢病，遗传疾病的诊断等。另外可以进行母体-胎儿Rh血型不合的管理。但是羊水穿刺及羊毛活检均为侵入性检查，均有引起胎儿羊膜囊带综合征、胎儿损伤等并发症风险，且有 1%~2% 的流产率。因此，近年来许多学者致力于血清标志物的筛查研究，并取得了较快的进展。

806. 为什么应建立妊娠期女性血液学检查参考范围

答：母体在妊娠期的血容量平均增加 45%，血浆容量的增加多于红细胞的增加。因此，尽管红细胞生成增加，但是血红蛋白、红细胞计数和血细胞比容在正常妊娠时反而下降。血红蛋白浓度在妊娠期平均为 126g/L，非妊娠时则为 133g/L。白细胞计数在妊娠期变化范围较大，为 $(4.0~13.0) \times 10^9/L$，临产时和产褥期可明显增加。妊娠期由于高水平雌激素对肝脏的作用，许多凝血因子合成增加，血浆纤维蛋白原增加约 65%（即从 2.75g/L 增加到 4.50g/L），纤维蛋白原增加可加快血沉，血液处于高凝状态。在妊娠期凝血因子含量增加的有 Ⅶ、Ⅷ、Ⅸ 和 Ⅹ 因子，而凝血酶原、Ⅴ 和 Ⅻ 因子水平保持不变，Ⅺ 和 ⅩⅢ 因子反而呈轻度下降。虽然大多数妊娠女性血小板计数保持不变，而且凝血酶原时间（PT）和部分活化凝血激酶时间（activated partial thromboplastin time，APTT）也仅有轻度缩短，但妊娠女性血栓栓塞危险性增加达 5 倍。

807. 为什么妊娠期母体肝功能及血清蛋白发生变化

答：妊娠期肝脏大小形态不变，组织学正常，肝糖原稍增加。部分正常孕妇的肝功能于妊娠晚期轻度超过正常值，于分娩后多能迅速恢复正常。孕妇在妊娠期间血清总蛋白可下降 1g/L，主要发生在妊娠第一个三月期，且主要是白蛋白下降；而 α_1、α_2 及 β-球蛋白则缓慢逐渐升高。母体免疫球蛋白 IgG 逐渐下降，IgD 增高，而 IgA、IgM 水平基本不变。妊娠时由于母体雌激素增加，导致肝脏合成转运蛋白增多，因此血浆中许多发挥运输作用的球蛋白明显增加，包括皮质醇结合球蛋白（cortisol binding globulin，CBG）、性激素结合球蛋白（sex hormone binding globulin，SHBG）和甲状腺素结合球蛋白（thyroxine binding globulin，TBG）明显增加。CBG 增加可导致血清总皮质醇浓度升高，妊娠末期可升高 2 倍多，但游离及活性皮质醇水平不变。在肝功能组合试验中，碱性磷酸酶活性升高可达 2 倍，这主要是因来源于胎盘的碱性磷酸酶同工酶升高所致。

808. 为什么要监测妊娠期糖尿病的发生

答：妊娠妇女胰岛素分泌增加，随着孕期进展，组织抗胰岛素作用加强，敏感性下降。在妊娠早期就可出现尿糖排泄量增加而发生糖尿症，这可能与肾小管对葡萄糖的重吸收能力下降有关。糖尿病妇女可被妊娠加重，少数健康妇女则在妊娠期间可发生临床糖尿病。对妊娠妇女进行口服葡萄糖耐量试验已成为妊娠期糖尿病筛查的常规性试验。妊娠合并糖尿病属于高危妊娠，对母儿均有较大危害。妊娠期糖尿病可增加羊水过多、妊娠高血压综合征、剖宫产、自然流产发生率，也增高了胎儿发育异常、巨大儿、胎儿宫内窘迫、死胎、死产发生率；新生儿易发生高胆红素血症、低血糖血症、电解质紊乱等。若不及时诊治，孕妇及新生儿远期发生糖尿病的危险性明显增高。妊娠期糖尿病孕妇常无明显症状，易造成漏诊，必须引起重视。

809. 为什么妊娠期肾功能生化检验测定值与非妊娠期不同

答：妊娠时血容量增加，孕妇及胎儿代谢产物增加，肾脏负担加重，肾血浆流量及肾小球滤过率（GFR）增加。在妊娠 20 周时 GFR 增加至 $170ml/（min \cdot 1.73m^2）$，使肾脏对尿素、肌酐和尿酸的清除增加，多数孕妇这三种物质血清浓度会轻微下降。但是在妊娠最后 4 周，尿素及肌酐浓度将轻度增加。同时因肾小管对尿酸的重吸收明显增加，使血清尿酸浓度水平高于非妊娠期约 40%，但妊娠期尿酸的生成增加并不立即反映血浓度上升，而是全血增多和尿排泄量增加。因此妊娠早、中期和非孕期相比，血中浓度反而降低，随着妊娠进展，尿酸值在 16~20 周左右开始增加并持续至分娩。分娩后 GFR 逐渐回复到妊娠前的情况。妊娠早期尿中蛋白质变化不明显甚至略有下降，妊娠中晚期开始增多，并随着孕周增加而有增多的趋势，约 30mg/d。

810. 为什么妊娠期要监测血脂变化

答：妊娠期随着胎儿营养的需要，血脂水平明显升高，一般在妊娠 13 周起增加，孕 31 周达高峰，妊娠末期逐渐恢复正常。在妊娠期由于激素水平变化，可导致妊娠期发生高脂血症，所有血清脂质成分逐渐增加，血清甘油三酯、胆固醇、磷脂和游离脂肪酸增加约 40%，产后逐渐下降。血脂代谢紊乱可能导致妊高征的发生，加重妊高征的病情，并可能引起子宫及胎盘小动脉的急性动脉粥样硬化。血清脂质成分在妊娠中期或晚期达到最大浓度，其中甘油三酯升高幅度最大，正常妊娠时胆固醇与甘油三酯的比值>1，先兆子痫时胆固醇与甘油三酯比值<1。妊高征时高密度脂蛋白胆固醇（HDL-C）较正常孕妇明显降低，血清 HDL-C/LDL-C（低密度脂蛋白胆固醇）比值则逐渐下降，总胆固醇平均水平升高，HDL-C 与胆固醇比值降低。分娩后，血清脂质恢复到妊娠前水平，说明妊娠相关激素在调节脂代谢中发挥重要作用，但 HDL-C 水平在妊娠结束 1 年后仍处于降低的状态。

811. 为什么妊娠期母体的物质代谢都在发生变化

答：妊娠妇女胰岛素分泌增加，随着孕期进展，组织抗胰岛素作用加强，敏感性下降。在妊娠早期就可出现尿糖排泄量增加而发生糖尿症，可能与肾小管对葡萄糖的重吸收能力下降有关。糖尿病妇女可被妊娠加重，少数健康妇女则在妊娠期间可发生临床糖尿病。对妊娠妇女进行口服葡萄糖耐量试验（OGTT）已成为妊娠期糖尿病筛查的常规性试验。妊娠期血脂升高，血清甘油三酯、胆固醇、磷脂和游离脂肪酸增加约 40%，产后逐渐下降。β-脂蛋白水平增高 180%，致使孕妇容易发生动脉粥样硬化及血栓栓塞。妊娠期蛋白质合成和分解代谢均增加，但总蛋白下降，在妊娠末期白蛋白减少至 34g/L，血浆球蛋白浓度轻度增加。孕妇血中运输作用的球蛋白明显增加，免疫球蛋白 IgG 轻度下降，IgD 增高，IgA、IgM 水平基本不变。孕妇电解质基本不发生变化，必要时补充钙、铁剂。

812. 为什么妊娠期母体糖代谢变化不同于非妊娠期

答：妊娠期血容量增加、血液稀释，胰岛素相对不足；胎盘分泌的激素在周围组织中具有抗胰岛素作用，胎盘泌乳素致妊娠期糖尿病（GDM）的作用主要是促进游离脂肪酸代谢，影响糖代谢。另外，孕期皮质醇的分泌量增加，可促进内生性葡萄糖的产生，糖原利用减少，从而降低了胰岛素的作用。由于激素影响，至妊娠末期达到高峰，胰高血糖素及胰岛素代谢动力学在孕期与非孕期存在差异。因此，妊娠期糖代谢下降可能是胰岛素抵抗增加的结果。妊娠妇女在妊娠极早期就可出现尿糖排泄量增加，在妊娠8~11周达高峰。糖尿的发生可能与肾小管对葡萄糖的重吸收能力下降有关。糖尿病妇女可被妊娠加重，某些健康妇女则在妊娠期间可发生临床糖尿病。临床有必要对肾性糖尿及妊娠型糖尿病进行鉴别诊断。目前，对妊娠妇女进行口服葡萄糖耐量试验（OGTT）已成为妊娠糖尿病筛查的常规性试验。将妊娠妇女血糖水平控制在参考区间内可有效降低妊娠高血糖症相关的围生期不良事件的发生。

813. 为什么妊娠期间要检测血清甲状腺激素

答：在正常妊娠时，甲状腺功能正常，但为满足母体及胎儿的代谢需要，血清甲状腺激素水平还是会发生一些变化。妊娠女性很少发生甲状腺功能亢进（发病率<0.2%）和甲状腺功能低下，但易出现产后甲状腺功能障碍，而且不易发现。在碘缺乏地区，妊娠妇女甲状腺体积可增大10%~20%。多数情况下，母体的垂体-甲状腺轴不影响胎儿垂体-甲状腺轴。研究发现人绒毛膜促性腺激素及雌二醇（estradiol，E_2）在维持母体甲状腺激素水平方面起重要作用。hCG具有TSH样活性，胎盘产生的大量hCG刺激母体甲状腺产生三碘甲腺原氨酸（triiodothyronine，T_3）、四碘甲腺原氨酸（tetraiodothyronine，T_4）；同时E_2刺激肝脏合成甲状腺结合球蛋白（TBG），并使TBG充分唾液酸化以降低TBG肾脏清除率。在妊娠后第一个三月期末，血清TBG浓度可升高2倍，并在整个妊娠期均处于较高的水平，所以尽管母体血清总T_4及T_3水平升高，但游离甲状腺激素水平仍然维持在参考区间之内。在妊娠第二个及第三个三月期，由于hCG水平降低，垂体分泌TSH增加。

814. 为什么监测母体血清甲状腺素对胚胎及胎儿的生长发育有重要作用

答：甲状腺激素对胚胎及胎儿发育非常重要，胚胎发育8~10周后即可见到甲状腺滤泡。动物实验发现，在胚胎产生甲状腺激素前，鼠脑组织就可发现T_3及T_4，当甲状腺激素缺乏时，可出现神经及精神异常。因此，在妊娠开始几周内，胚胎所需的T_3、T_4、碘由胎盘转运及胎盘脱碘供应。如果母亲有抗-TSH自身抗体，则胎儿可发生短暂性甲状腺功能亢进。轻症或经治疗能控制的甲亢病例，通常对妊娠影响不大。重症或经治疗不能控制的甲亢病例，由于甲状腺激素分泌过多，抑制垂体分泌促性腺激素的作用，以及影响三羧酸循环的氧化磷酸化过程，能量不能以腺苷三磷酸形式储存而耗尽，易引起流产、早产、宫内生长迟缓及死胎。妊高征、产时子宫收缩乏力、产褥感染等发生率也均相应增高。

815. 为什么检测新生儿血清胆红素可诊断黄疸

答：红细胞最早来自卵黄囊，妊娠10周主要的造血器官是胎肝，在妊娠22~24周，主要的造血器官则成为骨髓。胎儿肝脏合成蛋白质所需氨基酸需由母体血液经胎盘逆浓度差主动转运至胎儿血液循环。由于胎儿肝脏发育不完全成熟，不成熟的肝脏对胆红素的摄取、结合、分泌等功能不完善，不能结合红细胞破坏产生的大量游离胆红素。而且出生后，新生儿由于不再存在胆红素胎盘处理机制，可导致非结合胆红素在循环中蓄积，所以导致一些新生儿出现生理性黄疸。测定胆红素的方法有高效液相色谱法、氧化法、重氮法、干化学法等。临床常用重氮法和氧化法。重氮法包括改良J-G法、二氯苯重氮盐法和二甲亚砜法等。氧化法包括氧化酶法和化学氧化法。测定胆红素经典方法是改良 J-G 法，该法缺点是不能自动化。氧化酶法特异性和准确性均较好，可以通过自动化分析操作。

（唐振华　魏　冰）

第二节　生 化 检 验

816. 为什么人绒毛膜促性腺素检测具有重要的临床意义

答：人绒毛膜促性腺素（hCG）是一种由胎盘产生的糖蛋白。妊娠早期胎盘主要是滋养细胞，晚期主要为合体细胞。细胞滋养细胞有分泌 α-hCG 的功能，β-hCG 由合体滋养细胞分泌，为 hCG 的特异性片段。hCG 主要用于正常妊娠、妊娠期特有疾病的诊断和监护、胎盘功能评价以及胎儿先天性异常的筛查。临床妊娠诊断主要依靠月经变化情况、体检、首次胎心搏动、宫颈黏液检查、超声检查和 hCG 检测。在停经第一天约半数妊娠女性血清 hCG 浓度就可达到 25U/L。妊娠期的前 8 周，母体血清 hCG 浓度呈对数上升。血清 hCG 峰值出现在妊娠 8~10 周，随后浓度缓慢下降；在妊娠中期末，hCG 浓度下降为峰值的 10%。在早期妊娠，母体血清 hCG 约 96%~98% 是完整的二聚体形式，1%~3% 是 α 亚基，1% 以下是 β 亚基。在晚期妊娠，hCG 的浓度水平保持恒定，主要形式也是完整的二聚体。此时 hCG 含量若增加 1 倍，则可提示为双胎妊娠。

817. 为什么人绒毛膜促性腺素检测有不同方法

答：随着现代检验学技术的不断进步和发展，已有多种人绒毛膜促性腺素（hCG）的检测方法。这些方法基本上均采用免疫学方法对 hCG 进行定性或定量测定。hCG 定性试验：①血凝抑制试验和胶乳凝集抑制试验：这些试验分为玻片试验和试管试验。不过，目前凝集抑制试验已被更敏感的免疫放射分析和酶联免疫分析取代；②尿液 hCG 定性试验：是最常用的妊娠试验，试验操作简单，使用免疫胶体金、免疫酶法。检测限为 50U/L，2~30 分钟即可完成。该方法结果直观，但易错判。hCG 定量试验：定量测定血清 hCG 常用时间分辨荧光免疫分析、ELISA、免疫层析法、化学发光及电化学发光免疫分析，夹心法使用免疫放射分析法（IRMA 法）或磁性分离酶免疫法（IEMA 法）等检测。有五种常见反应策略即：抗-hCGβ RIA；抗 hCGβ：抗 hCGβ 夹心；抗 hCGβ：抗-hCGα 夹心；抗 hCGβC 末端：抗 hCGβ 夹心；抗-hCG：抗 hCGβ 夹心。不同方法检测血清中 hCG 浓度差异达 2.2 倍，原因是抗体对不同形式的 hCG、缺口型 hCG、hCGβ 亚基和血清中其他片段的识别不同。

818. 为什么检查人绒毛膜促性腺素时是检测其 β 亚基

答：人绒毛膜促性腺素（hCG）与脑垂体产生的其他糖蛋白激素一样，均由两条多肽链组成，分别命名为 α、β 亚基。α 亚基和 β 亚基分别由不同数量的氨基酸配以若干个糖分子侧链组成。其中 α 亚基基因在 6 号染色体，与卵泡刺激素（follicle stimulating hormone，FSH）、促甲状腺激素（TSH）、黄体生成素（luteinizing hormone，LH）的 α 亚基均由同一单独基因编码，所以这四种激素的 α 亚基结构高度同源，均能产生交叉免疫反

261

应。hCG 的 β 亚基在 19 号染色体上，受控于一个含 7 个基因的基因家族，但其中仅有 3 个基因具有活性。hCG 与 LH 的 β 亚基在肽链部分具有广泛的同源性。前述四种同源性高的糖蛋白激素 β 亚基的前 115 个氨基酸中 80% 是相同的，差别仅仅在于 β 亚基 C-端的后 30 个氨基酸，这一特性可作为检测 hCG 的理论基础。若针对 β 亚基特异性进行的 hCG 检测，则临床检验报告单上以 β-hCG 表示。

819. 为什么在整个妊娠过程中血清人绒毛膜促性腺素水平发生变化

答：妊娠期 hCG 是由胎盘滋养层产生的，通过绒毛间隙进入母体循环。hCG 的增长速度直接与合体滋养层的数量和指数型增长有关。正常妊娠时 hCG 增长在妊娠最初 3 周分泌量增加最快，约 1.7 天可以增长 1 倍，妊娠 4～5 周则 3 天左右增长 1 倍直至 10 周达到最高水平，之后开始下降，在妊娠中晚期 hCG 水平仅为高峰时的 10%，见表 11-1。hCG 的清除在肝脏和肾脏进行，肝清除率约为 $2ml/min/m^2$，肾清除率约为 $0.4ml/min/m^2$。hCG、α-hCG 和 β-hCG 在妊娠期末都会消失，三者都分别具有短、中、长三个：hCG 为 3.6、8 和 53 小时；α-hCG 为 0.63、6 和 22 小时；β-hCG 为 1、23 和 194 小时。首次晨尿样本与血清中 hCG 浓度具有可比性。

表 11-1　妊娠期血清 hCG 浓度变化

妊娠期（周）		U/L
受精后	距末次月经	
2	4	5～100
3	5	200～3000
4	6	10 000～80 000
5～12	7～14	90 000～500 000
13～24	15～26	5000～80 000
26～38	27～40	3000～15 000

820. 为什么人绒毛膜促性腺素检测在妊娠相关疾病的诊断中有重要临床意义

答：葡萄胎患者尿 hCG 可达到 300000U/L，术后 1 月内尿 hCG 逐渐下降，90% 的患者在 3 个月内可转为阴性。对于葡萄胎清宫残留或恶性变，如演变为恶性葡萄胎或绒毛膜癌等患者，尿 hCG 在下降后转而持续上升，所以动态监测尿 hCG 变化可用于病情监控、疗效评估，尤其是化疗效果的评价。异位妊娠妇女与同孕龄妇女相比，hCG 水平较低。只有50% 的异位妊娠妇女尿妊娠试验为阳性，所以尿妊娠试验阴性并不能排除异位妊娠的可能性。目前测定 hCG 更加敏感的方法已用于异位妊娠的诊断，如果 48 小时内血清 hCG 升高程度<60%，则异位妊娠的可能性较大。同样地，在 48 小时内多次测定母体血清 β-hCG 也可用于异位妊娠的诊断。在妊娠开始 5 周内，如果妊娠正常进行，绝大多数母体血清 β-hCG 升高幅度可高于 66%。妊娠 5 周后，血清 β-hCG 升高幅度下降，此时测定血清 β-hCG 升高幅度无法区分宫内妊娠失败及异位妊娠。母体血清低水平的 hCG 也可出现在 18-三体综合征，大约有 75% 的此种胎儿在妊娠第 3 个三月期发生自发性流产。唐氏综合征母

体血清 hCG 浓度则升高。

821. 为什么早期妊娠需要检测黄体酮

答：在妊娠期，黄体酮（progesterone）主要是由胎盘利用母体的胆固醇合成，从妊娠36 天起胎盘即能生产足够黄体酮，伴随孕周增加其水平亦逐渐升高，待胎盘娩出后迅速降至 $10\sim20\mu g/L$。雌激素和黄体酮在妊娠过程中维持子宫内膜的正常形态，功能和血供并为分娩做准备。测定孕妇血清黄体酮可用于早期妊娠状况的评价及妇女妊娠期胎盘功能的监测。异位妊娠、子痫、先兆流产、胎儿发育迟缓及死胎妇女血清黄体酮水平较低，大约有一半的异位妊娠妇女血清黄体酮 $<20mg/L$。双胎和多胎妊娠时黄体酮合成量明显增加，血液中黄体酮水平相对升高；妊娠期高血压、妊娠期糖尿病、子痫前期、葡萄胎及原发性高血压时，黄体酮含量也会升高。在妊娠中后期，测定血清黄体酮可以反映胎盘功能，若妊娠期血清黄体酮持续降低，则预示早产。

822. 为什么人绒毛膜促性腺素检测对于葡萄胎的诊断与治疗有指导作用

答：有关胎盘异常的疾患很少，葡萄胎是少见的胎盘疾患之一，系胎盘发育畸形并具有恶性生长的潜能，可进展恶性葡萄胎或者绒毛膜癌。由于葡萄胎起源于胎盘绒毛滋养层细胞，故同样能产生 hCG。hCG 是应用最早的肿瘤标志物之一，它仅由肿瘤产生因此是一个理想的标志物。而且仅有少量的肿瘤细胞便可以明显提高血清中的 hCG 值。如果在妊娠后特定时间检测尿 hCG，其值超过一定水平即可怀疑为葡萄胎。由于目前定量检测血清hCG 方法具有很高的特异性和灵敏度，葡萄胎清宫术后连续测定患者血 hCG 可提示病情及正确反映体内滋养细胞消长情况，为葡萄胎患者的随访提供了更敏感特异的手段。近来又发现葡萄胎、绒毛膜癌产生的 hCG 存在结构变异，即具有明显不同的寡糖糖化模式，这有望用于两者的实验鉴别诊断。

823. 为什么会出现孕妇血中胎盘泌乳素减低

答：胎盘泌乳素（PL）由胎盘分泌后绝大部分进入绒毛间隙和胎盘血窦，很少出现于胎儿体内。妊娠 4~5 周左右可在血液中检测出 PL。随妊娠期发展，母体血清 PL 浓度增高，其浓度增加与合体滋养层组织的功能和胎盘组织的增大相关。妊娠 15~30 周时迅速上升，到 34 周时达到高峰，之后一直维持在此水平上直到分娩。在分娩前胎盘分泌 PL 量达1~2g/24h，是所有已知人类激素中分泌量最高的激素。双胎妊娠比单胎水平高。产后妇女血中的 PL 水平会迅速下降，产后 7 小时即不能检测出来。正常的妊娠中很少有 PL 完全缺乏。母体血 PL 水平与胎盘发育密切相关，因此在产前诊断时，测定孕妇血 PL 可用于判断胎盘的功能，确定分娩时间的选择，此外对妊娠期高血压病、胎儿宫内发育迟缓也有一定诊断价值。妊娠期 PL 异常增高见于妊娠期糖尿病、母子血型不合；PL 减低见于胎盘功能低下、妊娠期高血压、子痫前期、子痫、异位妊娠、葡萄胎、先兆流产、胎儿宫内发育迟缓和胎儿宫内窒息等。由于葡萄胎患者血中 PL 比正常孕妇低，hCG 反而升高，因此hCG/PL 比值比正常妊娠高 100 倍。以往 PL 被用于胎儿健康状况评价，现已很少使用。

824. 为什么雌三醇在妊娠期起重要作用

答：妊娠期雌激素主要由胎儿-胎盘复合体产生，在妊娠晚期，90%的雌三醇（estriol，E_3）是在胎儿和胎盘合成的，且随妊娠月份的增加不断增高。妊娠期大量分泌的 E_3 其主要生理作用是维持正常妊娠。①在调节胎儿宫内发育过程中起重要作用；②能调节子宫肌运动，E_3 能明显降低妊娠子宫对宫缩素的敏感性；③不同于其他自然雌激素，表现有抗雌激素的特性。E_3 和 E_2 并用时有抑制 E_2 受体的作用，E_3 维持妊娠的生物学作用很大程度上是由于其限制雌激素的活性成分；④抗生育作用，由于抑制了 E_2 受体，且能抑制卵巢分泌孕酮，故不利于卵巢着床，可用于避孕。

825. 为什么测定雌三醇可以判断胎盘功能、预测胎儿状态及监护胎儿安全

答：测定孕妇血清雌三醇（E_3），是判断胎盘功能、预测胎儿状态及监护胎儿安全较可信的方法。动态监测母体血清及尿 E_3 水平，如发现持续下降，提示胎盘功能不良。3 天内 E_3 水平平均下降 30%～50% 预示可能对胎儿产生危害。因为 E_3 测定量的上升曲线和胎儿的生长曲线有关联，故通常认为 E_3 可以反映胎儿体重。如果连续测定 E_3 而曲线平坦，则可以提示胎儿生长缓慢。母体血清或尿 E_3 超过参考区间的上限提示双胞胎的可能。母体患有高血压、肾疾病、糖尿病时，E_3 测定值对胎儿死亡具有较好的预测价值。与长期低血清 E_3 水平相关的疾病有：妊娠期高血压、子痫前期、胎儿宫内发育迟缓、无脑畸形、死胎、胎盘硫酸酯酶缺乏、唐氏综合征及 18-三体综合征等。在上述情况测定血清游离雌三醇（unconjugated estriol，uE_3）最有价值，因为 uE_3 是胎盘的原始分泌物质，最能代表胎盘功能，而且不受肾脏功能影响。

826. 为什么应用生殖激素测定结果时需考虑多种因素

答：应用生殖激素测定结果时需考虑：①年龄：青春期前性激素、促甲状腺激素均低于正常育龄人群。女性更年期后性激素明显降低，而促性腺激素（LH、FSH）在 50～60 岁持续高于 40IU/L，而 65 岁以后逐渐下降，到 80 岁左右时降到幼儿水平；②周期：月经周期对女性性腺轴激素是否正常时有影响。如要考察是否排卵，应在月经中期测定 LH 峰值。观察黄体功能应在经前 1 周左右采血；③联合判定结果：性腺轴功能的判断需要几个激素同时测定，联合分析。如 E_2 水平持续低于 100pmol/L，究竟是卵巢本身功能障碍还是垂体或下丘脑的问题，只有与 LH、FSH 同时测定才能判定。E_2 水平持续低于 100pmol/L，FSH、LH 水平持续高于 100IU/L，表明卵巢本身出了问题。而 E_2、LH 均为低水平则可认为垂体以上部分功能障碍；④其他因素：正在进食含激素食物或使用激素类药物等将影响测定结果；高脂餐后采血将影响脂溶性激素在血液中的分布，同时脂类干扰测定中的免疫反应，可造成结果偏低。

827. 为什么产前诊断中需要进行胎儿纤维连接蛋白的检测

答：胎儿纤维连接蛋白（fetal fibronectin，fFN）是一种重要的细胞外基质，正常孕囊的黏附着床和胎盘的形成与多种细胞外基质密切相关。宫颈阴道分泌物、血浆及羊水中胎儿纤维连接蛋白的异常表达可见于多种产科情况。临床上通过对胎儿纤维连接蛋白的检测来了解宫颈、胎膜及胎盘情况。①孕妇及胎儿血浆中胎儿纤维连接蛋白水平升高可认为是

先兆子痫血管内皮细胞功能受损的标志。在先兆子痫的发展过程中，孕妇血浆及羊水中胎儿纤维连接蛋白水平升高早于临床表现，因此可用于检测先兆子痫的发生和发展；②由于宫腔压力，子宫收缩引起绒毛-包蜕膜与壁蜕膜间相互摩擦可激活蛋白酶降解绒毛膜-蜕膜细胞外基质界面，羊水中胎儿纤维连接蛋白可经胎膜渗透到阴道分泌物中，因此通过胎儿纤维连接蛋白的检测可诊断胎膜早破；③胎儿纤维连接蛋白对产前诊断绒毛膜羊膜炎有重要的价值，为预防胎膜早破及早产提供了有效的检测手段；④连续多次检测已到期但未临产孕妇的宫颈外黏液是分娩启动的有效预测指标；⑤宫颈阴道分泌物中胎儿纤维连接蛋白测定可以提高早产诊断的敏感性，使高危患者得以早期治疗。

828. 为什么检测胎儿纤维连接蛋白可预计发生早产的可能性

答：胎儿纤维连接蛋白（fFN）是一个广泛存在的黏附性糖蛋白家族的统称。当妊娠囊植入子宫壁的妊娠早期，阴道分泌物可检测到 fFN。在妊娠 24 周后，则宫颈阴道分泌物无法检测到 fFN，除非胎膜破裂或绒毛蜕膜连接被破坏。当分娩开始时，胎盘和子宫壁间的细胞黏附被破坏，使阴道分泌物中和子宫颈的 fFN 含量增加。fFN 的检测主要应用于早产高危妊娠妇女。在妊娠中期和晚期，如果母体宫颈和阴道分泌物中 fFN 的含量超过 $50\mu g/L$，则认为发生早产的危险性较高。对于无症状孕妇，fFN 检测应在妊娠 24~30 周期间进行。通过涂抹阴道后穹窿采集阴道拭子，将拭子贮存于缓冲溶液送检。当 fFN 为阴性时，在此后 1~2 周生产的可能性极小，fFN 检测的阴性预示值高达 99%。相反，fFN 的阳性预示值则没有那么高，高水平的 fFN 除预示即将分娩外，胎儿出生后发生脓毒血症、慢性羊膜炎等的发生也可表现出高水平的 fFN。fFN 的预测期（1~2 周）较短，所以对于高危早产孕妇 1~2 周内需重复测定。一次阳性后紧接一次阴性结果，则早产危险性降低。两次阴性结果，则危险性降到正常水平。

829. 为什么胎儿纤维连接蛋白除预测早产外还可做其他诊断

答：羊水、血浆和宫颈阴道分泌物中胎儿纤维连接蛋白（fFN）异常表达可见于不同的产科情况，临床多通过羊水、血浆和宫颈阴道分泌物中的 fFN 检测来了解胎膜、胎盘及宫颈的情况。①当孕妇及胎儿血浆中的 fFN 水平升高时，可以提示先兆子痫血管内皮细胞受损；②fFN 对产前诊断绒毛膜羊膜炎有重要价值，为预防胎膜早破和早产提供了有效的检测手段；③宫颈阴道分泌物中 fFN 检测是发现羊水存在的敏感指标，应用单克隆抗体 FDC-6，检测羊水中的胎膜早破，为诊断提供了新的检测手段；④在已达到预产期的女性，在宫颈阴道分泌物中检测 fFN 含量是启动分娩的有效预测指标；⑤将宫颈 Bishop 评分与 fFN 测定，尤其与宫颈的软硬程度结合考虑，可以更准确的预测引产难易程度；⑥fFN 可以作为前列腺素 E_2（Prostaglandin E_2，PGE_2）治疗后评估宫颈状况的安全、有效和客观的标准。

830. 为什么胚胎移植后可检测抑制素 A 水平来确定是否怀孕

答：抑制素（inhibin）为转化生长因子蛋白超家族的成员，是由不同的亚基（α 和 β）通过二硫键连接组成的异源二聚体蛋白质类激素，相对分子质量约 30000。所有抑制素均含有 α 亚基，根据 β 亚基不同可将其分为抑制素 A（inhibin A）和抑制素 B（inhibin

B），两者均为生物活性形式。妊娠早期，胎儿-胎盘复合体即可产生抑制素 A，逐渐上升至妊娠 8~10 周达峰值，妊娠 17 周左右降到最低值（约 175ng/L），妊娠 15~20 周水平比较稳定，然后缓慢恢复并上升直至分娩。妊娠早期检测母体血液中的抑制素 A 水平，升高可以提示怀孕成功。发生子痫前期的孕妇体内的抑制素 A 浓度在妊娠 15~20 周时就开始升高，因此可将抑制素 A 作为早期筛查子痫前期的标记物。抑制素 A 在早期、中期妊娠的唐氏综合征筛查中均有重要作用，在筛查标志物组合中加入抑制素 A，可明显提高唐氏综合征的检出率。因此胚胎移植后 2 周可检测抑制素 A 水平来确定是否怀孕，避免促排卵周期中人工使用 hCG 导致对 hCG 测定值的影响。

831. 为什么新生儿肺表面活性物质缺乏易导致呼吸窘迫综合征

答：肺表面活性物主要由含有高饱和脂肪酸残基的磷脂组成，主要有高饱和脂肪酸卵磷脂、表面活性蛋白及磷脂酰甘油等。表面活性蛋白可加速使表面活性物在肺泡气-液界面形成单分子层。其中表面活性剂蛋白 B 是最重要的 II 型表面活性蛋白，肺细胞的肺泡上皮细胞可产生该表面活性物。在妊娠 24~28 周，胎儿开始合成及储存表面活性物，在妊娠大约 32 周后 II 型肺细胞以薄层小体的结构形式释放表面活性物。一旦薄层小体进入肺泡气腔，就形成管状髓磷脂，最终扩散进入气-液界面的表面活性物单分子层。正常呼吸时大约有 50% 的表面活性物被吸收和再分泌。婴儿发生呼吸窘迫综合征即是由于肺表面活性物缺乏而导致肺泡气-液界面表面张力过大所致。

832. 为什么需要进行胎儿肺成熟度评价

答：新生儿出生时胎肺发育不成熟可导致呼吸窘迫综合征，影响新生儿存活力。在胎儿出生后 1~2 分钟内，肺就由一个充满液体的器官变为气体交换系统。肺脏的发育成熟可以决定新生儿肺功能是否正常发挥。胎儿肺脏发育包含两个方面：一为胎儿肺脏的形态学发育；二是肺表面活性物的合成、储存和释放。肺脏发育应形成具有充足表面积的肺泡，并充分血管化以利于气体交换；同时必须获得足够的表面活性物以支持通气运动。表面活性物可避免末端呼吸树的塌陷，进而维持肺泡的稳定性，同时减少呼吸起始相时肺扩张所需的压力。胎儿肺成熟度评价主要通过生物化学或生物物理学的方法直接或间接检测羊水中来源于胎儿肺的表面活性物质成分来进行的。实验室应该至少建立一种快速方法如荧光偏振法、磷脂酰甘油测定和泡沫稳定指数用于常规和急诊。对参考实验室和有条件的实验室还应做卵磷脂/鞘磷脂比值及胎肺成熟度组合试验。胎儿肺成熟度评价是目前最主要的胎儿成熟度评价方式，能帮助判断围产期胎儿能否获得最佳生存，对分娩时机选择，降低新生儿特发性呼吸窘迫综合征，提高生存率具有重要意义。

833. 为什么检测羊水卵磷脂和鞘磷脂比值可评价胎儿肺成熟度

答：表面活性物质主要包括碳水化合物、脂质及蛋白质。而具有表面活性作用的脂质主要是卵磷脂（双棕榈酰卵磷脂），其次是磷脂酰甘油，以及少量的磷脂酰肌醇、磷脂酰乙醇胺（又称脑磷脂）、磷脂酰丝氨酸、溶血卵磷脂及鞘磷脂。羊水中全部鞘磷脂及绝大部分卵磷脂来自于胎儿肺排出。在妊娠早期，羊水中卵磷脂浓度非常低，在 20 周时卵磷脂仅为总脂质的 21%，而此时鞘磷脂占总脂质的 51%。随着妊娠进展，鞘磷脂水平仍然保持恒定，而卵磷脂水平逐渐升高，在34~36周后出现剧烈上升。在成熟肺，卵磷脂占总表面活性脂质的50%~80%。由于鞘磷脂水平恒定，可作为参照来计算卵磷脂（lecithin，L）/鞘磷脂（sphingomyelin，S）比值，准确地反映出羊水中卵磷脂的水平。①L/S比值>2.0提示肺成熟，其预测胎肺成熟度（fetal lung maturity，FLM）符合率达97%~98%；②如母亲有糖尿病，则尽管检测L/S比值>2.0，其发生新生儿呼吸窘迫综合征的概率仍会增大，必须使用特殊的参考区间，应将L/S比值定为3.0；③在多胎妊娠时，每个胎儿羊膜腔均应取样。

834. 为什么应用荧光偏振法可以评价胎儿肺成熟度

答：荧光偏振试验（fluorescence polarization assay，FPA）是目前使用最普遍的评价胎儿肺成熟度的定量方法。在羊水中加入荧光染料NBD-卵磷脂（NBD-PC）时，NBD-PC可渗入磷脂形成的微粒和聚集体中，具有表面活性的磷脂含量越高，荧光偏振值越低。近来常使用低差别荧光染料PC-16，此荧光染料不仅可与脂质微粒结合，也可与白蛋白结合，由于羊水中白蛋白含量相对恒定，可作为参照。用含磷脂和白蛋白的校正液进行校正，报告单位为磷脂/白蛋白 mg/g。①NBD-PC荧光偏振值<260mP提示肺明显成熟，260~290mP之间说明肺正向成熟过渡，>290mP提示肺不成熟。该法灵敏度为94%，特异性为84%。260mP临界值很适于高危妊娠，对于需剖宫产的患者，230mP为临界值更合适；②如羊水中血液污染超过0.5%，会降低P值结果，故以<230mP为明显成熟，>290mP为不成熟，230~290mP之间难以解释；③TDx-FLM Ⅱ法商品试剂用PC-16来代替NBD-PC，结果报告形式为磷脂/白蛋白（mg/g），经评估其精密度很好。推荐的临界值是70mg/g，对于高危妊娠50mg/g更适宜；④糖尿病孕妇的预测值同非糖尿病孕妇，糖尿病不影响FPA的医学决定水平。

835. 为什么用血细胞计数仪进行羊水薄层小体计数可以评估胎儿肺成熟度

答：薄层小体（lamellar bodies，LB）是肺泡Ⅱ型细胞质中的特殊结构，是细胞内存储肺表面活性物质的地方，它可以通过胞吐作用到达肺泡表面，并随肺泡液流入羊水中，随着妊娠的发展、胎儿的成熟，羊水中的LB数目增多，LB与血小板体积近似。因此在羊水中检测出LB可用于评价胎儿肺成熟度。使用标准血细胞计数仪的血小板通道，可以对羊水中LB微粒直接进行计数。这些表面活性物质的颗粒2~20fl不等，故可用血细胞计数仪的血小板计数通道对这些颗粒进行定量。当羊水的LB计数≥50 000/μl表示胎儿肺已经发育成熟，16 000~49 000/μl表示发育呈过渡状态，≤15 000/μl表示胎儿肺发育尚不成熟。LB计数的敏感性和特异性均好于卵磷脂（lecithin，L）/鞘磷脂（sphingomyelin，S）比值。

836. 为什么要检测泡沫稳定指数

答：当羊水中肺表面活性物质达到足够浓度时，能够形成一个高度稳定的膜，从而支撑泡沫的架构。羊水中其他物质包括游离脂肪酸盐、蛋白质、胆盐也可以支持泡沫的稳定，但乙醇能将该类物质从膜中在几秒钟内迅速消除。羊水泡沫试验亦称震荡实验，是一种间接估量羊水中磷脂含量的方法，操作简便快捷，取口径12~14mm的有塞尖底试管5

支，分别加入不同量的羊水和试剂。加试剂完毕后，塞紧试管塞，置试管架上垂直强力振荡15秒，静置15分钟后，观察各管液体空气界面有无泡沫形成。这些泡沫为不饱和磷脂酰胆碱族物质，泡沫的多少与肺表面活性物质的量成正比。因此测定泡沫稳定指数（foam stability index，FSI）可间接反映羊水中肺表面活性物质的含量。FSI>0.47为肺成熟。

837. 为什么有些孕妇需检测羊水胆红素

答：胎儿红细胞溶解后产生的胆红素通过尿液排入羊水。羊水中胆红素的浓度通常很低，可用标准分光光度法检测，其变化与孕周相关。因此，可检测羊水中的胆红素来判断胎儿肝脏成熟度。当胎儿产生或释放过多的胆红素超过胎盘的清除能力时，羊水胆红素水平升高。故测定羊水胆红素含量可反映胎儿溶血程度。当有既往胎儿溶血史或母体血清抗Rh抗体滴度>1∶8或以上，均应做现孕胎儿溶血性疾病的检测。可通过间断性采集羊水并检测羊水胆红素来监测胎儿是否发生溶血性疾病。在孕29周后第一次检测能较准确地预测病情的严重程度，通过一系列的羊水监测能取得溶血程度更准确的指标，将对该病预测的准确性提高到95%。在孕周相同的情况下，ΔA_{450}升高幅度越大，溶血的程度就越高。ΔA_{450}升高后，若持续下降表明预后良好；若继续升高或不变提示胎儿患有严重的成红细胞增多症。

838. 为什么要监测孕妇血糖

答：妊娠妇女进行血糖检测主要用于妊娠糖尿病诊断及监测妊娠糖尿病的控制情况。某些妊娠妇女不仅受到妊娠糖尿病的影响，而且还有可能在未妊娠时已患有糖尿病。监测、控制妊娠母体血糖水平具有重要意义，如果糖尿病母体进行良好及严格的代谢控制，则胎儿肺脏发育及成熟度可与正常妊娠胎儿无明显差异。有趣的是，虽然某些妊娠糖尿病母体未得到良好的代谢控制，但如果在1周内出现5次以上低血糖事件，可加速肺成熟，这可能与胎儿应激加强有关。其他一些妊娠并发症，如酸中毒、高血压、感染、肾病等也是妊娠糖尿病的高危因素，因此应早期监测上述并发症。简便的床旁血糖检测仪测定血糖可用于妊娠妇女血糖的频繁检测，不仅可监测妊娠妇女血糖水平的升高，而且可监测低血糖对胎儿产生的应激。

839. 为什么会出现妊娠期糖尿病

答：糖尿病的发生主要与胰岛素相对或绝对不足有关。妊娠期，由于一些特有的激素如胎盘泌乳素、孕酮、雌二醇等分泌增加，而导致胰岛增大，胰岛β细胞增生，随着孕周的增加胰岛素分泌增多，形成高胰岛素血症。但同时由于胎盘分泌的激素有抵制胰岛素的作用，因此抗胰岛素的作用也增加。胎盘催乳素促进游离脂肪酸代谢而影响糖代谢。妊娠期皮质激素的分泌量也增加，皮质激素有促进内生葡萄糖的产生、减少糖原利用的作用，从而降低了胰岛素的作用。妊娠晚期，催乳素的分泌量增加5~10倍，它也影响胰岛细胞分泌胰岛素。由于上述种种原因，在妊娠期仍容易造成胰岛素分泌的相对不足而表现为血糖升高，最终发生妊娠期糖尿病。

840. 为什么要对孕妇进行糖耐量检测

答：WTO 推荐的标准化葡萄糖耐量试验（glucose tolerance test，GTT）是经口服或静脉给予受试者一定负荷量的葡萄糖后，通过测定不同时间的血糖浓度，了解受试者的血糖调节能力。口服葡萄糖耐量试验（OGTT）方法为实验前 3 天受试者每日食物中含糖量不低于 150g，且维持正常活动，影响试验的药物需在 3 天前停用。实验前 10~16 小时开始禁食，因血糖有日夜波动，所以试验时间以上午 7~9 点进行为宜，坐位取血后 5 分钟内饮入 200ml 含 50g 无水葡萄糖的糖水，之后每隔 1 小时取血一次。我国常用的异常值参考范围为：空腹血糖 ≥5.5mmol/L（100mg/dl），1 小时 ≥10.2mmol/L（185mg/dl），2 小时 ≥8.2mmol/L（145mg/dl），3 小时 ≥6.6mmol/L（120mg/dl）。国际上有些学者将服糖后 2 小时血糖在 6.6~9.0mmol/L 诊断为妊娠期糖耐量受损。OGTT 检测的 4 项值中任何一项出现异常时，也可以认为糖耐量减低或糖耐量受损。

841. 为什么糖化血红蛋白可辅助监测妊娠期糖尿病

答：正常成人血红蛋白中，血红蛋白 A 占 97%，其中有少量的糖化血红蛋白，它是血红蛋白与果糖、葡萄糖或磷酸化葡萄糖发生结合反应的产物。在糖化血红蛋白中，80% 是含葡萄糖的糖化血红蛋白。糖化血红蛋白（HbA1c）的生成是一个缓慢、连续、不可逆的非酶促反应，在红细胞生存的 120 天内，这个反应自始至终地进行着。体内糖化血红蛋白浓度受血糖浓度的影响，糖尿病患者有高血糖者，糖化血红蛋白明显高于正常人。糖化血红蛋白的量是对抽血前 6~12 周血糖平均水平的反映，不受血糖浓度暂时波动的影响。空腹血糖只能反映短时间内的血糖水平；尿糖定量虽能反映糖尿病的控制程度，但受肾糖阈变化等因素的影响。因此，测定糖化血红蛋白可作为糖尿病的诊断和检测糖尿病控制程度的一项重要指标。尽管有学者推荐频繁检测 HbA1c，但 HbA1c 是血糖水平、红细胞质量及生存期长短的综合反映，同时需注意妊娠期 HbA1c 高于未妊娠时。有学者报道当 HbA1c>8.5% 时，发生先天性异常如室中隔缺损、无脑儿等的危险性增加。

842. 为什么提倡对所有孕期妇女进行"50g 糖筛查"

答：妊娠期糖尿病（GDM）孕妇常无明显临床症状，而且多数空腹血糖也在正常范围内。因此常规空腹血糖检查容易造成 GDM 的漏诊，1961 年 O'sullivan 提出口服 50g 葡萄糖试验，即服糖后 1 小时血糖异常者再进行糖耐量试验。1997 年关于糖尿病定义和诊断的专家委员会、ACOG 委员会推荐对 GDM 进行选择性筛查，以具有高危因素为基础。发生妊娠糖尿病的高危因素包括肥胖；糖尿病、糖尿病家族史；既往妊娠有流产史、死产史、分娩巨大婴儿史、第 5 产或以上；新生儿不明原因死亡；年龄超过 35 岁；此次妊娠胎儿较正常孕周大，羊水多、反复外阴真菌感染等。以上状况筛查的灵敏度仅为 60%，大多数早期及轻症仍有漏诊的可能，故国际 GDM 研讨会规定，应对所有孕妇进行筛查试验。目前国内外学者主张对非糖尿病孕妇进行 50g 糖筛查。

843. 为什么要在特定时期进行糖筛查试验

答：中孕期是妊娠期糖代谢开始出现根本变化的时期，在此时期进行糖筛查监测有助于对妊娠期糖尿病（GDM）进行早期诊断。晚孕期则是 GDM 最容易发生的时期。根据妇女孕期胰岛素分泌的动态曲线，胎盘分泌的多种对抗胰岛素的激素于孕 24~28 周开始明显增加，至孕 32~34 周达到高峰，1991 美国糖尿病协会提出对所有妊娠妇女应在 24~28 周期间行 50g 糖筛查，目前多数学者主张合理的糖筛查时间为 24~28 周。对在此时期筛查正常但又有糖尿病高危因素存在的妊娠妇女，应在孕 32~34 周再次进行筛查，对有糖尿病高危因素的孕妇，如孕妇年龄>35 岁、肥胖等，提倡在首诊时即接受 50g 糖筛查，正常者于孕 32 周复查避免漏诊，以便实现妊娠期糖尿病的早诊断早治疗。

844. 为什么检测血清甲胎蛋白可作为产前诊断的手段

答：甲胎蛋白（AFP）最早由卵黄囊少量合成，在卵黄囊退化后由胎儿肝脏大量合成，肾脏和肠也能合成少量 AFP。AFP 在早期胚胎血清中浓度很高，可为白蛋白浓度的 1/10。在妊娠 9 周时，胎儿血清中 AFP 浓度达到最大值，约 3g/L，然后开始逐渐减少到 0.2g/L。胎儿血清和羊水中的 AFP 浓度变化大致相同。母体血清中 AFP 约在妊娠 10 周时可检测到，妊娠 26 周左右可达 0.5g/L，然后母体血清中 AFP 浓度缓慢下降直到分娩。分娩后母体血清 AFP 迅速下降到 2μg/L 以下。新生儿血清中 AFP 浓度则呈指数性下降，在出生后 10 个月左右接近成人水平。AFP 进入胎儿血液循环后，通过尿液排入羊水，并经胎儿内吞及进入母体循环得以清除，母体血清中 AFP 浓度呈对数正态分布。对母体血清和羊水 AFP 的检测可用于产前发现某些严重的胎儿先天缺陷，母体血清 AFP 升高预示胎儿神经管缺陷发生的危险性增加，而母体血清 AFP 降低预示胎儿唐氏综合征发生的危险性增加。母体血清 AFP 检测结果一般用同孕周正常妊娠中位值的倍数来表示。

845. 为什么当孕妇血清甲胎蛋白浓度异常升高应当引起重视

答：孕妇血清甲胎蛋白值上升可由下列原因引起：①胎儿神经管开放或器官暴露致胎儿血浆大量渗透到羊水中，如无脑儿、脐膨出、脊柱膜膨出、晚期宫外孕等；②胎儿尿蛋白增加，如先天性肾病等；③羊水交换缓慢，如胎儿上消化道闭锁；④创伤，做羊水穿刺时能造成胎盘屏障微型创伤，致微量胎血渗入母体；⑤胎儿-胎盘功能损坏，如难免流产、死胎。由此可见，甲胎蛋白（AFP）不仅对原发性肝癌的诊断与肝病间的鉴别诊断具有重要的临床意义，而且对产科临床上许多疾病的筛查和监测，尤其是对预测胎儿畸形上也有较大的使用价值。应该注意的是：作为检出率高风险的界定值。在胰岛素依赖型糖尿病患者中，AFP 浓度较正常低 10%，黑人 AFP 高，吸烟者 AFP 高 3%，母亲体重高者 AFP 值低。在母亲肝功能异常的情况下，AFP 也会增高。

846. 为什么判断甲胎蛋白含量是否正常要注意妊娠时间

答：甲胎蛋白（AFP）主要是由胎儿肝脏和卵黄囊合成的一种胎儿血清蛋白，胎儿产生的 AFP 可通过胎盘屏障进入母体，因此 AFP 在胎儿血、母体及羊水中的浓度差别很大。妊娠 2 个半月以后，孕妇血清中的 AFP 含量开始升高，6~9 个月达到最高浓度，一般为 500ng/ml，然后逐渐下降到 100~200ng/ml。分娩后 20 日内降至正常水平，产后 AFP 下降的半衰期为 3~9 日。妊娠 1 个月以后（第 6 周）的人胚中开始合成 AFP，妊娠 4 个月左右（第 12~14 周）胎儿血清中 AFP 浓度达高峰（约 300mg/dl），21 周开始下降，至 40 周时达最低值。据测定，刚出生的足月顺产新生儿血清 AFP 为（100000±17300）ng/ml，通常在出生 1 个月内降至正常成人水平，但部分早产儿出生时 AFP 含量较高，需数月时间才降到成人水平。因此，在判断新生儿 AFP 含量是否正常时，必须注意妊娠时间。

847. 为什么检测孕母血清甲胎蛋白可作为胎儿严重神经管缺损的辅助诊断指标

答：应用血清甲胎蛋白（AFP）可以预测多种胎儿先天性疾病，特别是对严重的神经管缺损有较高的诊断率。因为当胎儿上皮完整无缺时，只有少量的 AFP 经胎肾滤入羊水，再从羊水弥散入母血液循环。当存在神经管缺陷时，甲胎蛋白从胎儿毛细血管不经皮肤屏障，直接以 150∶1 的梯度转运至羊水，从而使孕母血清甲胎蛋白浓度也将升高。因此，测定孕母血清 AFP 可作为一种神经管缺陷的常用筛查手段。由于孕 14~20 周 AFP 浓度呈线性增高，20 周后逐渐下降，故胎儿羊水和母血 AFP 均应在孕 16~18 周测定。AFP 单项异常对中期妊娠妇女产前检出腹壁缺陷胎儿是有价值的。筛查神经管缺陷的 2 个常用界限（对单胎而言）为 AFP≥2.0 中位数倍数（multiples of the median，MoM）或 2.5MoM 检出率为 75%~90%，假阳性率 2%~6%。70%~80% 的脊柱裂和 80%~90% 的无脑儿可被筛查出。如 AFP 轻度升高（2.0~3.0MoM）时重复血清测定具有临床意义，如第二次 AFP 在 1.0~2.0MoM 则可认为胎儿可能正常。

848. 为什么只检测母体血清甲胎蛋白不能确诊胎儿结构异常

答：孕母血清甲胎蛋白（AFP）测定诊断神经管缺陷（neural tube defects，NTD）敏感性（甲胎蛋白阳性数/总神经管缺陷例数）较高，但也不是特异性指标。由于母体 AFP 升高与多种因素有关，如母体体重、是否患有糖尿病、妊娠周数、母亲种族、胎儿肾病引起的蛋白尿及胎儿数量等。AFP 上升还与其他胎儿异常（如多囊肾、十二指肠狭窄、巨结肠、食管狭窄、内脏外翻等）及母体或胎盘的异常有关，如胎盘畸形、母体肿瘤及腹腔妊娠、巨细胞病毒包涵体及病毒感染等。所以单凭母体血清 AFP 升高不能用于胎儿异常的确诊。对于 NTD 高风险的孕妇，应先用 B 超诊断排除神经系统发育异常。有些胎儿畸形往往要到中晚期才能表现出来，在中孕晚期或妊娠晚期再行 B 超检查。对于首次 B 超检查未发现 NTD 的孕妇还应建议行羊膜穿刺后羊水乙酰胆碱酯酶的检查，以排除隐形脊柱裂和闭合性神经管畸形的可能。因此检测母体血清甲胎蛋白不能确诊胎儿结构异常，进一步确诊还需进行超声辅助羊水穿刺检查。

849. 为什么要对妊娠妇女进行血清学标志物的产前筛查

答：利用妊娠妇女外周血清标志物，对有染色体畸变或其他先天异常的胎儿进行产前筛查是非侵入性产前诊断方法之一。它是基于胎儿或胎盘能合成一些特殊的蛋白物质（血清标志物）并进入妊娠妇女外周血的原理，临床上可通过应用不同的方法检测这些物质，并与正常妊娠妇女进行对照，经比较分析可做出异常胎儿的产前分析，从而赋予其后的诊断试验。出生缺陷也称先天异常，指胚胎发育紊乱引起的形态、结构、功能、代谢、行为、精神等方面异常。目前已阐明，通常应用筛查的血清标志物主要有游离雌三醇（uE3）、甲胎蛋白（AFP）、人绒毛膜促性腺激素 hCG）及其代谢产物 β-Core-hCG、游离 α-hCG、妊娠相关血浆蛋白 A（pregnancy associated plasma protein A，PAPP-A）等。应用上述血清标志物对异常胎儿进行筛查最为有效的是 21-三体综合征、18-三体综合征和神经管缺陷等。

850. 为什么要做唐氏综合征筛查试验

答：唐氏综合征（down syndrome，DS）是最常见的由染色体畸变所致的出生缺陷类疾病，在安全出生的婴儿中患病率约为 1/700。DS 是由于 21 号染色体 q22.1~q22.3 的额外复制所致，绝大部分 DS 患儿存在 21 号染色体的三次拷贝（即 21-三体），另外 5% 是由于翻译错误，还有 1% 由嵌合体引起。高龄孕妇的胎儿患 DS 概率较高。国内外专家认为对于 35 岁或 35 岁以上的孕妇，均需利用羊水测定胎儿染色体核型。这种措施对患 DS 的胎儿的检出率为 20%。如果联合血清 AFP 筛查，检出效率则增至 33%，再联合母体血清 hCG 测定检出率增至 53%，再加上 uE_3 测定使检出率提高到 58%。大约每 50 个三联试验结果异常的母亲中即可查出一个患 DS 的婴儿。

851. 为什么唐氏综合征需通过多项目联合方法筛查

答：目前，妊娠早期联合筛查已成为世界范围内广为接受的产前筛查主要模式。英国筛查委员会建议在假阳性率为 3% 的前提下，妊娠早期联合筛查的检出率至少为 75%。组成联合筛查必须符合两个原则：①所选择筛查项目必须是疾病比较显著且常见的标志物；②必须是既快捷、成本较低及假阳性率低（通常≤5%），阳性结果必须有利于诊断试验及随访。hCG、AFP、uE_3 和 PAPP-A 等血清标志物均不随母亲年龄的变化而变化，即没有相关性，且各项目彼此之间关联也较少，因此可以联合作为筛查的标志物，借以提高筛查的阳性检出率，降低假阳性率。1988 年 Wald 等首次利用母血清 hCG、uE_3 和 AFP 结合孕龄对唐氏综合征进行筛查，获得了 60% 阳性检出率及 5% 的假阳性率。随着联合筛查技术的发展，阳性率已经可以达到 76%。大样本甚至可达到 85% 的阳性率。联合筛查也可以同样应用于 13、18-三体及 Turner 综合征。

852. 为什么要筛查孕早期唐氏综合征

答：唐氏综合征是一种先天性染色体异常的多基因畸变性疾病，涉及面广，病状复杂，而且目前没有预防及治疗的方法，唯一有效的方法就是进行产前诊断筛查，明确诊断后终止妊娠。在妊娠早期，可通过检测母体血清中的妊娠相关血浆蛋白 A（PAPP-A）含量的方法来筛查唐氏综合征。PAPP-A 是由胎盘滋养层组织分泌的糖蛋白，属于异构四聚体复合物。在正常妊娠过程中，孕妇血清中的 PAPP-A 水平在孕早期的增长非常迅速，在孕中期增长速度放缓。受唐氏综合征影响的妊娠中，血清 PAPP-A 一般会下降，下降速度幅度要大大超过孕中期。因此 PAPP-A 可以作为唐氏综合征孕早期的辅助诊断标记物，用来识别此类疾病的高风险妊娠。在受染色体畸变综合征和唐氏综合征影响的妊娠中，PAPP-A 水平平均来说也会下降。游离 hCG（或 β-hCG）、PAPP-A、颈部半透明带（NT）是有效的联合辅助诊断标记物。在妊娠唐氏综合征胎儿的孕妇中，Free-β-hCG 的浓度显著升高，中位数倍数（MoM）值约为 1.8，而血清的 PAPP-A 浓度显著降低，MoM 值约为 0.4。说明通过这两种标志物的检测可以在孕早期将唐氏综合征孕妇与正常孕妇较好的区分开来。

853. 为什么要筛查孕中期唐氏综合征

答：在妊娠中期，母体血清 hCG、uE_3、AFP 是筛查胎儿先天缺陷三个最重要的指标，三种指标的测定可以发现大多数的胎儿神经管畸形、唐氏综合征和 18-三体综合征。常以 hCG 为基础，组合二联试验（hCG 和 AFP）或三联试验（hCG、uE_3、AFP）。诊断报告一般先建立本实验室的各种血清标记物在不同孕周的中位数曲线，筛查阳性标准为 β-hCG<0.5 中位数倍数（MoM）或 >2.5MoM，雌三醇 <0.7MoM，AFP<0.5MoM 或 >2.5MoM 形式，并结合孕妇年龄、孕周、体重、是否吸烟、双胞胎与否、异常妊娠史、前胎情况、糖尿病和人种等因素，可以计算出胎儿先天缺陷的危险系数。以风险率为 1：270 作为分界值来决定阴性或阳性。若风险 ≥1：270，称产前筛查高风险或阳性，筛查高风险者需进一步选择进行产科超声检查、羊水生化检查和染色体检查。唐氏筛查试验并不是唐氏妊娠的确诊试验，仅仅用于检测唐氏妊娠发生的可能性，进一步的确诊试验是进行羊水穿刺及绒毛采样，通过分析胎儿细胞的染色体核型来作为金标准。

854. 为什么唐氏综合征筛查要知道准确孕周

答：孕周估算的准确性可直接影响到正常妊娠群体中位数的倍数（MoM）值的准确性，是风险率计算中的一个重要因素。通常的估算方法是按孕妇末次月经来计算胎龄，但这种方法的误差较大。如果在妊娠 8~14 周用超声检测胎儿的头臀径或在妊娠第 14 周以上用超声测量胎儿的双顶径，以此方法计算胎龄误差较小，据此算出标志物的 MoM 值变异较末次月经算出的 MoM 值小。因此可以增加阳性检出率，而不改变阳性率。由于各个实验室的条件不同，测得的结果也略有差别，同一实验室使用不同厂家的试剂，其结果也可能不完全一致。为了使检测的结果具有可比性，目前公认的方法是通过建立自己实验室的正常标准，在测定以上各种血清标志物时以 MoM 方式报告结果。因此，每种标志物的正常平均值为 1.0 MoM。一般来说，当标本送到实验室后，便进行标志物的测定，并与相同孕龄的正常孕妇群体的中位数比较，得出 MoM 值。

（唐振华 魏 冰）

第三节 临床应用

855. 为什么特定人群更应进行唐氏综合征筛查

答：与其他的新生儿常见先天疾病比较，唐氏综合征的发病率很高，且其他疾病尚有治疗或部分治疗的方法，而唐氏综合征目前完全无法治疗。我国每年出生新生儿约为 1600 万，估计每年增加唐氏综合征患者超过 2 万名，目前对明确唐氏综合征诊断的孕妇没有治疗方法，唯一有效方法就是终止妊娠。这不仅是一个医学问题，也是社会问题。重点筛查的适应证包括：①孕妇年龄已达或超过 35 岁者；②夫妇双方一方有染色体异常或已生过一个染色体异常儿，如常见的唐氏综合征；③近亲中有唐氏综合征或其他染色体异常者；④近亲结婚者；⑤有性连锁遗传病家族史或已生过一个性连锁遗传病儿；⑥已生过一个代谢性异常疾病者；⑦已生过一个神经管缺陷儿或于妊娠前三个月内有致畸形因素或可疑因素接触史者；⑧已生过一个血液病儿者；⑨有反复流产、死胎或死产者。

856. 为什么血清学标志物产前筛查高风险孕妇不能直接确诊胎儿异常

答：在血清学标志物筛查中，高风险孕妇的阳性率占整个筛查人群的 5%~10%，但其中真正异常的胎儿仅占高风险孕妇的 1%~1.4%，由于筛查方法本身的局限性，检出率的差异，检测方法不同等，产前筛查中可能会出现漏检。除此之外，筛查结果的意义应考虑到母血清筛查的各项指标提示了胎盘、胎儿、孕妇自身的多个脏器功能。母血清筛查也只是一个初步的筛选，有上述出生缺陷的筛查结果也不一定有典型的数据变化，甚至表现为正常。有很多的胎儿出生缺陷如内脏畸形、体表畸形，B 超仍是最佳的诊断方式，有很多胎盘染色体病是在发现胎儿畸形后行羊水胎儿染色体检查才发现的。只有把临床表现和多种检查结合起来，才能真正提高产前筛查的作用，减少有缺陷新生儿的出生率。

857. 为什么妊娠期甲状腺功能发生变化

答：妊娠后雌激素水平逐渐增加，促进肝脏中甲状腺结合球蛋白合成，血中甲状腺素结合球蛋白升高。为了稳定血中 FT_4 的水平，甲状腺释放出大量 T_4，故血中总 T_4 升高，而 FT_4 的水平在正常范围内。此外，T_4 的转换率正常，hCG 与 TSH 的 α 亚单位相同，虽然 hCG 的 TSH 样生物活性仅为 TSH 的 1/4000，但妊娠早期 hCG 明显升高，可使甲状腺的滤过率增加，但肾小管对碘重吸收降低，使血中无机碘减少，母体相对缺碘，因而甲状腺释放碘以维持碘的平衡。可见甲状腺吸收 ^{131}I 率增高，高峰值前移，有类似甲状腺功能亢进的表现。故妊娠期甲状腺增大，甲状腺细胞增生，若缺碘则导致代谢性甲状腺肿大，因此妊娠期应增加碘的摄入量。

858. 为什么游离甲状腺素更能反映妊娠期妇女的甲状腺功能

答：游离甲状腺激素（FT_4），游离三碘甲状腺原氨酸（FT_3）不受血清中甲状腺结合球蛋白生理性的增加和病理性减少的影响，游离 T_3、T_4 的测定可以直接了解甲亢的程度，是反映甲状腺功能的灵敏指标。树脂 T3 摄取实验是为估计血清中的未结合 FT_3、FT_4 设计的实验，血清中多数的甲状腺激素均与球蛋白结合成甲状腺结合球蛋白，而未结合的位点可被树脂摄取，通过测定摄取量反映 FT_3、FT_4 的水平。在非妊娠期已有用抗 T_3、T_4 游离片段抗体的标记免疫检测方法测定游离 T_3、T_4，但在妊娠期测定可能受影响的因素太多，方法有待改善。血清中正常含量的 FT_4 为 0.73~1.95μg/L，FT_3 为 2.14~5.34ng/L。

859. 为什么妊娠期妇女甲状腺功能亢进对妊娠有影响

答：妊娠期甲亢较为少见，其中以突眼性甲状腺肿最为常见，明确诊断后病情可以控制。妊娠早期症状由轻加重，随妊娠进展甲亢有所缓解，可能与妊娠期免疫功能抑制有关。当疑似为妊娠期甲亢时应对 T_3 进行检测，T_3 升高，而 TSH<0.3mU/L 时可为甲亢的依据，T_4>193.5nmol/L 时亦可提示甲亢。目前对甲亢与妊娠之间的关系，各家学说虽不一致，但大多数学者认为得到控制的甲亢患者可以妊娠。不需要人工流产，只有经久治疗而得不到控制的甲亢孕妇应考虑流产。药物治疗时宜将 FT_4 控制在正常范围的高限，对胎儿的甲状腺功能最适合。应谨防导致胎儿甲状腺肿或甲减。妊娠期间禁用放射性碘治疗。

纵然如此，但对患甲亢的孕妇用药治疗过程中，其分娩的过程、对胎儿的影响等问题均应引起特殊重视。

860. 为什么妊娠期妇女甲状腺功能低下对妊娠有影响

答：在妇产科临床实践中，患原发性或先天性甲状腺功能低下（黏液性水肿）的妇女，妊娠是很少见的。因为甲减时常有排卵障碍，且流产、死胎和胎儿畸形发生率较高。故在不孕症、习惯性流产、早产的病因学中，甲状腺功能不足病因占相当的比重。遇有以上病症诊断困难者，可以用甲状腺功能检查得以确诊，TSH 升高为其主要诊断依据，一经诊断应立即进行替代治疗，不少病例是成功的。此外，这类患者还能存在胎盘功能不足，孕早期则可能有妊娠黄体功能不足等，故此时，在用甲状腺素作为主要治疗外，尚可辅以绒毛膜促性腺激素、黄体酮等药物。甲状腺素的用量应严格掌握，以血中甲状腺素含量水平为依据，勿使不足或过量，否则对母子均不利。

861. 为什么人绒毛膜促性腺素可作为滋养细胞肿瘤诊断标记物

答：葡萄胎是滋养细胞类疾病之一，是胎盘发育畸形并具有恶性生长的潜能，可进展为绒毛膜癌。由于葡萄胎起源于胎盘绒毛滋养细胞，故同样能产生 hCG 及其他激素，所产生的 hCG 用免疫学和生化的检查方法，可有助于诊断这类疾病且利于病情的观察。hCG 是应用最早的肿瘤标志物之一，由于它是由相应肿瘤产生的，所以 hCG 是个近乎理想的肿瘤标志物。当大量分泌物进入血液中，即可对少量的肿瘤细胞进行检测，并可以准确地反映病程，痊愈后 hCG 即可恢复至正常水平。还可以作为指导用药的指标，判断继续用药或停止化疗。但单次测定 hCG 无论结果阴性或阳性意义都不大，必须进行连续性定量检测，观察其变化，特别是在区分正常妊娠或葡萄胎时更为重要。影响滋养细胞产生 hCG 的因素主要有三个方面：①滋养细胞的数量；②滋养细胞的氧合程度，有研究表明 hCG 增高者妊娠结局不良的可能原因是早期胎盘血管损害引起的氧供减少导致细胞滋养层增生所致，进而引起 hCG 的合成和分泌增加；③炎性因子如白细胞介素 1、白细胞介素 6 等已被证实对正常滋养细胞合成 hCG 有刺激作用。

862. 为什么要进行胎盘紊乱的检测

答：对胎盘紊乱检测主要针对：①良性葡萄胎：在正常妊娠中，血或尿 hCG 含量随早期妊娠日期延长而升高，7~11 周达到顶峰随之下降。而葡萄胎中，任何方法的测定数值均高于正常妊娠数值，并在高峰过后还有上升趋势，此种情况可结合临床进行确诊；②恶性葡萄胎：葡萄胎排除后 2 个月 hCG 测定持续阳性或一度阴性又转为阳性则应考虑三种可能：残余葡萄胎；较大的黄素化囊肿存在和葡萄胎恶性变。可对盆腔进行检查并进行 hCG 定量检测；③绒癌：凡是产后或流产后，尤其是葡萄胎排除后阴道持续流血，子宫复旧不好，较大且柔软，血或尿做定量 hCG 检测持续上升即可怀疑绒癌可能。因此在妊娠后特定时间检测尿 hCG，其值超过一定水平即可怀疑为葡萄胎。由于目前定量检测血清 hCG 方法具有很高的灵敏度和特异性，可通过检测患者血 hCG 来评价葡萄胎的治疗效果。近来又发现葡萄胎、绒毛膜癌产生的 hCG 存在结构变异，即具有明显不同的寡糖糖化模式，这有望用于两者的试验鉴别诊断。

863. 为什么人绒毛膜促性腺素检测在宫外孕诊断与治疗中起到重要作用

答：由于异位妊娠时胚胎发育受限，hCG 及孕酮产生量较少，故异位妊娠母体血清 hCG 及孕酮水平低于同孕期正常妊娠妇女。当发生输卵管妊娠时滋养细胞发育不良，合体滋养细胞合成 hCG 量显著减少，因此血中 hCG 水平比同孕期正常妊娠妇女血中 hCG 水平明显降低。临床上可以抓住检测血中 hCG 水平偏低这一事实，协助诊断更早期的输卵管妊娠。若血中 β-hCG<10U/L 则可以排除输卵管妊娠，血中 β-hCG<100U/L 时则很少发生输卵管妊娠破裂，因为可能此时着床输卵管黏膜的受精卵已经流产，应 24 小时后重测 β-hCG 水平，若维持原水平或持续升高则应再行 B 超检查或腹腔镜确诊。联合检测腹腔血和静脉血 β-hCG 不但可以提高对异位妊娠的诊断率，而且对病情的监测也有重要价值。在输卵管妊娠药物保守治疗期间，除认真观察患者有无腹痛、血压及腹腔出血表现外，最有价值的检测指标为检测血清 β-hCG 值。

864. 为什么人绒毛膜促性腺素检测可作为胎膜早破、先兆流产和早产的参考指标

答：胎膜早破的发生增加了早产和感染的风险，据推测，胎盘灌注不足或胎盘功能不良以及组织缺氧和胎盘绒毛血管的早期损害引起的孕中期 hCG 升高，可能激发了一系列的连锁反应，导致胎膜早破的发生。有学者提出，阴道液 hCG 水平测定可作为诊断孕中晚期胎膜早破的一个指标。以>50mIU/ml 作为分界值，其诊断胎膜早破的敏感度和特异度均好于生化指标如 fFN、AFP 等。发生先兆流产时 hCG 水平有明显下降，hCG 值下降程度与先兆流产的严重程度成正比，先兆流产组与活胎组相应孕周相比也有显著性差异。因此测定血清 hCG 有助于判断早期妊娠能否继续或需终止妊娠。对于早产者孕中期母体血清 hCG 水平增高可致孕周缩短 1.6 周，血 hCG 水平升高者发生早产危险是对照组的 5 倍，因此血 hCG 水平升高是预测早产的指标之一。

865. 为什么要重视妊娠期高血压综合征的检测

答：妊娠期高血压疾病是血压升高与妊娠并存的一组疾病，多发生在妊娠 20 周以后至产后 48 小时内。以水肿、高血压、蛋白尿为主要表现，是孕产妇、胎儿、新生儿死亡的主要病因之一，发生率约 5%～12%。主要分为妊娠期高血压（gestational hypertension），子痫前期（preeclampsia），子痫（eclampsia），慢性高血压并发子痫前期和慢性高血压合并妊娠。前三种是妊娠妇女所特有的疾病，曾被统称为妊娠期高血压综合征（pregnancy induced hypertension，PIH）。妊娠高血压指妊娠期出现高血压，但无蛋白尿。子痫前期分轻度和重度，妊娠 20 周后出现高血压伴蛋白尿≥0.3g/24h 或随机尿蛋白轻度增高；血压和尿蛋白持续升高，发生母体脏器功能不全或胎儿并发症则为重度。子痫是指在子痫前期基础上发生不能用其他病因解释的抽搐。

866. 为什么诊断妊娠期高血压需进行生物化学检测

答：对妊高征的监测包括对妊高征的预测、病情评估以及对疗效的评估。由于妊高征的病因尚不清楚，提出了各种学说包括神经内分泌学说、慢性弥散性血管内凝血学说、子宫胎盘缺血学说、微量元素缺乏、免疫学说和遗传等，因此目前的检测手段也主要围绕这几点。妊娠期高血压检测到的异常表现主要包括血液黏度高，血浆黏度比值≥1.6；血浆

抗凝血酶Ⅲ明显下降；血液中纤维蛋白降解产物增多，可升高到正常女性的5~30倍；较可靠的指标是血浆纤维连结蛋白，其值≥4.0g/L时，94%的孕妇发展为子痫前期；胎盘生长因子（placental growth factor，PLGF）对子痫前期预测的敏感性、特异度也较高；可溶性酪氨酸激酶1（soluble Fms-like tyrosine kinase-l，sFlt-l）升高者子痫前期的发生率升高5~6倍；胎盘蛋白13（placental protein 13，PP13）可作为早发型子痫前期（妊娠34周前发病）危险评估的合理标志物。

867. 为什么进行钙测定可以预测妊娠期高血压

答：近些年流行病学、动物实验及临床研究均表明，钙的代谢可与妊娠期高血压有关。妊娠期母体缺钙可使细胞内向细胞外释放游离钙离子，使血管张力升高，血压上升导致妊高症的发生与发展。因此有人认为平滑肌细胞内游离钙离子增加是导致妊高征发生的重要原因。所以有关钙测定，尤其是尿钙、尿钙/肌酐和血小板内游离钙离子水平与妊高征的关系已经成为近些年研究的热点之一。①由于在妊高征的起病之初肾脏就已经受累，因而尿钙的降低早在症状出现以前就已经表现出来，故可作为妊高征的预测指标。有报道指出，孕24周后测定尿Ca/Cr预测妊高征，如果≤0.04为阴性，将有86%不会发生妊高征；②由于血小板具有平滑肌细胞的特征，对钙离子水平敏感，所以测定血小板内游离钙离子水平也已成为预测妊娠期高血压的重要内容。从孕中晚期开始，定期测定孕妇血小板内游离钙离子水平，将超过临界值的孕妇筛选出来，可较早地预测妊高征的发生，降低发病率。

868. 为什么妊娠期高血压有多种检测项目和方法

答：检测妊娠高血压的项目和方法：①血管活性因子的检测，近年研究表明血管内皮损伤可能是造成妊高征发生的重要因素，可将妊高征视为血管内皮损伤性疾病。可通过对血栓素、前列环素、一氧化氮和内皮素等进行检测以诊断妊高征；②凝血和纤溶系统的检测，妊高征的发生与纤溶活性失衡有关，因此对参与凝血和纤溶系统活动因素进行检测可协助妊高征诊断，其中包括组织纤溶酶原激活物（tissue plasminogen activator，t-PA）、纤维结合蛋白（FN）和组织纤溶酶原激活物抑制物（plasminogen activator inhibitor，PAI）；③钙的检测，平滑肌细胞内钙离子增加是导致妊娠期高血压的重要因素，关于钙的测定包括尿钙、尿钙/肌酐和血小板内游离钙离子水平测定已受到高度重视；④肾脏是妊高征主要受累的器官之一，早期应用实验室诊断技术对肾功能进行检查有助于对妊高征的诊断与疗效观察；⑤脂代谢监测，极低密度脂蛋白、低密度脂蛋白、载脂蛋白B100和载脂蛋白B100/载脂蛋白AⅠ比值及脂蛋白（a）等指标与妊高征有关；⑥白细胞介素6、肿瘤坏死因子和补体活化物等可能造成血管内皮损伤，因此可对以上循环毒性因子进行监测。

869. 为什么患妊娠期高血压的孕妇需监测肾功能

答：肾脏是妊高征并发症主要累及的器官之一，其影响主要表现为肾小球滤过率降低，对尿酸的廓清能力下降，并有钠潴留和蛋白尿等，重症时可出现肾衰竭。研究报道，由妊高征等原因引起的肾小球动脉痉挛能使肾小球滤过率减少30%，肾血流量减少20%。由于肾缺血缺氧，肾小球血管壁内皮细胞肿胀，通透性增高，导致血浆蛋白从肾小球漏出，肾小管回收功能下降而出现蛋白尿。血管紧张素酶也随尿蛋白排出，致使血管紧张素不能及时灭活增加血管收缩。另外蛋白中还有其他微量蛋白也随肾小管重吸收功能不全或肾小球滤过膜通透性增高而出现于尿中。因此，临床检测尿常规、尿酸及肾损伤标志物如尿素、肌酐、肾小球滤过率等项目，通过以上生物化学检测可实现对妊高征肾损害进行预测并对早期肾损害的诊断及疗效观察提供帮助。

870. 为什么妊娠期间需注意肝功能的检测

答：妊娠期肝脏会发生一系列的生理变化，肝脏大小形态不变，组织学正常，而肝糖原稍有增加，部分孕妇肝功能指标于妊娠晚期轻度超过正常值，分娩后多能迅速恢复正常。妊娠时有许多独特的肝功能紊乱，包括妊娠呕吐、妊娠期胆汁淤积症、妊娠脂肪肝以及 HELLP 综合征等。这些疾病必须与妊娠的正常生理变化相区别。妊娠中可发现某些与肝脏有关的物质发生显著变化：①血清总蛋白因血液稀释约半数低于 60g/L，主要是白蛋白降低；②总胆红素、5-核苷酸酶、γ-谷氨酰转移酶、丙氨酸氨基转移酶（ALT）和天冬氨酸氨基转移酶（AST）维持不变。血清碱性磷酸酶（ALP）在妊娠前半期轻度增高，妊娠 7 个月后可达非孕时 2 倍，其升高主要来自胎盘；③凝血功能检查：妊娠晚期时，血浆纤维蛋白原较非孕时增加 50%，凝血酶原时间正常。

871. 为什么会发生妊娠性脂肪肝

答：妊娠脂肪肝发生率为 1/10000，其特征是肝内脂肪小泡堆积，确切病因和发病机制尚不明，可能是妊娠本身影响脂肪代谢所致。通常发生于妊娠 37 周时，临床表现为迅速发作的乏力、恶心、呕吐和右上腹疼痛。继消化道症状后出现黄疸并迅速加深，表现为巩膜、皮肤黄染，尿色深黄。氨基转移酶浓度轻度升高，天冬氨酸氨基转移酶（AST）升高幅度通常明显大于丙氨酸氨基转移酶（ALT），但两者浓度都低于参考区间上限的 6 倍。血清总胆红素浓度常 >171μmol/L。可发生严重的低血糖，同时血尿酸过多（可能是由于组织破坏和肾衰所致）。由于肝功能受损，凝血因子 Ⅱ、Ⅴ、Ⅶ、Ⅸ、Ⅹ 等合成不足，可引起凝血功能障碍，出现皮肤、黏膜等多部位出血，特别是产后大出血，甚至继发弥散性血管内凝血（disseminated intravascular coagulation，DIC）。此外，肝功受损对血液内组织胺灭活能力降低，过多的组织胺刺激大量胃酸分泌，从而导致胃黏膜发生广泛性糜烂，甚至形成溃疡，严重者可引起消化道出血；重症患者发病前或发病过程中可出现高血压、蛋白尿及水肿等妊高征表现，两者互相影响使病情加重；易发生早产、死胎及死产。

872. 为什么妊娠期会感染病毒性肝炎

答：病毒性肝炎在妊娠中发生的频率和相应年龄段人群相同，且预后与非妊娠女性一样。其主要表现为全身乏力、恶心、呕吐、深色尿和低烧。典型实验室检查可见转氨酶明显升高，AST 和丙氨酸氨基转移酶（ALT）多高于参考区间上限 10 倍，有时会高于参考区间上限 20 倍。血清总胆红素在 17μmol/L 以上，尿胆红素阳性。孕妇最好对乙肝两对半尤其是 HBsAg、HBeAg 进行筛查。妊娠期病毒性肝炎诊断比非孕期更加困难，尤其在妊娠晚期，因为常伴有其他因素引起肝功能的异常，不能仅凭实验室检查转氨酶升高就进行肝炎诊断，应结合病史及临床表现一同分析。与非孕期肝炎一样，妊娠合并肝炎者的病史也应满足以下条件：与病毒性肝炎患者密切接触史，半年内曾接受输血、注射血制品史。临床表现常出现不能用妊娠反应或其他原因解释的消化系统症状，如食欲减退、腹胀、恶心、呕吐、肝区疼痛等，部分患者出现尿色深黄、皮肤巩膜黄染，可出现肝大、叩击痛等。

873. 为什么妊娠期感染病毒性肝炎对母体及胎儿危害很大

答：在妊娠早期感染病毒性肝炎可使母体早孕反应加重，孕晚期易患妊娠期高血压综合征，分娩时因肝功能受损、凝血因子合成功能减退等原因，将增加产后出血率。若感染重症肝炎，则易并发弥散性血管内凝血（DIC），出现全身出血症状，直接威胁母婴生命。病毒性感染在妊娠早期可使胎儿畸形率增高约2倍，流产、早产、死胎、死产和新生儿死亡率明显增高。病毒性肝炎可在母婴间传播，并且因病毒类型不同有所区别：①甲型肝炎病毒（hepatitis A virus，HAV）为嗜肝RNA病毒，主要经粪-口途径传播。HAV不会经胎盘感染胎儿，仅在分娩期前后产妇患HAV病毒血症时对胎儿有威胁；②乙型肝炎病毒（hepatitis B virus，HBV）为嗜肝DNA病毒，母婴垂直传播为重要传播途径，包括子宫内经胎盘传播；分娩时经软产道接触母血及羊水传播；产后接触母乳或母亲唾液传播；③丙型肝炎病毒（hepatitis C virus，HCV）属RNA病毒，存在母婴传播；④丁型肝炎病毒（hepatitis D virus，HDV）是一种缺陷型负链RNA病毒，需同时有乙肝病毒感染，母婴传播较少见；⑤戊型肝炎病毒（hepatitis E virus，HEV）为RNA病毒，其传播条件及临床表现类似甲型肝炎，但孕妇易感且易发展为重症，死亡率较高，尚未发现母婴传播案例。

874. 为什么HELLP综合征是妊娠期高血压疾病的严重并发症

答：HELLP综合征（hemolysis，elevated liver enzymes，Low platelet count syndrome）以溶血、血小板减少、肝脏酶谱升高为临床特征，是妊娠期高血压的严重并发症，发生率为0.1%。多发生在产前，其病因和发病机制尚不清楚，目前研究认为主要的病因有：胎盘源性、自身免疫、脂肪酸氧化代谢缺陷、凝血因子V基因突变等。发生常与妊娠期高血压疾病、弥散性血管内凝血（DIC）、微血管病理性溶血性贫血以及肝肾损害有关。HELLP大多发生在妊娠27~36周，也可发生在产后。孕妇常有上腹或右上腹疼痛、乏力、恶心、呕吐、头痛和抑郁等临床症状，5%患者可发生黄疸。患者乳酸脱氢酶（LDH）浓度急剧升高，天冬氨酸氨基转移酶（AST）和丙氨酸氨基转移酶（ALT）达参考区间上限的2~10倍。可出现母儿严重并发症：孕妇可发生子痫、胎盘早期剥离、急性肺水肿、肾衰竭、严重的腹水、视网膜脱离、脑水肿、伤口血肿感染甚至败血症、DIC等；胎儿可发生缺氧、早产、胎儿生长受限，甚至围产儿死亡。其确诊主要依靠实验室检查。溶血、低血小板、肝酶升高3项指标全部达到标准为完全性，其中任1项或2项异常，未全部达到上述标准称为部分性HELLP综合征。

875. 为什么生物化学检测可诊断妊娠期肝内胆汁淤积症

答：孕妇出现妊娠肝内胆汁淤积症（intrahepatic cholestasis of pregnancy，ICP）时，实验室检查可检测到天冬氨酸氨基转移酶（AST）和丙氨酸氨基转移酶（ALT）轻度或中度升高，是正常值的2~10倍，个别可升高到800U以上，且与血清甘胆酸水平成比例上升，肝酶的升高是肝细胞破坏的重要指标。ICP 患者总胆红素很少高于 85.5μmol/L，以结合胆红素升高为主。血清总胆汁酸水平显著增高，可至正常值 20 倍以上，并且在临床症状出现以前 2 周左右就有升高，因此，甘胆酸是目前用于早期诊断 ICP 的最敏感指标。ICP 患者的血黏度也可早于其他临床症状及生化指标出现异常以前 2~6 周出现增高。主要为血浆比黏度增高，纤维蛋白原显著增高，血细胞比容增高，几乎所有的 ICP 患者纤维蛋白原均高于 4.0g/L，甚至 9.0g/L 以上。另外碱性磷酸酶也可超过参考区间上限的 4~6 倍。凝血酶原时间可出现升高，血小板计数也可出现异常升高。

876. 为什么妊娠期间要监测肾功能改变

答：妊娠期肾病主要以急、慢性肾炎引起肾功能损害较为常见，临床表现有蛋白尿、血尿、水肿和高血压等。血清尿素和肌酐值可作为判断妊娠合并肾功能损害的预后及指导处理的重要指标。尿蛋白是诊断先兆子痫常用的指标，肾损伤是先兆子痫的特征，蛋白尿与先兆子痫病情严重性呈正相关，反应肾小球细胞缺氧及其功能受损的程度。在妊娠前血清肌酐>265.2μmol/L 或尿素>10.71mmol/L，妊娠后常致流产或死胎，宜及时终止妊娠。妊娠期间若血清肌酐<132.6μmol/L，不再增加，可继续妊娠，但应加强监护。

877. 为什么通过实验室检查可以诊断产妇弥散性血管内凝血

答：有以下三项实验室检查异常者即可诊断弥散性血管内凝血（DIC），①血小板计数进行性下降<100×10⁹/L；②血浆纤维蛋白原呈进行性下降或含量<1.5g/L 或>4.0g/L；③血浆鱼精蛋白副凝试验（3P）试验阳性或血浆纤维蛋白（原）降解产物（FDP）>20mg/L 或血浆 D-二聚体水平较正常值增高 4 倍以上；④抗凝血酶Ⅲ活性<0.06 或蛋白 C 活性降低；⑤血浆凝血酶原时间（PT）延长或缩短 3 秒以上，APTT 缩短 5 秒以上或延长 10 秒以上；⑥因子Ⅷ：C 活性<0.5；⑦血浆纤溶酶原抗原<200mg/L；⑧血浆内皮素-1 水平>80ng/L 或凝血酶调节蛋白较正常增高 2 倍以上。

特殊或疑难病例诊断应有以下两项以上异常：①血浆可溶性纤维蛋白单体复合物水平增高；②血浆凝血酶原碎片 1+2、凝血酶-抗凝血酶复合物或纤维蛋白肽水平增高；③血浆组织因子水平增高（阳性）或组织因子途径抑制物水平下降；④血浆纤溶酶-纤溶酶抑制复合物水平增高。

878. 为什么产妇弥散性血管内凝血确诊须结合实验室检查与临床表现

答：对实验室检查结果的临床意义应结合患者的病程早、晚等加以判断，动态观察比单次的检查结果判断意义更大。弥散性血管内凝血（DIC）的病理变化是动态的，为诊断所设计的实验是针对不同病理环节。因此应根据患者的临床症状和病理情况合理选择检验项目，反之，检查结果需要结合临床综合分析及评价。例如，妊娠可造成纤维蛋白原水平升高，当发生 DIC 时即使纤维蛋白原水平下降也可能在正常范围内。因为纤维蛋白原是一种急时相反应物，慢性 DIC 患者的纤维蛋白原水平可正常或略微升高。再比如，DIC 早期凝血时间（PT）缩短，纤维蛋白原含量增高。血浆鱼精蛋白副凝试验（3P）实验阳性，而病程后期 PT 延长纤维蛋白原减少，3P 阴性。目前 DIC 实验室的参考值因个体差异较大而有较大的生理波动范围，某些原发疾病对实验结果也有一定影响，因此并不能因为第一次检查结果正常就进行诊断，动态观察可能更早发现病情，这一点对于 DIC 的早期诊断尤为重要。

879. 为什么产前诊断中可做抗磷脂抗体检测

答：抗磷脂抗体（anti phospholipid antibody，APA）是一组同种免疫或自身免疫抗体，包括免疫球蛋白 G、M 或 A，或者几种同时存在。出现不明原因的反复流产、死胎、早产；动脉、静脉血栓形成、血管栓塞；或自身免疫性血小板减少等病症。同时检测到一种以上抗体，则可称为抗磷脂综合征（anti phospholipid syndrome，APS）或抗磷脂血栓综合征（antiphospholipid thrombosis syndrome，APL-T）。抗磷脂综合征又可分为狼疮抗凝因子血栓综合征（lupus anticoagulant thrombosis syndrome，LA-T）和抗心磷脂抗体血栓综合征（anticardiolipin thrombosis syndrome，ACA-T）。正常孕妇狼疮抗凝因子阳性率为 0.07%~2.70%，抗心磷脂抗体阳性率为 2.20%。LA-T 或 ACA-T 对妊娠及其结局的危害主要有以下几点：①妊娠丢失包括胚胎停止发育、死胎和习惯流产，抗磷脂抗体作为自身免疫性抗体，在妊娠并发症和妊娠丢失等高危妊娠人群中发生阳性比率明显增高；②抗心磷脂抗体可能是宫内发育迟缓的病因之一，在不明原因的功能发育迟缓的诊断与治疗过程中，应充分考虑免疫因素；③抗磷脂抗体能阻止体内前列环素的产生，使血栓素/前列环素比值增大，这将可能诱发妊娠期高血压。同时，抗磷脂抗体还可通过争夺胎盘血管的磷脂受体而导致胎盘梗死。

880. 为什么人绒毛膜促性腺激素在母体血清中有多种形式

答：人绒毛膜促性腺激素（hCG）包含 α 和 β 两条肽链，α 和 β 肽链之间由二硫键连接，共 237 个氨基酸。目前认为 α 亚基由胎盘的朗汉斯细胞分泌，合体细胞则分泌 β 亚基并合成 hCG。β 肽链上有 86 个与 LH 完全相同的基因，仅在 C 端有 26 个特殊基团，这部分特殊结构是检测 hCG 的关键抗体结合靶部位。选取的抗体是否专一针对该部分特殊结构决定了 hCG 检测的特异性。对 hCG 分子结构研究表明：hCG 除了完整分子 hCG 以外还有 5 种变体存在于人血清中，包括：高糖基化 hCG、游离 hCG-α 亚基、游离 hCG-β 亚基以及各种不同的 hCG 碎片，如缺刻的游离 β-hCG 和缺刻分子 hCG，高糖基化游离 β-hCG 以及尿中检测到的游离 β-hCG 核心片段等。

881. 为什么实验室检查可以预测胎膜早破

答：胎膜早破是引起早产及感染的重要原因，约 1/3 的早产并发胎膜早破。因此及早判断非常重要。经以下检查可以确诊胎膜早破：在窥器下手触宫底可见羊水流出；pH 实验呈碱性；阴道后穹窿液可见胎脂、胎儿上皮细胞或绒毛；孕妇体温升高，白细胞计数升高，恶露有味等。在正常妊娠过程中，孕 21~36 周极少能在宫颈阴道分泌物中检测到胎儿纤维连接蛋白（fFN）。由于子宫收缩引起绒毛-包蜕膜和壁虹膜间相互摩擦可激活蛋白酶降解绒毛膜-虹膜细胞外基质界面，因此羊水中的 fFN 可经胎膜渗透到阴道分泌物中，所以可用检测孕妇宫颈分泌物中的 fFN 含量诊断胎膜早破的发生。AFP 在羊水中含量很高，而尿及正常阴道液中呈阴性，因此对 >36 周的孕妇行阴道液 AFP 检查可作为胎膜早破的诊断依据。

882. 为什么检测人绒毛膜促性腺激素时会有血液为阳性而尿液呈阴性的情况

答：尿 hCG 定性检测早已应用于临床，但由于尿样本身易受浓缩稀释的影响，尿液的 hCG 定量检测并不能作为可靠的检测指标。妊娠定性试验的样本最好是首次晨尿，此时 hCG 含量最高。由于尿中存在干扰物如蛋白质、红细胞、白细胞、药物和细菌，所以该试验可能出现假阴性结果，也可能出现 1% 的假阳性，这是因低于 25~50U/L 的 hCG 浓度水平不能检出。在停经后的第一天，50% 的受检者可出现阳性。某些情况（如高温、试剂过期、高 pH 等）也可使抗血清变性而出现错误结果。为了获得稳定可靠的结果，阳性和阴性对照十分重要。血清 hCG 定量试验结果较尿 hCG 更为准确，应用最广。hCG 放射免疫分析技术检测的敏感度为 3.1ng/ml，酶放大化学发光、电化学发光免疫分析等的检测敏感度<1 IU/ml，特异性接近 100%。

（唐振华　魏　冰）

第十二章 微量元素与维生素生物化学检验

第一节 基本知识

883. 为什么临床需检测微量元素

答：充足的微量元素对于人体健康和生长发育起着至关重要的作用。摄入过量、不足或失衡都会不同程度地引起人体异常或导致疾病发生。微量元素具有高度生物活性和催化生物化学反应的能力，体内50%~70%种类的酶中含微量元素或以微量元素离子作为激活剂，参与其生物学作用，调节体内物质代谢。当这些微量元素异常时会导致疾病的发生，如缺铁导致贫血、缺碘导致地方性甲状腺肿等。同时微量元素之间相互制约，如锌和铜的拮抗作用、砷能减弱硒的毒性、锰能促进铜的利用等。食物中锌含量过高时可影响小肠对铜的吸收，铜减少可导致铁缺乏，铁缺乏与镉和铅的含量增加相关等。另外，铁、铜、钴、锰等必需微量元素，进入体内过多时也会引起急慢性中毒等。虽然目前关于微量元素的食物来源、日参考摄入量等信息可参考多个指南性文件，但对于患者而言，疾病等多种因素会直接影响人体对于不同微量元素的需求以及人体对其的摄入及吸收。因此，准确、快速、方便地检测人体微量元素水平是十分必要的。

884. 为什么体内元素可分为微量元素和宏量元素

答：人体由80余种元素所组成。根据元素在人体内的含量不同，可分为宏量元素（macroelement）和微量元素（traceelement）。宏量元素又称常量元素，单一元素占人体总重量的1/10 000以上，每人每天需要量在100mg以上。这类元素包括碳（C）、氢（H）、氧（O）、氮（N）、钙（Ca）、硫（S）、磷（P）、钠（Na）、钾（K）、氯（Cl）和镁（Mg）11种。微量元素系指单一元素占人体总重量1/10,000以下，每人每天需要量在100mg以下的元素。微量元素在人体内含量不多、种类繁多，与人的生存和健康息息相关，对人的生命起至关重要的作用。根据机体对微量元素的需要情况，微量元素分为必需微量元素（essential traceelement）和非必需微量元素（non-essential traceelement）。必需微量元素是人体所必需，共有14种包括：铁（Fe）、铜（Cu）、锰（Mn）、锌（Zn）、铬（Cr）、钴（Co）、钼（Mo）、镍（Ni）、钒（V）、硅（Si）、锡（Sn）、硒（Se）、碘（I）、氟（F），其大多为金属和半金属，这一理化特性为研究其在机体发挥的生物学作用和治疗金属中毒奠定了生物化学和药理学基础；非必需的微量元素中属于可能必需的有锶（Sr）、铷（Rb）、砷（As）及硼（B）；也有无害和有害分类：属于无害的有钛（Ti）、钡

（Ba）、铌（Nb）、锆（Zr）等；有害的微量元素有镉（Cd）、汞（Hg）、铅（Pb）、铝（Al）等。然而将微量元素分为必需和非必需、有害和无害，只是相对的，当体内所有微量元素超过一定量时都有毒性。

885. 为什么临床要检测血清铁

答：铁（iron，Fe）在体内分布很广，几乎所有组织都含有铁。铁的含量以肝、脾组织含量最高，其次为肺组织。人体内含铁量为 3~5g。铁在人体内起着很重要的生物学作用：①合成血红蛋白；②合成肌红蛋白；③构成人体必需的酶；④参与能量代谢；⑤与免疫功能相关。同时检测血清铁和总铁结合力可以评估血液中铁的含量，分析导致小细胞低色素性贫血的病因；反映缺铁患者铁剂治疗的情况。血清铁和总铁结合力检测还被用来筛查遗传性血色病。临床上怀疑患者可能铁摄入过多或利用障碍时也会申请血清铁检测。美国病理学家协会推荐对大于 20 岁的人群进行血色病筛查，铁检测是诊断血色病最好的方法，早期发现的患者其诊断和治疗所需费用较低。另外儿童误食铁制剂，血清铁水平是确定其中毒程度的唯一方法。

886. 为什么检测血清铁的同时还应检测总铁结合力等指标

答：血清铁主要是指与血清转铁蛋白（TRF）结合的铁（Fe^{3+}），而不包括血清中含有的游离血红蛋白形式的铁。由于转铁蛋白通常仅有三分之一左右的铁结合部位被铁（Fe^{3+}）占据，因而血清转铁蛋白储备了足够的铁结合能力，称作血清不饱和或潜在铁结合力。不饱和铁结合力、血清铁相加即总铁结合力（TIBC），是转铁蛋白可以结合铁的最大能力。血清铁在 TIBC 中所占的百分比即为转铁蛋白饱和度，此比值比单独血清铁或 TIBC 更能反映铁的状态。铁缺乏时，血清铁降低，TIBC 升高，转铁蛋白饱和度降低；血色素沉积症中铁处于超负荷状态，血清铁含量增加，TIBC 降低或正常，转铁蛋白饱和度升高可至 70% 以上。TIBC 降低见于肝硬化、恶性肿瘤、溶血性贫血、慢性感染、肾病综合征、尿毒症等；TIBC 升高的常见原因包括缺铁性贫血、晚期妊娠、口服避孕药和病毒性肝炎等。转铁蛋白是肝内生成的 β_1 球蛋白，相对分子质量为 79 000，是一种反相急性时相反应蛋白，可以评估患者的营养状况或肝功能，在慢性感染、恶性肿瘤、铁中毒、肝脏疾病、肾病、恶性营养不良病和地中海贫血中，转铁蛋白含量降低。铁蛋白（ferritin，Fer）是体内铁的存储形式，是反映机体铁储存情况的指标，有调节铁代谢的作用，可以了解铁缺乏、铁过量，其降低也见于其他失血性贫血、慢性贫血；其升高见于肝脏疾病、血色病、输血引起的铁负荷过度、急性感染、铁粒幼红细胞贫血及甲状腺功能亢进患者。肝癌、乳腺癌、肺癌、胰腺癌、白血病及淋巴瘤等多种恶性肿瘤患者血清中铁蛋白可明显增高，可能与肿瘤细胞中铁蛋白合成和释放增加有关。

887. 为什么临床要检测血清锌

答：锌（zinc，Zn）是仅次于铁的人体需要量较大的微量元素。正常成年人体内含锌总量为 2~3g。锌主要在十二指肠和空肠通过主动运转机制被吸收，锌进入毛细血管后由血浆运输至肝及全身，分布于人体各组织器官内，以视网膜、胰腺及前列腺含锌较高，锌主要由粪便、尿、汗、乳汁及头发排泄。锌的生物学作用有：①锌可作为多种酶（碳酸酐酶、DNA 聚合酶、碱性磷酸酶、胸嘧啶核苷激酶、超氧化物歧化酶（superoxide dismutase，SOD）、亮氨酸氨肽酶的功能成分或激活剂，参与核酸和蛋白质代谢；②加快细胞的分裂速度，促进机体生长发育，加快创口愈合和组织再生；③促进维生素 A 的正常代谢和生理功能；④参与免疫功能过程，增强巨噬细胞的吞噬能力、趋向活力及杀菌功能，通过 SOD 保持巨噬细胞内自由基的水平；⑤促进智力发育，促进脑细胞增殖，加强记忆功能和反应能力；⑥改善味觉并促进食欲，锌是唾液蛋白基本成分，同时维持口腔黏膜细胞的正常结构和功能。在一些疾病过程中锌的含量会降低，如急慢性感染、恶性肿瘤、肾上腺皮质功能亢进、慢性肾病、肝硬化、心肌梗死等。锌缺乏临床可见营养性侏儒症、原发性男性不育症等多种疾病。

888. 为什么临床要检测血清碘

答：正常人体内含碘（iodine，I）为 20~25mg。碘主要从食物中摄入，食物中的无机碘溶于水形成碘离子，以消化道吸收为主，经门静脉进入体循环，吸收后的碘有 70%~80% 被摄入甲状腺细胞内贮存、利用，其余分布于血浆、肾上腺、皮肤、肌肉、卵巢和胸腺等处。碘的排泄主要通过肾脏，每天碘的排出量约相当于肠道吸收的量，占总排泄量的85%，其他由汗腺、乳腺、唾液腺和胃腺分泌等排出。碘是通过甲状腺素发挥其生理作用：如促进蛋白质合成，活化多种酶，调节能量代谢等，因此甲状腺素具有的生物学作用都与碘相关。当血液中碘浓度下降，可使血浆中甲状腺素浓度降低，垂体前叶促甲状腺素分泌增加，甲状腺发生代偿性肥大。碘缺乏引起的疾病多具有地区性特点，临床可见地方性甲状腺肿和地方性克汀病。碘过剩少见，发生中毒起病急，主要表现为恶心、呕吐、局部痛、晕厥和血管神经性水肿，甚至休克。

889. 为什么临床要检测血清硒

答：在人体内硒（selenium，Se）的含量为 14~21mg。硒主要在十二指肠吸收，入血后主要与 α、β 球蛋白结合，小部分与极低密度脂蛋白结合而运输。硒可以分布到所有的软组织，以肝、胰腺、肾和脾含量较多。硒主要从尿排出，部分经胆汁由粪便排出，少量也可通过汗、肺和乳汁排泄。硒的生物学功能见于：①硒是谷胱甘肽过氧化物酶（gluta-thione peroxidase，GSH-Px）的重要组成成分，GSH-Px 与维生素 E 结合，清除自由基，分解过多过氧化氢，保护细胞膜，抑制过氧化物作用及保护细胞敏感分子（DNA、RNA）氧化的作用；②参与辅酶 A 和辅酶 Q 的合成，在羧酸循环呼吸链电子传递过程中发挥重要作用；③保护视器官的功能健全，与视力和神经传导有关；④是体内抵抗有毒物质的保护剂，拮抗汞、铬、铊、砷等；⑤促进淋巴细胞产生抗体，促进巨噬细胞的吞噬功能，调节机体免疫力；⑥保护心血管和心肌，抑制心血管疾病发生、发展；⑦调节维生素 A、C、E、K 的代谢；⑧硒可干扰致癌物的代谢，抗癌和防癌。硒缺乏时患者易感染、肌痛、肌炎、心肌脂变、脂溶性贫血、细胞免疫功能低下，临床可见以心肌坏死为主的克山病。硒中毒时可发生脱发、皮疹、疼痛、呼气具大蒜样臭味、生长缓慢、生育力下降、麻痹、偏瘫等。

890. 为什么肾病综合征患者会出现铜缺乏

答：铜（cuprum，Cu）是人体内必需的微量元素之一，正常人体内含铜为 80～100mg。铜经消化道吸收，主要吸收部位是十二指肠和小肠上段。铜被吸收进入血液，铜离子与血浆中白蛋白结合，形成铜-氨基酸-白蛋白络合物进入肝脏，该络合物中的部分铜离子与肝脏生成的 α_2 球蛋白结合，形成铜蓝蛋白，铜蓝蛋白再从肝脏进入血液和各处组织，是运输铜的基本载体。肾病综合征（NS）由多种病因引起，肾小球基底膜通透性增加，表现为大量蛋白尿、低蛋白血症、高度水肿、高脂血症的一组临床症候群。由于大量白蛋白从尿中丢失，肝脏合成白蛋白量小于丢失量，铜运输至肝脏的量减少，导致铜丢失过多而致机体铜缺乏。

891. 为什么临床要检测血清铜

答：人体内以肝、脑、心及肾脏含铜浓度最高，其次为脾、肺和肠，肌肉和骨骼等含铜量较低。铜经胆汁、肠壁、尿液和皮肤排泄。铜是含铜酶的重要成分，可促进细胞色素的合成，维持细胞色素氧化酶、过氧化氢酶、琥珀酸脱氢酶的活性以及维持机体免疫系统中线粒体正常生理功能。铜的生理功能包括：①维护正常的造血功能及铁的代谢，促进储存铁进入骨髓，加速血红蛋白中铁卟啉的合成，促进幼稚红细胞成熟，使成熟红细胞从骨髓释放入血；②构成超氧化物歧化酶（SOD）、赖氨酰氧化酶等多种酶类及生物活性蛋白质（铜蓝蛋白、肝铜蛋白、乳铜蛋白等）的必需成分，因参与赖氨酰氧化酶的组成，促使弹性蛋白及胶原纤维中的共价交联，使组织有弹性，含铜酶大部分属氧化酶类，对生物氧化、色素形成、中枢神经系统功能、智力及精神状态、防御功能、内分泌功能等都有重要影响。临床上常见的肝豆状核变性（hepatolenticular degeneration，HLD）是一种常染色体隐性遗传性疾病，受累基因与铜代谢紊乱有关，实验室检查患者血清铜及铜蓝蛋白均下降。

892. 为什么血铬不能作为人体铬营养状态的指标

答：人体内含铬（chromium，Cr）量约为 60mg。铬经口、呼吸道、皮肤及肠道吸收，入血后与 TRF 结合运至肝脏及全身。铬广泛分布于所有组织，其中以肌肉、肺、肾、肝脏和胰腺的含量较高。组织中铬含量是血铬含量的 10～100 倍，故有学者认为血铬不能作为人体铬营养状态的指标。铬的排泄主要由尿（95%）排出，少量从胆汁和小肠经粪便排出，微量通过皮肤排泄。铬元素不同价具有不同的生理效应，有生物学作用是指三价铬：①促进胰岛素的作用及调节血糖；②增强胆固醇的分解和排泄，降低血液内胆固醇含量，减少胆固醇在动脉壁上沉着，降低动脉硬化的发生；③促进蛋白质代谢和生长发育的作用，参与核酸、蛋白质代谢。六价铬对人体有害，可干扰许多酶的活性，表现为胃黏膜充血溃疡、内脏出血、肾组织坏死，增加癌症的发病风险等。

893. 为什么铬能促进胰岛素的作用

答：三价铬是人体必需的微量元素，具有重要的生理和营养作用，铬与烟酸、谷胱甘肽和氨基酸等其他有机物形成葡萄糖耐量因子（glucose tolerance factor，GTF）与胰岛素相互作用，增加细胞表面胰岛素受体数量或启动胰岛素与细胞膜受体之间的二硫键形成以促进胰岛素与特定受体的结合，或两者同时作用，以刺激组织细胞对葡萄糖的摄取，保护正常胰腺 β 细胞对葡萄糖的敏感度，有利于胰岛素合成；因此铬对血糖代谢至关重要，它可以提高胰岛素功能，使葡萄糖顺利进入人体细胞内进行代谢产生能量，铬缺乏临床表现主要是高血糖、高脂血症等与胰岛素缺乏相类似的疾病。

894. 为什么临床要检测血清钴

答：正常成人体内含钴（cobalt，Co）约为 1.5mg，钴主要由十二指肠和回肠末端吸收，摄入的钴盐以维生素 B_{12}（vitamin B_{12}，Vit B_{12}）形式存在，入胃后和壁细胞分泌的黏蛋白结合，防止 Vit B_{12} 被微生物破坏，协助和促进 Vit B_{12} 的吸收；某些金属离子如铁在十二指肠的转运过程与钴相似，这两种金属存在吸收竞争。钴通过小肠进入血浆后由 3 种运钴蛋白（transcobalamin Ⅰ、Ⅱ、Ⅲ）结合后经门静脉运至肝脏及全身，一般肝、肾和骨骼中含量较高，钴主要通过尿液排泄，少量通过肠道、汗腺、头发等途径排泄，通常不在人体内累积。钴是 Vit B_{12} 的组成成分，体内的钴主要以 Vit B_{12} 的形式发挥作用：在人体内参与造血，促进红细胞的正常成熟；促进胃肠道内铁的吸收，加速储存铁的动员，促进铁进入骨髓；参与脱氧胸腺嘧啶核苷酸的合成；参与体内一碳单位的代谢。钴缺乏时核酸合成受阻，红细胞不能正常成熟，发生巨幼红细胞性贫血。

895. 为什么临床要检测血清锰

答：正常成人体内含锰（manganese，Mn）为 12~20mg。锰主要在小肠吸收，吸收入血的锰与血浆 β 球蛋白结合为转锰素（transmanganin）分布到全身，以骨骼、肝、脑、肾、胰、垂体含锰较多，小部分进入红细胞形成锰卟啉，迅速运至富含线粒体的细胞中，约有 2/3 贮留于线粒体内。锰主要通过肠道、胆汁、尿液排泄。锰具有以下生物学作用：①多种酶（精氨酸酶、RNA 多聚酶、超氧化物歧化酶等）的组成成分及激活剂，具有激活水解酶、脱羧酶、磷酸化酶、核化酶等），锰与衰老密切相关；②促进生长发育，锰与多糖聚合酶和半乳糖转移酶的活性有关，这两者是合成黏多糖的重要酶类，黏多糖是软骨和骨组织的重要成分，缺锰会损害软骨生长，导致骨骼出现广泛畸形；③锰与造血功能密切相关，促进红细胞生成，改善机体对铜的利用，而铜是调节造血过程的另一重要元素；④锰可以提高非特异性免疫中酶的活性，增强巨噬细胞的杀伤力，锰与钙在激活淋巴细胞作用上有协同效应。缺锰时软骨生长障碍，生长发育停滞，可引起侏儒症（dwarfism）。

896. 为什么维生素分为脂溶性和水溶性

答：维生素（vitamin）是机体维持正常生理功能所必需，但在体内不能合成或合成量很少，必须有食物供给的一组低分子量有机物质。维生素在调节物质代谢过程中发挥着重要作用。目前公认的维生素有 14 种，根据维生素的溶解性，可将其分为脂溶性维生素（lipid-soluble vitamin）和水溶性维生素（water-soluble vitamin）两大类。脂溶性维生素有四种，分别是维生素 A、维生素 D、维生素 E、维生素 K，化学组成仅含碳、氢、氧三种元素，只溶于脂肪和脂溶剂，在肠道中与脂类一同被吸收，吸收入血后的脂溶性维生素与脂蛋白及某些特殊的结合蛋白特异地结合而运输，过量时可在肝中储存，长期过量时可引起中毒症。水溶性维生素包括 B 族维生素和维生素 C 两大类，B 族维生素又包括维生素

B_1、维生素 B_2、维生素 B_6、维生素 B_{12}、维生素 PP、泛酸、叶酸、生物素等，其特点是组成的化学元素除碳、氢、氧外，还含有氮、硫、钴等；当机体内这些维生素充足时，多余部分随尿排出，血或尿中的标记物可检测其代谢情况。

897. 为什么临床要检测维生素

答：维生素是维持机体正常功能所必需的一类微量低分子有机化合物。它们在体内不能合成或合成量很少。维生素均存在于天然食物中，在机体内部不提供能量，不是机体的组成成分，只需要极少的量即可维持正常生理的需要，但不可或缺，是维持、调节机体正常代谢过程中的重要物质。维生素是构成机体内多种酶系的重要辅基或辅酶，参于机体内糖、蛋白质、脂肪等多种代谢，对机体的新陈代谢、生长发育、健康极其重要。如果长期缺乏某种维生素，会引起生理功能障碍而发生某些疾病。维生素缺乏的原因通常是摄取不足、吸收障碍、机体需要量增加、服用某些药物等。临床上可以根据患者生理、病理情况定期监测其体内维生素含量、通过及时调整维生素供给量、适度进食维生素制剂等手段，来维持身体必需的维生素含量。

898. 为什么维生素 A 又称抗眼干燥症维生素

答：维生素 A（vitamin A，Vit A）又称抗眼干燥症维生素。有维生素 A_1（视黄醇）和维生素 A_2（3-脱氢视黄醇）之分。维生素 A_1 存在于哺乳动物或咸水鱼的肝脏中，维生素 A_2 存在于淡水鱼的肝脏中，因此 Vit A 只存在于动物性食品中。植物性食品中虽然不含 Vit A，但含有维生素 A 原（胡萝卜素）。胡萝卜素在体内可转化为 Vit A，是人体内 Vit A 的重要来源。Vit A 在体内的活性形式包括视黄醇、视黄醛和视黄酸。食物中的维生素 A 大多数是以视黄基酯的形式存在。视黄基酯和 Vit A 原在小肠黏膜细胞内水解为视黄醇（1 分子 β-胡萝卜素可形成 2 分子 Vit A，而 α-胡萝卜素、γ-胡萝卜素等其他 Vit A 原可形成 1 分子维生素 A），吸收后又重新合成视黄醇酯，储存于储脂细胞（lipocyte）内。血液循环中的维生素 A 是非酯化型，它与视黄醇结合蛋白（RBP）结合，再与前白蛋白（PA）结合，形成 Vit A-RBP-PA 复合物而被转运，当运输至靶细胞后，细胞膜上有 RBP 的特殊受体，与之结合后被利用。在细胞内，视黄醇与细胞视黄醇结合蛋白（cellular retinol binding protein，CRBP）结合。Vit A 生物学作用包括：①促进视觉细胞内感光物质的合成与再生，维持正常视觉，若维生素 A 缺乏会发生"夜盲症"；②参与细胞膜表面糖蛋白合成；③促进细胞生长和分化；④具有抑癌作用；⑤维持机体正常免疫功能。

899. 为什么临床要检测维生素 E

答：维生素 E（vitamin E，Vit E）又叫生育酚，天然的维生素 E 是强生育酚，有预防新生儿溶血和黄疸作用。维生素 E 主要分为生育酚（tocopherol，TCP）和生育三烯酚（tocotrienol，TT）两大类，又根据甲基的位置不同而分成 α、β、γ、δ 四种，即 α-T、β-T、γ-T、δ-T 和 α-TT、β-TT、γ-TT、δ-TT，其中 α-T 的生物活性最高，所以通常以 α-T 作为 Vit E 的代表。Vit E 广泛分布于含油的植物组织中，其中以植物种子油中含量最为丰富。Vit E 酯经胰酯酶和肠黏膜酯酶水解后吸收，由脂蛋白转运。Vit E 与血脂浓度密切相关，主要储存于脂肪组织。Vit E 的生物学作用包括：①抗氧化作用，保护酶的活性；

②预防衰老，防止血管硬化，抑制自由基；③促进血红素代谢；④促进蛋白质合成；⑤与生殖功能和精子生成有关。Vit E 缺乏可引起核酸代谢紊乱，发生巨细胞性溶血性贫血、细胞水肿、网状细胞增多症、血小板增多症，影响胶原肽链中分子间及分子内交联形成等。由于其功能多样，其缺乏的临床表现也较为多样，如肝脏代谢失调，肌肉、神经功能障碍，运动失调，毛发脱落，精子缺乏等。

900. 为什么长期室内工作的人群易发生维生素 D 缺乏

答：维生素 D（vitamin D，Vit D）又称抗佝偻病维生素，它是类固醇衍生物。Vit D 主要包括维生素 D_2（麦角钙化醇，ergocalciferol）和维生素 D_3（胆钙化醇，cholecalciferol）。Vit D 仅存在于动物性食物中，如鱼肝油、动物肝脏、蛋黄、全脂奶、奶酪和奶油，植物性食物中一般没有 Vit D，但含有 Vit D 原。Vit D 原经紫外线照射后可转化为维生素 D，如酵母或真菌等体内的麦角甾醇经紫外线照射后可转化为维生素 D_2，人体从食物摄入或在体内合成的胆固醇经转变为 7-脱氢胆固醇并贮存于皮下，经紫外线照射后可转化为维生素 D_3。一般阳光照射获得 Vit D 占 90%，从食物中获得占 10%。食物中的 Vit D 在小肠吸收，吸收入血后主要与一种特异载体蛋白，维生素 D 结合蛋白（vitamin D binding protein，DBP）结合被送至肝脏，在肝内经维生素 D_3-25-羟化酶催化生成 25-OH-D_3，之后再被转运至肾脏，在 1α-羟化酶作用下生成 1，25-$(OH)_2D_3$，再经 24-羟化酶作用下生成 24，25-$(OH)_2D_3$，DBP 可携带这两种羟基代谢物及其所有代谢产物，与靶器官的核受体或膜受体结合，发挥各种生物学作用。

901. 为什么维生素 K 被称为"凝血维生素"

答：维生素 K（vitamin K，Vit K）又称为凝血维生素，是 γ-羧基谷氨酸羧化酶的辅助因子，参与肝脏中四种凝血因子（Ⅱ、Ⅶ、Ⅸ和Ⅹ）转录后的分子修饰，即肽链中谷氨酸残基的羧化性活化，参与体内Ⅱ、Ⅶ、Ⅸ、Ⅹ凝血因子的形成，促进纤维蛋白原转变成纤维蛋白；促进骨的重建及钙的动员。Vit K 在自然界分布广泛，绿色蔬菜、绿茶含 Vit K 特别丰富，从植物中提取的是维生素 K_1，从动物中分离出的是维生素 K_2，维生素 K_3 是人工合成产物，在哺乳类及鸟类体内可转变成维生素 K_4。维生素 K_1、维生素 K_2 是天然产物，为脂溶性化合物 K_1、K_2，对热稳定，但易受碱、乙醇和光破坏，故须避光保存。而维生素 K_3、维生素 K_4 则是人工合成品，为水溶性化合物。人体肝脏中的 Vit K 约有一半是通过食物吸收，另一半则是由肠内细菌合成。天然 Vit K 是脂溶性的，在肠内需胰液和胆汁才能达到最大吸收；人工合成的 Vit K 是水溶性的，较易吸收。Vit K 的吸收主要在小肠，吸收入血后随 β-脂蛋白转运至肝中储存。

902. 为什么临床要检测维生素 B$_{12}$

答：维生素 B_{12}（vitamin B_{12}，Vit B_{12}）又称钴胺素（cobalamin），是唯一含金属元素的维生素。自然界中的 Vit B_{12} 都是由微生物合成的，特异地存在于动物内脏和肌肉中。肝脏中 Vit B_{12} 含量丰富。人体肠道内细菌也可合成少量 Vit B_{12}。食物中 Vit B_{12} 与蛋白质结合，在胃酸与胃蛋白酶作用下释放出来，通过胃黏膜细胞分泌的内因子（IF）协助，在回肠吸收。人血浆中存在三种 Vit B_{12} 的运输蛋白（TCⅠ、TCⅡ、TCⅢ）。与 IF 的结合物通过小肠黏膜时，Vit B_{12}与IF分开，与转钴胺素Ⅱ结合于血液中，肝内转钴胺素Ⅰ与Vit B_{12}结合而被贮存。Vit B_{12}在体内因结合的基团不同，因此可有多种存在形式，如羟钴胺素、氰钴胺素、甲钴胺素和5′-脱氧腺苷钴胺素，其中甲钴胺素和5′-脱氧腺苷钴胺素是Vit B_{12}的活性型，也是血液中存在的主要形式。Vit B_{12}生物学作用包括：①Vit B_{12}接受四氢叶酸递来的甲基，生成甲基 B_{12}，再将甲基递给甲基受体，参与同型半胱氨酸甲基化生成甲硫氨酸的反应；②5′-脱氧腺苷钴胺素是L-甲基丙二酰CoA变位酶的辅酶，其缺乏会导致髓鞘病变，表现为神经方面的症状；③参与胆碱的合成，胆碱是脂肪代谢过程中不可缺少的物质，缺乏时会产生脂肪肝。

903. 为什么水溶性维生素不易引起中毒

答：水溶性维生素与脂溶性维生素不同，必须从食物中摄取。水溶性维生素及其代谢产物比较容易从尿中排出，在体内很少蓄积，不会因此发生中毒。但药物补充超过供给量标准数倍，水溶性维生素亦能引起中毒。如长期使用大量烟酸可能损害肝脏，产生肝细胞毒性；维生素C过量可使尿液酸化，引起高尿酸血症、痛风性关节炎、腹泻等。

904. 为什么临床要检测维生素 B_1

答：维生素 B_1（vitamin B_1，Vit B_1）又称硫胺素（thiamine），硫胺素分子是由1个嘧啶环和1个噻唑环通过亚甲基桥连接而成。人体Vit B_1的总量约为30mg。Vit B_1在动植物组织中分布很广，如豆类、谷类、干果、硬果、蔬菜、根茎类甘薯及马铃薯、动物内脏、肉类、蛋类等均有较多的Vit B_1。Vit B_1易被小肠吸收，浓度高时为扩散，浓度低时为主动吸收，吸收过程需要 Na^+ 存在，并消耗腺苷三磷酸（ATP）。Vit B_1 生物学作用包括：①维生素 B_1 是羧化酶和 α-酮酸脱氢酶的辅酶，参与 α-酮酸的氧化脱羧和磷酸戊糖途径的转酮醇酶两个重要反应；②与神经细胞膜髓鞘磷脂合成有关；③维持心肌的正常功能。因此 Vit B_1 广泛参与其他酶的中间代谢，并和正常神经冲动的传递及心脏搏血功能有关；在维持正常食欲、胃肠蠕动和消化液分泌等方面起着重要作用。Vit B_1 缺乏，影响包括糖、蛋白质以及脂类的能量代谢；硫胺素与体内胆碱酯酶活性有关，缺乏时会影响内脏及周围神经功能；Vit B_1 缺乏引起心肌能量代谢不全，导致心脏功能失调。因此 Vit B_1 缺乏最典型的表现为神经系统和心血管系统的异常症状，统称为脚气病（beriberi）。

905. 为什么游离性维生素 B_2 启封后不能久置

答：维生素 B_2（vitamin B_2，Vit B_2）又称核黄素（riboflavin），由核糖和异咯嗪组成，它的异咯嗪环上的第1位及第5位氮原子与活泼的双键连接，这2个氮原子可反复接受或释放氢，因而具有可逆的氧化还原性。维生素 B_2 广泛存在于食物中，食物中核黄素绝大多数以辅酶黄素单核苷酸（flavin mononucleotide，FMN）、黄素腺嘌呤二核苷酸（flavin adenine dinucleotide，FAD）形式存在，仅有少量游离型核黄素和黄素酰酞类（flavinyl peplides）形式。核黄素的吸收主要在肠道，被吸收后在小肠黏膜的黄素激酶作用下可转变成FMN，在体细胞内还可进一步在焦磷酸化酶的催化下生成FAD，FMN和FAD是其活性型。游离型核黄素对紫外光高度敏感，在碱性条件下可光解为光色素（lumichrome），在酸性条件下可分解为光黄素（lumiflavin）而丧失生物活性。因此药物维生素 B_2 必须避光保存。Vit B_2 生物学作用包括：①是多种黄素酶类的辅酶，在体内催化广泛的氧化还原反应，主要起氢传递体的作用；②维持动物正常生长所必需的因素；③参与氨基酸和脂肪的氧化；④参与蛋白质和某些激素的合成；⑤参与体内铁的转运。Vit B_2 缺乏可出现多种临床症状，常见的有口角炎、唇炎、舌炎、阴囊皮炎、皮脂溢出性皮炎及睑缘炎、角膜血管增生、畏光、巩膜出血等眼部症状。

906. 为什么要了解机体烟酸含量

答：维生素 PP（vitmain PP，Vit PP）包括烟酸（nicotinic acid）及烟酰胺（nicotinamide）。尼克酸又名烟酸。具有生理活性的衍生物为尼克酰胺，又名烟酰胺。烟酸和烟酰胺均溶于水和乙醇，在体内可以相互转化，耐热，不易被光和碱破坏，是各种维生素性质最稳定的一种维生素。生物学作用包括：①烟酰胺是 NAD^+（辅酶 I）和 $NADP^+$（辅酶 II）的组成成分，它们都是脱氢酶的辅酶，NAD^+ 主要参与呼吸作用，即参与从底物到氧的电子传递作用的中间产物上，$NADP^+$ 主要将分解代谢中间产物上的电子转移到生物合成反应中所需要电子的中间产物上；②$NADP^+$ 在维生素 B_6、泛酸和生物素存在下参与脂肪、类固醇等生物合成；③NAD^+ 为核蛋白合成提供 ADP-核糖，有助于基因组的稳定；④烟酸是葡萄糖耐量因子的重要组成成分，具有增强胰岛素效能的作用。因此维生素 PP 可促进氧化还原反应，加快腺苷三磷酸（ATP）合成，促进碳水化合物、脂肪及氨基酸的代谢，降低血胆固醇，维持皮肤与神经的健康。维生素 PP 又称抗癞皮病因子，其缺乏时会引起癞皮病，典型症状是皮炎、腹泻及痴呆。

907. 为什么临床要检测维生素 B_6

答：维生素 B_6（vitamin B_6，Vit B_6）包括吡哆醇（pyridoxine，PN）、吡哆醛（pyridoxal，PL）及吡哆胺（pyridoxamine，PM），这三种形式通过酶可相互转换，在体内以磷酸酯的形式存在。PL 和 PM 磷酸化后转变为磷酸吡哆醛（pyridoxal5-phosphatemonohydrate，PLP）和磷酸吡哆胺（pyridomine-5′ phosphate，PMP）二种形式的辅酶。PLP 和 PMP 可相互转变，均为活性型。Vit B_6 对热稳定，在碱性环境中对紫外光敏感。食物中一般都含有维生素 B_6，通常肉类、全谷类产品（特别是小麦）、蔬菜和坚果类中含量较高。Vit B_6 主要在空肠吸收，吸收入血后与白蛋白结合转运，吡哆酸（pyridoxic acid，PA）是代谢的最终产物，由尿排出。Vit B_6 具有以下生物学作用：①PLP 是氨基酸代谢中转氨酶及脱羧酶的辅酶，如 δ-氨基-γ-酮戊酸合成酶；②PLP 是糖原磷酸化酶的重要组成部分。因此 Vit B_6 以 PLP 的形式参与近百种酶的反应，多数与氨基酸代谢相关，具有转氨、脱羧、侧链分解、脱水及转硫化等作用。Vit B_6 缺乏的临床表现为易激惹、行走困难等。

908. 为什么临床要检测叶酸

答：叶酸（folic acid）又称维生素 M，亦称蝶酰谷氨酸（pteroylglutamic acid，PteGlu），是含蝶酰谷氨酸结构的一类化合物的通称，因最初从菠菜叶中分离出来而得名。动植物性食物中都含有叶酸，肝与肾中含量丰富。膳食中的叶酸需经小肠黏膜刷状缘上的蝶酰多谷氨酸水解酶（pteroylpolyglutamate hydrolase，PPH）作用，生成蝶酰单谷氨酸及谷氨酸，以单谷氨酸盐的形式在小肠吸收。在十二指肠及空肠上皮黏膜细胞含叶酸还原酶，在该酶的作用下，可转变成活性型的叶酸即四氢叶酸。叶酸的排泄主要通过胆汁和尿排出。叶酸生物学作用包括：①四氢叶酸是体内一碳单位转移酶的辅酶，在体内参与多种物质的合成；②参与细胞器蛋白质合成中启动 tRNA 的甲基化过程。叶酸缺乏的典型症状是巨幼红细胞性贫血，同时也会引起白细胞、血小板水平降低。

909. 为什么临床要检测维生素 C

答：维生素 C（vitamin C，Vit C）又称抗坏血酸（ascorbic acid），抗坏血酸在抗坏血酸酶作用下脱氢，转化为脱氢抗坏血酸，后者在有供氢体存在时，又能接受 2 个氢原子再转变为抗坏血酸。Vit C 主要来源于新鲜水果和绿叶蔬菜之中，干的豆类不含 Vit C，但这些豆类发芽后，鲜吃，可为身体补充适量的 Vit C。维生素 C 在小肠被吸收，血液中抗坏血酸水平受肾清除率的限制，以垂体、肾上腺等组织和血液中的血小板和白细胞抗坏血酸浓度最高，其次肝、肾、心肌、胰等组织含量也较高。抗坏血酸的排泄从尿中排出的除还原型外，还有多种代谢产物。Vit C 生物学作用包括：①促进铁的吸收参与血红蛋白形成，促进红细胞成熟；②参与促进胶原蛋白的合成，由于缺乏 Vit C 所引起的毛细血管脆性增加，皮下黏膜出血称为坏血病；③构成 7-α 羟化酶的辅酶，促进血液胆固醇浓度下降；④参与芳香族氨基酸的代谢；⑤参与体内氧化还原反应，被氧化型谷胱甘肽氧化成脱氢抗坏血酸，同时又可被还原型谷胱甘肽还原为抗坏血酸，它们之间保持一定平衡，维持细胞正常代谢。Vit C 缺乏的典型症状是坏血病（scurvy）。

（庄　兴　蒋筠斐）

第二节　生化检验

910. 为什么检测微量元素要选用不同类型标本

答：微量元素的检测是研究微量元素在疾病的发生、发展过程中与疾病的相互关系。许多疾病与各种微量元素的代谢密切相关，准确地检测人体内各种微量元素的水平，对于疾病的诊断、治疗和预防，具有极其重要的意义。人体样品主要包括血液、尿液、毛发、指甲、胃液、唾液、精液、胆汁、汗液、脑脊液、乳汁及肝、肾、肺、脾、肠、脑、心、肌肉等脏器组织。微量元素检测的样品采集一般应遵循三大原则：①针对性；②适时性；③代表性。血液样品是微量元素检测中最常用的样品，血液样品可以按需要选择全血、血浆、血清、白细胞、血小板、红细胞等。尿液是人体的排泄液，它可以反映体内微量元素的代谢和排泄状况，是除血液外临床上用得较多的样品；头发是由蛋白质聚合而成，头发中微量元素是组织中蓄积或析出机体的微量元素指示器。唾液是人体的分泌液之一，唾液中的微量元素是摄入机体中的微量元素在吸收后经代谢被排泄的体内微量元素；指甲也是微量元素检测常用样品之一，它是组织中蓄积或析出体内的一部分微量元素。

911. 为什么测定微量元素的分析离散度较大

答：微量元素分析时离散大是受生理因素和测量因素的影响。测定过程中的污染，是导致微量元素离散度大的最主要原因。生理影响可分为短期和长期：短期影响包括饮食、运动、体位、免疫状态及女性月经周期等；长期影响有年龄、性别、体重、环境和饮食习惯和地理位置等，也可能受遗传因素影响。微量元素在测定时极易产生误差，标本的类型、预处理方式、状态如溶血等因素可明显影响待测样本微量元素的含量，如血液凝固过程红细胞和血小板释放的锌可导致血清中锌浓度比血浆高 5%~15%；红细胞中某些元素如铁、锌、锰含量比血浆高 10 倍以上，少量溶血可使血浆含量升高；未经离心的唾液和汗液中锌、铜、铁含量明显高于离心后的上清液。微量元素分析测定时的实验环境、器械以及实验用水等的污染也会影响实验结果，因此实验过程中对于实验环境、器械等的选择及处理十分重要，如不锈钢刀剪适用于铁、锌、铜的检测；在微量元素的整个分析过程中采血时用一次性塑料针筒和不锈钢针头，但进行镉、镍等微量元素测定采血用不锈钢针头需进行硅化处理；测定用水的阻抗应每 $1cm < 14m\Omega$，且铁、锌、铜含量应低于 $10\mu g/L$ 等，以减少实验时的误差来源。

912. 为什么在微量元素检测过程中要对标本的采集及保存进行质量控制

答：微量元素检测前的质量控制十分重要，样本的采集以及保存直接影响检验质量。血液样品的采集和保存：血液样品是微量元素检测中最常用的样品，血液样品可以按需要选择全血、血浆、血清等。血液样品一般采集清晨空腹血。采血量因检测元素含量及方法而定。若需放置，要在 4℃ 冰箱中冷藏，$-80~-20℃$ 超低温冷冻可保存较长时间。尿液样品的采集和保存：尿液可采集 24 小时尿或部分尿，盛尿的容器必须是吸附性能差的密闭容器，而且需放阴凉处，或在尿中加入苯甲酸防腐剂，将尿液加热使沉淀溶解后取样。毛发的采集和保存：采集发样时，应用不锈钢的剪刀取距头皮 2~3mm 以上 1cm 长的头发作样品，将发样洗净后，置于 60℃ 烘箱中烘干，干燥后保存。唾液的采集和保存：受检者需将口洗刷干净，然后按检测元素及方法的要求，收集所需量的唾液在试管中。一般唾液采样应在受检者身体条件恒定时，于清晨空腹进行。指甲也是微量元素检测常用样品之一，通常每周采集 1 次，采集 1 个月收集的混合样品，将污垢洗净，干燥保存。

913. 为什么原子吸收光谱法是目前最常用的微量元素检测方法

答：随着对微量元素检测的精密度、准确度、灵敏度要求的不断提高，常用的微量元素检测方法从吸收分光光度法中的原子吸收光谱法到发射分光光度法中的电感耦合等离子体发射光谱法、电化学技术中的伏安法、极谱技术等；放射化学技术中的中子活化分析法等。但是，除原子吸收光谱法外，其他方法或有放射性强、成本高或仪器价格昂贵、结构复杂、操作繁琐等原因，不易推广。原子吸收光谱法又称原子吸收分光光度法，根据样品中待测元素原子化的方法不同，分为火焰原子吸收光谱法、化学原子吸收光谱法和石墨炉原子吸收光谱法。原子吸收光谱法是基于待测元素从光源发射的特征辐射，被蒸气中待测元素的基态原子吸收，然后根据待测元素浓度与吸收辐射的原子数成正比的关系，求得样品中被测元素的含量。原子吸收光谱法简便、灵敏、准确，是临床微量元素检测中最常用的方法，但该方法不能用于溴和锰的检测。常用的微量元素检测方法还有化学比色法，因其简便、价廉、快速、准确，常用于某些微量元素测定。

914. 为什么标本预处理是微量元素分析质量控制的重要环节

答：样品的预处理是微量元素分析过程中质量控制的重要环节之一。其目的是为了将试样转化成适于分离和测定的物理状态和化学状态，并除去对分析有干扰的物质，使样品便于分析。根据检测元素、样品种类、待测元素的性质、含量、仪器性能及测定方法等，需选用简便、快速、安全、高效、回收率高、空白值低、重现性好的预处理方法。一般临床样品微量元素的检测中常用的预处理方法有：稀释法、高温灰化法、低温灰化法、高压消化法、常压消化法、燃烧法、水解法及微波消解法等。

915. 为什么常采用比色法检测血清铁

答：血清铁的测定尚缺少参考方法。原子吸收法仪器设备复杂，费用昂贵，且没有分光光度法可靠，很少在实验室中用来做血清铁的常规分析。比色法仍然是测定血清铁的主要方法。亚铁嗪比色法测定血清铁和总铁结合力。血清中的铁以 Fe^{3+} 形式与转铁蛋白（TRF）结合，在测定血清铁含量时，先使 Fe^{3+} 与转铁蛋白分离，在酸性介质中铁从复合物中解离出来，被还原成二价铁，再与亚铁嗪直接作用生成紫红色复合物，与同样处理的铁标准液比较，即可求得血清铁含量。总铁结合力（TIBC）检测是通过将过量铁标准液加到血清中，使之与未带铁的 TRF 结合，多余的铁被轻质碳酸镁粉吸附除去，然后再测定血清中的总铁含量。两者之比即为 TRF 饱和度。在 140μmol/L 以下线性良好，符合 Beer 定律；回收率 98.3%～100.56%；Hb＞250mg/L 时结果偏高 1%～5%，胆红素 102.6～171μmol/L 时结果升高 1.9%～2.8%，甘油三酯 5.65μmol/L 时结果升高 5.6%，铜 31.4μmol/L 时结果升高 0.33μmol/L，在生理条件下铜与铜蓝蛋白结合，故对铁的测定基本上无干扰。多发性骨髓瘤（multiple myeloma，MM）合并贫血患者检测血清铁和 TIBC 时会由于单克隆球蛋白的干扰出现假性增高。

916. 为什么吡啶偶氮酚比色法能测定血清锌

答：锌是人体主要的微量元素之一，评价锌营养状态常用的样本有血清、头发、及尿。锌的主要测定方法有原子吸收分光光度法、中子活化法和吡啶偶氮酚比色法。其中吡啶偶氮酚比色法测定血清锌最为简便、可靠。吡啶偶氮酚比色法测定血清锌是通过血清中的高价铁及铜离子被维生素 C 还原成低价，两者均能同氰化物生成复合物而被掩蔽。锌也和氰化物结合，但水合氯醛能选择性地释放锌，使锌与 2-［（5-溴-2-吡啶）-偶氮］-5-二乙基氨基苯酚反应生成红色复合物，与同样处理的标准品比较，求得血清锌含量。该方法重复性较好，批内 CV 为 3.05%～3.08%，批间 CV 为 2.97%～3.12%。

917. 为什么检测血清铜可用双环己酮草酰二腙法

答：铜是人体必需微量元素之一，其中 95% 的铜与肝脏生成的 $α_2$-球蛋白结合，形成铜蓝蛋白。临床血清铜的测定方法主要有原子吸收分光光度法和比色法。比色法是用双环己酮草酰二腙比色法测定血清铜。加稀盐酸于血清中，使血清中与蛋白质结合的铜游离出来，再用三氯醋酸沉淀蛋白质，滤液中的铜离子与双环己酮草酰二腙反应，生成稳定的蓝色化合物，与同样处理的标准液比较，即可求得血清铜含量。本法线性范围可达 62.8μmol/L。双环己酮草酰二腙与铜反应生成的有色络合物，本法显色稳定，显色后在

4~20℃可稳定1小时，特异性高。

918. 为什么三氯化锑比色法可检测血维生素A

答：通常所说的维生素A是指视黄醇或视黄醇醋酸酯。测定视黄醇可评价Vit A的营养状况。因视黄醇有很多不饱和链，容易见光分解，测定时速度要快。视黄醇测定的最常用方法有分光光度法、荧光测定法及高效液相色谱法。Vit A与三氯化锑在三氯甲烷中作用，产生蓝色物质，其颜色深浅与溶液中维生素A的含量成正比。该蓝色物质虽不稳定，但在规定时间内可用分光光度计于620nm处测定其吸光度。正常血清含量参考区间为1.05~1.26μmol/L，血清Vit A含量低于0.35μmol/L为高度缺乏，0.35~0.665μmol/L为缺乏，高于0.7μmol/L，虽含量不足，但不会发生Vit A缺乏的症状。比色法适用于样品中含Vit A高的样品，方法简便快速，结果准确，样品用量少，最低检出量0.8ng。三氯化锑比色法测定Vit A的原理为分光光度法。

919. 为什么检测维生素C时要加入少量冰醋酸

答：许多分析方法适用于维生素C检测，最常用的方法是分光光度法和高效液相色谱法。分光光度法使用直接碘量法测定Vit C。Vit C分子式为$C_6H_8O_6$，用碘标准溶液直接滴定，碘将Vit C分子中的烯醇式结构氧化为酮式结构，根据碘标准溶液的浓度和消耗的体积，计算样品中Vit C的含量。用这种方法，不仅可以测定药片中Vit C的含量，还可以测定血液、注射液、水果及蔬菜中Vit C的含量。由于Vit C在空气中易被氧化，特别是在碱性介质中更易被氧化，故在测定时加入少量稀醋酸使溶液呈弱酸性，一般选在pH 3~4的弱酸性溶液中进行滴定。碘量法应用范围广，既可测定氧化性物质，又可测定还原性物质。碘量法测定Vit C的含量具有准确度高、精密度好、操作简便等优点。其缺点是碘易被空气氧化和容易挥发。

920. 为什么可用荧光法检测维生素B_2

答：维生素B_2结构中含核糖醇基与异咯嗪，在自然界中，Vit B_2与磷酸结合，形成黄素单核苷酸（FMN），FMN再与腺嘌呤核苷酸结合，形成黄素腺嘌呤二核苷酸（FAD）。维生素B_2、FMN和FAD都具可显示黄绿色荧光，本身黄色，荧光遇强酸或强碱会减弱。使用荧光法测定Vit B_2。样品在稀盐酸中水解、酶解，调整pH，过滤除去蛋白质等，经高锰酸钾氧化，除去干扰物，再经硅镁吸附剂的柱层析，提纯的核黄素在波长525nm下发生黄绿色荧光，在稀溶液中其荧光强度与核黄素浓度成正比。分子荧光光谱法具有灵敏度高和选择性好的特性。

921. 为什么维生素E检测可用荧光法

答：血清、红细胞、血小板和淋巴细胞中均可测到维生素E，最常用的标本是血清，最常用的方法是荧光测定法和高效液相色谱法。荧光法是利用Vit E的共轭双键体系，在一定波长光照射下可产生荧光，其荧光强度与浓度成正比。荧光法能检测样品中与其他维生素共存的Vit E，可不分离直接测定混合物中的Vit E；该法操作简便，灵敏度高，结果准确，是血清Vit E检测较为理想的方法。维生素E含量在46.44mol/L以下时，校正曲线线性良好，$\gamma = 0.9999$，平均回收率为 103.6%，批内 CV 为 2.22%，批间 CV 为 4.38%。

（庄　兴　蒋筠斐）

第三节　临床应用

922. 为什么要重视机体是否有微量元素缺乏或中毒

答：人体内许多微量元素的基本功能尚未完全明确，但其具有增强性、特异性、稳定性等功能和相互间的影响关系业已明确，而且在生理需要量变化或改变氧化态或存在形式时对人体可造成毒害。增强性是指微量元素具有高度生物活性催化生物化学反应能力，其基础是某些元素是酶或激素的组成成分，或有参与的作用，调节体内物质代谢，当含量异常时会导致疾病的发生，如铁含量降低引起的贫血，缺碘引起地方性甲状腺肿。特异性是指某些微量元素在体内是不能被其他化学性质相似的元素所替代，但因均属于同一族元素，又容易被另一种元素干扰甚至被置换，从而引起生物化学紊乱、病理变化和各种疾病发生，它们的特异性表现在载体特异性和储存蛋白特异性上，如转铁蛋白和铁蛋白是铁特异的运输和储存蛋白，镉和铅能置换组织及酶中的锌等。微量元素具有稳定作用，表现为平衡某些元素的吸收、储存和排泄。微量元素之间的相互影响作用是指一种元素含量过高可影响另一种的正常代谢，如锌和铜具有拮抗作用等。在治疗上，临床用药常采用二价铁、亚硒酸钠和泡沫锌等更易于机体吸收和利用的氧化态制剂，制剂含量接近生理浓度。因此了解人体内各种微量元素的缺乏或中毒在疾病的诊断、治疗和预防上，具有极其重要的意义。

923. 为什么胃次全切除术后患者血清铁含量降低

答：铁在人体内可分为两类：一类是功能铁，是指体内具有重要生理功能的铁，包括血红蛋白（67.58%）、肌红蛋白（约3%）、少量含铁酶及转铁蛋白中所含的铁；另一类是贮存铁，贮存铁又分为铁蛋白和含铁血黄素，铁蛋白的铁是可以被立即动用的贮存铁，而含铁血黄素则较难被利用。整个消化道均可吸收铁，但主要部位在十二指肠及空肠上段黏膜。Fe^{2+} 较 Fe^{3+} 易吸收，食物中的铁多为 Fe^{3+}，所以必须经过消化道将 Fe^{3+} 还原成 Fe^{2+} 才能被充分吸收。因此铁的吸收取决铁的原子价数。吸收的 Fe^{2+} 在肠黏膜上皮细胞内重新氧化为 Fe^{3+}，并与去铁蛋白（apoferritin）结合，形成储存形式的铁蛋白。转铁蛋白在血液中起运载铁的作用，将铁运送至骨髓用于血红蛋白合成，或运送至网状内皮细胞储存，或运送至各种细胞供含铁酶合成等，或运往需铁的组织中。胃次全切除术、长期严重腹泻、胃游离盐酸缺乏等患者由于胃肠道功能原因导致铁吸收不良，血清铁含量降低，引起缺铁性贫血。

924. 为什么血清铁正常不能排除机体铁缺乏

答：机体铁缺乏是指机体含铁量低于正常，根据缺铁的程度可分三个阶段。第一阶段为铁减少期（iron depletion，ID），属于缺铁的最早期，此期贮存铁减少：①血清铁蛋白浓度下降（$<14\mu g/L$）；②骨髓小粒可染铁消失。第二阶段为红细胞生成缺铁期（iron deficiency erythropoiesis，IDE），又称无贫血缺铁期（iron deficiency without anemia）：符合 ID 期，且具备下列中任一项：①血清铁下降（Serum iron，SI）<9.0μmol/L；②总铁结合力（total iron binding capacity，TIBC）增高>64.44μmol/L；③转铁蛋白饱和度（transferin saturation，TS）<0.15；④红细胞游离原卟啉（free erythrocyte protoporphyrin，FEP）>0.9μmol/L（500μg/L）、FEP/Hb>4.5；⑤铁粒幼红细胞<15%。第三阶段为缺铁性贫血（iron deficiency anemia，IDA），此期除以上指标异常外，血红蛋白和血细胞比容下降，出现不同程度的低色素性贫血，临床上有明显缺铁病因和临床表现；男 Hb<120g/L，女 Hb<110g/L，孕妇 Hb<100g/L；平均红细胞体积（mean red cell volume，MCV）<80fL，平均红细胞血红蛋白含量（mean corpuscular hemoglobin，MCH）<26pg，平均血红蛋白浓度（mean corpuscular hemoglobin concentration，MCHC）<0.31，红细胞形态有明显小细胞低色素性贫血表现。因此，单纯检测血清铁不能准确评估机体铁代谢的状态，建议同时检测铁蛋白、TRF、TIBC 等指标综合评估。国外推荐可溶性转铁蛋白受体与转铁蛋白的指数之比为诊断缺铁性贫血可靠的指标，可以较好地反映机体铁缺乏，而不受其他因素的影响。

925. 为什么会引起缺铁性贫血

答：缺铁性贫血（iron-deficiency anemia，IDA）是指体内可用来合成血红蛋白的贮存铁耗尽，红细胞生成障碍时发生的小细胞低色素性贫血。引起缺铁性贫血的原因有：①铁的需要量增加而摄入不足，可见于生长快速的婴儿、青少年、月经期、妊娠期和哺乳期的妇女；②铁吸收不良，可见胃次全切除术后、长期严重腹泻、胃游离盐酸缺乏等；③失血，可见于消化道出血、妇女月经量过多、慢性血管内溶血等。缺铁性贫血一般最常见的症状有面色苍白、倦怠乏力、心悸、心率加快、眼花耳鸣、体力活动后气促等。应加强妇幼保健，指导婴儿喂养，对较大儿童应纠正偏食，重视月经过多，对早产儿、孪生儿、胃肠切除、妊娠期妇女及反复献血者应预防性口服铁剂。铁剂有血红素铁和无机铁，国内最常用的是无机铁制剂如硫酸亚铁。

926. 为什么体内铁过量也属异常

答：铁对于人类生存至关重要，但铁负荷过多有可能是致命的。当转铁蛋白饱和度过高（>60%~70%）时，即为铁过量。过量铁沉积在组织器官，形成不稳定的血浆/细胞铁，这些游离铁参与氧化还原反应，形成氧自由基和脂质过氧化物，从而对组织器官产生慢性毒性和 DNA 损害。导致体内铁过多的原因有：①肠黏膜吸收铁的调节功能异常，导致铁吸收增加，如遗传性非特异性血色病；②食物中铁含量过多或长期不合理的应用含铁制剂。临床常见的铁过量有 2 种：①血色病又叫血色素沉着症（hemochromatosis）：铁在组织中大量沉积，使组织发生细胞退行性变与纤维化，同时伴代谢和功能异常，因此血色病患者除有皮肤色素沉着外，还可合并心功能不全、肝硬化和糖尿病；②含铁血黄素沉着症（hemosiderosis）：一般仅见皮肤因含铁血黄素沉着呈灰色，但不伴有组织损害。

927. 为什么"铁剂"不能长期服用

答：铁中毒分为急性和慢性铁中毒。急性铁中毒见于过量误服亚铁盐类，食用铁器煮的食物，静脉注射铁剂过量等，成人比较少见，常见于儿童。慢性铁中毒也称继发性血色病，可见于长期过量服用或注射铁剂，摄入含铁量高的特殊食品，慢性酒精中毒（铁的吸收增加）等原因使小肠吸收过多的铁；肠外输入过多的铁（多次大量输血）。急性铁中毒，可出现少尿、肾衰竭、肝损害、中枢神经系统和心血管系统中毒等表现。儿童慢性铁中毒主要见于重型地中海贫血和反复输血引起的含铁血黄素沉着症，慢性铁中毒进展缓慢，多在中年期才出现继发性血色病，其临床表现可有不同程度的各脏器受损的表现，如肝大、心脏疾病、胰腺病变、垂体功能低下等。预防铁中毒应提高对铁中毒的危害性认识，防止误服外形美观的糖衣或糖浆铁剂，不可认为铁剂是"补药"而超过规定剂量服用。

928. 为什么反复输血会引起铁中毒

答：人体所有具有功能的细胞均含铁，正常成人含铁总量为男性 50mg/kg，女性 35mg/kg，除月经及上皮细胞脱落丢失铁以外，人体缺乏有效的排铁机制。理论上，每 1ml 压积红细胞含铁 1mg，每单位红细胞（200ml 全血）含铁 100mg。患者输注红细胞 20U 或铁蛋白 $>1000\mu g/L$，即可诊断为铁过载。如果依赖输血的贫血患者每 2 周输入红细胞 2U，1 年输入的铁是正常成人含铁总量的数倍，不可避免将导致体内铁蓄积和铁过载，从而引起组织器官损害和功能障碍。因此对于因某些疾病需反复大量输血，或肝硬化引起的慢性铁中毒，则应着眼于原发疾病的防治，对于需要反复红细胞输注的患者必要时启动驱铁治疗。

929. 为什么大多数国家食盐内都添加碘

答：碘缺乏病（iodine deficient disorder，IDD）是指由于长期碘摄入不足所引起的一类疾病，这些病具有地区性特点，故称为地方性甲状腺肿和地方性克汀病，其主要原因是缺碘，凡是能坚持碘盐预防的地区，该病基本上能得到控制。碘是通过甲状腺素而发挥其生理作用的，甲状腺素具有的生物学作用都与碘有关。当血液中碘浓度下降，可使血浆中甲状腺素浓度降低，垂体前叶促甲状腺素分泌增加，甲状腺合成和释放甲状腺素的功能增加，甲状腺发生代偿性肥大，如果碘持续得不到补充，则发生甲状腺肿大，妊娠妇女如缺碘严重，孕妇和胎儿的甲状腺素合成不足，可引起胎儿的大脑发育障碍，即地方性克汀病。地方性甲状腺肿早期患者可采用口服碘剂，对结节性甲状腺肿可采用碘注射液，注射到甲状腺局部。地方性克汀病是全身性疾病，碘缺乏是引起克汀病发病的根本原因，患者大脑、神经系统和骨骼发育受到不可逆的损伤。该病被国内外学者广泛认为是由于母体碘缺乏，导致胚胎期和新生儿期严重缺碘所致。对地方性克汀病可采用碘盐、口服碘剂及碘化油肌内注射等方法进行防治。世界上大多数国家，包括我国在内，都采取食盐加碘的方法预防甲状腺肿和地方性克汀病等碘缺陷病。

930. 为什么高碘与高碘性甲状腺肿有关

答：当机体的甲状腺自主调节机制受到损伤时，如果摄入过量碘，机体的碘转运和碘化作用将受到影响，甲状腺不能进行碘脱逸反应，从而导致机体甲状腺功能减退；高碘可以通过诱导甲状腺细胞凋亡、氧化-抗氧化失衡、诱导人类白细胞 II 类抗原表达，使甲状腺球蛋白抗原性发生变化及甲状腺滤泡上皮细胞表达肿瘤坏死因子等，引起自身免疫性甲状腺炎（autoimmune thyroiditis，AITD）的发生。摄入含碘量高的食物，以及在治疗甲状腺肿等疾病中常发生高碘性甲状腺肿，其根据流行病学分类为散发性和地区性。地区性高碘性甲状腺肿与碘缺乏病相反，在一些平原地区，由于碘离子富集，出现高碘区；散发性为长期摄入过量碘或短期服用大剂量含碘药物如胺碘酮、复方碘溶液、海藻等，过量无机碘在甲状腺内抑制激素合成，以致引起甲状腺滤泡胶质潴留，引起高碘性甲状腺肿。高碘性甲状腺肿随着摄碘量的增加，甲状腺肿大率上升，且甲状腺成弥散性肿大，甲状腺质地较为坚硬，显微镜下观察肿大的甲状腺内滤泡腔明显增大，呈现典型的角质样改变。高碘性甲状腺肿男女均可发病，女性多于男性。预防是除去高碘来源，对饮水型病区可改用含碘正常饮水，对进食高碘海产品过多的地区可发展蔬菜生产，从而减少过量碘的摄入。

931. 为什么会引起碘性甲状腺功能亢进

答：碘性甲状腺功能亢进（iodine-induced hyperthyroidism，IH）是指与摄碘量增加有关的甲亢，简称碘型甲亢或碘致甲状腺毒症。此病为碘诱导产生自主功能性甲状腺细胞，当其数量达到一定程度时且碘原料充分时，可合成过量甲状腺激素，导致甲状腺功能亢进。此病因为长期大量摄碘所致，可发生在用碘治疗的甲状腺肿大患者中，也可见于高碘性甲状腺患者。碘型甲亢的临床表现与毒性弥漫性甲状腺肿（Graves 病）相似，但是碘型甲亢患者发病年龄偏大，多发生于老年人，患者的甲状腺碘代谢常有缺陷，可伴有结节，患者无突眼。从摄入碘量来看，碘甲亢的发生有三种情况：①单次或多次碘摄入造成碘型甲亢；②摄入较高剂量的碘；③摄入一般剂量的碘。碘型甲亢分为两型，1 型为碘剂诱导型，2 型主要是胺碘酮所致。碘型甲亢还见于甲状腺功能自主腺瘤患者和一些老年亚临床甲亢患者。碘型甲亢临床表现为多汗、乏力、手颤、性情急躁、心悸、食欲亢进、体重下降、怕热等，一般无明显凸眼。防治碘型甲亢采用减少碘摄入量，可自行缓解。碘型甲亢的实验室检查以 T_4 增高为特点，T_3 升高不如 T_4 显著；TSH 低下，TSH 受体抗体阴性，TRH 兴奋试验反应低下或无反应。甲状腺扫描可发现"热区"的存在，其特征性表现为甲状腺摄碘率降低，24 小时摄碘率<3%。

932. 为什么克山病和大骨节病与硒有关

答：克山病是一种以心肌坏死为主的地方病，临床表现为心力衰竭或心源性休克、心律失常、心功能失代偿，少数患者有肺栓塞、脾栓塞等。克山病发病快，症状重，患者往往因抢救不及时而死亡。口服亚硒酸钠，症状会消失，甚至痊愈。克山病全部发生在低硒地带，患者头发和血液中的硒明显低于正常人，而口服亚硒酸钠可以预防克山病的发生，说明硒与克山病的发生有关。克山病的发生除低硒外，尚有多种其他因素参与的可能，如水土和营养因素、病毒感染等。缺硒与大骨节病发生也有关，大骨节病也发生在低硒地带。大骨节病是原因未明的、地方性、慢性、多发性、变形性骨关节病，基本病变是软骨内成骨的软骨变性和坏死及在坏死基础上发生增生和修复性改变，软骨内化骨障碍，骨的生长发育停滞，最终导致关节变形甚至身材矮小。大骨节病可侵犯全身各个关节，以四肢关节为主，脊柱、骨盆也可改变。大骨节病主要发生在儿童、少年，患者表现为骨关节粗大、身材矮小、劳动力丧失。防治大骨节病主要用亚硒酸钠、硒酵母、维生素 E、维生素 C 等治疗。

933. 为什么补硒不能过量

答：补硒不能过量，因为过量的摄入硒可导致中毒，出现脱发、脱甲等。临床所见的硒过量而致的硒中毒分为急性、亚急性及慢性。最主要的中毒原因就是机体直接或间接地摄入、接触大量的硒，包括职业性、地域性原因，饮食习惯及滥用药物等。①急性硒中毒通常是在摄入了大量的高硒物质后发生，每日摄入硒量高达 $400\sim800mg/kg$ 体重可导致急性中毒。急性硒中毒的特征是脱头发和指甲、皮疹、发生外周神经病、牙齿颜色呈斑驳状态，重者有支气管炎、寒战、高热、出大汗、手指震颤以及肝大等表现。②慢性硒中毒由于每天从食物中摄取硒 $2400\sim3000\mu g$，长达数月之久，一般 $2\sim3$ 年会出现慢性硒中毒症状，表现为脱发、脱指甲、皮肤黄染、口臭、疲劳、龋齿、抑郁等，一般慢性硒中毒都有头晕、头痛、倦怠无力、口内金属味、恶心、呕吐、食欲缺乏、腹泻、呼吸和汗液有蒜臭味，还可有肝大、肝功能异常、自主神经功能紊乱、尿硒增高。长期高硒使小儿身高、体重发育迟缓，毛发粗糙脆弱，甚至有神经症状及智能改变。慢性硒中毒的主要特征是脱发及指甲形状的改变。中国大多数地区膳食中硒的含量是足够而安全的，因此补硒要严格精确摄入量并建议服用有国家认证的补硒品，如纳米硒等。

934. 为什么会发生锌缺乏症

答：缺锌常见于食物含锌量低，吸收障碍，不良的饮食习惯，锌丢失增加（如失血、灼伤），锌需要量增加（如妊娠、哺乳、生长期）等。在一些疾病过程中锌的含量逐渐降低，如急慢性感染、恶性肿瘤、肾上腺皮质功能亢进、慢性肾病、肝硬化、心肌梗死，尤其在节段性回肠炎和溃疡性结肠炎患者中血清锌浓度呈轻、中度降低，但与疾病的活动、病程和疗效无关，缺锌可引起脂性腹泻，其原因可能是锌蛋白复合物渗出肠腔、小肠上皮细胞黏膜损伤导致锌吸收障碍有关，可能与脂肪或磷酸结合的可溶性锌复合物不断丢失有关。缺锌临床表现为生长发育迟缓，食欲减退，消化功能减退，营养低下，生长发育受阻；皮肤角化不全或过度、皮炎、湿疹、脱毛、皮肤粗糙、皲裂；骨骼发育异常；还有免疫力降低，出现异食癖（嗜土）、性发育障碍、毛发枯黄等。临床可见营养性侏儒症、原发性男性不育症等。缺锌防治可采用饮食及锌剂治疗，一般来说，动物性食物含锌较丰富，饮食需多吃瘦肉、禽蛋、猪肝、鱼类等，锌剂如硫酸锌、葡萄糖酸锌等。

935. 为什么要重视锌中毒

答：对人体而言，锌的毒性相对较低，口服锌含量的 $2\sim3$ 倍一般无毒副作用，100 倍以上长期使用就可引起严重中毒。锌中毒可能发生于长期使用锌剂治疗，如大量口服或外用锌制剂，空气、水源、食品被锌污染等，亦可见于甲状腺功能亢进、高血压等。成人一次性摄入 2g 以上锌会发生锌中毒。据有关报道，长期或大量服用硫酸锌，约有 15% 的患者会出现不良反应，主要是锌对胃肠道的直接刺激作用导致的不同程度的恶心、呕吐、上腹痛、腹泻、消化道出血等，长期补充大量的锌发生慢性中毒，主要表现为贫血、免疫力下降、高密度脂蛋白胆固醇（HDL-C）降低等。另有 10% 盲目滥用硫酸锌者，会出现中枢神经兴奋，失眠等症状。防治锌中毒需定期检查血锌和发锌，采取缺多少补多少的治疗原则。在肢端肥大症和生长激素缺乏症患者中血清锌浓度可以增加，经治疗可恢复正常。

936. 为什么会引起铬中毒

答：铬中毒通常指的是六价铬中毒。在工业生产中使用铬化合物多是六价铬，如铬酸酐、铬酸盐等，具有强烈毒性，可导致急慢性中毒；近年来有将铬酸外用治疗疣、痔疮而引起中毒的报道。铬经口、呼吸道及皮肤等吸收后，大部分分布在肝、肺、肾三个脏器，若过量摄入铬，因具有强氧化性，可使蛋白变性，并干扰酶活性，造成肝、肺、肾功能损害，出现恶流涕、咳嗽、吞咽困难、胸闷、胸痛等呼吸道刺激症状，数小时后可出现呼吸困难、化学性肺炎等。口服重铬酸钾后，经数分钟至数小时潜伏期，轻者出现恶心、呕吐、腹痛、腹泻、血便、电解质紊乱，重者出现烦操不安、脉搏加快、呼吸急促、发绀、血压下降甚至惊厥、昏迷、休克，同时出现黄疸、肝大、蛋白尿等肝肾功能异常。慢性中毒长期或反复接触铬化物可有皮炎，出现丘疹或湿疹，有瘙痒感，可引起慢性结膜炎、咽炎、支气管炎、咽痛、咳嗽、甚至哮喘，鼻中隔可见黏膜充血、肿胀、干燥或萎缩，重者出现鼻中隔溃疡和穿孔。另外六价铬还是潜在致癌物。防治铬中毒，应及时用清水冲洗皮肤上的铬；误服者应立即洗胃，用牛奶或蛋清保护食管和胃黏膜等，保护好肝肾功能；吸入大量铬酸或铬酸盐时应迅速移至空气新鲜处，保持呼吸道畅通，有呼吸道症状者用3%~5%碳酸氢钠雾化吸入，使用镇咳剂和支气管舒缓剂。

937. 为什么会引起铬缺乏

答：人体内含铬量约为 60mg。铬经口、呼吸道、皮肤及肠道吸收，入血后与运铁蛋白结合运至肝脏及全身，人体 95%铬由尿排出。铬缺乏主要是摄入不足或消耗过多。摄入不足主要原因是在精制食品的过程中铬被丢失所致；烧伤、感染、外伤、体力消耗过度及发热等都可使铬消耗量增大，尿铬排出增多。铬缺乏临床表现主要类似胰岛素缺乏症状，如高血糖、高脂血症等，引起葡萄糖耐量降低、生长停滞、动脉粥样硬化和冠心病等。铬缺乏防治措施为适当补充含铬量高的食物，如动物肝脏、粗粮、粗面粉、牛肉和口服氯化铬药物等。

938. 为什么会引起铜中毒

答：金属铜属微毒类，铜化合物属低毒和中等毒类。铜中毒可分为急、慢性铜中毒。急性铜中毒一般是饮用与铜容器或铜管道长时间接触的酸性饮料，误服铜盐等，均可引起急性铜中毒，出现恶心、呕吐、上腹部痛、腹泻、眩晕、金属味等，重者出现高血压、昏迷、心悸，更甚者可因休克、肝肾损害而致死亡。对急性铜中毒患者先用1%亚铁氰化钾洗胃，后服牛乳、蛋清保护胃黏膜。用盐类泻剂排除肠道内积存的铜化合物。长期食用铜量超过正常供给量的 10 倍以上食物，可能会出现慢性铜中毒，表现为胃肠道症状，长期接触铜尘者可有呼吸道及眼结膜刺激，可发生鼻咽膜充血、鼻中隔溃疡、结膜炎和眼睑水肿等，同时有胃肠道症状。铜可致接触性和致敏性皮肤病变，出现皮肤发红、水肿、溃疡和焦痂等。慢性铜中毒者可用络合剂（如依地酸二钠钙）解毒。

939. 为什么锰缺乏病与侏儒症有关

答：成人男性身高不满 130cm，女性不满 110cm 即可诊断侏儒症。侏儒症与内分泌功能异常有关，内分泌功能又受多种微量元素的影响。锰缺乏病是由于食物供给不足，引起的一种生长停滞、骨骼畸形、生殖功能障碍、运动失调为特征的疾病，表现为软骨生长障碍，生长发育停滞，引起侏儒症；锰缺乏还可使动脉硬化及心血管发病率增加；癌症的发病率上升；性欲减退、智力呆滞、癫痫；另外，锰在线粒体内含量较高，血红素的合成与线粒体密切相关，锰刺激红细胞生成素和促进造血，同时锰可改善机体对铜的利用，铜能调节铁的吸收、利用及红细胞的成熟与释放，因此锰缺乏可引起贫血。

940. 为什么帕金森综合征是锰中毒的重症表现之一

答：锰中毒分为急、慢性中毒。锰矿开采和冶炼者，生产干电池、油漆、电焊条和陶瓷等职业工人长期接触锰及其化合物的烟雾和粉尘，经呼吸道进入人体，属于职业性慢性锰中毒。口服高锰酸钾引起的是非职业性中毒。急性锰中毒十分少见。早期表现为神经衰弱综合征和自主神经功能紊乱。中毒较明显时，出现锥体外系损害，并可伴有精神症状。严重时可表现为帕金森氏综合征和中毒性精神病，可有头晕、头痛、容易疲乏、睡眠障碍、健忘等神经衰弱综合征的表现，以及肢体疼痛、下肢无力和沉重感，可有多汗、心悸等自主神经功能紊乱的表现，尿锰或发锰超过本地区正常值上限，肌张力增高或手指有明显震颤，腱反射亢进，并有容易兴奋、情绪不稳定、对周围事物缺乏兴趣等精神情绪改变。重度中毒有明显的锥体外系损害或中毒性精神病。锰中毒目前尚无特异的检验诊断指标，尿锰、发锰，只能作为接触指标。中毒早期可用金属络合剂如依地酸二钠钙等治疗，并适当给予对症治疗。出现明显的锥体外系损害或中毒性精神病时，治疗原则与神经精神科相同。

941. 为什么血清钴缺乏时会出现巨幼细胞性贫血

答：在幼红细胞的发育成熟过程中，细胞核对于细胞分裂和合成血红蛋白有着重要的作用。在这些阶段，合成细胞核的主要构成物质 DNA 必须有维生素 B_{12}（Vit B_{12}）和叶酸作为辅酶。钴是 Vit B_{12} 的组成成分，体内的钴主要以 Vit B_{12} 的形式发挥作用，通过 Vit B_{12} 在人体内参与造血，参与脱氧胸腺嘧啶核苷酸的合成、促进胃肠道内铁的吸收，加速储存铁的动员，促进铁进入骨髓等。钴及 Vit B_{12} 缺乏时，核酸合成受阻，影响红细胞的正常成熟，发生"幼核老浆"的巨幼红细胞性贫血；另外缺钴还易发生哮喘、脊髓炎、青光眼、白癜风等病症；肝炎患者缺钴易导致肝硬化。

942. 为什么治疗贫血可能导致钴中毒

答：钴参与核糖核酸及造血有关物质的代谢，作用于造血过程。巨幼细胞型贫血治疗一般以增加 Vit B_{12} 和叶酸摄入量为主，口服甲钴胺或肌内注射 Vit B_{12}。钴作为抗贫血治疗药物，近年来不少学者认为钴刺激红细胞的生成不是正常的生理刺激，可能是它的毒性反应。钴中毒的原因多为治疗贫血时引起钴中毒，一次口服氯化钴 500mg 可以发生中毒。正常人口服 $20\sim60$mg/d 后，红细胞、血红蛋白、网织细胞、红细胞压积值增加，形成红细胞增多症。贫血患者对服用钴后的反应没有规律，可以出现食欲缺乏、恶心、呕吐、腹泻、热感等中毒现象。钴中毒可采用高渗葡萄糖解毒、保肝、利尿等。

943. 为什么职业病包括铅中毒

答：铅（lead，Pb）是一种具有神经毒性的重金属元素，是有毒微量元素之一，其理想人体内血浓度为零。铅在人体内无任何生理功能，由于全球性工业和交通的迅猛发展，随之带来了铅对环境的污染，包括工业烟尘污染和含铅汽油燃烧后排出的废气，危害着人类的健康。如果长期在铅污染的环境中工作，需监测血铅的浓度。铅主要经呼吸道、消化道和皮肤吸收，入血后随血流分布到全身各器官和组织。铅的排泄大部分经肾脏由尿排出，小部分通过胆汁分泌排入肠腔，然后随粪便排出，微量由乳汁、汗、唾液、头发及指甲脱落排出体外。铅中毒机制中最重要的是卟啉代谢紊乱，使血红蛋白的合成受到阻碍。铅可致血管痉挛，又可直接作用于成熟红细胞而引起溶血；可使大脑皮层兴奋和抑制的正常功能紊乱，引起一系列的神经系统症状。由于铅对机体的毒性作用涉及多个系统和器官，且缺乏特异性，所以临床表现复杂，如易激惹、惊厥、反复腹痛、反复呕吐、小细胞低色素性贫血、糖尿等，主要累及神经、血液、造血、消化、泌尿和心血管系统。

944. 为什么水银体温计破碎后要及时清理水银并保持通风

答：汞（mercury，Hg）俗称水银，是银白色液态金属，是有毒微量元素之一。水银体温计打碎后会有汞的释放，金属汞及其化合物主要以蒸气和粉尘形式经呼吸道侵入机体，还可经消化道、皮肤侵入。汞以脑、肾含量最高，其次是肺、肝、甲状腺、睾丸等。过量的汞和汞化合物摄入体内，都可能对人体造成伤害。汞对机体的作用主要是汞离子与酶的巯基结合，使酶的活性丧失，影响细胞的正常代谢并出现中毒症状。汞中毒临床表现为头昏、头痛、多汗、易兴奋、精神障碍、乏力、口腔炎、牙齿松动等，主要累及肾脏、心血管和神经系统。汞的排泄主要经肾脏由尿排出，尿汞的排出量与接触汞的浓度和时间有关。粪便是汞排出的另一重要途径，汞还能由肺呼出，汗液、乳汁、唾液也可排出少量汞，毛发中的汞可以随毛发的脱落而脱离机体。

945. 为什么镉中毒会引起"痛痛病"

答："痛痛病"是因饮用被镉（cadmium，Cd）污染的水源而引起的一种慢性镉中毒，首先发现于日本，其临床特点是：①肾小管再吸收障碍；②骨软化症；③消化道吸收不良。镉是有毒微量元素之一，自然界中主要存在于锌、铜和铝矿内，其中以锌矿石含量最高，镉的主要吸收途径为呼吸道及消化道，也可经皮肤吸收，分布于全身各个器官，主要分布于肾、肝、骨组织中。镉的排泄主要由粪便排出，其次经肾脏由尿排出，少量可随胆汁排出。镉化合物可抑制肝细胞线粒体氧化磷酸化过程，对各种氨基酸脱羧酶、过氧化酶、组氨酸酶、脱氢酶等均有抑制作用，从而使组织代谢发生障碍。镉还可直接损伤组织细胞和血管，引起水肿、炎症和组织损伤。镉中毒临床表现为口干、口内金属味、咽痛、乏力、呼吸困难、蛋白尿、骨变形、肝坏死等，主要累及肺、肾、嗅觉、骨骼、睾丸、肝等。镉还具有致癌、致畸和致突变的作用。

946. 为什么不能长期使用铝制器具

答：铝（aluminium，Al）是一种对人体有害的神经毒微量元素。铝在地壳中含量丰富，用途极广。根据世界卫生组织的评估，规定铝的每日摄入量为 $0 \sim 0.6mg/kg$，即一

60kg 的人允许摄入量为 36mg。我国《食品添加剂使用标准》（GB 2760—2011）中规定，铝的残留量要≤100mg/kg。铝主要由胃肠道吸收入血后，结合在转铁蛋白上运输，以结缔组织、淋巴结、肾上腺、甲状旁腺中含铝量较高。铝的排泄主要经肾由尿排出，部分可由粪便和胆汁排出。人体主要通过铝尘、铝食具、炊具、食物、饮料、铝制剂等摄入过量的铝。铝的毒性可导致机体许多脏器受损，临床主要表现为高铝血症（hyperaluminaemia）、消化道症状、铝贫血（aluminum induced anemia）、铝骨病（aluminum related bone disease，ABD）、铝脑病等。研究发现，铝元素能损害人的脑细胞。铝在人体内是慢慢蓄积起来的，其引起的毒性缓慢、且不易察觉，然而，一旦发生代谢紊乱的毒性反应，后果非常严重。因此，在日常生活中要防止铝的吸收，减少铝制品的使用。

947. 为什么饮用水、食物、化妆品中砷的含量不能超标

答：砷（arsenic，As）是有毒微量元素之一，砷本身毒性并不大，但其化合物如三氧化二砷（As_2O_3，俗称砒霜）毒性甚大。砷及其化合物经呼吸道、消化道和皮肤吸收，吸收入血后主要与血红蛋白结合，随血液分布到全身组织和器官，主要分布在肾、肝、胃、脾、肌肉等处。砷的排泄主要通过肾脏随尿排出，小部分经毛发、指甲生长、皮肤脱落、排汗、胆汁等途径排泄。砷广泛分布于环境中，饮用水、燃煤的污染、海产品、生产环境的空气污染、烟草（烟草生长过程中能富集土壤中的砷）、含砷化妆品等。砷对细胞中的巯基（-SH）有很大的亲和力，砷与含巯基的酶结合，特别易与丙酮酸氧化酶的巯基结合，使酶的活性丧失，丙酮酸不能进一步氧化，影响细胞的正常代谢。砷的毒性可以减弱酶的正常功能，损害细胞染色体，造成神经系统、肝、脾、肾、心肌的脂肪变性和坏死，还可以引起皮肤黑变病、皮肤癌等。砷中毒临床表现为咳嗽、头昏、头痛、恶心、呕吐、腹泻、肝区痛、皮肤损伤等。

948. 为什么维生素 A 缺乏会导致夜盲症

答：膳食中维生素 A 或胡萝卜素不足，或由于吸收不良都可能引起 Vit A 缺乏。临床表现主要是眼和皮肤症状。夜盲症是人类 Vit A 缺乏病最早出现的症状之一。Vit A 具有促进视觉细胞内感光物质的合成与再生，维持正常视觉作用。在视觉细胞内由 11-顺视黄醛与不同的视蛋白组成视色素，若 Vit A 缺乏时，引起该物质不足，视紫红质合成减少，对弱光敏感性降低，日光适应能力减弱，夜间视力减退，暗适应时间延长，发生"夜盲症"。

949. 为什么过量食入胡萝卜素会造成高胡萝卜素血症

答：胡萝卜素在体内可以转换成维生素 A，过量食入胡萝卜素可出现高胡萝卜素血症（hypercarotinemia）。普通膳食一般不会引起 Vit A 过多，过多主要是由于摄入 Vit A 浓制剂引起，也有食用熊肝、狗肝或鲨鱼肝引起中毒的报道。Vit A 在体内过多时，因其是脂溶性维生素不能随尿排出，而贮存于肝脏和其他部位，最后达到中毒水平，可引起急慢性中毒及致畸毒性。高胡萝卜素血症易出现类似黄疸的皮肤。急性中毒可出现食欲减退、烦躁或嗜睡、呕吐、前囟膨隆、头围增大，颅内压增高等症状。慢性中毒早期出现烦躁、食欲减退、低热、多汗、脱发，以后有典型骨痛呈转移性疼痛，伴有软组织肿胀，有压痛点，无红、热征象，步态紊乱，肝大，长骨末端外周部分疼痛，皮肤瘙痒，肌肉僵硬等，孕妇

维生素 A 中毒可导致胎儿畸形。

950. 为什么维生素 E 不能作为营养品长期服用

答：维生素 E 是脂溶性维生素，不溶于水，但溶于脂类及有机溶剂；在食物中与脂类长时间共存，并随脂类一同吸收。Vit E 是高效抗氧化剂，能保护生物膜免受过氧化作用而被破坏。在一般剂量用药情况下，不良反应少见，大剂量长期使用，会产生毒副作用。有资料报道，每日用量超过 400mg，疗程 1 年以上，特别是与雌激素并用时，可诱发下肢血栓静脉炎。每日超过 800mg，表现为腓肠肌及臀部内侧所有深部静脉区均有压痛，并伴下肢水肿，停药后大部分患者上述症状消失。另有报道，长期口服 Vit E 300mg 以上剂量，可引起出血，高血压，荨麻疹，生殖功能障碍，糖尿病和心绞痛加重等情况；大剂量长期使用 Vit E 还可引起血小板凝聚和血栓形成，部分患者有恶心头痛、眩晕、视力模糊、疲劳、月经过多或经闭等，还可以引起激素代谢紊乱，血清胆固醇和甘油三酯增加，凝血酶原降低，血小板数量及活力增加，并可能影响免疫功能。个别患者可出现皮肤皲裂、唇炎、口角炎、胃肠功能紊乱等，这些现象都可在停药后消失。

951. 为什么不能过量摄入维生素 D

答：维生素 D 具有调节血钙的作用，Vit D 缺乏会导致儿童佝偻病和成年人的软骨病，自 20 世纪 30 年代发现 Vit D 并阐明其生理作用以来，Vit D 在防治儿童营养性佝偻病方面起了极大的作用。Vit D 中毒现象也时有发生，甚至出现中毒死亡病例。短期内多次给予大剂量 Vit D 治疗维生素 D 缺乏病，Vit D 预防剂量过大，每日 Vit D 摄入过多等均可引起维生素 D 中毒。维生素 D 中毒早期出现症状是食欲减退、烦躁、精神不振，多有低热，可有恶心、呕吐、腹泻或便秘，逐渐出现烦渴、尿频、夜尿多，偶有脱水或酸中毒；长期慢性中毒可引起骨髓、肾、脑、肺、胰腺等脏器有异位钙化灶和肾结石，严重者可有生长发育迟缓、高热、脱水、癫痫发作等。维生素 D 中毒在治疗上采用低钙饮食，口服肾上腺皮质激素，避免晒太阳，停服维生素 D 制剂。根据中国营养学会在 2002 年 10 月推荐膳食中 Vit D 每日摄入量为：11~49 岁 5μg（200U），其余人群包括婴儿、幼儿、老人、孕妇、乳母均为 10μg（400U），每日 Vit D 摄入最高量，所有人群均为 20μg（800U）。

952. 为什么维生素 D 缺乏会引起佝偻病等骨性并发症

答：维生素 D 缺乏相关性疾病有骨性并发症：佝偻病、骨质软化症和骨质疏松症。前者常见于儿童，后者发生于成人和孕产妇。佝偻病：由于 Vit D 缺乏，引起体内钙磷代谢异常，导致骨骼不能正常钙化，使骨骼变软，弯曲变形；患儿表现非特异性症状、骨骼特征性改变和其他系统改变如烦躁、夜惊、多汗等，严重缺钙患儿可见肋骨与肋软骨衔接处有珠状突起（肋骨串珠），下肢内弯或外弯，形成"O"形或"X"形，胸骨外凸形成"鸡胸"等，由于钙、磷代谢失调，患儿牙齿发育不良，易发生龋齿。骨质软化症：成人（特别是孕妇、哺乳期妇女）Vit D 缺乏可引起骨质软化症，其临床表现为骨质软化、腰腿部骨痛、易变形、孕妇骨盆发生特异性变形可致难产。骨质疏松症：Vit D 缺乏所导致的骨质疏松症常见于老年人，由于其肾功能降低，胃肠吸收欠佳，户外活动减少，影响骨钙化可发生自发性骨折。通过 25-（OH）D 水平检测可判断 Vit D 营养状况。

953. 为什么维生素 K 缺乏会导致凝血功能障碍

答：维生素 K 分布广泛，而且肠道内细菌也能合成，所以一般不易缺乏。新生儿因 Vit K 不能通过胎盘，出生后肠道内又无细菌，所以容易产生 Vit K 缺乏。当体内 Vit K 缺乏时，可出现凝血障碍、流血不止。临床表现为凝血酶原减少，凝血时间延长，易发生出血、皮下可出现紫癜或瘀斑、牙龈出血、创伤后流血不止。Vit K 缺乏的原因有：①黄疸，尤其是阻塞性黄疸，因肠内缺乏胆汁，影响了脂肪和 Vit K 的吸收；②肝癌、肝硬化及其他肝功能损害，使 Vit K 无法发挥作用，合成凝血酶原的能力下降；③慢性肠炎、痢疾、脂肪痢等疾病使肠黏膜吸收功能减退；④长期使用磺胺类药物和广谱抗生素，抑制肠道细菌生长，也会影响 Vit K 合成。

954. 为什么食用高度精细加工的米面地区易得脚气病

答：维生素 B_1 主要存在于种子的外皮和胚芽中，如米糠和麸皮中含量很丰富，在酵母菌、瘦肉、白菜和芹菜中含量也较丰富。Vit B_1 缺乏主要发生在食用高度精细加工的米、面食地区。在体内，维生素 B_1 主要与能量代谢有关，摄取不足时将影响热量供应，尤其是神经系统。因 Vit B_1 以辅酶形式参与糖的分解代谢，有保护神经系统的作用；还能促进肠胃蠕动，增加食欲。Vit B_1 缺乏引起心肌能量代谢不全，导致心脏功能失调。因此 Vit B_1 缺乏最典型的表现为神经系统和心血管系统的异常症状，统称为脚气病。根据典型症状临床上分为三型：湿型脚气病（以水肿为特征）、干型脚气病（主要为神经系统症状）、混合型脚气病（同时出现神经和心血管系统症状）。由于酗酒等引起的长期慢性酒精中毒，也可导致 Vit B_1 严重缺乏，主要表现为共济失调、记忆力消失、眼球震颤、精神错乱等，有人称之为脑型脚气病。婴儿脚气病多发生于 2~6 月龄的婴幼儿，往往急性暴发，常有发热史，临床表现为发绀、水肿、心界扩大、心动过速等，随病情加重，患儿出现嗜睡、昏迷，可因呼吸或心力衰竭而死亡。青少年、儿童 Vit B_1 缺乏，生长发育将出现障碍。运动员、孕产妇、甲亢、发烧等情况下应适当增加 Vit B_1 摄入。

955. 为什么人体一般不会缺乏维生素 B_6

答：维生素 B_6 在食物中分布广泛，动植物中一般都含有维生素 B_6，但按重量计，动物性食物含量相对较高；同时肠道细菌也可合成 Vit B_6，所以人体一般不会缺乏 Vit B_6。Vit B_6 缺乏症的原因多为膳食摄入不足，机体需要量增加、生物利用或代谢受干扰，如甲状腺功能亢进、怀孕、受电离辐射、高温环境下生活工作、尿毒症、肝病、慢性酒精中毒、先天遗传缺陷的"维生素 B_6 依存症"等。一些药物如异烟肼、环丝氨酸、肼苯哒嗪、左旋多巴、青霉胺、口服避孕药、4-脱氧吡哆醇等能与磷酸吡哆醛结合，使其失去辅酶的作用，进而诱发维生素 B_6 缺乏症。Vit B_6 缺乏可引发周围神经炎、眼鼻和嘴周围皮脂溢出并伴随舌炎、唇裂、可发生血红素合成障碍。临床表现为贫血、体重丢失、胃痛、呕吐、抑郁、四肢麻木或疼痛等，可引起神经系统功能障碍、脂肪肝、脂溢性皮炎，易于感染等，因此 Vit B_6 又叫抗皮炎抗生素。如果 Vit B_6 长期摄入过量，可见神经毒性和光敏反应，孕妇可能会累及胎儿发育。

956. 为什么缺乏维生素 B_2 会患"口角炎、唇炎、舌炎"

答：维生素 B_2 缺乏的突出特点是各种炎症，主要表现在唇、口腔黏膜、舌和会阴皮肤处，常见有：口角炎、唇炎、舌炎、阴囊皮炎、皮脂溢出性皮炎及睑缘炎、角膜血管增生、畏光、孔膜出血等眼部症状。由于 Vit B_2 在代谢中的多种功能，如催化氧化还原反应，参与氨基酸及脂肪氧化，参与蛋白质和某些激素合成等，因此缺乏者的症状也可表现在许多方面，如贫血、伤口难以愈合、疲劳、儿童生长迟缓等。另外 Vit B_2 需要量与蛋白质需要量有关：生长迅速、创伤恢复、怀孕及哺乳期蛋白质需要量增加时，会引起 Vit B_2 相对缺乏。

957. 为什么烟酸被称为抗癞皮病因子

答：烟酸又名尼克酸，是维生素 PP 活性形式之一，又称为抗癞皮病因子。Vit PP 广泛存在于动植物体内，在动物的内脏、花生、酵母及谷类中含量较多。烟酸和烟酰胺可在胃肠道迅速吸收，并在肠黏膜细胞内烟酰胺通过腺苷三磷酸（ATP）作用形成烟酰胺腺嘌呤二核苷酸（NAD^+）或烟酰胺腺嘌呤二核苷酸磷酸（NADP）在人体发挥作用。虽然色氨酸在体内可转变为烟酸，但含量甚少，人体需要的烟酸或烟酰胺主要来自食物，缺乏时可引起癞皮病（pellagra），其典型症状有皮炎（dermatitis）、腹泻（diarrhea）、痴呆（dementia）三个方面的体征，故有学者称之为"三 D 症状"，主要损害皮肤、口、舌、胃肠道黏膜以及神经系统，其中皮肤症状最具有特征性，表现为裸露的皮肤及易摩擦部位出现对称性晒斑样损伤。皮炎处有明显而界限清晰的色素沉着，痴呆则是神经阻滞病变的结果。癞皮病临床常给予对症治疗、口服烟酸、同时食疗。

958. 为什么叶酸、吡哆醇或钴胺素缺乏会导致高同型半胱氨酸血症

答：同型半胱氨酸（homocysteine，Hcy）可以直接或间接导致血管内皮细胞损伤，促进血管平滑肌细胞增殖，影响低密度脂蛋白的氧化，增强血小板功能，促进血栓形成，是动脉粥样硬化的危险因子。Hcy 是一种含巯基的氨基酸，主要来源于饮食摄取的蛋氨酸，是蛋氨酸和半胱氨酸代谢过程中一个重要的中间产物，其本身并不参加蛋白质的合成。在体内，约 1/2 的 Hcy 和甲基四氢叶酸在蛋氨酸合成酶的作用下，生成蛋氨酸和四氢叶酸，四氢叶酸在 N_5，N_{10}-亚甲基四氢叶酸还原酶的作用下生成甲基四氢叶酸；其余约 1/2 的 Hcy 通过转巯基途径，即 Hcy 与丝氨酸在胱硫醚 β 合成酶作用下形成胱硫醚，一部分在胱硫醚裂解酶的作用下形成半胱氨酸，最后生成丙酮酸、硫酸和水，此过程需维生素 B_6 为辅酶及丝氨酸羟甲基转移酶，另一部分则生成 Hcy。任何原因引起前两条代谢途径障碍时，升高的 Hcy 在氨基酰-tRNA 合成酶的作用下，生成同型半胱氨酸硫内酯（HTL），HTL 是 Hcy 在氨基酰-tRNA 合成酶编辑或校正过程中形成的反应产物，属一种环硫酯。缺乏叶酸、吡哆醇（Vit B_6）或钴胺素（Vit B_{12}）时，作为生物化学反应的结果，导致高 Hcy 血症（hyperhomocysteinemia，HHcy）。体内 Hcy 浓度受到各种因素如饮食中叶酸和维生素 B 含量、年龄、性别、吸烟和药物等影响。

959. 为什么怀疑神经系统变性患者需要检测维生素 B_{12}

答：维生素 B_{12} 是唯一含金属元素的维生素，人体不能合成，完全依赖食物，人体 Vit

B_{12}缺乏最主要原因是胃分泌的内因子不足与肠吸收不良。当全胃切除或恶性贫血时，内因子缺乏导致 Vit B_{12}不能被吸收，同时伴有叶酸缺乏。因 Vit B_{12}是 DNA 合成过程中的辅酶，其缺乏将影响造血功能及神经系统的代谢而发生贫血和神经系统变性。脊髓亚急性联合变性是由于 Vit B_{12}缺乏而引起的神经系统变性疾病，本病病变主要在周围神经以及脊髓后索与侧索，多于中年发病，起病呈急性或慢性，临床症状有贫血，深感觉缺失，感觉性共济失调及痉挛性瘫痪，常伴有周围性感觉障碍。

960. 为什么巨幼细胞性贫血患者治疗过程中不能只补充叶酸

答：有学者发现用于治疗巨幼红细胞性贫血时，过量的叶酸会掩盖恶性贫血的某些症状，使疾病发展到严重损害神经系统的阶段。补充叶酸对巨幼细胞性贫血具有显著的疗效。但是有报道在使用叶酸后，血象明显进步，却出现神经系统表现或原有的神经系统表现加重，原因为单独使用叶酸治疗，血液系统症状缓解的同时消耗了更多的 Vit B_{12}，使神经组织内更缺乏 Vit B_{12}，进而促使神经系统症状出现或加重。因此应同时测定患者血清中叶酸和 Vit B_{12}的含量。补充叶酸仅适用于单纯叶酸缺乏者，Vit B_{12}缺乏的恶性贫血者、叶酸伴维生素 B_{12}同时缺乏者应同时补充。

961. 为什么不能服用过量维生素 C

答：维生素 C 作为水溶性维生素，正常情况下有 40% 经过代谢分解成二氧化碳和草酸，通过尿液排出体外，在体内很少蓄积，也不会因此而发生中毒。然而食物中摄取或长期服用大量 Vit C，可发生不良反应：①可引起停药后坏血病；②导致肾和膀胱结石的形成、多为尿酸盐、半胱胺酸盐或草酸盐结石，且尿内草酸盐与尿酸盐排出增多；③可能会出现恶心、皮疹、胃酸增多、胃液反流、肠蠕动增加，甚至腹绞痛和腹泻等症状；④可致深静脉血栓形成、血管内溶血或凝血，有时可致白细胞吞噬能力降低，每日应用 5g 时，可导致溶血；⑤Vit C 可通过胎盘，孕妇大量应用时，可产生婴儿坏血病；⑥快速静脉注射可引起头晕、晕厥。

（庄兴 蒋筠斐）

第十三章　骨代谢和骨代谢异常生物化学检验

第一节　基本知识

962. 为什么会发生高钙血症

答：钙代谢异常表现为血清总钙或游离钙水平异常升高或降低。当血总钙 > 2.75mmol/L 为高钙血症，是由各种原因导致过多的钙进入细胞外液，超过细胞外液钙浓度调节系统的调节能力或调节系统异常所致。高钙血症常见于：①钙溢出进入细胞外液（恶性肿瘤时，骨矿物质过度吸收）；②肾脏重吸收钙增加（如应用噻嗪类药物）；③肠道对钙吸收增加（维生素 D 中毒）；④骨骼重吸收增加（固定不能活动）；⑤甲状旁腺激素（parathyroid hormone，PTH）过度分泌。原发性甲状旁腺功能亢进是高钙血症患者最常见的原因，住院患者中高钙血症多见于恶性肿瘤。

963. 为什么会发生低钙血症

答：血总钙<2.25mmol/L 或游离钙低于<1.1mmol/L 为低钙血症。血总钙浓度可因白蛋白结合部分或游离部分减少而降低，游离钙减少通常是由于维持血清钙存在形式之间分配的生理机制受破坏而引起。引起低钙血症的病因有：①低白蛋白血症，血清总钙降低，游离钙大多正常；②慢性肾衰竭，从多方面引起低钙血症：血磷升高，钙磷乘积下降；肾实质破坏，25-（OH）D_3 羟化为 1,25-（OH）$_2D_3$ 功能发生障碍；与白蛋白结合的钙随白蛋白从肾脏排出；血磷升高刺激甲状旁腺细胞分泌降钙素；③甲状旁腺功能减退，PTH 分泌不足；④维生素 D（vitamin D，Vit D）缺乏；⑤电解质代谢紊乱并发高磷血症，升高的血磷破坏钙磷间的正常比例，使血钙降低；并发镁缺乏，可因干扰 PTH 分泌，并影响其在骨和肾中的活性，导致低钙血症。

964. 为什么补钙的同时要补充维生素 D

答：人体内的钙必须由食物摄入补充，影响钙吸收的主要因素是维生素 D 和机体对钙的需要。食物中的维生素 D 以及同化修饰后的羟化维生素 D_3 是钙在肠道吸收的关键因素，足量的羟化维生素 D_3 能加快钙离子在肠黏膜刷状缘积聚，增加细胞内维生素 D 依赖的钙结合蛋白合成，加速细胞内钙的迁移，使肠组织内钙的分布更广泛、均匀。维生素 D 须在肝脏羟化修饰成 25-（OH）$_2D_3$，再经肾脏羟化为 1,25-（OH）$_2D_3$ 后才具有生理活性，由肾脏分泌到靶器官。1,25-（OH）$_2D_3$ 除具有促进小肠吸收钙的作用外，还与甲状旁腺素协调发挥破骨细胞的生成和增强活性的作用。因此补钙的同时需注意维生素 D 的补充，这与维生素 D 在钙吸收中的生理功能有关。

965. 为什么要检测 24 小时尿钙

答：钙通过肠道及肾排泄。由消化道排除的钙一部分是未吸收的食物钙，另一部分是肠管分泌的钙（每日可达 600mg），分泌的钙量可因摄入高钙膳食而增加，严重腹泻时排钙过多可导致缺钙。经过肾排泄的钙占体内总排钙量的 20%，每日由肾小球滤出约 10g 钙，其中约 50% 在近曲小管被重吸收，20% 在髓袢升段被吸收，其余在远曲小管和集合管被吸收，尿液排钙量只占滤过量的 1.5%（约 150mg），其中离子钙占 20%，复合钙占 80%，以枸橼酸钙为主。尿钙指 24h 尿液中钙的浓度，尿钙的排出量直接受血钙浓度影响，当血钙低于 2.4mmol/L 时，尿中无钙排出。尿中钙的排泄量受下列因素的影响：①钙的摄入量；②肾脏的酸碱调节功能；③甲状旁腺激素的分泌量。24 小时尿钙检测可用于尿路结石患者的实验室检查。尿钙增高可见于高钙血症、甲状旁腺功能亢进，以及摄入氯化钙、降钙素和皮质类醇类药物等。尿钙减低可见于妊娠晚期、低钙血症、甲状旁腺功能低下、维生素 D 缺乏，以及摄入利尿剂、雌激素、口服避孕药等药物等。

966. 为什么会发生高磷血症

答：成人每天进食磷（phosphorus，P）1.0~1.5g，以有机磷酸酯和磷脂形式为主，其在肠管内磷酸酶的作用下分解为无机磷酸盐。磷在空肠吸收最快，吸收率达 70%，低磷膳食时吸收率可达 90%。血液中的磷通常指血浆中的无机磷，80%~85% 以 HPO_4^{2-} 的形式存在，其余为 $H_2PO_4^-$，而 PO_4^{3-} 仅含微量。血磷浓度即指血浆中无机磷的浓度。当肾排出减少，溶骨作用亢进，磷摄入过多，磷向细胞外移出及细胞破坏等原因造成血清无机磷浓度高于 1.45mmol/L 时，可发生高磷血症，患者临床常伴有血钙降低和软组织的钙化现象。造成高磷血症的病因有：①肾排泄磷酸盐能力下降：肾小球滤过率降低，急、慢性肾衰竭；肾小管重吸收增加，PTH 缺乏或耐受，甲状腺功能亢进症；②磷酸盐摄入过多：磷酸盐静注、缓泻剂、灌肠液、小肠磷摄入亢进（维生素 D 过量）；③细胞内磷酸盐外移：乳酸中毒、酮症酸中毒、呼吸性酸中毒（治疗前）、骨骼肌破坏、细胞溶解。④其他：镁缺乏、细胞外液量减少、家族性间歇性高磷血症。

967. 为什么会发生低磷血症

答：由磷吸收不良而引起的磷缺乏较为少见，临床上低磷血症的发生多见于长期口服氢氧化铝凝胶或摄入食物中钙、镁、铁离子过多，形成不溶性磷酸盐，影响磷的吸收，造成机体磷缺乏。血清无机磷浓度低于 0.81mmol/L 称为低磷血症，低于 0.48mmol/L 出现临床症状。低磷血症产生的病因有：①磷向细胞内转移：胰岛素治疗时，细胞内磷利用增加，磷向细胞内转移，导致低磷血症；呼吸性碱中毒、高热量输液、应用雄性激素等；②肾磷酸盐阈值降低：尿磷排泄增加，如急性乙醇中毒，原发、继发性甲状旁腺功能亢进等；③肠道磷酸盐吸收减少，一般发生在饥饿、呕吐、腹泻等情况；④细胞外磷酸盐丢失，如酮症酸中毒和乳酸性酸中毒。

968. 为什么要检测 24 小时尿磷

答：肾是排磷的主要器官，经肾排出的磷占磷总排出量的 70%，另 30% 由肠道排出。每天经肾小管过滤的磷可达 5g，85%~95% 被肾小管（主要是近曲小管）重吸收。24 小时尿磷检测可用于尿路结石患者的实验室检查。尿磷排泄量增多可见于甲状旁腺功能亢进症、Fanconi 综合征（骨软化-肾性糖尿-氨基酸尿-高磷酸尿综合征）和代谢性碱中毒等；尿磷排泄量减少可见于甲状旁腺功能减退症、佝偻病和乳糜泻等。24 小时尿磷检测前，应禁止剧烈运动，保持良好的饮食和作息，检测前一周停用雄激素、合成类激素及某些利尿药物，检测前三天禁饮酒。

969. 为什么镁代谢与骨代谢也密切相关

答：镁（magnesium，Mg）存在于除脂肪以外的所有动物组织及植物性食品中，每日摄入量约为 250mg，其中 2/3 来自谷物和蔬菜。小肠对镁的吸收是主动转运过程，吸收部位主要在回肠；肾是体内镁的主要排泄器官。镁的代谢及功能与钙、磷水平密切相关。人体含镁量约 25g，骨骼中的镁含量占总镁的 50%，其余在细胞内，细胞外液镁不超过总量的 1%。骨中镁主要以 $Mg_3(PO_4)_2$ 和 $MgCO_3$ 的形式存在，吸附于磷灰石表面。镁与钙不同，不易随机体的需要从骨中动员出来，但镁在一定程度上可置换骨中的钙，其置换的量取决于骨钙动员的状况。镁与钙既有协同作用，又互相竞争。钙不足时镁可略微替代钙；钙过多时，镁的吸收率下降，机体对镁的需要量增加。血镁过高，会减弱钙的主动转运，阻止钙磷酸盐转化为羟磷灰石，延缓其沉积速度，抑制羟磷灰石与骨蛋白结合，影响骨骼的正常钙化。骨镁含量的改变可直接或间接影响钙平衡及骨代谢，甚至可能会造成一些骨代谢疾病，患骨质疏松的绝经期妇女患者中有 60% 发生镁吸收不良。高镁可影响成骨作用，骨镁升高使矿化过程减慢，造成骨营养不良。

970. 为什么会发生高镁血症

答：高镁血症不常见，即便有也多是轻微升高，其病因有：①摄入过多：见于静脉内补镁过快过多，这种情况在肾功能受损患者中易发生；②排镁过少：肾排出镁减少是高镁血症最重要的原因，肾功能不全及急性肾功能不全少尿期，肾清除作用降低，血浆及红细胞内镁含量均增高，当肌酐清除率<30ml/min 时，血镁含量显著增高；③内分泌紊乱：甲状腺功能减退，肾小管重吸收镁增强、促进尿镁排出减弱，某些黏液水肿患者可能发生高镁血症。醛固酮减少时，艾迪生病（肾上腺皮质功能减退症）可并发高镁血症。急、慢性高镁血症时肌肉中镁均不增加。红细胞中镁含量约为血清镁的 3 倍，所以，测定血清镁时应防止溶血。

971. 为什么会发生低镁血症

答：低镁血症的发病原因较多，且常伴有其他电解质的紊乱。其发生病因：①镁摄入不足：每日镁的吸收量约为体重每 kg 2~7.5mg，未吸收部分随粪便排出，镁的摄入量与排出量存在一定正比关系。营养不良、长期禁食和长期经静脉营养未注意镁的补充等均可导致镁摄入不足；②镁排出过多：消化液中也含有大量的镁，成人每日可从消化液的吸收过程中回收约 35mg 镁。长期或短期大量丢失消化液是造成缺镁的主要原因。上消化道消化液的镁浓度约为 0.5mmol/L，故呕吐和鼻胃管抽吸可导致镁的丢失；下消化道肠液中镁的浓度较高，因此，长期腹泻可引起镁的丢失过多，消化道手术或造瘘术后未及时补充镁，也会出现缺镁综合征；③长期使用利尿药：体内镁的主要排泄途径是肾，每日经肾小球滤过 1.8g 镁，再由肾小管（特别是髓袢）将大部分滤过的镁重吸收，仅 2%～5% 由尿排出。肾脏疾病可因肾小管对镁的重吸收能力降低而引起低镁血症；④重吸收减少：高钙血症可减少肾小管重吸收镁。

972. 为什么某些激素变化会影响骨代谢

答：钙、磷及骨代谢的主要调节激素是甲状旁腺激素（PTH）、活性维生素 D（主要为 $1,25-(OH)_2D_3$、$1,25-(OH)_2D_2$）以及降钙素（calcitonin, CT）。PTH 促进骨吸收，CT 抑制骨吸收，活性维生素 D 及其代谢产物具有双向调节作用。①PTH 是甲状旁腺主细胞合成与分泌的一种单链多肽，受细胞外液 Ca^{2+} 浓度的负反馈调节，血钙浓度降低可促进 PTH 合成与分泌，血钙浓度高则抑制 PTH 合成与分泌。血钙在 $1.3\sim3.9mmol/L$ 范围内与 PTH 分泌呈负相关；②$1,25-(OH)_2D_3$ 对钙、磷代谢的作用为升高血钙和血磷，其靶器官主要是小肠、骨和肾脏。③CT 是由甲状腺滤泡旁细胞合成与分泌的一种单链多肽激素，由 32 个氨基酸残基组成，相对分子质量为 3 418。CT 在初合成时是含 136 个氨基酸残基、相对分子质量为 15 000 的前体物，此前体物含有一个称为"降钙蛋白"的 21 肽片段。当血钙增高时，CT 与降钙蛋白等分子分泌，降钙蛋白能增强 CT 降低血钙的作用。血钙低于正常时，CT 分泌减少。在正常人体内，通过 PTH、CT、$1,25-(OH)_2D_3$ 三者的相互制约和协调，依据内环境变化，保持血钙浓度的相对恒定。三种激素对钙磷代谢的影响见表 13-1。

表 13-1　三种激素对钙磷骨代谢的调节作用

激素	肠钙吸收	溶骨	成骨	肾排钙	肾排磷	血钙	血磷
$1,25-(OH)_2D_3$	↑↑	↑	↑	↓	↓	↑	↑
PTH	↑	↑↑	↓	↓	↑	↑	↓
CT	↓	↓	↑	↑	↑	↓	↓

注：↑表示升高、↑↑表示显著升高、↓表示降低

973. 为什么甲状旁腺素是维持正常血钙最重要的调节激素

答：甲状旁腺素（PTH）是维持血钙在正常水平最重要的调节激素，具有升高血钙、降低血磷和酸化血液等作用，其主要靶器官是骨和肾小管，其次是小肠黏膜等。①对骨的作用：骨是最大的钙储存库，PTH 促进溶骨，升高血钙；促使已形成的破骨细胞活性增强，骨盐溶解，血钙升高；促使未分化的间质细胞向破骨细胞转化，同时抑制成骨细胞的活动，抑制破骨细胞向成骨细胞的转化；②对肾的作用：PTH 主要促进磷的排出及钙的重吸收，进而降低血磷，升高血钙。PTH 作用于肾远曲小管和髓袢升支以促进钙的重吸收；抑制近曲小管及远曲小管对磷的重吸收，使尿磷增加；③对维生素 D 的作用：PTH 可升高肾 $25-(OH)D_3-1\alpha-$羟化酶的活性，促进高活性的 $1,25-(OH)_2D_3$ 的生成；④对小肠的作用：PTH 促生成的 $1\alpha,25-(OH)_2D_3$ 作用于小肠，增强小肠对钙和磷的吸收。

974. 为什么会发生甲状旁腺功能亢进症

答：甲状旁腺功能亢进症常分为原发性、继发性和三发性。原发性甲状旁腺功能亢进症（primary hyperparathyroidism，PHPT）简称原发甲旁亢，系甲状旁腺组织原发病变致甲状旁腺激素分泌过多形成的一组临床症候群，包括高钙血症、肾钙重吸收和尿磷排泄增加、肾结石、肾钙质沉着症和以皮质骨为主骨吸收增加等。单个甲状旁腺腺瘤最常见，少数为甲状旁腺增生或甲状旁腺癌。继发性甲状旁腺功能亢进症简称继发性甲旁亢，常为各种原因导致的低钙血症刺激甲状旁腺增生肥大、分泌过多 PTH 所致，见于慢性肾病、骨软化症、肠吸收不良综合征等疾病。三发性甲状旁腺功能亢进症简称三发性甲旁亢，是在继发性甲旁亢基础上，由于腺体受到持久刺激，发展为功能自主的增生或肿瘤，自主分泌过多 PTH 所致，常见于慢性肾病和肾脏移植后。

975. 为什么会发生甲状旁腺功能减退症

答：甲状旁腺功能减退症，简称甲旁减，是因甲状旁腺激素产生减少而引起的钙、磷代谢异常。其病因有：①甲状旁腺发育不全：先天性甲状旁腺发育不全致甲旁减；②甲状旁腺损伤：多见于甲状腺癌根治或甲状旁腺功能亢进症多次手术后，切除或损伤甲状旁腺组织，影响甲状旁腺血液供应；③金属中毒：如血色病、地中海贫血和肝豆状核变性等；④甲状旁腺浸润性疾病：如淀粉样变、结核病和肿瘤浸润等引起；⑤自身免疫性多腺体疾病：如家族性内分泌病变-甲旁减、艾迪生病及黏膜皮肤念珠菌病综合征；⑥PTH 分泌缺陷：如钙敏感受体和 PTH 基因异常，导致 PTH 分泌的调控与合成障碍；⑦PTH 分泌的调节异常：母亲患甲旁亢的新生儿、甲旁亢患者手术后和低镁血症；⑧靶组织对 PTH 生物学作用反应的缺陷：靶组织对 PTH 作用的抵抗可原发于假性甲旁减或继发于低镁血症。

976. 为什么补充维生素 D 有利于骨的更新与生长

答：天然维生素 D 有维生素 D_2 和维生素 D_3 两种，其具有相同的生理作用，且都必须在体内进行代谢转变为活化型后才发挥生物学作用。肝脏和肾脏是维生素 D 活化的主要器官。肝细胞微粒体中有维生素 D_3-25-羟化酶系，可在 NADPH、O_2 和 Mg^{2+} 参与下将维生素 D_3 羟化生成 25-（OH）D_3。后者在血浆中与特异的 α_2-球蛋白结合，运输到肾脏，在肾近曲小管上皮细胞线粒体中的 25-（OH）D_3-1α-羟化酶系催化下，再羟化生成 1，25-（OH）$_2D_3$，后者活性比维生素 D_3 高 10~15 倍，被视为维生素 D 活性型。活性维生素 D_3 作用的靶器官主要是小肠、骨和肾。1，25-（OH）$_2D_3$ 对骨的直接作用是促进溶骨，它与 PTH 协同作用，既加速破骨细胞的形成，增强破骨细胞活性，促进溶骨，亦通过促进肠管对钙、磷的吸收，使血钙、血磷水平增高利于骨的钙化。因此，1，25-（OH）$_2D_3$ 能维持骨盐溶解与沉积的过程，有利于骨的更新与生长。

977. 为什么降钙素能降低血钙和血磷

答：降钙素（CT）的作用与甲状旁腺激素相反，有抑制破骨作用，抑制钙、磷的重吸收，降低血钙和血磷，作用靶器官主要为骨、肾和小肠。①对骨的作用：抑制破骨细胞生成及其活性，从而抑制骨基质的分解和骨盐溶解。还可促进间质细胞转变为成骨细胞，促进骨盐沉积，降低血钙；②对肾的作用：抑制肾小管对钙、磷的重吸收，增加尿钙、尿磷排泄，降低血钙、血磷；③对小肠的作用：CT 对胃肠道钙、磷的吸收有轻度影响，其通过抑制 1，25-（OH)$_2$D$_3$ 生成，间接抑制钙的吸收；④与雌激素的关系：血中 CT 含量随年龄增长而逐渐下降，给予雌激素后可使血中 CT 含量增加，说明雌激素对 CT 的分泌可能有直接影响。绝经后妇女雌激素缺乏，血中 CT 含量明显低于同年龄组男性，因此，CT 减少可能是绝经后骨质疏松发病的原因之一。

978. 为什么检测降钙素可帮助甲状腺相关疾病的鉴别诊断

答：降钙素（CT）由甲状腺滤泡旁细胞合成及分泌，是甲状腺髓样癌（medullary thyroid carcinoma，MTC）特异而灵敏的肿瘤标志物。对甲状腺结节患者进行血清 CT 的筛查有利于早期诊断 MTC，五肽胃泌素兴奋试验时血清 CT 水平变化诊断价值更大。血清 CT 测定在 MTC 术前诊断的敏感性高于细针穿刺细胞学活检。CT 还可以作为一个预测 MTC 颈部淋巴结转移及判断治疗效果的重要指标，且术前 CT 水平与肿瘤负荷存在一定相关性。MTC 患者接受手术治疗后，若无肿瘤残余、复发或转移，血清 CT 应为正常水平。故此类患者术后应常规监测 CT，一般认为如果术后一段时间复查血清 CT 水平升高，则说明体内仍存在肿瘤负荷。

979. 为什么有多种骨形成标志物

答：骨形成指骨的生长、修复或重建过程。反映骨形成的标志物有总碱性磷酸酶（total alkaline phosphatase，TALP)、骨性碱性磷酸酶（bone alkaline phosphatase，B-ALP)、骨钙素（osteocalcin，OC）和 I 型前胶原羧基/氨基端前肽等。①骨性碱性磷酸酶：血清 TALP50% 来源于骨，即 B-ALP，由成骨细胞分泌，B-ALP 在反映成骨细胞活性和骨形成上有较高特异性，并优于骨钙素。B-ALP 在血清中比 OC 稳定，血清中的半衰期为 1~2 天，不受昼夜变化的影响，标本亦不需特殊处理；②骨钙素：OC 又称骨谷氨酰基蛋白（bone glutamyl protein，BGP)。监测血中骨钙素的浓度，不仅可以直接反映成骨细胞活性和骨形成情况，而且对观察药物治疗前后的动态变化有一定参考价值，还可了解成骨细胞的状态，是骨更新的敏感指标。循环中的 OC 半衰期仅 5 分钟左右，故血清 OC 水平基本上能够反映近期骨细胞合成 OC 和骨形成的情况；③ I 型胶原前肽：I 型胶原（procollagen peptide I）是由成骨细胞的前体细胞合成，含 N-端（氨基端）和 C-端（羧基端）两个延伸段，延伸段又称为前肽，血清中 I 型胶原前肽水平在一定范围内是反映成骨细胞活动和骨形成以及 I 型胶原合成速度的特异指标，与骨性碱性磷酸酶和骨钙素水平呈高度正相关。

980. 为什么血清骨钙素能反映近期骨细胞合成状态

答：骨钙素（OC）是人骨中主要的和最多的非胶原蛋白，占总蛋白的 1%。OC 是 1，25-（OH)$_2$D$_3$ 刺激下由成骨细胞合成和分泌的一种活性多肽，与羟磷灰石有较强的亲和力，约 50% 沉积于骨基质，其余进入血液循环。OC 的主要生理功能是抑制异常的羟磷灰石结晶形成，维持骨的正常矿化速度。由于 10%~30% OC 释放入血液循环后，被肾迅速清除，循环中的 OC 半衰期仅 5 分钟左右，故血清 OC 水平能反映近期骨细胞合成骨钙素及骨形成的情况。

981. 为什么维生素 K 与骨钙素产生有关

答：骨钙素（OC）又称骨依赖维生素蛋白，维生素 K 参与 OC 的羧化反应，将无活性的谷氨酸残基转化为有活性的 γ 羧基谷氨酸。羧基化后的 OC 可与 Ca^{2+} 等阳离子有很高的亲和力，并能够和羟基磷灰石结合，使骨矿化。维生素 K 缺乏导致未羧化的 OC 生成，未羧化的 OC 不具有生物活性，与羟基磷灰石的结合力也较低，对骨骼的矿化有不利影响。因此，维生素 K 与 OC 产生密切相关。

982. 为什么总维生素 D 与骨钙素产生有关

答：骨钙素（OC）是在 1，25-（OH）$_2$D$_3$ 刺激下由成骨细胞合成的，维生素 D 是 OC 的主要调节激素，作用在转录水平。维生素 D 与其核内受体（VDR）结合形成激素-受体复合物后，VDR 上的 DNA 结合区再和靶基因启动子附近维生素 D 反应元件（vitamin D response elements，VDRE）相互作用，从而改变局部超螺旋状态，调节基因表达。研究表明 OC 基因突变，不能与 VDRE 结合，OC 基础表达水平降低，同时维生素 D 的诱导增强作用丢失，恢复该序列后 OC 基因则可重新获得表达活性，维生素 D 的诱导增强作用也恢复。因此，总维生素 D 与 OC 产生有关。

983. 为什么总Ⅰ型前胶原氨基末端肽是骨形成的重要标志物之一

答：Ⅰ型胶原是由成骨细胞的前体细胞合成，含 N 端（氨基端）和 C 端（羧基端）两个延伸段。延伸段又称为前肽，在形成纤维和释放入血时从Ⅰ型胶原上断裂下来成为Ⅰ型前胶原羧基端前肽（procollagen typeⅠcarboxy-terminal procollagen，PICP）和Ⅰ型前胶原氨基端前肽（procollagen type Ⅰ N-terminal propeptide，PINP），并以等浓度释放入血，它们均可作为评价骨形成的指标。Ⅰ型胶原也是其他组织的主要基质，故敏感性和特异性不如骨形成标志物骨钙素和骨性碱性磷酸酶，同时它们分别通过与肝上皮细胞甘露糖受体和清除剂受体结合而被清除，易受肝功能变化的影响。血清中Ⅰ型胶原前肽水平在一定范围内是反映成骨细胞活动和骨形成以及Ⅰ型胶原合成速度的特异性指标。血液中 PINP 的水平是反映成骨细胞活动，骨形成以及Ⅰ型胶原合成速率的特异性指标，其浓度与骨性碱性磷酸酶和骨钙素水平呈高度正相关。

984. 为什么血碱性磷酸酶有多种来源

答：血清总碱性磷酸酶（TALP）广泛存在于人体各器官组织中，其含量以肝脏最多，其次是肾脏、胎盘、小肠、骨骼等。血清中 TALP50% 来源于骨即骨性碱性磷酸酶（B-ALP），由成骨细胞分泌，半衰期为 1~2 天，另一半主要来源于肝脏和其他组织。碱性磷酸酶在碱性条件下能水解多种磷酸酯并具有转磷酸基作用，参与骨矿化，有利于成骨过程。由于人体肝、肾、骨、小肠、胎盘都能合成该酶，临床上检测的血清碱性磷酸酶是这几种组织产生的酶的总活性，特异性及敏感性较差，目前更多的是检测 B-ALP。B-ALP 是成骨细胞的胞外酶，来源于成骨细胞，排除肝、肾、肠等影响，故成为反映成骨细胞活性和骨形成的特异及敏感指标，成骨细胞活性增强，则 B-ALP 分泌增加。近年来建立的免疫分析法由于其灵敏度高、特异性好、可靠性强、操作简便，被广泛应用于临床。

985. 为什么有多种骨吸收标志物

答：骨吸收是指骨基质的水解和骨盐的溶解，主要过程是由破骨细胞引起的脱钙过程。反映骨吸收的标志物主要有血抗酒石酸酸性磷酸酶（tartrate resistant acid phosphatase，TRAP）、尿羟脯氨酸（hydroxyproline，HOP）、尿羟赖氨酸糖苷、尿中胶原吡啶交联，Ⅰ型胶原羧基/氨基末端肽等。骨吸收期间Ⅰ型胶原被水解，生成吡啶酚（pyridinoline，PYD）和脱氧吡啶酚（deoxy pyridinoline，D-Pyr），其中D-Pyr有更高的特异性和灵敏度。Ⅰ型胶原羧基末端肽（carboxy-terminal telopeptide of type Ⅰ collagen，CTX）和氨基末端肽（N-terminal telopeptide of type Ⅰ collagen，NTX），均是Ⅰ型胶原分解的产物。因此，血清 CTX 和 NTX 水平均可用于破骨细胞性胶原降解的检测。TRAP 由破骨细胞产生和分泌，是骨吸收的一项生化指标，主要反映破骨细胞活性和骨吸收状态。尿 HOP 是体内胶原代谢的最终产物之一，但其指标特异性较差。

986. 为什么吡啶交朕物可作为骨吸收标志物

答：脱氧吡啶酚（D-Pyr）和吡啶酚（PYD）是细胞外基质中稳定的天然胶原链，不能被还原的羟基吡啶酚交联。D-Pyr 存在于骨、韧带和主动脉，是Ⅰ型胶原分子之间构成胶原纤维的交联物，起稳定胶原链的作用，而 PYD 存在于硬连接组织，如软骨。因为骨骼系统的质量很大，骨是两种吡啶酚的主要来源，故这两种吡啶酚测定可用于评价骨吸收，其中 D-Pyr 作为降解产物释放到血液循环中，不经肝脏进一步降解而直接排泄到尿中，且不受饮食的影响，具有更高的骨吸收特异性和灵敏度。

987. 为什么Ⅰ型胶原羧基末端肽是破骨细胞性胶原降解的灵敏指标

答：Ⅰ型胶原羧基末端肽（CTX）和Ⅰ型胶原氨基末端肽（NTX）均为Ⅰ型胶原分解的产物。骨吸收增强时，骨胶原溶解释放出Ⅰ型胶原蛋白，该蛋白在肝脏中分解成为 NTX 和 CTX。CTX 是骨组织中Ⅰ型胶原连接吡啶酚类结构的肽链部分，Ⅰ型胶原降解时，CTX 与Ⅰ型胶原的降解按 1∶1 浓度释放入血。血清 CTX 的变化与骨形态计量学呈显著正相关，并与骨吸收生化指标如脱氧吡啶酚和吡啶酚呈正相关。因此，血清 CTX 水平是破骨细胞性胶原降解的灵敏指标。

988. 为什么骨吸收标志物脱氧吡啶酚具高诊断特异性和灵敏度

答：①脱氧吡啶酚（D-Pyr）是由胶原自然形成的，非生物合成；②从尿中排出前不被代谢；③骨是 D-Pyr 的主要来源；④仅来源于天然基质的降解产物，不受饮食和体力活动的影响，是反映骨胶原降解和骨吸收的灵敏、特异的生化指标之一。

989. 为什么抗酒石酸酸性磷酸酶能反映骨吸收水平

答：血浆抗酒石酸酸性磷酸酶（TRAP）是由破骨细胞产生和分泌的。当骨吸收时，TRAP 由破骨细胞释放入血液循环，主要反映破骨细胞活性和骨吸收状态。TRAP 增高见于原发性甲状旁腺功能亢进、慢性肾功能不全和骨转移癌等患者。降低见于骨吸收降低的疾病，如甲状旁腺功能降低。因此，TRAP 能反映骨吸收水平，但老年性骨质疏松症患者

TRAP 增高不显著。

（许　静　沈云岳）

第二节　生化检验

990. 为什么不同实验室钙的测定值参考范围略有差异

答：常规条件下，测量总钙（total calcium，TCa）比测量离子钙更简单易行，但其缺点是 TCa 的血浆浓度明显受到总蛋白的影响，尤其是受到白蛋白的影响。白蛋白下降 10g/L 将导致 TCa 减少大约 0.25mmol/L。血清 TCa 的测定方法有滴定法（氧化还原滴定法、络合滴定法）、比色法（最常用的是邻甲酚酞络合酮法、甲基麝香草酚蓝法、偶氮胂Ⅲ法等）、火焰光度法、原子吸收分光光度法、放射性核素稀释质谱法等。由于各实验室采用不同的试剂品牌和检测方法，各试剂、方法所用的参考人群和检测原理不同，因此其参考范围也不尽相同。中华人民共和国卫生行业标准 WS/T 404.6—2015 建立的中国成年人群血清 TCa 参考区间为 2.11~2.52mmol/L。目前 IFCC 推荐的钙测定决定性方法为放射性核素稀释质谱法，参考方法为原子吸收分光光度法。WHO 和我国卫生部临床检验中心（1997 年）推荐的常规方法为邻甲酚酞络合酮法（o-cresolphthalein complexone，O-CPC）。

991. 为什么需比较不同的血清总钙的测定方法

答：各实验室根据自身条件与临床需求不同（如用于科学研究或临床检测），使用不同的钙检测方法，因此需了解不同检测方法的原理及优缺点，常见的检测方法有：①原子吸收分光光度法：血清用酸性氯化镧稀释，送入乙炔火焰，基态钙原子吸收来自空心阴极灯的 422.7nm 光，用检测器测定这种吸收，吸光度值与火焰里的钙浓度成一定比例，根据吸光值可以求出样品中待测元素的含量。本方法精密度高，但仪器设备成本较高；②邻甲酚酞络合酮法：O-CPC 是金属复合染料，在 pH 约为 12 的碱性溶液中与钙形成紫红色螯合物，570nm~580nm 波长测定吸光值定量钙浓度。该反应对温度很敏感，应严格控制反应温度，此外反应体系受 pH 影响较大，若存在污染问题，如样本溶血、黄疸、脂浊等对实验均有干扰；③偶氮胂Ⅲ法：偶氮胂Ⅲ在温和的酸性 pH 环境中，与钙结合产生一种强烈的紫色络合物，该钙染料络合物可通过 650nm 波长检测，受干扰因素较少。柠檬酸可引起负干扰，故临床需注意含枸橼酸的血液样品结果假性偏低。偶氮砷Ⅲ法具有试剂稳定、本底吸光度低、适用于手工操作和自动化分析仪等优点，但仍存在偶然性试剂间化学污染的缺陷，可导致结果判断存在差异。

992. 为什么临床多用离子选择性电极法测定离子钙

答：血清离子钙的测定方法有生物学法、透析法、超滤法、金属指示剂法、离子选择性电极法（ISE）。ISE 是离子钙测定的参考方法和 WHO 推荐的方法。钙选择电极装置和原理类似，当钙离子选择电极膜与钙离子结合，如果钙离子在膜内、外两面分布不均，将产生一个跨膜电位，因为电极内溶液离子钙浓度是恒定的，所以膜电位的变化与样品中离子钙浓度成正比。ISE 法简便、快速、重复性好，不受样本颜色、浊度等影响，准确度和

317

敏感性高。高浓度的 Na^+、Mg^{2+}、Li^+、抗凝剂的使用、温度及血液 pH 均可影响钙离子检测结果。此外，站立能使离子钙增高 1%~2%；延长静脉取血时间，能使离子钙增加 2%，取血时前臂运动几分钟离子钙可增加 8%；卧床 3~12 天足以使离子钙超出正常范围。

993. 为什么不同实验室磷的测定参考范围略有差异

答：血清无机磷常用的检测方法有磷钼酸还原法、非还原法、染料结合法、紫外分光光度法、黄嘌呤氧化酶比色测定法、CV-多元络合超微量测定法、放射性核素稀释质谱法和原子吸收分光光度法等。①血清无机磷检测的决定性方法是放射性核素稀释质谱法；②我国推荐的常规方法是以硫酸亚铁或米吐尔（对甲氨基酚硫酸盐）作还原剂的钼蓝法。无机磷在酸性环境中与钼酸铵作用生成磷钼酸复合物，米吐尔将该复合物还原生成钼蓝，在 650nm 波长处有最大吸收，其吸光度值与溶液中磷的浓度成正比，与同样处理的标准品比较可得出标本中磷的含量，该法简便、快速，不需除蛋白，采血后应尽快分离血清并避免溶血，以免因红细胞内磷酸酯释出被水解而使无机磷升高。缺点是样本溶血，黄疸和高脂血症、pH 干扰较大；③WHO 推荐使用比色法，其中紫外分光光度法简便、快速、稳定、易于自动化，但缺点是受溶血、黄疸、脂血的干扰较大；④CV-多元络合体系光度法直接超微量测定，灵敏度较高；⑤黄嘌呤氧化酶法：血清无机磷与次黄嘌呤核苷在嘌呤核苷磷酸化酶的催化下，生成次黄嘌呤和核糖-1-磷酸，黄嘌呤氧化酶氧化次黄嘌呤生成尿酸和过氧化氢，过氧化氢与 4-氨基安替比林和 2，4，6-三溴-3-羟基苯甲酸在过氧化物酶的作用下，生成红色产物，在 505nm 有最大吸收。显色稳定，线性范围宽，干扰因素少。各实验室根据自身条件与临床需求不同，采用不同的试剂品牌和检测方法，由于各试剂、方法所用的参考人群和检测原理不同，因此其参考范围也不尽相同，中华人民共和国卫生行业标准 WS/T404.6-2015 建立的中国成年人群血清无机磷的参考区间为 0.85~1.51mmol/L。

994. 为什么不同实验室测定镁的参考范围略有差异

答：血清镁测定包括比色法、荧光法、离子层析法，离子选择性电极法（ISE）、酶法、原子吸收分光光度法（AAS）、同位素稀释质谱法（ID-MS）等。①镁测定决定性方法是 ID-MS，参考方法是 AAS 法，AAS 法的检测原理为用酸性氯化镧作稀释剂将血清稀释50 倍，直接用原子吸收分光光度计检测 285.2nm 吸光度，并与相同方法测定的标准曲线比较，求出待测血镁浓度。该法灵敏、快速、准确，但仪器昂贵，难以普及；②我国推荐甲基百里酚蓝（methylthymol blue，MTB）比色法、钙镁试剂法作为常规方法。MTB 法应用最广泛，其检测原理为血清中镁在碱性溶液中与甲基百里酚染料结合形成蓝紫色化合物，加入乙二醇-双-（2-氨基乙基）四乙酸（EGTA）可掩盖钙离子的干扰。根据颜色深浅比色定量，EGTA 为一种金属络合剂，在碱性条件下能络合钙而不络合血镁。MTB 法操作简便，费用低，可用于自动生化分析系统。但存在试剂空白吸光度高，胆红素和其他阳离子的干扰，试剂稳定性差及试剂中含有腐蚀性或毒性成分等缺点。采血后尽快分离，避免溶血。当血清钙浓度达 4.69mmol/L 时，镁的测定值增高 2.7%；血红蛋白 3.3g/L 以上时，有很大的干扰。各实验室根据自身条件与临床需求不同，采用不同的试剂品牌和检测方法，由于各试剂、方法所用的参考人群和检测原理不同，因此其参考范围也不尽相同。中华人民共和国卫生行业标准 WS/T 404.6—2015 建立的中国成年人群血清镁的参考区间为 0.75~1.02mmol/L。

995. 为什么血钙异常属于临床危急值管理范围

答：1972 年 Lundberg 将危急值（critical value）定义为提示患者生命处于危险状态的实验结果，此时应立即采取适宜的治疗抢救措施。体内 Ca^{2+} 的重要生理功能决定了血钙结果过高或过低可提示患者生命处于危险状态，其结果异常是疾病发生发展的直接原因，故在 1997 年美国病理协会发布的"临床危急值实用参数"（Critical Values Practice Parameter）中，血钙也被纳入了常用危急值报告项目，建议总钙的报告上限为 3.3mmol/L，下限为 1.6mmol/L，游离钙报告上限为 1.6mmol/L，下限为 0.8mmol/L。

996. 为什么某些抗凝剂会影响血钙检测结果

答：抗凝剂是抑制全血和（或）血浆凝集的添加剂，它保证血液标本中待测成分在进行分析前无明显改变。血清、血浆与全血都是实验室检查可选用的血液标本类型，但是它们之间存在显著的成份差异，适合不同的检验项目。体外抗凝剂使全血成分在一定时间内保持相对稳定，其作用原理为螯合钙离子（如 EDTA、柠檬酸盐、草酸盐、枸橼酸钠）或抑制凝血酶活性（如肝素、水蛭素）。若使用了通过螯合钙离子抗凝的血浆检测血钙，血中的钙被结合，将会造成血钙结果偏低。所以，使用螯合钙离子抗凝剂会影响血钙检测结果，样品采集时应避免该类抗凝剂。

997. 为什么测定血离子钙的同时要测定血液酸碱度

答：血液酸碱度（potential of hydrogen，pH）是 [H^+] 的负对数值，[HCO_3^-] / [H_2CO_3] 是决定血液 pH 的主要因素。动脉血的 pH 参考区间为 7.35~7.45，pH<7.35 为酸中毒，>7.45 为碱中毒。血液 pH 对血钙浓度有显著影响，pH 每改变 0.1，血清游离钙浓度改变 0.05mmol/L，故在测定 Ca^{2+} 同时要测 pH，采集的血液标本保持密闭，尽可能防止二氧化碳的逸出，避免 pH 上升。当血液 pH 降低时，蛋白质结合钙向离子钙转化，Ca^{2+} 增加；反之，当 pH 增高时，结合钙增多，Ca^{2+} 减少，此时虽血浆总钙含量无改变，但亦可出现抽搐现象。因此，测定血离子钙的同时要测定血液酸碱度。

998. 为什么血钙正常不能说明机体没有缺钙

答：血液中钙几乎全部存在于血浆中，血浆（清）钙可分为可扩散钙和非扩散钙两类。非扩散钙是指与蛋白质（主要是白蛋白）结合的钙，约占血浆总钙的 40%，其不能透过毛细血管壁，也不具有生理功能。血浆（清）钙中 60% 是可扩散钙，其中占血浆总钙的 15% 是复合钙，即与柠檬酸、重碳酸根等形成不解离的钙，血浆钙中只有占总钙 45% 的离子钙才能发挥血钙的生理作用。血浆中的非扩散钙，虽没有直接的生理效应，但它与离子钙之间处于一种动态平衡，受血液 pH 的影响。由于此种平衡的存在，因此多数情况下，总钙的测定即可反映体内钙离子总量的情况，但是一旦此平衡状态被打破，如某些疾病状态，总钙量就无法全面反映离子钙的水平，此时应直接测量离子钙。测定血清总钙时最好同时测定血清白蛋白，测定离子钙时最好同时测血 pH，以便纠正所测结果。所以，血钙正常不能说明机体没有缺钙。

999. 为什么留取 24 小时尿钙和尿磷标本留样时需要加防腐剂

答：对于 24 小时尿标本是否要加防腐剂，国家卫生与计划生育委员会临床检验中心的建议应尽可能地避免使用防腐剂，除非在标本收集后 2h 之内无法进行尿液分析。常用的防腐剂有甲醛、硼酸、甲苯、盐酸、碳酸钠和麝香草酚。留取 24 小时尿液样品的过程由患者自行操作，具有一定的时间跨度。为防止尿液中检测成分发生改变，会依据检测项目类型选择对应的、危害性最小的防腐剂。其中，每 1L 尿加入 10ml 浓盐酸可用于钙、磷酸盐、草酸盐、尿 17 酮类固醇、17 羟类固醇、肾上腺素、儿茶酚胺等项目的检查。但浓盐酸因可破坏有形成分，沉淀溶质及杀菌，不能用于常规筛查。因此，24 小时尿钙和尿磷标本留样时需要加入浓盐酸作为防腐剂，并于样本留取后及时送检。

1000. 为什么成年人的血磷参考区间不适用于儿童

答：血浆磷的浓度不如血浆钙稳定，与年龄、饮食、性别有一定的关系，且有昼夜变化的规律。血清中磷的浓度凌晨开始下降，到上午 10 时左右最低，随后逐渐上升后半夜可达到高峰值。成人血清无机磷的参考区间为 $0.85 \sim 1.51$ mmol/L，新生儿血磷为 1.8 mmol/L，6 个月婴儿可升高至 2.1 mmol/L。儿童时期血磷高是由于儿童处于成骨旺盛期，碱性磷酸酶活性较高所致。此后血磷随年龄增长又逐步下降，15 岁时达成人水平。因此，成年人的血磷参考区间不适用于儿童，各实验室测得偏高的检测值时需核对患者年龄。

1001. 为什么需比较甲状旁腺素测定不同方法的优缺点

答：甲状旁腺素（PTH）是甲状旁腺主细胞分泌的碱性单链多肽类激素，由 84 个氨基酸组成，能够精细调节骨骼的合成代谢和分解代谢过程。PTH 在血液中的存在形式为完整 PTH、PTH-C 端、PTH-中段（PTH-M）和 PTH-N 端，目前应用最广的是测定 C 端、中段和完整 PTH。由于血清 PTH 片段组成不均一，采用哪种方法，需要根据不同疾病状态以及 PTH 片段的性质、分布和水平而定，因此需了解每种方法测的是何种 PTH 片段及各自的优缺点。目前 PTH 测定方法主要有放射免疫分析法（RIA）、免疫放射测定法（IR-MA）、酶联免疫吸附法、化学发光免疫分析（chemiluminescence immunoassay，CLIA）法等，国外应用最普遍的是 IRMA 法和 CLIA 法测定完整的 PTH 分子。国内应用最普遍的是 RIA 法和 CLIA 法。放射免疫法的检测原理是采用竞争性 RIA 法，[125]I 标记 PTH-M 和 PTH-C 与患者样本中的 PTH-M 和 PTH-C 竞争抗体结合位点。当反应达到动态平衡后将结合物与游离物分离，测定结合部分的放射活度，最后从标准曲线中查得样本中的 PTH-M 和 PTH-C 的浓度。该法的特点是简便，但有放射性核素污染。CLIA 法是新发展起来的方法，具有快速、灵敏、无放射性核素污染的优点。其检测原理是将发光物质（或触发产生发光的物质）直接标记在 PTH 抗体上，与标本中的 PTH 进行免疫结合反应，经过孵育后形成抗原-抗体复合物，经洗涤分离复合物与游离物，复合物在激发发光剂的作用下分解发光，测定复合物发光的强度，得到 PTH 的浓度。灵敏度高，稳定性好，方便、简单、快速，无放射性核素污染，无毒性，溶血血红蛋白 1.5g/L 有干扰。

1002. 为什么测定 1，25-（OH）$_2$D$_3$ 的重要价值在于鉴别诊断

答：在正常的内环境稳定机制失调时，1，25-（OH）$_2$D$_3$ 会发生生成过量或生成不足，从而引起高钙血症或低钙血症。甲状旁腺功能减退和假性甲状旁腺功能减退、甲状旁腺功能损害或衰竭都与 1，25-（OH）$_2$D$_3$ 减少及低钙血症有关。而在原发性甲状旁腺功能亢进时甲状旁腺素分泌过剩，使 1，25-（OH）$_2$D$_3$ 生成增加，并引起高钙血症。测定 1，25-（OH）$_2$D$_3$ 的重要价值在于鉴别诊断，其升高见于妊娠期、维生素 D 依赖性佝偻病 II 型及高钙血症性类肉瘤；降低见于尿毒症、骨质疏松症、甲状旁腺功能减退、维生素 D 缺乏性佝偻病及维生素 D 依赖性佝偻病 I 型等。

1003. 为什么常用放射免疫分析法和化学发光法检测降钙素

答：降钙素（CT）在血中的含量甚微，故 CT 测定方法主要采用检测灵敏度较高的放射免疫法和化学发光法。放射免疫法是利用液相竞争抑制原理，先将待测样品、标准品与限量的抗血清加在一起反应一段时间后，再加入碘（^{125}I）标记 CT 抗原进行竞争性结合反应，待反应完全后，加入免疫分离剂，分离出抗原-抗体复合物，测定复合物的放射性（B），计算各标准管的结合率（B/Bo%）。作出标准曲线，查出样品浓度。化学发光法除了标记物为发光物质外，其余与放射免疫法测定相同。

1004. 为什么抗酒石酸酸性磷酸酶测定可用于排除骨代谢有无异常

答：骨吸收期间，破骨细胞产生和分泌的抗酒石酸酸性磷酸酶（TRAP）进入破骨细胞与骨表面之间的间隙，并能在血清中测得，是反映破骨细胞活性和骨吸收状态的敏感指标；TRAP 以两种不同的糖基化形式存在，即 TRAP-5a 和 TRAP-5b，其中 TRAP-5a 主要来源于炎性巨噬细胞，而 TRAP-5b 则主要来源于破骨细胞。TRAP-5b 与总 TRAP 的活性有极强相关性，总 TRAP 活性大部分为破骨细胞来源的 TRAP-5b 所体现。测定血清 TRAP 尤其是 TRAP-5b 的浓度，有助于了解生理条件和各种病理条件下的骨代谢状况。因 TRAP 具有较强的细胞特异性，故测定 TRAP 浓度可用于排除骨代谢是否异常。

1005. 为什么肾功能不全的患者甲状旁腺素会增高

答：临床发现在慢性肾功能不全早期，有效肾单位减少，即引起肾脏排磷减少，血磷升高，血钙下降，进而刺激甲状旁腺素（PTH）合成和分泌。PTH 分泌入血后，能抑制肾小管对磷的重吸收，增强对钙的重吸收；增强 1-α 羟化酶的活性促使 25-（OH）D$_3$，转化为 1，25-（OH）D$_3$，促进肠道钙吸收；促进骨质溶解，致血钙、血磷代偿正常。氮质血症期血液钙磷正常以 PTH 代偿性升高为代价，故 PTH 应该作为一个重要的指标来进行监测。慢性肾衰竭患者肾脏清除能力下降，患者 PTH 升高，可成为尿毒症发生的诱因，患者细胞内钙含量升高，导致细胞功能丧失，甚至细胞死亡，最终机体广泛受损。PTH 的检测可作为判定早期肾脏损伤的预警指标之一，有助于临床及早干预，早期控制 PTH 水平有一定的临床价值。

1006. 为什么生活方式或营养状况会影响骨代谢指标的水平

答：骨代谢指标主要包括：钙、磷、镁、骨代谢标志物等。钙的调节主要依赖于维生素 D，可因吸收不良或不适当饮食，加上暴露于阳光下太少；儿童因为生长激素分泌较多，比成人血磷浓度更高；镁存在于除脂肪以外的所有动物组织及植物性食品中，日摄入量的 2/3 来自于谷物和蔬菜。骨代谢标志物包括骨形成和骨吸收标志物。这些标志物的检测受很多因素的影响，如遗传、营养、环境、性别及内分泌等。有研究表明，家族史、过度饮酒、吸烟以及多种慢性病症、女性绝经后、高盐饮食、维生素 D 缺乏或钙摄入不足等均能影响骨代谢标志物的检测。因此，不同的生活方式及营养状况均影响骨代谢指标的水平。

1007. 为什么肾衰患者骨钙素浓度可升高

答：肾脏是人体重要的排泄器官和内分泌器官，其功能和骨代谢有着密切联系。慢性肾衰竭（Chronic renal failure，CRF）是指各种慢性肾脏病进行性发展，引起肾单位和肾功能不可逆性丧失，导致以代谢产物和毒物滞留、水电解质和酸碱平衡紊乱及内分泌失调为特征的临床综合征，常常进展为终末期肾衰竭。几乎所有的 CRF 患者同时伴有骨异常。骨钙素是由成骨细胞合成的非胶原蛋白质，占总蛋白质的 1%。由于 10%～30% 骨钙素被释放入血液循环，然后被肾迅速地清除，循环中的骨钙素半衰期仅约 5 分钟，因此血清骨钙素水平基本上能够反映近期成骨细胞合成骨钙素和骨形成的情况。CRF 患者骨钙素（OC）的升高与尿毒症患者过度分泌 PTH 有关。因此，肾衰竭时，由于肾脏对 OC 降解和排泄功能下降可导致体内 OC 浓度升高。

1008. 为什么溶血会影响抗酒石酸酸性磷酸酶的检测结果

答：红细胞破裂，血红蛋白逸出称红细胞溶解，简称溶血。正常血浆只有微量游离血红蛋白，当抽血不畅或存在其他疾病时，标本可能发生严重溶血，当待测物在红细胞内的浓度高于血浆时，溶血便可使测定结果偏高。抗酒石酸酸性磷酸酶存在于红细胞中，且红细胞内的浓度比血浆高约 67 倍，轻微溶血都对结果影响很大。防止溶血的办法是：抽血器和容器必须干燥洁净；不用或短时间使用止血带；若用血浆应轻轻倒转容器与抗凝剂混匀，切勿用力振摇；采血后尽快将血浆（清）与血细胞分离。

1009. 为什么存在多种骨代谢指标检测的影响因素

答：骨骼是一种代谢相当活跃的组织，与全身其他组织器官一样，存在生长发育、衰老、病损等生命现象。骨组织在合成与分解代谢过程中产生许多代谢产物，这些代谢产物与相关激素统称为骨代谢指标，可反映骨代谢状态，是协助代谢性骨病的诊断、鉴别诊断、治疗以及疗效评价的重要指标。生理或病理状态下，骨代谢指标可发生变异，导致升高的因素包括绝经、骨折、制动、妊娠与哺乳、药物（芳香化酶抑制剂、抗惊厥药物、促骨形成药物如重组人甲状旁腺激素等）；导致降低的因素包括高龄、药物（糖皮质激素、噻嗪类利尿剂、肝素、抗骨吸收药物如二磷酸盐等）。其他因素包括：分泌的生理节律（骨吸收标志物，如骨钙素峰值出现在后半夜，谷值出现在下午或傍晚）、是否空腹状态（进食会降低某些指标，特别是骨吸收标志物所受影响最大）。以上因素中，生理节律、年龄、性别和绝经状态是最重要的影响因素，因此建议收集过夜空腹状态下的血液和尿液标本。

1010. 为什么骨代谢标志物检测结合骨密度检查对骨质疏松诊疗有益

答：骨代谢和骨转化指标有助于进行骨转化分型，评估骨丢失速率、老年妇女骨折风险及病情进展，及时选择干预措施。联合检测与评估优于单一骨密度（bone density，BMD）或骨代谢标志物检测。骨密度测定是诊断骨质疏松的标准，但 BMD 仅用于证明检测时骨的状态，不能预测将来的骨状态，骨折风险的降低与 BMD 升高也并不总是相关。而骨代谢标志物可用于预测今后骨的状态且与骨折风险显示出良好的相关性。在药物治疗后，骨代谢标志物可更灵敏观察到发生的变化。近些年来研究者更多地采用骨性碱性磷酸酶（B-ALP）、Ⅰ型前胶原氨基端前肽（PINP）、抗酒石酸酸性磷酸酶 5b（TRAP-5b）、尿脱氧吡啶酚（D-Pyr）、尿Ⅰ型胶原羧基末端肽（CTX）、Ⅰ型胶原氨基末端肽（NTX）。这些灵敏度高、特异性强的骨代谢标志物来监测骨丢失率、预测骨折风险程度、监测药物治疗反应以及鉴别诊断代谢性骨病。在抗骨吸收药物治疗方面，如使用雷诺昔芬、阿仑磷酸钠等骨质疏松症治疗时期，骨代谢标志物检测比骨密度测量更能早期反映治疗效果。综上所述，无创伤的骨代谢标志物检测联合骨密度的测定能够全面、合理地评价骨转换。

1011. 为什么检测尿标本相关指标可反映骨代谢水平

答：临床上通过检测血液或尿液中的骨代谢产物和相关激素，间接推断骨骼的各种代谢状态。这些可被检测的生化标志物与相关激素统称为骨代谢生化标志物或骨代谢标志物，其中能反映骨代谢转换的指标称为骨转换标志物（bone turnover markers，BTMs）。虽然血液和尿液标本均可用于 BTMs 检测，为减少个体内变异，应尽量选择血液作为检测标本。通常血液标本用于检测骨钙素（OC）、骨性碱性磷酸酶（B-ALP）、抗酒石酸酸性磷酸酶 5b（TRAP-5b）、Ⅰ型前胶原氨基端前肽（PINP）、Ⅰ型前胶原羧基端前肽（PICP）等，尿液标本用于检测吡啶酚（PYD）、脱氧吡啶酚（D-Pyr），血清和尿液标本均可用于测定Ⅰ型胶原氨基末端肽（NTX）和Ⅰ型胶原羧基末端肽（CTX）。用尿液标本检测 BTMs 通常需要用肌酐（Cr）校正，以 BTMs/Cr 表示。因此，检测尿标本相关指标也可反映骨代谢水平。

1012. 为什么肿瘤患者骨代谢指标会有异常

答：在肿瘤骨转移中，骨的重塑过程大大加快，骨代谢率增高。当肿瘤的骨转移以成骨性改变为主时，骨代谢中骨形成指标可能升高；当肿瘤的骨转移以溶骨性改变为主时，骨代谢中骨吸收指标可能升高；当肿瘤的骨转移以混合性改变为主时，骨形成和骨吸收指标均升高。因此骨代谢标志物可以作为辅助诊断肿瘤骨转移的参考指标。临床上检测这些指标有利于早期发现各种骨代谢异常或进行相关治疗的检测。

1013. 为什么有多种疾病能引起骨代谢指标异常

答：骨代谢指标可受多种因素的影响，如遗传、营养及内分泌等都是关键调节因素。除此之外，很多疾病也会影响骨代谢指标，如：①内分泌系统相关疾病：皮质醇增多症、甲状旁腺功能亢进、甲状腺功能亢进、性功能减退；肢端肥大症、生长激素或生长激素受体缺乏及其他生长发育异常；长期使用糖皮质激素、过量甲状腺素、促性腺激素、抗惊厥药或肝素；②骨骼系统相关疾病：代谢性骨病如 Paget 病（变形性骨炎）；成骨不全；

③其他疾病及状况：多发性骨髓瘤、恶性肿瘤和转移性恶性肿瘤引起的高钙血症；乳腺癌、前列腺癌等恶性肿瘤；肾功能不良或肾衰竭；风湿性关节炎、风湿性多发性肌痛和其他结缔组织病；新近骨折；厌食症；妊娠和哺乳期；肝脏疾病；骨关节炎；器官移植。

1014. 为什么实验室多项指标联合检测有助于诊断骨代谢疾病

答：骨生化指标的缺点是样本个体间差异很大。误差来源于分析前、分析中和样本的生物差异。分析前误差与样本类型、样本采集、运输及贮存有关，这可通过严格遵守标准操作规程来减小。分析差异来自分析过程。样本的生物差异如：年龄、性别、营养状况、昼夜节律、季节及月经周期等个体内或个体间的生理波动等。几乎所有的骨生化指标都有昼夜节律性，季节性变化也很明显，如：Ⅰ型胶原氨基末端肽（NTX）、Ⅰ型胶原羧基末端肽（CTX）峰值出现在清晨，而谷值出现在午后，这提示取样时间对检测结果会有一定影响。饮食习惯、吸烟、运动以及服用药物也对骨生化指标的昼夜节律产生影响。由于生物差异无法消除，故任何一种指标单独预测疾病风险的敏感度均较低，而多种指标联合预测疾病风险的敏感度则大大提高，可提高疾病早期诊断的准确性，更利于对疾病进行分型、鉴别诊断和全面评价疗效。

1015. 为什么骨折会致骨形成和骨吸收标志物水平均升高

答：正常的骨折愈合取决于骨折碎片之间形成肉芽组织，形成新骨痂，这需要在成骨细胞、破骨细胞、粒细胞和其他细胞之间高度同步的情况下进行相互作用。正常骨代谢过程中，骨基质处于合成与分解的动态平衡中。骨折后患者骨量明显减少，骨量丢失加快。骨密度迅速降低，骨转换速率升高，骨形成标志物和骨吸收标志物均明显升高。通过定量检测和动态观察患者骨折后骨密度和骨代谢生化指标为临床治疗给予指导。

1016. 为什么长期卧床或活动受限会致骨吸收标志物水平增加

答：当遭受重大创伤或严重疾病如痴呆晚期、残疾、糖尿病足等需要长期卧床接受治疗，活动受限时，长期缺乏日常活动和锻炼对机体免疫、分泌及正常代谢造成较大的消极影响。骨质密度发生改变和代谢紊乱可直接导致患者骨功能衰退。骨吸收标志物包括吡啶酚、Ⅰ型胶原氨基末端肽（NTX）、Ⅰ型胶原羧基末端肽（CTX）、酸性磷酸酶、羟赖氨酸和羟脯氨酸等。长期卧床或活动受限的患者中老年人一般骨比重较大，受生理性组织自然衰退和代谢紊乱失调等影响，骨功能衰退变化明显。该类患者由于肌肉活动减少或卧床后羟脯氨酸、羟赖氨酸和钙排泄量增加。羟脯氨酸和羟赖氨酸是形成胶原交联的基本氨基酸，其含量增加，直接导致胶原交联产物的增多，促进骨吸收。所以，长期卧床或活动受限会致骨吸收标志物水平增加，患者骨功能衰退加剧。

1017. 为什么儿童骨代谢指标参考区间与成人不同

答：儿童骨骼是一个充满活力的器官，种族、性别、儿童发育的不同阶段、营养、疾病都影响儿童骨代谢标志物测量值。儿童疾病的发病规律、标本收集、检测和结果解释都不能同成人相比。儿童生长速度快，骨代谢更为迅速，因而骨代谢标志物浓度很高，任何生理和病理状态都可以引起骨标志物浓度的显著变化，如性早熟、营养不良、吸收不良、维生素 D 缺乏、佝偻病和肿瘤骨转移疾病等。因此，不能用成人的骨代谢标志物水平替代儿童水平。

1018. 为什么妊娠和哺乳妇女骨代谢指标参考区间与一般成人不同

答：常用的骨代谢生化指标包括：钙、血清碱性磷酸酶、骨钙素等。骨是体内最大的钙库，占体内钙总量的 99%。妊娠和哺乳期需钙量增加，并且血清钙水平随着孕周的增长而下降，孕期母体血钙流向胎儿，为此机体产生了甲状旁腺功能亢进的状态，而哺乳期血钙水平较稳定。碱性磷酸酶是碱性环境中水解磷酸酯的一组酶类，由成骨细胞产生，对骨代谢有直接影响，间接促进骨形成，抑制骨吸收。新增生的骨细胞可分泌碱性磷酸酶，其活性随妊娠月数逐渐增加，孕后期上升更快；哺乳期骨形成明显增加，碱性磷酸酶依旧保持较高水平，但在产后 18 个月可以复原到正常水平。孕早期碱性磷酸酶的明显增高可能与胎盘分泌碱性磷酸酶有关。骨钙素由非增殖期成熟的成骨细胞合成和分泌，是骨组织内非胶原蛋白的主要成分，主要维持骨矿化速率处于正常水平。哺乳期（产后 6 个月）妇女，骨形成十分活跃，骨转换增快，骨吸收减慢，骨钙素水平较正常成人高。所以，妊娠和哺乳期妇女骨代谢与一般成人不同，需设置不同参考区间。

1019. 为什么老年人骨代谢不同于一般成人

答：老年人由于机体生理功能逐渐衰退，导致骨代谢失衡，骨量逐渐减少，骨的脆性增高，骨强度下降，骨质疏松症的发生概率增加。正常骨组织的代谢是破骨细胞不断吸收旧骨、成骨细胞不断生成新骨的交替过程。整个生命过程中骨组织如此周而复始的循环进行，形成了体内骨转换的相对稳定状态。同时旧的骨组织清除和新的骨组织形成过程中所产生的代谢物可进入血液中。随着年龄的增长，旧骨清除率降低，新骨形成减少，血液代谢产物含量不断下降。老年人的骨代谢正是处于缓慢高分解、低合成的负平衡状态。雌激素对骨代谢的调节作用是直接抑制成熟破骨细胞极化，促进破骨细胞的凋亡，从而抑制骨吸收。然而，绝经后的女性雌激素大量缺乏，抑制破骨细胞的作用迅速减弱，骨吸收反跳性增高从而引起骨形成代偿性增高。另外，由于老年人骨吸收的速率超过骨形成的速率，通常易造成骨量丢失的结果，最终导致易骨折的代谢性骨病即骨质疏松症的发生。所以，老年人骨代谢与正常成人存在差异。

1020. 为什么甲状腺疾病患者骨代谢相关指标会出现异常

答：原发甲状旁腺功能亢进患者的骨密度较相应正常人的值低。一般 60% 甲状旁腺功能亢进患者是绝经后妇女，故骨质疏松是甲状旁腺功能亢进的重要表现。而且，甲状腺激素过度分泌亦可导致骨吸收过于骨形成，因此，骨质疏松也可因长期甲状腺功能亢进或甲状腺激素替代治疗而引起。皮质醇可显著减少骨形成、增加骨吸收，库欣综合征患者因有较高浓度水平的皮质醇，所以多伴有严重的骨质疏松，此外，临床上更可见到长期用糖皮质激素治疗者，由于长期使用糖皮质激素导致致残性骨质疏松发生。

1021. 为什么临床实验室多采用电化学发光法检测骨形成和骨吸收标志物

答：电化学发光法是目前世界上较先进的检测技术。该方法检测项目所需样本量少，测试灵敏度高，是在化学发光的基础上，结合磁性分离、生物素、亲和素及钌标记等先进技术发展而来，目前被广泛应用于骨形成和骨吸收标志物的检测。电化学发光发检测骨吸收和骨形成标志物的影响因素少，其结果不受黄疸、脂血、生物素、类风湿因子的影响；体外常见药物对检测结果的影响也较小。

但对于接受高剂量生物素治疗的患者（>5mg/day），必须在末次生物素治疗 8 小时后采集样本；极少数病例高滴度特异性分析物抗体、链霉亲和素或钌抗体会影响检测结果；细胞毒性药物可能会影响骨骼的代谢，使用时需注意对检测结果的影响；溶血可使血细胞含有的蛋白酶释放入血，分解骨钙素，导致结果偏低；肾功能减弱的患者其血清 β-CTX 的排泄减少，可导致血清 β-CTX 增加，因此在测定这些患者的血清 β-CTX 时应特别注意。另外，对于使用抗体的测定而言，存在着被患者样本内嗜异性抗体所干扰的可能性。经常与动物油接触的患者，或者接受过用免疫球蛋白或免疫球蛋白碎片进行免疫治疗或诊断步骤的患者，会产生抗体，此种抗体会干扰免疫分析。此外，其他的嗜异性抗体，比如人抗山羊抗体，可能会存在于患者的样本内，此类具有干扰性的抗体可能会引起结果的错误，需对此类患者的结果进行仔细的核查。

（杜玉珍　许静）

第三节　临床应用

1022. 为什么小肠的偏酸性环境有利于钙的吸收

答：食物钙主要存在于乳制品及水果蔬菜中。钙主要以活性维生素 D_3 的形式在十二指肠主动吸收。钙盐只有在水溶液状态（如氯化钙、葡萄糖酸钙溶液），而且在不被肠腔中任何其他物质沉淀的情况下，才能被吸收。肠道的 pH 明显影响钙的吸收，碱性环境时可以促进生成不被吸收的 $Ca_3(PO_4)_2$，使钙吸收减少；酸性环境时则有利于形成可被吸收的 $Ca(H_2PO_4)_2$，从而促进钙的吸收。在肠腔环境 pH 约为 3 时，钙呈离子化状态，此时吸收最好。食物中钙磷比例对钙吸收也存在影响，$Ca^{2+}：P^{3+}=2：1$ 时吸收最佳，肠内容物中磷酸过多，会形成不溶解的磷酸钙，使钙不能被吸收。食物中草酸和植酸可与钙形成不溶性盐，影响钙的吸收。此外，脂质食物对钙的吸收有促进作用，脂肪分解释放的脂肪酸，可与钙结合形成钙皂，后者可和胆汁酸结合，形成水溶性复合物而被吸收。因此，小肠的偏酸性环境有利于钙的吸收。

1023. 为什么不同类型骨质疏松症的骨转换指标变化不同

答：不同类型的骨质疏松其发病机制不同，骨代谢标志物变化不同。如：骨折的患者若存在于其年龄和性别（如男人或绝经前妇女）不符的骨质疏松，应通过生物化学检查排除一些病症，如甲状旁腺功能亢进症、甲状腺功能亢进症、库欣综合征、性腺功能减退症以及多发性骨髓瘤等。若是绝经后期的妇女患骨质疏松，则需要检测骨吸收标志物包括尿钙和尿胶原交联（尿 N-端肽、脱氧吡啶酚或 C-端肽），由此对骨代谢进行评价，协助诊断。高血清碱性磷酸酶活性或高血清骨钙素水平，提示骨更新活跃，骨形成和骨吸收均增加，但不能据此诊断骨质疏松，仅用在监测骨质疏松治疗效果评价。

1024. 为什么维生素 D 缺乏是导致骨质疏松症的危险因素之一

答：骨是人体终身代谢最活跃的器官之一。骨代谢失衡，破骨细胞的作用大于成骨细胞的功能，骨量流失，导致骨质疏松。1, 25-（OH）$_2$D$_3$ 是维生素 D 的活化形式，1, 25-（OH）$_2$D$_3$ 与 PTH 协同作用，既加速破骨细胞的形成，增强破骨细胞活性，促进溶骨；亦通过促进肠管钙、磷的吸收，使血钙、血磷水平增高，利于骨的钙化。因此，当发生钙和维生素 D 缺乏时，易导致骨质疏松症。

1025. 为什么骨质疏松症患者易骨折

答：骨质疏松是以低骨量及骨组织微结构退行变为特征的一种全身性骨骼疾病，伴有骨脆性增加，容易发生骨折的现象。近年来，骨质疏松症的发病率日趋升高，它与老年人的心、脑血管病一样严重威胁着老年人的健康和生命，轻者产生腰背疼痛，重者在轻微的外力作用下引起骨折。在人体整个骨骼中，皮质骨体积约占全部骨骼的 75%，松质骨约 25%。而原发性骨质疏松症早期骨量的变化首先在松质骨丰富的区域。

1026. 为什么骨软化症多与维生素 D、钙和磷缺乏有关

答：维生素 D 缺乏主要引起骨质软化病，是由于维生素 D 缺乏引起钙磷代谢紊乱而造成的代谢性骨骼疾病，其特点是骨样组织钙化不良，骨骼生长障碍。维生素 D 缺乏时肠道内钙磷吸收减少，使血钙、血磷下降，血钙下降促使甲状旁腺分泌增加，后者有促进破骨细胞溶解骨盐作用，使旧骨脱钙，骨钙进入血中维持血钙接近正常。但甲状旁腺素可抑制肾小管磷的再吸收，以致尿磷增加，血磷降低，血液中钙磷乘积降低（<40），使体内骨骼成骨的过程钙化受阻，成骨细胞代偿性增生，造成骨骺端及骨膜下骨样组织堆积，引起骨软化病。

1027. 为什么骨形成指标有助于诊断 Paget 病

答：Paget 病又称"变形性骨炎"、"畸形性骨炎"，是一种骨的局部性病变，可呈单骨性或多骨性病灶，40 岁以上的人近 4% 受到影响，其病变特点是过多的破骨细胞失控后引起高速骨溶解，并导致成骨细胞增多和骨形成过多生成的骨组织结构脆弱。骨形成指标血清碱性磷酸酶、骨碱性磷酸酶增高，尿脱氧吡啶酚、羟脯氨酸升高是 Paget 病常见的生物化学改变。所以，骨形成指标可用于该病的诊断及治疗监测。

1028. 为什么骨代谢标志物检测可用于骨软化症的诊疗

答：骨软化症是继发于骨质疏松的疾病。骨软化症几乎总是由维生素 D 缺乏或磷酸盐缺乏引起。患者通常出现血清碱性磷酸酶活性升高。而低钙血症多出现在中等程度以上的维生素 D 缺乏者，血钙水平偏低可诱发甲状旁腺激素分泌增多，引起低磷血症。血清钙和甲状旁腺激素浓度可影响肾小管磷酸盐转运，若肾小管磷酸盐转运发生缺陷时最合适的评价指标是肾小管磷酸盐最大重吸收（tubular maximum fou phosphate reabsorption，TmPO$_4$）。通过测定空腹血清磷酸盐、肌酐，与同时间段收集的 2 小时尿液标本中磷酸盐和肌酐的浓度进行比较，分别计算出磷酸盐和肌酐的清除率，即可从标准曲线图查得患者 TmPO$_4$。所以，检测钙、磷酸盐等骨代谢标志物有助于骨软化症的诊断治疗。

1029. 为什么甲状旁腺功能亢进症会造成血钙增高

答：甲状旁腺激素（PTH）是维持血钙处于正常水平最重要的调节激素，具有升高血钙、降低血磷和酸化血液等作用，其主要靶器官是骨和肾小管，其次是小肠黏膜等。PTH主要作用是促进溶骨，升高血钙。PTH可在数分钟到数小时内引起骨钙动员，使密质骨中的钙释放入血，此种作用迅速但不持久；数小时至数日内，PTH促进前破骨细胞和间质细胞转化为破骨细胞，使破骨细胞数目增多，加剧溶骨作用和骨钙的大量释放。PTH作用于破骨细胞，可使细胞内 Ca^{2+} 浓度增加，进而促使溶酶体释放各种水解酶；另一方面，PTH抑制异柠檬酸脱氢酶等酶活性，使细胞内异柠檬酸、柠檬酸、乳酸、碳酸及透明质酸等浓度增高，促进溶骨。与此同时，胶原酶活性也显著升高，这均有利于溶骨作用。甲状旁腺功能亢进症发生时可造成PTH异常增多，促进溶骨作用和维生素D活化，并间接促进肠管对钙的吸收。因此，甲状旁腺功能亢进症患者血钙普遍增高。

1030. 为什么维生素 D 缺乏会引起佝偻病和骨软化症

答：由于维生素 D 摄入不足或接受阳光太少，致 1，25-（OH）$_2$D$_3$ 缺乏，使钙、磷从肠道吸收减少，导致血钙、磷下降，而促使 PTH 分泌增加、骨质脱钙，以维持血钙正常。由于肾小管对磷的重吸收减少，使尿磷增加而血磷减少，钙、磷不能在骨基质中充分沉积，导致类骨组织大量堆积。病变如发生在生长中的骨骼，则引起佝偻病，多见于婴幼儿，称为婴幼儿佝偻病；发生在年龄较大的儿童者，称为晚期佝偻病，较为少见。病变如发生在成年人，骨的生长已停止者，则称为骨软化症。

1031. 为什么检测Ⅰ型胶原交联末端肽有助于多种骨病的鉴别诊断

答：骨基质的有机成分中，90%是由Ⅰ型胶原组成的，在正常的骨代谢过程中，骨基质进行着有序的合成与分解。因此，Ⅰ型胶原在骨中合成，同时也被分解成碎片释放入血流中，并从肾脏排出。

通过检测骨吸收指标，可了解骨转换的程度。在生理性或病理性（如老年或骨质疏松症）骨吸收增强时，Ⅰ型胶原的降解也增高，相应的分解片段在血中的含量随之升高。重要的Ⅰ型胶原分解片段是 C 端肽（CTx）。骨吸收增强的患者据报道存在血清Ⅰ型胶原 C 端肽水平升高。经过抗吸收治疗后血清水平恢复正常。

测定 C 端肽的水平可评估检测骨质疏松或其他骨骼疾病抗骨吸收治疗（如双膦酸盐类药物或激素替代疗法-HRT）的有效性。

1032. 为什么实验室检测有助于不同病因的佝偻病的鉴别诊断

答：引起佝偻病的主要病因有维生素 D 缺乏和磷酸盐缺乏两种，在实验室检测中部分指标有不同的变化，因此有助于不同病因的佝偻病的鉴别诊断：①维生素 D 缺乏可因胃肠切除术后、小肠疾病、肝胆疾病、胰腺功能不全等引起吸收障碍而发生；依赖维生素 D Ⅰ型佝偻病为一种遗传性疾病，以缺乏 1，25-（OH）$_2$D 羟化酶，导致 1，25-（OH）$_2$D 形成障碍为特征；依赖维生素 D Ⅱ型佝偻病也是一种遗传性疾病，以血清中 1，25-（OH）$_2$D 异常升高为特征，与受体结合的亲和力缺乏，出现维生素抵抗。②磷酸盐缺乏：低磷血症骨软化症是佝偻病的常见类型，为 X-连锁显性遗传病，以肾小管磷酸盐转运缺陷，大量排泄磷酸盐为特征。③一些药物也可引起骨软化症，这些药物通过改变肝脏对维生素 D 的代谢，干扰肠道对钙的吸收和骨细胞的功能。结合磷酸盐的制酸剂治疗消化性溃疡，有导致骨软化症报告。依替磷酸钠现常用于治疗 Paget 病和骨质疏松，亦可能会引起矿化缺陷和导致骨软化症。除上述指标变化外，骨软化症的实验室的异常表现主要是血清钙和（或）磷的降低、血清碱性磷酸酶升高、血清 25-羟基维生素 D 降低、尿钙排泄减少与甲状旁腺激素增高。

1033. 为什么孕妇对钙、磷等无机盐的需求增加

答：妊娠期孕妇的血容量增加，造血功能活跃，加上胎儿骨骼生长发育等都需要无机盐，因此，孕妇对钠、钾、钙、磷及铁的需要量都有所增加。如果无机盐供应不足，会产生诸多危害孕母与胎儿的并发症。妊娠期胎儿骨骼的形成及胎盘形成都需要大量的钙和磷。妊娠末期胎儿体内约含钙 25g，磷 14g，且绝大部分都是妊娠最后 2 个月才储存下来的，所以早产儿易发生缺钙。孕妇每日对钙、磷的需求量为 1~2g，钙和磷的需求比为 1：1。如果妊娠妇女每日钙和磷摄入不足或吸收不良，胎儿所需的钙和磷就必须从母体骨质中获取。妊娠晚期孕妇血钙比未孕或早孕时减低，故妊娠后半期应补钙。维生素 D 具有调节钙磷代谢，促进钙吸收的作用，故在补钙的同时应补充维生素 D。牛奶及奶制品中含有较多钙，建议孕妇多食奶制品。

1034. 为什么饮酒和吸烟易引起骨质疏松症

答：酒精对成骨细胞有毒性作用，还可造成维生素 D 代谢紊乱、性腺功能减退及肝脏损害，影响维生素 D 在肝内的活化，故饮酒者骨量低于非饮酒者；烟中的尼古丁会影响雌激素代谢，造成轻度酸中毒，同时增加机体骨钙释放与尿钙排泄，所以吸烟者骨量低于非吸烟者。骨质疏松症是由于多种原因导致的骨密度和骨质量下降，骨微结构破坏，造成骨脆性增加，从而容易发生骨折的全身性骨病。骨量的流失是骨质疏松发生的重要因素，因此饮酒和吸烟的人易引起骨质疏松症。

1035. 为什么有多种因素会引起营养性维生素 D 缺乏性佝偻病

答：佝偻病的发生不仅与婴幼儿出生的季节和年龄有关，同时受喂养方式、孕期保健、家庭环境等多种因素影响。①环境因素：婴幼儿生长快、户外活动少，容易缺少日照，尤其在北方秋、冬季出生的婴幼儿，由于天气寒冷，几乎无室外活动，维生素 D 严重缺乏，佝偻病的发病率较高。早产、低体重、双胎先天体内贮备不足，甚至未成熟儿肝、肾功能发育不完善等婴幼儿，受生理因素影响，维生素 D 活性降低，加之出生后生长速度较快，所需维生素 D 量相对较大，佝偻病的发生率高于足月儿；②母亲孕期保健：参加围生期保健的母亲，能够得到较全面的孕期保健知识及育婴知识，能定期进行体检，多进行户外活动，食用富含钙、磷、维生素 D 以及其他营养素的食物。妊娠后期适量补充维生素 D，有益于胎儿贮存充足的维生素 D，降低先天佝偻病的发生概率；③喂养方式：母乳喂养儿 6 个月以内佝偻病的发病率较其他喂养方式低。由于母乳中维生素 D 含量较低，随着婴幼儿的生长发育，所需的营养物质相对增加，5~6 个月渐生牙齿，无论母乳喂养、混合喂养还是人工喂养都必须添加辅食，合理膳食的饮食习惯可减少佝偻病的发生；④家庭情

况：佝偻病的发生受家庭情况的影响。父母亲文化程度高，育儿知识了解多，对佝偻病较重视。在孕期保健、儿童生后的护理、喂养、预防用药等方面较低文化母亲有优势，佝偻病的发病率低。此外，儿童佝偻病的检出率一般随着家庭经济水平的升高而呈逐渐降低的趋势。

1036. 为什么婴幼儿体内维生素 D 的来源有多种途径

答：婴幼儿体内维生素 D 可来源于：①天然食物：天然食物和母乳中含有维生素 D，但其含量相对较少；②母体胎盘获得：胎儿通过胎盘获得母体的维生素 D，通过储存可满足出生后两周的维生素 D 需求；③皮肤的光照合成：这是婴幼儿体内维生素 D 的主要来源。

1037. 为什么绝经后女性易患骨质疏松症

答：骨质疏松症及其引起的骨折位居当前常见疾病第七位，已成为严重的公共健康问题。女性绝经后骨密度（bone mineral density，BMD）丢失速度很快，年丢失率为 1.5% ~ 2.5%，从而导致骨密度急剧下降，使得绝经后女性成为骨质疏松症的高发人群；并且绝经后女性卵巢合成雌激素减少，骨量减少和骨组织微结构破坏，以致骨骼脆性增高从而也易发生质疏松症。绝经后女性常进行规律运动，可防治低体重指数从而阻止骨质疏松的发展。

（杜玉珍　韩丽敏）

参考文献

1. 中国成人血脂异常防治指南修订联合委员会中国成人血脂异常防治指南（2016 年修订版）［J］. 中国循环杂志，2016，16（10）：15-35.

2. 尹一兵，倪培华. 临床生物化学检验技术［M］. 北京：人民卫生出版社，2015.

3. 尚红，王毓三，申子瑜，等. 全国临床检验操作规程［M］. 第 4 版. 北京：人民卫生出版社，2015.

4. 中国老年学学会心脑血管病专业委员会，中国医师协会检验医师分会心脑血管病专家委员会. 脂蛋白相关磷脂酶 A2 临床应用专家建议［J］. 中华心血管病杂志，2015，43（10）：843-847.

5. 陈德才，廖二元，徐苓，等. 骨代谢生化标志物临床应用指南［J］. 中国骨质疏松和骨矿盐疾病杂志.，2015，8：283-293.

6. 丛玉隆，尹一兵，陈瑜. 检验医学［M］. 北京：人民军医出版社，2014.

7. 葛均波，徐永健. 内科学［M］. 第 8 版. 北京：人民卫生出版社，2014.

8. 中华医学会糖尿病学分会微血管并发症学组. 糖尿病肾病防治专家共识（2014 年版）［J］. 中华糖尿病杂志，2014，11（6）：792-798.

9. 中华医学会消化内镜学分会，中国抗癌协会肿瘤内镜专业委员会. 中国早期胃癌筛查及内镜诊治共识意见［J］. 中华消化杂志，2014，34（7）：433-448.

10. 中华医学会骨质疏松和骨矿盐疾病分会，中华医学会内分泌分会代谢性骨病学组. 原发性甲状旁腺功能亢进症诊疗指南［J］. 中华骨质疏松和骨矿盐疾病杂志，2014，7：187-198.

11. 查锡良，药立波. 生物化学与分子生物学［M］. 第 8 版. 北京：人民卫生出版社，2013.

12. 朱大年，王庭槐. 生理学［M］. 第 8 版. 北京：人民卫生出版社，2013.

13. 李玉林. 病理学［M］. 第 8 版. 北京：人民卫生出版社，2013.

14. 府伟灵，徐克前. 临床生物化学检验［M］. 第 5 版. 北京：人民卫生出版社，2012.

15. 张秀明，黄宪章，曾方银. 临床生化检验诊断学［M］. 北京：人民卫生出版社，2012.

16. 许飞，蔡明，冯文，等. 妇产科疾病的检验诊断与临床［M］. 上海：上海交通大学出版社，2012.

17. 中华人民共和国卫生行业标准 WS/T 348—2011 尿液标本的收集及处理指南.

18. 中华人民共和国卫生行业标准 WS/T 357—2011 骨代谢标志物临床应用指南.

19. 郑铁生，鄢盛恺. 临床生物化学检验［M］. 第 2 版. 北京：中国医药科技出版社，2010.

20. 邹雄，丛玉隆. 临床检验仪器［M］. 北京：中国医药科技出版社，2010.

21. 桂永浩，薛辛东. 儿科学［M］. 第 2 版. 北京：人民卫生出版社，2010.

22. 庄俊华，冯桂湘，黄宪章，等. 临床生化检验技术［M］. 北京：人民卫生出版社，2009.

23. 中华医学会儿科学分会消化学组、感染学组，中华儿科杂志编辑委员会. 儿童腹泻病诊断治疗原则的专家共识［J］. 中华儿科杂志，2009，47（8）：634-636.

24. 王治国. 临床检验质量控制技术［M］. 第 2 版. 北京：人民卫生出版社，2008.

25. 冯仁丰. 临床检验质量管理技术基础［M］. 第 2 版. 上海：上海科学技术文献出版社，2007.

26. 中国成人血脂异常防治指南制定联合委员会. 中国成人血脂异常防治指南［J］. 中华心血管病杂志，2007，35（5）：390-419.

27. 朱根娣. 现代检验医学仪器分析技术及应用 [M]. 上海：上海科学技术文献出版社，2006.
28. 刘辉. 免疫学与免疫学检验 [M]. 北京：人民军医出版社，2006.
29. 吕时铭. 检验与临床诊断妇产科学分册 [M]. 北京：人民军医出版社，2007.

缩略词

2，3-DPG	2，3-diphosphoglycerate	2，3-二磷酸甘油酸
5′-NT	5′-nucleotidase	5′-核苷酸酶
α-HBDH	α-hydroxybutyrate dehydrogenase	α-羟丁酸脱氢酶
α_1-AT 或 AAT	α_1-antitrypsin	α_1-抗胰蛋白酶
α_1-MG	α_1-microglobulin	α_1-微球蛋白
α_2-MG 或 AMG	α_2-macroglobulin	α_2 巨球蛋白
β_2-MG	β_2-microglobulin	β_2-微球蛋白
A-aDO$_2$ 或 PA-aO$_2$	alveolar-arterial PO$_2$ difference	肺泡-动脉氧分压差
AAA	aromatic amino acids	芳香族氨基酸
AAG	α_1-acid glycoprotein	α_1-酸性糖蛋白
AB	actual bicarbonate	实际碳酸氢盐
ACAT	acyl-CoA cholesterol acyltransferase	脂酰基 CoA 胆固醇酰转移酶
ACR	albumin-creatinine ratio	白蛋白/肌酐比值
ACU	automatic centrifuge unit	自动离心单元
ADA	adenosine deaminase	腺苷脱氨酶
ADH	antidiuretic hormone	抗利尿激素
AFP	alpha fetoprotein	甲胎蛋白
AFU	α-L-fucosidase	α-L-岩藻糖苷酶
AG	anion gap	阴离子间隙
Al	aluminium	铝
Alb	albumin	白蛋白
ALP	alkaline phosphatase	碱性磷酸酶
AMI	acute myocardial infarction	急性心肌梗死
APA	anti phospholipid antibody	抗磷脂抗体
AP	acute pancreatitis	急性胰腺炎
Apo A I	apolipoprotein A I	载脂蛋白 A I
Apo E	apolipoprotein E	载脂蛋白 E
APR	acute phase protein acute phase reactants	急性时相反应蛋白
APTT	activated partial thromboplastin time	部分活化凝血激酶时间
ASAL	argininosuccinate lyase	精氨酸代琥珀酸裂解酶
As	arsenic	砷

AST	aspartate aminotransferase	天冬氨酸氨基转移酶
B-ALP	bone alkaline phosphatase	骨性碱性磷酸酶
BA	bile acids	胆汁酸
BAO	basic acid output	基础胃酸分泌量
BCAA	branched chain amino acids	支链氨基酸
BCG	bromcresol green	溴甲酚绿
BCP	bromcresol purple	溴甲酚紫
BE	base excess	碱剩余
BGP	bone glutamyl protein	骨谷氨酰基蛋白
BNP	B-type natriuretic peptide	B 型利钠肽
C	clearance	清除率
C3	complement 3	补体 3
CA	cholic acid	胆酸
CaO_2	oxygen content of arterial blood	动脉血氧含量
CarHb	carbaminohaemoglobin	氨甲酰血红蛋白
CB	conjugated bilirubin	结合胆红素
CBG	cortisol binding globulin	皮质醇结合球蛋白
CBS	cystathionine-β-synthase	胱硫醚-β-合成酶
Ccr	endogenous creatinine clearance	内生肌酐清除率
CETP	cholesterol ester transfer protein	胆固醇酯转移蛋白
CG	cholyglycine	甘胆酸
CHE	cholinesterase	胆碱脂酶
C_{H_2O}	free water clearance	自由水清除率
CK-BB	creatine kinase BB	脑型肌酸激酶
CK	creatine kinase	肌酸激酶
CKD	chronic kidney disease	慢性肾脏疾病
CLIA	chemiluminescence immunoassay	化学发光免疫分析
CLIA'88	Clinical Laboratory Improvement Amendment 88	临床实验室改进修正案
CM	chylomicron	乳糜微粒
CNAS	China National Accreditation Service for Conformity Assessment	中国合格评定国家认可委员会
Co	cobalt	钴
Cosm	osmotic clearance	渗量溶质清除率
Cp	ceruloplasmin	铜蓝蛋白
CP	chronic pancreatitis	慢性胰腺炎
Cr	chromium	铬
Cr	creatinine	肌酐
CRP	C-reaction protein	C 反应蛋白
CT	calcitonin	降钙素
CTX	carboxy-terminal telopeptide of type Ⅰ collagen	Ⅰ 型胶原羧基末端肽

Cu	cuprum	铜
CvO$_2$	oxygen content of venous blood	静脉血氧含量
CysC	cystatin C	胱抑素 C
Cys	cysteine	半胱氨酸
D-Pyr	deoxy pyridinoline	脱氧吡啶酚
DIC	disseminated intravascular coagulation	弥散性血管内凝血
DKA	diabetic ketoacidosis	糖尿病酮症酸中毒
DM	diabetes mellitus	糖尿病
DN	diabetic nephropathy	糖尿病肾病
DS	Down syndrome	唐氏综合征
E$_2$	estradiol	雌二醇
E$_3$	estriol	雌三醇
ECF	extracellular fluid	细胞外液
EGF	epidermal growth factor	表皮生长因子
eGFR	estimate glomerular filtration rate	估算肾小球滤过率
FAD	flavin adenine dinucleotide	黄素腺嘌呤二核苷酸
FDP	fibrin degradation product	纤维蛋白降解产物
Fe	iron	铁
FeNa	fractional excretion of filtrated sodium	滤过钠排泄分数
FES	flame emission spectrophotometry	火焰发射分光光度法
FFA	free fatty acid	游离脂肪酸
fFN	fetal fibronectin	胎儿纤维连接蛋白
Fib	fibrinogen	纤维蛋白原
FMN	flavin mononucleotide	黄素单核苷酸
FSH	follicle stimulating hormone	卵泡刺激素
FT$_4$	free tetraiodothyronine	游离四碘甲腺原氨酸
GD	glutamate dehydrogenase	谷氨酸脱氢酶
GDM	gestational diabetes mellitus	妊娠糖尿病
GFR	glomerular filtration rate	肾小球滤过率
GOD	glucose oxidase	葡萄糖氧化酶
GOT	glutamic oxaloacetic transaminase	谷草转氨酶
GPBB	glycogen phosphorylase isoenzyme	糖原磷酸化酶同工酶 BB
GSH-Px	glutathione peroxidase	谷胱甘肽过氧化物酶
GST	glutathione S-transferase	谷胱甘肽硫转移酶
HA	hyaluronic acid	透明质酸
hCG	human chorionic gonadotropin	人绒毛膜促性腺激素
Hcy	homocysteine	同型半胱氨酸
HDL	high density lipoprotein	高密度脂蛋白
hFABP	heart fatty acid-binding protein	心脏型脂肪酸结合蛋白
HF	heart failure	心力衰竭

Hg	mercury	汞
HGPRT	hypoxanthine guanine phosphoribosyl transferase	次黄嘌呤鸟嘌呤磷酸核糖转移酶
HIS	hospital information system	医院信息系统
HOP	hydroxyproline	羟脯氨酸
Hp	haptoglobin	结合珠蛋白
HP	*Helicobacter pylori*	幽门螺杆菌
HPLC	high performance liquid chromatography	高效液相色谱法
hs-CRP	hypersensitive C-reactive protein	超敏C反应蛋白
HTGL	hepatic triglycerides	肝脂酶
I	iodine	碘
I	ionic strength	离子强度
ICF	intracellular fluid	细胞内液
ICP	intrahepatic cholestasis of pregnancy	妊娠肝内胆汁淤积症
IDL	intermediate density lipoprotein	中间密度脂蛋白
IGTT	intravenous glucose tolerance test	静脉葡萄糖耐量试验
IMA	ischemia modified albumin	缺血修饰白蛋白
IQC	internal quality control	室内质量控制
IR	insulin resistance	胰岛素抵抗
ISE	ion selective electrode	离子选择性电极
L	lecithin	卵磷脂
LAP	leucine aminopeptidase	亮氨酸氨基肽酶
LAS	laboratory automation system	实验室自动化系统
LB	lamellar bodies	薄层小体
LCAT	lecithin cholesterol acyltransferase	卵磷脂胆固醇酯酰转移酶
LDH	lactate dehydrogenase	乳酸脱氢酶
LDL	low density lipoprotein	低密度脂蛋白
LDL-P	LDL particals	LDL颗粒
LH	luteinizing hormone	黄体生成素
LIS	laboratory information system	实验室信息系统
LN	laminin	层连黏蛋白
LP	lipoprotein	脂蛋白
LPL	lipoprotein lipase	脂蛋白脂酶
LPO	lipid peroxide	过氧化脂质
Lp-PLA2	lipoprotein-associated phospholipase A2	脂蛋白相关磷脂酶A2
LPS	lipase	脂肪酶
LP-X	lipoprotein X	脂蛋白-X
MAO	maximum acid output	最大胃酸分泌量
MAO	monoamine oxidase	单胺氧化酶
Mb 或 MYO	myoglobin	肌红蛋白
Met	methionine	甲硫氨酸

Mg	magnesium	镁
MM	multiple myeloma	多发性骨髓瘤
Mn	manganese	锰
MoM	multiples of the median	中位数倍数
MS	metabolic syndrome	代谢综合征
MTB	methylthymol blue	甲基百里酚蓝
NADH	reduced nicotinamide adenine dinucleotide	还原型烟酰胺腺嘌呤二核苷酸
NAD$^+$	nicotinamide adenine dinucleotide	烟酰胺腺嘌呤二核苷酸
NAG	N-acetyl-β-D-glucosaminidase	N-乙酰-β-D 氨基葡萄糖苷酶
NCEH	neutral cholesteryl ester hydrolase	中性胆固醇酯水解酶
NGAL	neutrophil gelatinase-associated lipocalin	中性粒细胞明胶酶相关脂质运载蛋白
non-HDL-C	non-HDL cholesterol	非高密度脂蛋白胆固醇
NS	nephrotic syndrome	肾病综合征
NT-proBNP	N-terminal-pro-B type natriuretic peptide	N 末端-B 型利钠肽前体
NTX	N-terminal telopeptide of type Ⅰ collagen	Ⅰ型胶原氨基末端肽
OC	osteocalcin	骨钙素
OGTT	oral glucose tolerance test	口服葡萄糖耐量试验
Osm	osmotic pressure	渗透压
P	phosphorus	磷
P50	half saturated oxygen partial pressure	半饱和氧分压
PAPP-A	pregnancy associated plasma protein A	妊娠相关血浆蛋白 A
PA	prealbumin	前白蛋白
Pb	lead	铅
PCO$_2$	partial pressure of carbon dioxide	二氧化碳分压
PCT	procalcitonin	降钙素原
PG	pepsinogen	胃蛋白酶原
PG Ⅰ	pepsinogen Ⅰ	胃蛋白酶原Ⅰ
PG Ⅱ	pepsinogen Ⅱ	胃蛋白酶原Ⅱ
PGR	rate of pepsinogen	胃蛋白酶原Ⅰ与胃蛋白酶原Ⅱ比值
pH	potential of hydrogen	酸碱度
PH	proline hydroxylase	脯氨酸羟化酶
Pi	protease inhibitor	蛋白酶抑制物
PKU	phenyl ketonuria	苯丙酮酸尿症
PL	phospholipid	磷脂
PL	placental lactogen	胎盘催乳素
PO$_2$	partial pressure of oxygen	氧分压
POD	peroxidase	过氧化物酶
PP	pepsin	胃蛋白酶
PRPP	phosphoribosyl pyrophosphate	磷酸核糖焦磷酸
PTH	parathyroid hormone	甲状旁腺激素

PT	prothrombin time	凝血酶原时间
PYD	pyridinoline	吡啶酚
RAS	renin angiotensin system	肾素血管紧张素系统
RBF	renal blood flow	肾血流量
RBP	retinol binding protein	视黄醇结合蛋白
RCT	reverse cholesterol transport	胆固醇逆转
RIA	radioimmunoassay	放射免疫分析
RTA	renal tubular acidosis	肾小管性酸中毒
S	sphingomyelin	鞘磷脂
SAA	serum amyloid A	血清淀粉样蛋白 A
SaO_2	saturation of arterial blood oxygen	动脉血氧饱和度
SB	standard bicarbonate	标准碳酸氢盐
Se	selenium	硒
SHBG	sex hormone binding globulin	性激素结合球蛋白
SI	international system of units	国际单位制
SO_2	oxygen saturation	氧饱和度
SOD	superoxide dismutase	超氧化物歧化酶
SOP	standard operate protocol	标准操作规程
SPI	selective proteinuria index	选择性尿蛋白指数
ST2	suppression of tumorigenicity 2	肿瘤生成抑制素 2
SVF	sample volume fraction	样品体积分数
SvO_2	saturation of venous blood oxygen	静脉血氧饱和度
T_3	triiodothyronine	三碘甲腺原氨酸
T_4	tetraiodothyronine	四碘甲腺原氨酸
TALP	total alkaline phosphatase	总碱性磷酸酶
TAT	turnaround time	周转时间
TBG	thyroxine binding globulin	甲状腺素结合球蛋白
TBil	total bilirubin	总胆红素
TCO_2	total carbon dioxide content	二氧化碳总量
TC	total cholesterol	总胆固醇
TCP	tocopherol	生育酚
TFR	transferrin receptor	转铁蛋白受体
TG	triglyceride	甘油三酯
TIBC	total iron binding capacity	总铁结合力
$TmPO_4$	tubular maximum fou phosphate reabsorption	肾小管磷酸盐最大重吸收
TnI	troponin I	肌钙蛋白 I
TnT	troponin T	肌钙蛋白 T
TP	total protein	总蛋白
TRAP	tartrate resistant acid phosphatase	抗酒石酸酸性磷酸酶
TRF	transferrin	转铁蛋白

TSH	thyroid stimulating hormone	促甲状腺激素
TT$_3$	total triiodothyronine	总三碘甲腺原氨酸
TT$_4$	total tetraiodothyronine	总四碘甲腺原氨酸
UA	uric acid	尿酸
UCB	unconjugated bilirubin	非结合胆红素
Vit A	vitamin A	维生素 A
Vit B$_1$	vitamin B$_1$	维生素 B$_1$
Vit B$_2$	vitamin B$_2$	维生素 B$_2$
Vit B$_6$	vitamin B$_6$	维生素 B$_6$
Vit B$_{12}$	vitamin B$_{12}$	维生素 B$_{12}$
Vit C	vitamin C	维生素 C
Vit D	vitamin D	维生素 D
Vit E	vitamin E	维生素 E
Vit K	vitamin K	维生素 K
Vit PP	vitamin PP	维生素 PP
VLDL	very low density lipoprotein	极低密度脂蛋白
Zn	zinc	锌